高血压及其相关疾病诊疗学

主编 贾如意 董桂英 秦 英

科学技术文献出版社
SCIENTIFIC AND TECHNICAL DOCUMENTATION PRESS

·北京·

图书在版编目（CIP）数据

高血压及其相关疾病诊疗学 / 贾如意，董桂英，秦英主编. —北京：科学技术文献出版社，2021.12
ISBN 978-7-5189-7991-2

Ⅰ.①高…　Ⅱ.①贾…　②董…　③秦…　Ⅲ.①高血压—诊疗　Ⅳ.①R544.1

中国版本图书馆 CIP 数据核字（2021）第 114768 号

高血压及其相关疾病诊疗学

策划编辑：薛士滨　　责任编辑：钟志霞　周可欣　　责任校对：文　浩　　责任出版：张志平

出　版　者	科学技术文献出版社	
地　　　址	北京市复兴路15号　邮编 100038	
编　务　部	（010）58882938，58882087（传真）	
发　行　部	（010）58882868，58882870（传真）	
邮　购　部	（010）58882873	
官 方 网 址	www.stdp.com.cn	
发　行　者	科学技术文献出版社发行　全国各地新华书店经销	
印　刷　者	北京地大彩印有限公司	
版　　　次	2021 年 12 月第 1 版　2021 年 12 月第 1 次印刷	
开　　　本	787×1092　1/16	
字　　　数	438千	
印　　　张	19.25　彩插2面	
书　　　号	ISBN 978-7-5189-7991-2	
定　　　价	98.00元	

编委名单

主编简介

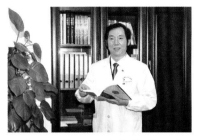

贾如意　医学博士，主任医师、教授、硕士研究生导师，毕业于上海医科大学（现为复旦大学上海医学院）。享受国务院特殊津贴专家、济南终身专业技术拔尖人才、山东省杰出介入专家、泉城十大名医。曾任济南市第四人民医院院长、党委书记兼院长，现任济南市中医医院党委书记、院长。带领济南市第四人民医院心血管病专业评为山东省医药卫生重点学科、济南市 A 级重点专业、省著名医疗专科；济南市中医医院高血压科获评济南市临床精品特色专科、心血管科获评济南市中西医结合心血管疾病临床医学研究中心。牵头成立济南市高血压专科联盟。

兼任济南中医药学会理事长、山东省医师协会高血压病专业委员会副主任委员、山东省高血压联盟副主席、山东省医学会介入心脏病学分会副主任委员、山东省医师协会心律失常专业委员会副主任委员、济南医学会心血管病专委会主任委员、济南中医药学会中西医结合心血管病专委会主任委员。

从事临床工作 34 年来，在高血压、冠心病、心力衰竭、心律失常等疾病的诊治与临床研究方面积累了丰富的经验。在山东省率先开展了血管腔内超声诊断及其在经皮冠状动脉介入术中的应用工作，专业技术水平达国内先进。

完成科研课题 12 项，其中获得山东省科技进步三等奖 1 项，济南市科技进步二等奖 3 项、三等奖 6 项。在国际性及国家级期刊发表学术论文近 100 篇。主编《中西医结合冠心病诊疗学》《实用冠心病治疗学》《内科急症学》《实用冠心病诊疗学》等著作。

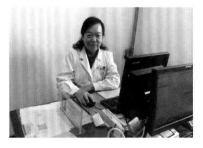

董桂英　济南市中医医院高血压科学科带头人，山东中医药大学兼职教授，硕士研究生指导教师，国家临床重点专科及国家中医药管理局"十一五"重点专科康复科学科带头人。先后获得"济南市青年岗位能手""山东省优秀青年知识分子""济南市优秀名中医""全国优秀中医临床人才""全国卫生计生系统先进工作者"等荣誉称号。

兼任中国民族医药学会康复专业委员会副会长，山东省健康管理协会高血压健康管理分会副主任委员，国家高血压实践指南专业委员会常务委员，山东中西医结合学会康复专业委员会副主任委员，中国中西医结合学会康复专业委员会委员。

从事临床、教学、科研工作近 30 年。擅长中西医结合治疗高血压及其相关心、脑、肾等疾病、各类眩晕的鉴别诊断与治疗、中风病防治与康复等。提出了"平肝息风化痰通络法"治疗高血压、"清脑化痰通络法"治疗老年性痴呆及"中风病一体化中医综合康复疗法"等学术观点。成立中医眩晕康复工作室，创建的《中医特色眩晕综合诊疗康复体系》入选山东省医务职工科技创新项目。

主持研究省市级科研课题6项，其中3项获科技进步奖。在国家级及省级学术刊物发表学术论文30余篇，主编《现代中医诊断治疗学》等著作4部。

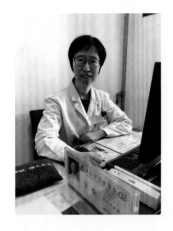

秦 英 女，42岁，2005年毕业于山东中医药大学，硕士研究生，副主任医师，现任济南市中医医院高血压科科室负责人，济南市第三届优秀青年技术骨干，济南市第二批名中医薪火传承工程继承人，国家健康管理师。

兼任中华中医药学会亚健康分会委员、山东省研究型医院协会高血压分会副主任委员，济南中医药学会高血压专业委员会主任委员等。2020年入选山东省第九批援助湖北医疗队，被湖北省委、省政府授予"最美逆行者"称号，被黄冈市委、市政府授予"黄冈市荣誉市民"称号，被济南市评为"战疫英雄"，获得最美战"疫"女性等荣誉称号。

长期在中医临床一线工作，医疗技术精湛，临床经验丰富。在中西医结合治疗内科常见病、多发病，尤其在高血压及其并发症的中西医治疗和心脑血管病的防治及危重症抢救方面积累了较丰富的临床经验。擅长用经方、验方治疗眩晕、头痛、失眠、偏瘫、心悸等疑难杂症，提倡"针药结合"，建立"高血压综合康复体系"，取得很好的临床疗效。

完成科研课题2项，其中1项获科技进步奖三等奖，在研6项，其中主研3项。发表中文核心期刊论文2篇，著作4部。

前　言

高血压是最常见的心血管疾病、最普遍的慢性非传染性疾病。高血压病程长，容易导致心、脑、肾、眼等多器官的损害，引发脑卒中、冠心病、心力衰竭、肾衰竭、眼底动脉硬化等并发症，严重危害人类的健康。

国内外研究表明，高血压疾病在慢性病中是导致死亡的第一位危险因素、是负担的第三位因素。近年来，高血压的发病率逐年升高，但高血压的知晓率、治疗率和控制率仍处于较低水平。目前全球每年有700多万死亡的人数与高血压疾病密切相关。高血压的管理与控制已经成为世界各国慢病管理中的重要控制和干预疾病之一，是全球范围内重大的公共卫生问题。

国内外实践表明，高血压是可以预防和控制的疾病。目前，高血压研究与防治工作逐渐深入，取得了很好的成效。高血压的发病机制和诊查手段日益完善，防治措施日臻完备，各国防治指南不断更新。

中医药学有3000多年的历史，源远流长，为中华民族的繁衍昌盛做出了重要贡献。中医领域虽然无"高血压"病名，但根据高血压及其相关疾病的症状，可归属于"眩晕""头痛""胸痹""中风"等范畴。基于中医治未病理论，通过未病先防、既病防变、愈后防复，可以有效预防高血压发生发展及心脑血管不良事件的发生。

习近平主席多次对中医药工作作出重要指示，要深入发掘中医药宝库中的精华，切实把中医药这一祖先留给我们的宝贵财富继承好、发展好、利用好；要遵循中医药发展规律，传承精华，守正创新，加快推进中医药现代化、产业化，坚持中西医并重，推动中医药和西医药相互补充、协调发展，推动中医药事业和产业高质量发展，推动中医药走向世界，充分发挥中医药防病治病的独特优势和作用，为建设健康中国、实现中华民族伟大复兴的中国梦贡献力量。

本书作者围绕充分发挥中医药和西医药各自的优势、取长补短、加强高血压的防治与管理、不断提高全民健康水平为目的，编写了这部《高血压及相关疾病诊疗学》。本书作者长期从事高血压的预防、诊断和治疗，积累了丰富的临床经验。本书是作者综合了近几年国内外最新研究进展、大量的临床研究资料和国内外有关高血压的诊疗指南、专家共识等，结合自己的临床实践，从中西医的角度进行了全面的论述，突出理论与实践结合、中医与西医互补，是一部系统而又重点突出的中西医结合高血压病诊疗学专著，具有较高的学术水平。

本书可为广大临床医师、基础医学研究人员、各健康管理中心及中医治未病中心人员、医学院校师生提供高血压系统基础理论、高血压与相关疾病的中西医诊疗与预防知识，对加强高血压的防治和管理意义重大。

医学的发展和知识的更新日新月异，高血压涉及的医学领域广泛，限于编者自身知识的局限性，且中西医结合的研究尚须进一步深入，书中难免存在不少缺点与疏漏，诚请各位同仁与读者批评指正。

目　　录

第一章　高血压概述 ··· 1

　第一节　高血压定义与分类 ··· 1

　第二节　流行病学 ··· 2

　第三节　血压测量和高血压诊断 ··· 3

　第四节　高血压风险分类 ··· 4

第二章　高血压病因与发病机制 ·· 7

　第一节　高血压发病的相关因素 ··· 7

　第二节　高血压的发病机制 ··· 8

第三章　高血压的诊断与鉴别诊断 ·· 21

　第一节　高血压的诊断 ·· 21

　第二节　高血压的鉴别诊断 ·· 22

第四章　高血压的中医辨证 ·· 25

　第一节　高血压的中医病名 ·· 25

　第二节　高血压的中医病因病机 ··· 29

　第三节　高血压的辨证规律研究 ··· 36

第五章　高血压的中医治疗 ·· 49

　第一节　高血压的中医治法研究 ··· 49

　第二节　高血压的中医方药研究 ··· 58

　第三节　方药用药的频数分析 ·· 62

　第四节　高血压的中医综合治法 ··· 67

　第五节　降血压的中成药研究 ·· 72

　第六节　常用降压中药的药理研究 ·· 81

第六章　高血压的西医治疗 ·· 95

　第一节　高血压的一般治疗 ·· 95

　第二节　原发性高血压的西药治疗 ······································· 100

第三节　特殊人群高血压的西医诊疗 ………………………………………… 109

第七章　儿童及青少年高血压 …………………………………………………… 135

第一节　流行病学特点 …………………………………………………………… 135
第二节　儿童生长发育与血压水平 ……………………………………………… 135
第三节　儿童高血压的影响因素 ………………………………………………… 136
第四节　儿童青少年血压测量方法 ……………………………………………… 138
第五节　儿童高血压的诊断与评估 ……………………………………………… 139
第六节　儿童高血压的相关性检查 ……………………………………………… 142
第七节　儿童青少年高血压的防治 ……………………………………………… 143

第八章　高血压相关心血管疾病 ………………………………………………… 147

第一节　高血压合并左心室肥厚 ………………………………………………… 147
第二节　高血压合并冠状动脉粥样硬化性心脏病 ……………………………… 151

第九章　高血压相关脑血管疾病 ………………………………………………… 177

第一节　高血压性脑出血 ………………………………………………………… 177
第二节　高血压合并脑梗死 ……………………………………………………… 188
第三节　高血压脑病 ……………………………………………………………… 203

第十章　高血压相关肾脏疾病 …………………………………………………… 216

第一节　高血压性肾脏病的西医诊疗 …………………………………………… 216
第二节　高血压性肾脏病的中医诊疗 …………………………………………… 220
第三节　高血压性肾脏病的中西医现代研究进展 ……………………………… 223
第四节　高血压性肾脏病的预防与调护 ………………………………………… 227

第十一章　高血压与眼底病变 …………………………………………………… 229

第十二章　垂体瘤与高血压 ……………………………………………………… 233

第一节　垂体瘤相关性高血压的西医诊疗 ……………………………………… 233
第二节　垂体瘤相关性高血压的中医诊疗 ……………………………………… 245

第十三章　库欣综合征 …………………………………………………………… 249

第一节　库欣综合征的西医诊疗 ………………………………………………… 249
第二节　库欣综合征的中医辨证治疗 …………………………………………… 251

第十四章　醛固酮增多性高血压 ………………………………………………… 253

第一节　醛固酮相关性高血压的西医诊疗 ……………………………………… 253

　　第二节　醛固酮相关性高血压的中医诊疗 ························· 258

第十五章　嗜铬细胞瘤与高血压 ····························· 260

　　第一节　嗜铬细胞瘤的临床表现 ························· 260

　　第二节　嗜铬细胞瘤的鉴别诊断 ························· 263

　　第三节　嗜铬细胞瘤的治疗 ····························· 264

　　第四节　嗜铬细胞瘤的护理及预后 ····················· 267

第十六章　高血压的西医预防 ····························· 268

第十七章　高血压的中医预防 ····························· 273

　　第一节　高血压中医非药物预防 ························· 273

　　第二节　高血压中医食疗保健 ··························· 274

　　第三节　高血压的中医适宜技术预防 ··················· 283

　　第四节　高血压的养生功法 ····························· 284

参考文献 ······························· 295

第一章　高血压概述

第一节　高血压定义与分类

高血压是以体循环动脉压升高为主要临床表现的心血管综合征，可分为原发性高血压（essential hypertension，EH）和继发性高血压（secondary hypertension，SH）。原发性高血压，又称高血压病，是心脑血管疾病最重要的危险因素，常与其他心血管危险因素共存，可损伤重要脏器，如心、脑、肾的结构和功能，最终导致这些器官的功能衰竭。

高血压定义为非同日多次重复测量后，诊室收缩压≥140 mmHg 和（或）舒张压≥90 mmHg（该定义适用于所有成年人，即年龄≥18 岁者）。按血压水平将高血压分为 1、2、3 级。收缩压≥140 mmHg 和舒张压 <90 mmHg 单列为单纯性收缩期高血压。患者既往有高血压史，目前正在用抗高血压药，血压虽然低于 140/90 mmHg，亦应该诊断为高血压。

继发性高血压是指由某些确定的疾病或病因引起的血压升高，约占所有高血压的 5%。继发性高血压尽管所占比例并不高，但绝对人数仍相当多，而且某些继发性高血压，如原发性醛固酮增多症、嗜铬细胞瘤、肾血管性高血压、肾素分泌瘤等，可通过手术得到根治或改善。因此，及早明确诊断能明显提高治愈率阻止病情进展。临床上凡遇到以下情况时，要进行全面详尽的筛选检查：①中、重度血压升高的年轻患者；②症状、体征或实验室检查有怀疑线索，如肢体脉搏搏动不对称性减弱或缺失，腹部听到粗糙的血管杂音等；③药物联合治疗效果差，或者治疗过程中血压曾经控制良好但近期内又明显升高；④恶性高血压患者。继发性高血压的主要疾病和病因见表 1-1。

表 1-1　继发性高血压的主要疾病和病因

1. 肾脏疾病	原发性醛固酮增多症
肾小球疾病	肾上腺性变态综合征
慢性肾盂肾炎	甲状腺功能亢进
先天性肾脏病变（多囊肾）	甲状腺功能减退
继发性肾脏病变（结缔组织病、糖尿病肾病、肾淀粉变）	甲状旁腺功能亢进
	腺垂体功能亢进
肾动脉狭窄	绝经期综合征
肾肿瘤	3. 心血管病变
2. 内分泌疾病	主动脉瓣关闭不全
Cushing 综合征（皮质醇增多症）	完全性房室传导阻滞
嗜铬细胞瘤	主动脉缩窄

多发性大动脉炎	5. 睡眠呼吸暂停综合征
4. 颅脑病变	6. 其他
脑肿瘤	妊娠高血压综合征
脑外伤	红细胞增多症
脑干感染	药物（糖皮质激素、拟交感神经药、甘草）

第二节　流行病学

高血压患病率和发病率在不同国家、地区或种族之间有差别，工业化国家较发展中国家高，美国黑种人约为白种人的 2 倍。高血压患病率、发病率及血压水平随年龄增长而升高。高血压在老年人群体中较为常见，尤以单纯收缩期高血压为多。

中国自 20 世纪 50 年代以来进行了 4 次（1959 年、1979 年、1991 年、2002 年）较大规模的成人血压普查，高血压患病率分别为 5.11%、7.73%、13.58% 和 18.80%，总体呈明显上升趋势。依据 2002 年的调查，中国人群高血压知晓率、治疗率和控制率分别为 30.2%、24.7% 和 6.1%，依然很低。《中国心血管健康与疾病报告 2019》报道，中国现患高血压人数 2.45 亿，2012—2015 年的中国高血压调查发现，中国 ≥18 岁居民血压正常高值检出粗率为 39.1%，加权率为 41.3%。相关研究显示，高血压患病率逐年增加，知晓率、治疗率和控制率有所改善。2017 年，中国有 254 万人死于高收缩压，其中 95.7% 死于心血管病。如果治疗所有高血压患者，每年将减少 80.3 万例心血管病事件，获得 120 万健康生命年。2013 年，中国卫生总费用为 31869 亿元，其中高血压直接经济负担占 6.6%。2010—2016 年，我国高血压规范管理人数由 2010 年的 4215.9 万人增长至 2016 年的 9023 万人，高血压患者规范管理率达到 70.3%。肥胖是儿童青少年原发性高血压的第一位危险因素。根据 CHNS 约 20 年内多次现况调查，监测地区学龄儿童高血压患病率从 1993 年的 10.0% 上升到 2011 年的 12.9%，年均增加 0.16%。

中国高血压患病率和流行存在地区、城乡和民族差别，随年龄增长而升高。北方高于南方，华北和东北属于高发区，沿海高于内地，城市高于农村，高原少数民族地区患病率较高。男、女性高血压总体患病率差别不大，青年期男性略高于女性，中年后女性稍高于男性。

高钠、低钾膳食是我国大多数高血压患者发病的危险因素之一。中国大部分地区人均每天盐摄入量为 12~15 g 或以上。在盐与血压的国际协作研究中，反映膳食钠/钾量的 24 小时尿钠/钾比值，中国人群在 6 以上，而西方人群仅为 2~3。超重和肥胖将成为中国高血压患病率增长的又一重要危险因素。在高血压与心血管风险方面，中国人群监测数据显示，心脑血管死亡占总死亡人数的 40% 以上，其中高血压是首位危险因素，且高血压的致病风险高于欧美国家人群，尤其是同样程度的血压升高也更易导致脑卒中的发生。更多研究表明中国人群叶酸普遍缺乏，导致血浆同型半胱氨酸水平增高，与高血压发病呈正相关，尤其增加高血压引起脑卒中的风险。这既反映出中国心脑血管疾病的发病特点，也证明中国高血压患者补充叶酸减少脑卒中及其他动脉粥样硬化性疾病具有重要价值，对于制定更有效的减少中国人群心血管风险的防治策略有重要意义。

第三节　血压测量和高血压诊断

一、诊室血压测量和诊断

（一）基本标准

1. 尽量不要一次就诊即做出诊断（除血压≥180/110 mmHg 且有罹患心血管疾病的证据外）。

2. 确诊高血压需要测量 2~3 次诊室血压，通常间隔 1~4 周。

3. 每次就诊时连续测量 3 次血压，每次间隔 1 min，结果取后 2 次测量的平均值。

4. 如果条件允许，应通过诊室外血压监测来确诊。

（二）理想标准

1. 初步评估

测量双臂血压，如果多次测量后双臂血压差值 >10 mmHg，则采用较高值；如果双臂血压差值 >20 mmHg，则考虑进一步评估。

2. 立位血压

患者有体位性低血压时需评估，老年人或糖尿病患者初次就诊时需评估。

3. 无人看管的诊室血压

可以提供更标准的评估，测量结果通常低于一般诊室血压测量值，但对应的诊断阈值未确定，大多数情况下仍需评估诊室外血压后再次确认。

（三）诊断

2~3 次诊室血压测量结果均≥140/90 mmHg，提示高血压（表 1-2）。

表 1-2　基于诊室血压的高血压分类

分类	SBP（mmHg）		DBP（mmHg）
正常血压	<130	和	<85
正常血压高值	130~139	和（或）	85~89
1 级高血压	140~159	和（或）	90~99
2 级高血压	≥160	和（或）	≥100
3 级高血压	≥180	和（或）	≥110

二、诊室外血压测量和诊断

（一）理想标准

1. 与诊室血压相比，诊室外血压测量更具重复性，且与高血压导致的靶器官损害（hypertension mediated organ damages，HMOD）和心血管风险事件更相关，可以鉴别白大衣高血压和隐匿性高血压。

2. 如果患者诊室血压测量结果为正常高值或 1 级高血压（收缩压为 130～159 mmHg，舒张压为 85～99 mmHg），需通过家庭血压监测或 24 h 动态血压监测进一步确认血压水平。

（二）诊断

1. 家庭血压监测，血压平均值≥135/85 mmHg（去除第 1 天读数后），提示高血压。

2. 24 h 动态血压监测，24 h 动态血压≥130/80 mmHg，提示高血压（主要标准），日间动态血压≥135/85 mmHg 且夜间动态血压≥120/70 mmHg，提示高血压（表 1-3）。

表 1-3　基于诊室血压、动态血压和家庭血压的高血压标准

分类		SBP/DBP （mmHg）
诊室血压		≥140 和（或）≥90
动态血压	24 小时平均值	≥130 和（或）≥80
	白天（或清醒状态）的平均值	≥135 和（或）≥85
	夜间（或清醒状态）的平均值	≥120 和（或）≥70
家庭血压		≥135 和（或）≥85

第四节　高血压风险分类

超过 50% 的高血压患者合并其他心血管危险因素，以代谢综合征、糖尿病、血脂异常和高尿酸血症最为常见。这些危险因素的存在使高血压患者罹患心脑血管疾病和肾病的风险成比例升高，故所有高血压患者均应进行心血管风险评估。2020 ISH 指南基于血压水平和其他危险因素等，将高血压患者分为低危、中危和高危三类，并提出高血压患者心血管风险的简化分类（表 1-4）。

表 1-4　基于其他危险因素、HMOD、疾病史评估高血压患者心血管风险的简化分类

其他危险因素	正常高值	1 级高血压	2 级高血压
HMOD 或疾病	SBP 130～139 mmHg DBP 85～89 mmHg	SBP 140～159 mmHg DBP 90～99 mmHg	SBP≥160 mmHg DBP≥100 mmHg
无其他危险因素	低危	低危	中危　高危
1 或 2 个危险因素	低危	中危	高危
≥3 个危险因素	低危　中危	高危	高危
HMOD、CKD 3 期、糖尿病、CVD	高危	高危	高危

一、基本标准

（一）其他危险因素

年龄（>65 岁）、性别（男性 > 女性）、心率（> 80 次/分）、体重增加、糖尿病、低

密度脂蛋白胆固醇（low density lipoprotein cholesterin，LDL-C）/三酰甘油、心血管疾病家族史、高血压家族史、早发性更年期、吸烟、社会心理因素或社会经济因素。

（二）HMOD

左心室肥厚（有 ECG 证据）、中重度慢性肾脏病（chronickidney disease，CKD）[eGFR < 60 mL/（min·1.73 m²）] 及其他检查方法发现的器官损害。

（三）合并临床疾病

既往有冠心病、心力衰竭、脑卒中、外周血管疾病、心房颤动、CKD 3 期及以上。

加重或诱发高血压的因素：一些药物或物质可能会引起血压升高，在某些患者中可能会对抗降压药物的作用，如非甾体抗炎药、口服避孕药和三环类抗抑郁药等。研究表明，患者服用相关药物时，平均血压会有不同程度的升高。但这些药物或物质对血压的影响具有较大的个体差异，故 2020 ISH 指南建议，应对所有患者（确诊高血压或有高血压风险）筛查可能加剧其血压升高或干扰降压药物降压作用的物质，必要条件下，予以减少或消除应用（表 1-5）。

二、靶器官损害

心脏和血管是高血压损害的主要靶器官，早期可无明显病理改变。长期高血压引起的心脏改变主要是左心室肥厚和扩大。而全身小动脉病变则主要是整/腔比值增加和管腔内径缩小，导致重要靶器官如心、脑、肾组织缺血。长期高血压及伴随的危险因素可促进动脉粥样硬化的形成及发展。目前认为血管内皮功能障碍是高血压最早期和最重要的血管损害。

（一）心脏

长期压力负荷增高，儿茶酚胺与 AT Ⅱ 等都可刺激心肌细胞肥大和间质纤维化，引起左心室肥厚和扩张，称为高血压性心脏病。左心室肥厚可以使冠状动脉血流储备下降，特别是在耗氧量增加时，导致心内膜下心肌缺血。高血压性心脏病常可合并冠状动脉粥样硬化和微血管病变。

（二）脑

长期高血压使脑血管发生缺血与变性，形成微动脉瘤，一旦破裂可发生脑出血。高血压促使脑动脉粥样硬化，粥样斑块破裂可并发脑血栓形成。脑小动脉闭塞性病变，引起针尖样小范围梗死病灶，称为腔隙性脑梗死。高血压的脑血管病变部位，特别容易发生在大脑中动脉的豆纹动脉、基底动脉的旁正中动脉和小脑齿状核动脉。这些血管直接来自压力较高的大动脉，血管细长而且垂直穿透，容易形成微动脉瘤或闭塞性病变。因此脑卒中通常累及壳核、丘脑、尾状核、内囊等部位。

（三）肾脏

长期持续高血压使肾小球内囊压力升高，肾小球纤维化、萎缩，肾动脉硬化，导致肾实质缺血和肾单位不断减少。慢性肾衰竭是长期高血压的严重后果之一，尤其在并发糖尿病时。恶性高血压时，入球小动脉及小叶间动脉发生增殖性内膜炎及纤维素样坏死，可在短期内出现肾衰竭。

表 1-5　影响高血压患者心血管预后的重要因素

心血管危险因素	靶器官损害	伴随临床症状
·高血压（1~3级） ·男性＞55岁；女性＞65岁 ·吸烟或被动吸烟 ·糖耐量受损（2小时血糖7.8~11.0 mmol/L）和（或）空腹血糖异常（6.1~6.9 mmol/L） ·血脂异常 TC≥5.2 mmol/L（200 mg/dL）或 LDL-C≥3.4 mmol/L（130 mg/dL）或 HDL-C＜1.0 mmol/L（40 mg/dL） ·早发心血管病家族史（一级亲属发病年龄＜50岁） ·腹型肥胖（腰围：男性≥90 cm，女性≥85 cm或肥胖（BMI）≥28 kg/m²） ·高同型半胱氨酸血症（≥15 μmol/L）	·左心室肥厚 心电图：Sokolow-Lyon 电压＞3.8 mV 或 Comell 乘积＞244 mV·ms 超声心动：LVMI：男≥115 g/m²，女≥95 g/m² ·颈动脉超声 IMT≥0.9 mm 或动脉粥样硬化斑块 ·颈-股动脉脉搏波速度≥12 m/s（*选择使用） ·踝/臂血压指数＜0.9（*选择使用） ·估算的肾小球滤过率降低[eGFR 30~50 mL/（min·1.73 m²）]或血肌酐轻度升高：男性115~133 μmol/L（1.3~1.5 mg/dL），女性107~124 μmol/L（1.2~1.4 mg/dL） ·微量白蛋白尿：30~300 mg/24 h或白蛋白/肌酐比：≥30 mg/g（3.5 mg/mmol）	·脑血管病 脑出血 缺血性脑卒中 短暂性脑缺血发作 ·心脏疾病 心肌梗死 心绞痛 冠状动脉血运重建 慢性心力衰竭 心房颤动 ·肾脏疾病 糖尿病肾病 肾功能受损包括 eGFR＜30 mL/（min·1.73 m²） 血肌酐升高： 男性≥133 μmol/L（1.5 mg/dL） 女性≥124 μmol/L（1.4 mg/dL） 蛋白尿（≥300 mg/24 h） ·外周血管疾病 ·视网膜病变 出血或渗出 视盘水肿 ·糖尿病 新诊断： 空腹血糖：≥7.0 mmol/L（126 mg/dL） 餐后血糖：≥11.1 mmol/L（200 mg/dL） 已治疗但未控制： 糖化血红蛋白：（HbAtc）≥6.5%

注：TC：总胆固醇；LDL-C：低密度脂蛋白胆固醇；HDL-C：高密度脂蛋白胆固醇；LVMI：左心室心肌质量指数；IMT：颈动脉内膜中层厚度；BMI：体质指数。

（四）视网膜

视网膜小动脉早期发生痉挛，随着病程进展出现硬化。血压急骤升高可引起视网膜渗出和出血。眼底检查有助于对高血压严重程度的了解，目前采用 Keith-Wagener 眼底分级法：Ⅰ级：视网膜动脉变细，反光增强；Ⅱ级：视网膜动脉狭窄、动静脉交叉压迫；Ⅲ级：在上述病变基础上有眼底出血及棉絮状渗出；Ⅳ级：上述基础上又出现视盘水肿。

第二章 高血压病因与发病机制

高血压是一种由遗传多基因与多环境危险因素交互作用而形成的慢性疾病。根据病因可分为原发性高血压和继发性高血压。继发性高血压是指病因明确并可通过祛除病因而治愈或缓解的高血压，多见于中青年。原发性高血压又称高血压病，无明显病因，以非特异性血压升高为主要表现的一类临床征象。近些年高血压的病因、发病机制也不断被发现，但至今仍没有定论。高血压主要与交感神经、肾脏及肾素—血管紧张素—醛固酮系统、肾性水钠潴留、胰岛素抵抗有关，其余还包括内皮细胞受损、中枢调控、炎症反应及细胞免疫等机制。高血压病程较长，进展一般较缓慢，不同阶段始动、维持和加速机制不同，各种发病机制间也存在交互作用。因此，高血压是多因素、多环节、多阶段和个体差异性较大的疾病。

第一节 高血压发病的相关因素

一、遗传因素

高血压具有明显的家族聚集性。父母均有高血压，子女发病概率高达 46%。约 60% 高血压患者有高血压家族史。高血压的遗传可能存在主要基因显性遗传和多基因关联遗传两种方式。在遗传表型上，不仅高血压发生率体现遗传性，而且在血压水平、并发症发生及其他有关因素如肥胖等也有遗传性。近年来有关高血压的基因研究报道很多，但尚无突破性进展。关于高血压的基因定位，在全世界进行的二十多个高血压全基因组扫描研究中，共有三十多个可能有关的染色体区段。

二、环境因素

（一）饮食

不同地区人群血压水平和高血压患病率与钠盐平均摄入量显著正相关，但同一地区人群中个体间血压水平与摄盐量并不相关，摄盐过多导致血压升高主要见于对盐敏感人群。钾摄入量与血压呈负相关。高蛋白质摄入属于升压因素。饮食中饱和脂肪酸或饱和脂肪酸/多不饱和脂肪酸比值较高也属于升压因素。饮酒量与血压水平呈线性相关，尤其与收缩压相关性更强。

（二）精神应激

城市脑力劳动者高血压患病率超过体力劳动者，从事精神紧张度高的职业者发生高血压的可能性较大，长期生活在噪声环境中听力敏感性减退者患高血压也较多。此类高血压患者经休息后症状和血压可获得一定改善。

（三）吸烟

吸烟可使交感神经末梢释放去甲肾上腺素而使血压增高，同时可以通过氧化应激损害一氧化氮（NO）介导的血管舒张，引起血压增高。

三、其他因素

（一）体重

体重增加是血压升高的重要危险因素。肥胖的类型与高血压发生关系密切，腹型肥胖者容易发生高血压。

（二）药物

服避孕药妇女血压升高发生率及程度与服药时间长短有关。口服避孕药引起的高血压一般为轻度，并且可逆转，在终止服药后 3~6 个月血压常恢复正常。其他如麻黄碱、肾上腺皮质激素、非甾体类抗炎药、甘草等也可使血压增高。

（三）睡眠呼吸暂停低通气综合征（sleep apnea hypopnea syndrome，SAHS）

SAHS 是指睡眠期间反复发作性呼吸暂停，有中枢性和阻塞性之分。SAHS 患者 50% 有高血压，血压升高程度与 SAHS 病程和严重度有关。

第二节　高血压的发病机制

一、交感神经系统活性亢进

高血压的神经源性机制是高血压发生机制的重要假说之一，动物实验和临床研究证实增强的交感神经活性（sympathetic nervous activity，SNA）在高血压的发生和发展过程中发挥着重要的作用。

交感神经中枢位于下丘脑和延髓，下行过程中，在神经节内经过放大交换成节后纤维，几乎分布于所有内脏器官，其激活也是多因素、复杂的过程，可能与下列因素有关。一种观点认为其与生理性肾上腺素能兴奋的抑制功能的减退有关。Grassi 研究发现，动脉压力感受器、心肺感受器及化学感受器等反射发生区域的功能异常会导致交感神经过度激活。另一种观点认为，交感神经激活与高血压患者合并代谢功能紊乱有关，如高胰岛素血症、血清瘦素水平增高等。胰岛素导致的交感兴奋的机制有很多说法，如胰岛素可通过直接影响中枢神经系统特定区域的交感激活作用来产生肾上腺素能的兴奋，同时也有观点认为，胰岛素交感兴奋作用是对胰岛素引起的血管舒张作用的肾上腺能神经的补偿反应。瘦素分泌增加可通过刺激下丘脑及与黑皮素 4 受体的相互作用，导致血浆中去甲肾上腺素（norepinephrine，NE）和肾上腺素的聚集。

血压的高低取决于心排血量和总的血管外周阻力，因此凡是使心排血量增加及血管外周阻力增加的因素均可导致血压升高。心交感神经活性增加、心率增快、心肌收缩力增强、心排血量增加均可导致血压增高。肾交感神经（renal sympathetic nerve，RSN）活性增强可增加近端小管的 α1 受体介导的水钠重吸收，使肾血管收缩导致肾血流量减少，还可激活 β1

受体使肾素释放而致血管紧张素Ⅰ合成，血管紧张素Ⅱ可使血管收缩、NE 释放增多和钠盐重吸收增强，还可作用于延髓头端腹外侧核神经元引起 RSN 激活产生正反馈作用，这些因素均可增加心排血量及外周阻力而使血压升高。

对高血压人群及实验室内的高血压动物模型研究发现，交感神经系统不仅与高血压的发生及发展密切相关，而且与血压升高的幅度直接呈明显正相关；特别是对中青年高血压患者，当血压出现小范围上升时，血浆中 NE 含量已增加，提示交感神经系统活性增强；高血压诱发的靶器官损害及并发症中也存在特征性的交感神经活性增强；交感神经可经过 α 与 β 肾上腺素能受体使高血压患者出现心肌纤维化及心肌肥厚，严重损伤心肌细胞，随着炎症反应的加重间接损伤心肌细胞；NE 放射性标记动物实验显示，临界和轻度的高血压患者其交感神经活性增强，尤其心脏与肾脏处的交感神经活性增强更为显著。在高血压伴心室肥厚患者中，左心室或右心室肥厚程度与交感神经活性增强程度之间呈正相关；在高血压伴心力衰竭患者中，包括轻度或中度心力衰竭在内，交感神经活性均出现增强，而且伴随心力衰竭程度的加重而增强；交感神经活性增强可引起心律失常，包括期前收缩、心房颤动及室性心律失常等。肾交感神经活性在血压的长期调节过程中发挥十分重要的作用，肾交感神经活性被认为是发生高血压的重要因素，肾交感神经活性增强可影响肾素释放、肾小球滤过率及肾小管的重吸收，导致血压上升；有时肾脏交感神经活性增强未能使血管收缩时，但却能够提高肾素分泌及肾脏钠潴留，造成血压上升。动脉血管压力反射是调节心血管活性的主要机制，可反映心脏交感神经活性状况，在高血压伴心脑血管疾病患者中，动脉压力敏感性异常，通过对动脉压力敏感性进行调节，预防高血压及其并发症已成为治疗高血压的新目标。

高血压的病因是多因素的，交感神经过度激活是其中之一，贯穿于高血压发生与发展的整个过程，与诸多心脑血管疾病和靶器官损害密切相关，并且其激活程度与高血压严重程度相平行，但目前还很难明确其仅仅是一个参与因素还是起着里程碑意义的作用。但交感神经活性对高血压患者的具体价值仍需进一步研究。

二、肾素—血管紧张素—醛固酮系统平衡失调

肾素—血管紧张素—醛固酮系统（renin-angiotensin-aldosterone system，RAAS）是人体调节血压的重要的内分泌系统，当循环血量减少、血钾增多或血钠减少时，肾脏分泌肾素，进而刺激血管紧张素Ⅰ释放，血管紧张素Ⅱ是 RAAS 中最重要的成分，具有强烈的血管收缩作用，同时还可刺激肾上腺皮质球状带分泌醛固酮，促使水钠潴留，最终引起血压升高。

在肾素—血管紧张素转化酶的作用下生成的血管紧张素Ⅱ可直接使小动脉平滑肌收缩，外周阻力增加；还可使交感神经冲动发放增加，醛固酮分泌增加，体内水钠潴留，最终导致血压升高。虽然其与高血压的发生发展机制还没明晰，但其在心脏重构中的重要意义已经受到肯定。

肾脏球囊细胞分泌的肾素可将肝脏合成的血管紧张素原转变为血管紧张素Ⅰ（angiotensin Ⅰ，Ang Ⅰ），而后者经肺、肾等组织时在血管紧张素转化酶（angiotensin converting enzyme，ACE，又称激肽酶Ⅱ）的活化作用下转化成血管紧张素Ⅱ，后者可在酶作用下脱去门冬氨酸转化成 Ang Ⅲ，ACE 还可促进缓激肽的分解。Ang Ⅱ也可经非 ACE 的途径合成，如胃促胰酶（chymase）等也可将 Ang I 转化成 Ang Ⅱ，而组织蛋白酶等可直接将血管紧张素转化成 Ang Ⅱ、醛固酮。此外，脑、心、肺、肾、肾上腺、动脉等多种器官组织均存在完整的 RAAS，称为组织 RAAS。在 RAAS 中 Ang Ⅱ 是最重要的活性成分，其病理生理作用主要是通过和 I 型受体结合产生的，经此途径可促进血管收缩，醛固酮分泌增加，水钠潴留，增加交感神经活力，最终导致血压上升。部分作用通过 Ⅱ 型受体调节。Ang Ⅱ 强烈的缩血管作用造成的加压效应为肾上腺素的 10 ~ 40 倍，RAAS 的过度激活将导致高血压的发生。Ang Ⅱ、醛固酮等还是组织生长的刺激因素，可以说 Ang Ⅱ 在高血压的发生发展、靶器官的组织重构及出现并发症等诸多环节中都有重要作用。

三、肾性水钠潴留

正常人水钠的摄入量和排出量处于动态平衡状态，故体液量维持恒定。水钠排出主要通过肾脏，所以水钠潴留基本机制是肾脏调节功能障碍。正常经肾小球滤过的水钠若为 100%，最终排出只占总量的 0.5% ~ 1%，其中 99% ~ 99.5% 被肾小管重吸收，近曲小管主动吸收 60% ~ 70%，远曲小管和集合管对水钠重吸收受激素调节，维持以上状态为球管平衡，肾脏调节障碍即球管失平衡。肾小球滤过率下降，肾小管对钠的重吸收增加，肾上腺皮质激素、抗利尿激素分泌增加都是水钠潴留的原因。

（一）肾小球滤过率下降

肾小球滤过率主要取决于有效滤过压、滤过膜的通透性和滤过面积，其中任何一方面发生障碍都可导致肾小球滤过率下降。在心力衰竭、肝硬化腹水等有效循环血量下降情况下，一方面动脉血压下降，反射性的兴奋交感神经，另一方面由于肾血管收缩、肾血流减少，激活了 RAAS，进一步收缩入球小动脉，使肾小球毛细血管血压下降，有效滤过压下降；急性肾小球肾炎时，由于炎性渗出物和肾小球毛细血管内皮肿胀，肾小球滤过膜通透性降低；慢性肾小球肾炎时，大量肾单位被破坏，肾小球滤过面积减少。这些因素均导致肾小球滤过率下降，水钠潴留。

（二）近曲小管重吸收水钠增多

目前认为在有效循环血量下降时，除了肾血流减少、交感神经兴奋、肾素—血管紧张素—醛固酮系统激活外，血管紧张素 I 增多使肾小球出球小动脉收缩比入球小动脉收缩更为明显，肾小球毛细血管血压升高，其结果是肾血浆流量减少比肾小球滤过率下降更显著，即肾小球滤过率相对增高，滤过分数增加。这样从肾小球流出的血液，因在肾小球内滤出增多，其流体静压下降，而胶体渗透压升高（血液黏稠），具有以上特点的血液分布在近曲小管，使近曲小管重吸收水钠增多。

（三）远曲小管、集合管重吸收水钠增多

远曲小管和集合管重吸收水钠的能力受抗利尿激素和醛固酮的调节，各种原因引起的有效循环血量下降，血容量减少，是抗利尿激素、醛固酮分泌增多的主要原因。醛固酮和抗利尿激素又是在肝内灭活的，当肝功能障碍时，两种激素灭活减少。抗利尿激素和醛固酮在血中含量增高，导致远曲小管、集合管重吸收水钠增多，从而使水钠潴留。

（四）体内钠过多

体内钠过多除与摄入有关外，肾脏排钠障碍也是重要原因，正常人在血压上升时肾脏排钠排水增加，血压得以恢复正常，称为压力—利尿钠现象（Guyton 假设）。在血压上升时肾脏不能排除体内多余的钠和水分而导致血压持续上升。除了肾本身先天和后天的结构功能异常可能影响这一过程外，许多神经体液因子如抗利尿激素、醛固酮、肾素、心房肽、前列腺素等对此也有影响。但是实验室和临床研究均发现，改变摄盐量和血钠水平，只能影响一部分而不是全部个体血压水平，饮食中盐的致病作用是有条件的，对体内有遗传性钠转运缺陷使之对摄盐敏感者才有致高血压的作用。我国人群 60% 为盐敏感型及存在饮食高钠低钾的特点。水钠潴留可由多种原因引起，如交感活性亢进使肾血管阻力增加；肾小球微小结构病变；肾脏排钠激素（激肽酶、前列腺素）分泌减少；肾脏外排钠激素（心房肽、内源性洋地黄物质）分泌减少。通过全身血流自身调节使外周血管阻力和血压升高，压力—利尿钠机制再将潴留的水钠排出去。也可能通过排钠激素分泌增加，在排泄水钠的同时使外周血管阻力增高。此理论意义在于将血压升高作为维持体内水钠平衡的一种代偿方式。

四、胰岛素抵抗

胰岛素抵抗指必须以高于正常的血胰岛素释放水平来维持正常的糖耐量，机体靶组织对胰岛素生物反应性降低甚至丧失而产生一系列病理生理变化，表示机体组织处理葡萄糖的能力降低，表现为外周组织尤其是肌肉和脂肪组织对葡萄糖摄取减少和抑制肝脏葡萄糖输出减少。近年来，由于生活条件的改善，肥胖、高脂血症患者普遍增多，从而使得发生胰岛素抵抗的患者逐渐增多，进一步加快了高血压的发生。其形成机制十分复杂，多由复杂的遗传背景和不良环境因素共同作用产生，其中胰岛素信号转导障碍是导致胰岛素抵抗形成的重要环节。Coan 等研究发现，胰岛素抵抗导致的高血压与基因有相关性，同样可预测由人体内特定的基因可影响胰岛素抵抗导致高血压的发病率。近阶段研究发现青少年肥胖也导致了胰岛素抵抗和高血压的发生。妊娠期高血压也和胰岛素有密切联系。适量活动后使胰岛素抵抗的作用减弱。胰岛素合成、胰岛素与胰岛素受体结合到最终生理功能实现的一系列过程发生异常均可导致胰岛素抵抗。胰岛素抵抗可通过以下原因导致高血压的产生。

（一）交感神经系统

胰岛素可刺激下丘脑腹侧正中交感神经活性，主要作用于肾脏，促进肾上腺分泌肾上腺素和去甲肾上腺素，使心排血量和外周血管阻力增加。同时血液中儿茶酚胺水平增高，直接或间接促进血管平滑肌增厚，以致管腔狭窄，导致血压升高。

（二）血管平滑肌细胞增生

胰岛素可通过多种生长因子增强有丝分裂因子的活性，促进血管平滑肌细胞增生、迁移，平滑肌细胞从血管中层向内膜下迁移，长期作用可刺激动脉内膜增厚，管壁僵硬度增加，阻力增大，从而使血压增高。

（三）肾素—血管紧张素—醛固酮系统

血管紧张素转化酶抑制剂（ACE inhibitors，ACEI）的降血糖作用及降压作用提示胰岛素与 RAAS 的重要关系。临床试验显示，阻断 RAAS 可减少 2 型糖尿病发生，可引起心肌组织血管紧张素 I 浓度增加。血管紧张素 I 作为肾素—血管紧张素系统的有效成分，同时具有诱导心肌纤维化的作用，可以改变心肌结构进一步导致心脏病变，血压难以控制。

（四）水钠潴留

高胰岛素血症引起肾小管对钠和水的重吸收增加导致容量负荷和心排血量增加，肾动脉输注胰岛素，可使钠排出减少一半，且高胰岛素可增加肾脏钠的重吸收和细胞内 Na^+、Ca^{2+} 浓度，使去甲肾上腺素和血管紧张素 I 对血管活性增加，因此产生强大的缩血管效应。

（五）影响扩血管物质的合成与作用

胰岛素抵抗主要通过影响内皮素和前列腺素来影响扩血管物质发挥作用。胰岛素能刺激主动脉内皮细胞合成和分泌内皮素，且与胰岛素浓度呈正相关。胰岛素可增强 eNOS 的表达，迅速增加 NO 诱导内皮性血管扩张。胰岛素抵抗状态下，eNOS 表达和活性降低，NO 介导的血管扩张受损。在高胰岛素血症状态下，胰岛素与内皮细胞膜下的受体结合，激活酪氨酸激酶，刺激 ET 的 mRNA 转录，使 ET 合成分泌增加。ET 是目前已知的最强的血管收缩剂，可引起外周阻力增加，促进肾小管对水钠重吸收，还可促进平滑肌及心肌细胞增殖，引起心血管重塑。高胰岛素血症通过激活蛋白激酶 C 抑制磷脂酰肌醇-3-羟激酶，eNOS 受阻，从而内皮细胞合成与分泌 NO 受影响，导致血管舒张作用丧失。高胰岛素血症可引起血管平滑肌增生、迁移，纤溶酶原激活剂抑制剂增加。PAI-1 是血浆中组织纤溶酶原激活物与尿激酶的抑制剂，使血液处于高凝状态，血流阻力增加。另有研究指出，高胰岛素血症状态下红细胞膜流动性受限，使血流阻力增加，引起高血压。反过来，高血压又可加重内皮损伤，使内皮分泌 ET 与 NO 失去平衡，加重高血压发展，形成恶性循环。胰岛素抵抗可以影响前列腺素的生成：前列环素和前列腺素 E2 都是扩血管物质，胰岛素抵抗抑制 PGI2 和 PGE2 的生成。

（六）对细胞膜 Na^+-K^+ 泵和 Ca^{2+} 泵活性的影响

胰岛素可直接作用于 Na^+-K^+ 泵，使其活性增强，也可通过增加细胞膜钙调蛋白含量和（或）钙调蛋白磷酸化而影响 Ca^{2+} 泵。高胰岛素血症时，Na^+-K^+-ATP 酶和 Ca^{2+}-ATP 酶活性降低，细胞内 Na^+ 与 Ca^{2+} 增高，并刺激 Na^+-K^+ 泵活性、Ca^{2+} 与 Na^+ 的转运，同时直接作用于血管平滑肌细胞，使细胞内 Ca^{2+} 聚集，抑制血管舒张及葡萄糖摄取。高胰岛素血症状态下，ATP 酶活性降低，使细胞对生长因子更敏感，促进平滑肌细胞生长及内移，管壁肥厚及管腔狭窄，血管重塑，发生高血压。当胰岛素抵抗存在时上述两泵活性下降，血管平滑肌细胞由于这些泵活性下降而使细胞内钠和（或）钙因此含量增加，从而使血管壁紧张性及对血管收缩物质反应性都增加，导致血压升高。Rahman 等研究发现，补充褪黑素同时在运动的协助下，通过抗氧化作用可以改善胰岛素抵抗。微 RNA 也通过调节基因的表达来改善胰岛素抵抗及胰岛素抵抗导致的高血压。

五、内皮细胞受损

血管内皮细胞为单层扁平上皮细胞，是血管壁和血液之间的屏障，具有调节血管通透性、分泌多种血管活性物质、调节血管平滑肌细胞的生长及增殖、介导炎症与免疫反应、参与调节抗凝系统等功能。

各种内源性或外源性损害因素，包括生理和心理的应激反应、吸烟、酗酒、高龄及多种疾病状态均可引起内皮功能障碍。血管内皮功能障碍被认为是高血压的早期病理生理学特征，内皮细胞通过增殖、凋亡、病态迁移、衰老对血管产生损伤与重构，导致高血压的发生与发展，在高血压状态，管腔内的高压会导致内皮细胞的活动，炎症和促凝介质的释放，中性粒细胞和血小板的黏附。内皮细胞存在的功能障碍与产生高血压具有互为因果的作用，使高血压病情加重并形成恶性循环。近期研究发现，胎儿在母体中天然免疫系统紊乱也可导致孕妇妊娠期高血压。

高血压的主要表现就是外周血管收缩与舒张失衡，血管压力增加的直接原因与内皮细胞分泌物失衡密切相关。内皮细胞是分离平滑肌和血液的主要屏障，也是分泌血管活性物质的主要部位。

内皮功能障碍的主要表现：①屏障作用减弱，血液中所携带的脂质易渗入血管壁。当血管内皮剥脱，内皮下胶原组织暴露后，血小板黏附、聚集而造成血栓形成和炎症细胞浸润。②信息传递及分泌功能下降，对体液或神经调节因素反应迟钝或过度敏感。③自分泌舒血管物质能力下降，相反缩血管物质释放增多，血小板聚集增强，血管的舒缩功能失衡导致高血压。研究发现，血管内皮生长因子参与 TonEBP/VEGF-C 信号通路，此通路加速了高血压的发展及心肌的病变。

内皮细胞分泌的 ET 与 NO 是在调节血管舒缩中起主导作用的一对影响因子，也是一对血管活性物质拮抗剂，NO 可以增加内皮依赖性舒张作用，ET 通过作用于平滑肌增加血管收缩。高血压的病理表现也可能是 ET/NO 在血液中含量失衡，从而导致原发性高血压人群中血液 ET/NO 比值明显高于正常人，表明 ET/NO 比值失衡是高血压发病的重要因素。肥胖、糖尿病等患者体内，存在胰岛素抵抗的病症，有可能通过损伤内皮细胞功能，进而影响血液内 ET/NO 比值，引发高血压。通过改善 ET/NO 失衡，可改善高血压进一步的发展。

血管内皮细胞既可以分泌扩血管物质如 NO、PGI2 等，又可以分泌缩血管物质如 ET、血管紧张素Ⅱ、PGE2 等，共同调节血管张力和血管平滑肌细胞增殖状态。当血管内皮损伤，ET 大量释放入血后，各脏器的组织血管平滑肌形成强烈持久的收缩作用，破坏血管收缩平衡，引起外周血管阻力增加，诱导高血压形成；与此同时，血管内皮细胞合成 NO 障碍，使 NO 的降压作用减弱，共同导致了高血压的形成和发展。NO 是内皮细胞在切应力、低氧和其他介质作用下由左旋精氨酸经一氧化氮合酶作用合成的，可以使血管平滑肌细胞松弛，血管扩张。生理状态下，血管内皮细胞不断释放 NO，使血管平滑肌维持舒张状态，从而发挥对血压调控的作用。NO 不仅是有效的血管扩张剂，而且能抑制血小板聚集、血管平滑肌细胞增殖、单核细胞黏附等的表达。研究发现，内皮细胞可产生 PGI2，它可以激活腺苷酸环化酶，使平滑肌细胞内环腺苷酸增高，从而导致血管舒张。ET-1 是目前已知收缩血管作用最强的细胞因子，具有强大的促平滑肌增殖作用。目前认为 ET-1 升高是导致原发性高血压患者内皮依赖性血管舒张功能损伤的原因之一。已证明血管内皮细胞内存在 RAS，ACEI 使血管紧张素Ⅰ转变为血管紧张素Ⅱ，后者与平滑肌细胞膜的血管紧张素Ⅰ受体结合导致血管收缩。

适量运动可以通过改善内皮细胞结构进而调节内皮细胞分泌 NO，降低高血压等心血管疾病的发生率。大强度的训练会损伤血管内皮，而只有持续的中强度训练才能对内皮起到正性改变作用。G蛋白耦联受体激酶2可通过调节NO改善内皮细胞导致的高血压。部分特异性微RNA在血管内皮细胞中利用对血管内皮细胞功能的调节实现对患者血压的有效调控，与产生高血压具有重要关系。研究高血压血管内皮损伤的发生发展，是目前高血压防治的关键，内皮细胞产生的内源性微RNA可调节高血压相关基因的表达。Onda等研究发现，质子泵抑制剂能减少可溶性fms样酪氨酸激酶-1和可溶性内皮糖蛋白（endoglin）分泌，减轻内皮功能障碍，扩张血管，降低血压，并具有抗氧化和抗炎作用。

六、中枢调控异常

中枢调控在高血压的发生发展中具有重要作用。下丘脑室旁核（hypothalamic paraventricularnucleus, PVN）是一个综合区域，主要控制交感神经传输和动脉血压。PVN中炎性细胞因子、活性氧簇、肾素-血管紧张素系统、神经递质及核因子kB等神经激素共同参与高血压的病理生理过程。

（一）下丘脑室旁核炎性细胞因子

在生理情况下，外周及中枢PIC均维持在一个较低水平。近年来研究显示，高血压时中枢神经系统PIC显著高于基础水平，如TNF-α、IL-1β及IL-6在高血压的发生发展中起重要作用。目前，中枢PIC的作用机制还不完全清楚，有报道称PVN可调控心脏交感神经传入反射（cardiacsympathetic afferent reflex, CSAR），而CSAR的增强可导致血压的升高。在心外膜应用缓激肽的研究中发现其可使血压正常和自发性高血压大鼠中枢PIC表达增加；另外，将PCI通过显微镜注射至正常大鼠的PVN后可上调外周血液中NE水平，进而增强交感神经活动，导致大鼠血压升高。应用TNF-α和IL-1β预处理PVN，去除抗炎因子IL-4和IL-13后，发现血管紧张素Ⅰ协同增加，导致平均动脉压升高，心脏、肾交感神经的活动增加。有研究表明，盐敏感性高血压大鼠PVN中PIC表达量增加，给予PIC抑制剂至PVN干预盐敏感性高血压大鼠后，发现大鼠PVN中的PIC降低。结合上述研究，PIC升高不仅可以使交感神经活动度增加，导致血压升高，还可以通过与血管紧张素Ⅱ的协同作用增强其作用效果。

（二）下丘脑室旁核活性氧簇

在高血压的发生机制中，ROS不仅可以增加神经元的活动度和交感神经的兴奋性，还影响外周器官的生理活动。研究表明，在线粒体中氧的代谢可产生ROS。ROS作为中间产物，参与各种疾病的发生及发展；近年来研究显示，中枢ROS在心血管疾病发生发展中也起着重要作用。哺乳动物细胞中产生ROS主要有4种酶系统，包括线粒体电子传递链、还原型烟酰胺腺嘌呤二核苷酸磷酸氧化酶、黄嘌呤氧化酶和非耦联型一氧化氮合酶。普遍认为，不明原因的高血压主要与交感神经长期的过度活跃有关，大脑抗氧化防御机制的失衡可引起ROS的生成，导致氧化应激及交感神经过度活跃，这可能是神经源性高血压的发病机制。在分子水平，ROS通过下调Kv4.3通道蛋白的表达，使神经细胞的兴奋性增加，从而延缓钾离子通道的开放或延长L型钙离子门控通道的开放，导致交感神经持续兴奋。在自发性高血压及肾血管性高血压的相关研究中发现NADPH氧化酶介导的ROS生成量明显增多。另外，血管紧张素Ⅱ通过AT1受体介导，也可刺激NADPH氧化酶，进而使ROS的水平升高，ROS 又通过刺激核因子来激活一氧化氮和细胞因子，导致内皮功能障碍和血管炎症反应。蛋白激酶 C 是一种丝氨酸/苏氨酸激酶，广泛存在于细胞内，可激活 NADPH 氧化酶产生 ROS。研究表明，硫化氢（hydrogen sulfide，H_2S）是一种外周低血压物质，据报道外源的 H2S 及前体细胞应用于高血压的患者，发现其可以降低血压；动物实验模型证明内源性或外源性的 H2S 可以降低 PVN 的 ROS 水平，减少氧化应激与炎性细胞的产生，从而减弱交感神经的活动及高血压反应。研究发现，高盐引起的高血压促进 PVNROS 表达量增多，从而激活氧化应激反应，使中枢炎性细胞因子增多的同时激活肾素—血管紧张素系统，导致交感活动增强，引起血压升高。

（三）下丘脑室旁核肾素—血管紧张素系统

RAS 激活与血管重构、炎症和血压异常密切相关，而且在维持水电解质平衡和高血压启动及维护方面起着至关重要的作用。RAS 相关的组分在脑神经元和胶质细胞中均有表达，其产物血管紧张素可激活非选择性阳离子通道和其他突触后通道，还可作用于 PVN 中重要的交感兴奋性神经元，如微量钙离子激活的钾离子通道或超极化激活 I（h）通道。Ang II 是 RAS 分泌的强力增压产物，主要作用于两种不同类型的受体，AT1 受体和 AT2 受体。AT1 受体有很强的促炎作用，使炎症因子（IL-1β、IL-6、TNF-α）和 NF-kB 的表达水平增加，并且可以介导 Ang II 的大部分反应，如血管收缩、血管生成、基质合成、醛固酮合成和释放。高血压时，AT1 受体可刺激 PVN 中 NADPH 氧化酶产生、上调 ROS 的表达、兴奋交感神经使平均动脉压升高；相反，AT2 受体具有介导抗增殖、抗炎、血管舒张、对抗 AT1 受体产生不良反应等作用机制。Ang II 还可诱导多种致病机制协同发生，如导致血管收缩、内皮功能障碍、血管重建、炎症和纤维化。其机制是增加血管内皮生长因子的产物来影响血管的通透性，同时增加趋化因子和细胞因子的表达，导致血管壁中白细胞的聚集，从而促使血管平滑肌增生、肥大和凋亡。有研究表明，给大鼠输注 Ang II 会使促高血压 RAS 成分（血管紧张素转化酶和 AT1 受体）在 PVN 中的表达增加，而抗高血压 RAS 成分（ACE2、Mas 和 AT2 受体）减少；通过抑制 PVN 的 TNF-α，可抑制由 Ang II 引起的 NADPH 和超氧化物的增多，减轻氧化应激反应。因此，PVN 中 RAS 激活诱导 PIC、ROS 的产生，协同参与高血压的发生发展。

（四）下丘脑室旁核核因子 kB

NF-kB 是调节基因转录的关键因子，参与血管炎性反应和机体防御功能的调控，在心血管疾病中有重要作用。NF-kB 是一种蛋白质复合物，在细胞质中可以被多种因素激活，如 TNF-α、白细胞、脂质、脂糖、LDL、ROS 等。ROS 可通过抑制蛋白（inhibitor kappa B，IkB）磷酸化，进而激活 NF-kB 信号通路。NF-kB 在炎症反应中发挥着重要的作用，是炎性细胞因子和氧化应激强有力的诱导物质。NF-kB 家族的 8 个成员中，NF-xB p65 是中枢神经系统的各种细胞类型中功能最为显著的一种。抑制蛋白 IkB 的磷酸化可激活 NF-xB p65 并转导至细胞核内，促进不同的炎性细胞因子的合成，如 TNF-α、IL-1、IL-6；随后激活 RAS，诱导氧化应激，从而改变 PVN 中 ROS 和一氧化氮的平衡，引起交感神经兴奋和升压反应。Ang I 作用于 AT1 受体，可激活 TLR4→MyD88→NF-kB 信号通路；NF-kB 是其中一个最重要的下游转录 PIC 和 iNOS 的转录因子，可调控血压。自发性高血压大鼠的 PVN 中，促炎和抗炎因子失衡，ROS、NADPH 氧化酶和 NF-kB 的活性增加导致交感神经亢奋及高血压反应；研究发现，给予其模型 PVN 替米沙坦治疗，通过降低 TLR4、MyD88 和 NF-xB 表达水平可减少炎性细胞因子，降低平均动脉压，改善心肌肥厚。长期抑制 PVN 的 NF-kB 活性，可上调抗炎细胞因子表达，减少促炎性细胞因子产生，从而抑制核因子 NF-xB p65 和 NADPH 氧化酶，抑制超氧阴离子自由基的形成，减轻交感神经亢进、炎症反应、氧化应激，延缓高血压的发生与发展和减轻心肌肥厚。对于心力衰竭的大鼠，可通过调节 RAS 与炎性细胞因子和神经递质之间的联系，改善心脏泵血功能。由此推断，NF-kB 与高血压的发生、发展过程密切相关。

（五）下丘脑室旁核神经递质

越来越多的证据表明，高血压与谷氨酸（Glu）及去甲肾上腺素（norepinephrine，NE）等下丘脑室旁核神经递质兴奋性水平升高和 γ－氨基丁酸（yaminobutyric acid，GABA）系统的抑制活性降低有关。GABA 主要作用于 GABAA 受体，是一种抑制性神经递质。它主要抑制下丘脑 PVN 经元的活性，进而降低血压。相反，Glu 作用于 AMPA 和 NMDA 离子通道受体，是重要的神经兴奋性递质。通过 AT，受体的激活抑制星型胶质细胞中谷氨酸盐的浓度，增加早期 PVN 神经元细胞外空间中 Glu 的浓度，从而间接激活 PVN 神经元，进而增强 PVN 神经元的电活动，促进高血压的发生和发展。NE 是去甲肾上腺素在神经纤维末梢释放的神经递质。相关研究表明，去甲肾上腺素能神经元纤维可上行到 PVN 的神经元。高血压时，上行神经元活动明显增强，末梢释放的 NE 在 PVN 水平增加，随后外周 NE 水平提高，导致外周交感神经活动增强。Ang I 可诱导高血压大鼠 PVN 兴奋性神经递质 Glu 和 NE 增多和抑制性神经递质 GABA 水平降低。通过长期静脉输注 Ang II 发现下丘脑 PVN 的 Glu 和 NE 水平增加，但 GABA 水平降低；说明 Ang II 输注导致下丘脑 PVN 的兴奋性和抑制性神经递质之间的不平衡，诱导神经—内分泌机制的紊乱，并出现血压升高、心率加快。结合国内外相关研究发现 PIC、ROS、RAS、NF-kB 及神经递质相互联系彼此作用，最终导致外周交感神经活动增强，引起血压上升，参与高血压的发生发展。

七、炎症反应

炎症反应与高血压的发病机制有关，其中炎性细胞因子在高血压病程中起重要作用。其中，与高血压密切相关的促炎因子包括 IL-6、TNF-α、CRP、趋化因子等，共同参与高血压的病理生理机制。

（一）白介素及肿瘤坏死因子

高血压患者中，IL-1a、IL-2、IL-8、TNF-α、血管内皮生长因子（vascular endothelial growthfactor，VEGF）、干扰素－y（interferong-y，IFN-y）和表皮生长因子（epidermal growth factor，EGF）水平均升高，而 IL-10 的水平降低。虽然没有相关证据显示 IL-1a 与高血压之间明显关联，但它是影响收缩压和舒张压的因素之一。IL-1a 浓度相比其他炎症因子，在高血压前期与早期高血压的患者中显著升高，这表明 IL-1a 可能来源于血管平滑肌且参与高血压初期的发展。TNF-α 系统的激活影响收缩压及舒张压。通过缩短内皮一氧化氮合酶的半衰期，可使 TNF-α 表达减少，生物利用度降低，导致内皮功能障碍及血压升高。有研究表明，外周血单核细胞的 TNF-α 与 VEGF mRNA 表达相关。VEGF 能增加血管炎性反应和内皮细胞及血管平滑肌细胞的增殖，因此考虑 VEGF 与炎症标志物有一定的生物学联系。

（二）C 反应蛋白

CRP 属于穿透素蛋白家族的成员，有 pCRP 和 mCRP 两种类型。当组织坏死、创伤、感染等病变发生时，CRP 能刺激平滑肌细胞增殖和诱导肝细胞产生大量的 CRP，并且调控 TNF-α 和 IL-1β 的表达，产生 IL-1、IL-2、IL-17 和 TNF-α 等炎症因子，诱导 pCRP 被解离，而 mCRP 可以促进炎症及血栓的形成，CRP 促进粥样硬化血管血管紧张素的活性增加，直接或间接影响动脉壁结构和功能，使血管重构、硬化，增加外周血管阻力，干扰 ABP 调节机制，使血压升高。CRP 还可诱导激活内皮细胞和巨噬细胞内的 MMP，破坏胶原蛋白的形成。这些均增加了动脉粥样硬化斑块重塑、功能紊乱和斑块破裂的概率。CRP 还能刺激血管细胞快速合成 ROS，诱发氧化应激反应。在粥样硬化的血管内膜下，泡沫细胞形成并包裹着炎性介质，刺激细胞因子和 CRP 的合成和产生。CRP 本身具有促炎性，可自身合成，还可刺激巨噬细胞和泡沫细胞释放各种炎症因子（IL-1、IL-2、TNF-α）。

（三）趋化因子

趋化因子属于低分子量蛋白质家族的细胞因子，具有调控白细胞迁移的能力，还能参与血管壁的炎症反应。主要有四类趋化因子，即 CXC、CC、C 和 CX3C，由组织对细菌毒素和炎症因子（IL-1、TNF-α、INF）的应答所产生。主要功能为诱导白细胞迁移到受损的血管壁并使配体与受体在白细胞内结合。高血压的机制中，趋化因子可控制血管壁的炎症反应。在其作用下，单核细胞浸润组织并分化为巨噬细胞，且自身分泌的趋化因子及细胞因子加重血管壁的炎性浸润和氧化应激，使得血压升高；趋化因子不仅参与单核细胞的迁移和黏附，还对血管保护因子（NO）活性产生负面影响，加重内皮功能障碍，导致血管收缩和血压升高。高血压还与动脉中单核细胞 MCP-1 表达增加有关。MCP-1 是 CC 趋化因子，它由氧化应激、细胞因子与生长因子诱导产生，还可在血管、心肌和肾脏的细胞内合成。研究表明 MCP-1 表达水平与舒张压和收缩压呈正相关。在高血压的动物模型和临床实验中均发现 MCP-1 通过激活 CCR2 受体，使 Ang Ⅱ 刺激主动脉平滑肌的细胞增殖，炎症细胞迁移至血管产生炎症反应，加剧动脉粥样硬化的发生。脑卒中或脑血管意外是高血压最严重的并发症之一，无法控制的高血压可导致大脑损伤及炎症的产生，大脑、神经炎症反过来会加剧血压的升高及外周炎症反应。CCL2/CCR2 轴可以诱导炎症细胞从骨髓转移到中枢系统，研究表明在自发性高血压大鼠脑脊髓液中的 CCL2 浓度较高。趋化因子 CXCL8（IL-8）于 CXC 趋化因子家族，可与 CXCR1 和 CXCR2 受体相互作用。IL-8 和 MCP-1 在动脉粥样硬化中参与单核细胞黏附和迁移至血管壁产生炎症反应。在自发性高血压的机制中，Ang Ⅱ 诱导平滑肌细胞中 CXCL8 的表达，促进血管内皮细胞的增殖并抑制其凋亡；在动脉粥样硬化早期阶段，CXCL8 驱使白细胞迁移进入血管壁内皮，在调节血压中起重要作用。IP-10 同样来自 CXCL 家族的趋化因子，即 CXCL10。IP-10 可影响血管平滑肌细胞的迁移和内皮细胞层的通透性。趋化因子受体 CXCR3 在许多白细胞中表达，尤其在活化 T 细胞的迁移中极为重要，特别是炎性 Th1 型 T 细胞通过分泌 IFN-y 和 TNF-α 加重炎症反应。长期低强度的炎症反应使炎症细胞渗入血管壁，损害血管内皮的多糖 - 蛋白质复合物，刺激中性脂质沉积于动脉内膜，造成血管内皮的功能紊乱；且有利于巨噬细胞吞噬血浆低密度脂蛋白，形成泡沫细胞；从而使血管平滑肌增殖加快，并合成更多的细胞外基质。血管壁的炎症细胞活动增强使内环境酸化，导致平滑肌细胞凋亡增多。综上所述，炎症促进高血压的发生，其中各种细胞炎症因子在高血压病程中均起作用。

八、免疫系统异常激活

持续激活的免疫系统在各种形式高血压的发展中均有重要作用。激活的天然免疫系统和获得性免疫系统可引起终末器官损伤和功能障碍，最终导致高血压及其并发症。

（一）获得性免疫系统

T 细胞主要在主动脉周围的脂肪组织中聚集。研究表明，免疫严重缺陷的小鼠，可降低高血压风险、减少尿蛋白及肾损伤，表明 T 细胞参与高血压的发生及发展。免疫系统特异性抗原引起适应性免疫应答，它在高血压中的作用包括呈递抗原、活化淋巴细胞及产生抗体。通过 B7（CD80）配体的联合刺激 T 细胞促进抗原的催化，从而激活 T 细胞。有效应的 T 细胞聚集在动脉外膜和肾脏可影响血管内皮功能和血管纤维化，其表型主要有 CD4 + T 细胞、CD8 + T 细胞。根据 CD4 + T 细胞的活化标志物和产生的细胞因子可将其分为 4 个独立的谱系：Th1、Th2、调节性 T 细胞（Treg）和 Th17 细胞系。

1. CD4 + T 细胞

（1）Th1 细胞：Th1 细胞可分泌促进细胞内病原体免疫应答的 IL-2、IFN-y、Ang Ⅱ 通过 AT1 受体和 AT2 受体发挥作用，这两种物质都存在于 T 细胞表面。有研究者发现输注 Ang Ⅱ 可诱导 Th1 细胞介导的特异性免疫，使 INF-y、IL-4 在脾脏和肾脏的表达增加。随后，大量的研究表明在靶器官的 T 淋巴细胞可促进炎症反应及高血压的产生。

（2）Th2 细胞：Th2 细胞产生 IL-4、IL-5、IL-13 促进细胞外病原体的体液应答。

（3）Th17 细胞：可产生 IL-17、IL-21、IL-22、IL-6、TNF-α 和粒细胞—巨噬细胞集落刺激因子。Th17 细胞可促进炎症反应、中性粒细胞聚集和周围组织的清除。在野生型小鼠实验中，Ang Ⅱ 诱导 T 细胞浸润主动脉，增加血管氧化应激，使内皮功能发生障碍，导致血压升高；并且给小鼠直接输注 IL-17a，同样可以使内皮功能受损，介导高血压；而 IL-17 基因敲除小鼠模型的情况则恰恰相反。

（4）调节性 T 细胞（Treg）：是 T 细胞中的一个亚群，由胸腺产生（天然调节性 T 细胞）。在高血压实验模型中，Treg 的作用间接表明免疫系统参与高血压的发病机制。Treg 可抑制免疫反应和炎症反应，减少血管免疫细胞浸润，改善血管内皮舒张功能，进而调节血压。Treg 抑制功能有多种机制，包括分泌抑制因子（IL-10、IL-35、TGF-β）、对效应 T 细胞的直接杀伤、通过色氨酸代谢产物使代谢紊乱。

2. 细胞毒性 T 细胞或 CD8 + T 细胞

循环的促炎性细胞毒性 T 细胞或 CD8 + T 细胞存在于高血压患者体内，它可分泌不同的细胞因子，主要为 IFN、TNF、淋巴毒素，从而激活巨噬细胞产生炎症；其机制与 T 细胞炎症、衰老的相关表型（CD28）出现缺失和 CD57 被激活有关。患者表现为循环趋化因子增多。此外，临床和实验室研究发现高血压与 B 细胞产生的 IgG、IgA 或 IgM 抗体升高有关。

AngⅡ注入可活化 B 细胞产生抗体，B 细胞活化因子受体的遗传缺陷或使用药物清除 B 细胞可防止血压升高和终末器官损伤等后遗症如胶原沉积和主动脉硬化。

（二）天然免疫系统

天然免疫系统作为防御机制、抵御感染或组织损伤的屏障直接导致炎症的产生。天然免疫应答依赖于识别激活多聚蛋白复合物的分子模式，诱导促炎细胞因子的分泌和细胞死亡。此外，炎症细胞诱导有效的抗原呈递给幼稚 T 细胞，在随后的获得性免疫反应中起关键作用。在高血压的研究中，树突状细胞、巨噬细胞、自然杀伤 T 细胞、Toll 样受体均为天然免疫系统的组成部分。

1. 天然免疫细胞与高血压

（1）高血压的实验模型中发现 DC 升高且渗透血管壁及肾脏组织中，可产生许多超氧化物歧化酶和各种细胞因子（IL-1β、IL-6、IL-23）；高血压的慢性氧化应激，导致免疫性蛋白的形成并造成 DC 积聚，使 T 细胞活化，促进 T 细胞向 CD4 + T、IL-17 分化，导致氧化应激、内皮功能紊乱，血压升高。

（2）巨噬细胞：研究表明，在高血压实验模型中，巨噬细胞浸润，浸入主动脉、中动脉，释放炎症介质，通过 NOX2-NADPH 氧化酶产生自由基，改变血管稳态；而给予 CC 趋化因子受体 2 受体阻滞剂治疗，阻止诱导巨噬细胞浸润动脉壁的趋化因子受体，彻底扭转了巨噬细胞的大量涌入，显著降低了血压。

（3）NK 细胞：NK 细胞可迅速释放 IFN-y、TNF-α、IL-2、IL-4，它们在高血压相关的炎症反应中发挥重要作用。相关实验发现单核细胞和 NK 细胞在高血压中可相互激活；AngⅡ诱导的炎症反应及血管功能障碍与主动脉壁 NK 细胞和巨噬细胞的聚集有关。

（4）Toll 样受体（toll-like receptor，TLR）：在高血压引起的炎症反应中起重要作用；TLR 在 T 细胞、B 细胞、抗原提呈细胞、内皮细胞和血管平滑肌细胞中均有表达，可激活巨噬细胞和单核细胞。随后通过呈递抗原激活 T 细胞刺激配体和释放具有趋化或调节功能的介质；同样，TLR 通过激活 NF-kB，活化细胞因子和趋化因子。有研究发现，成人自发性高血压 TLR4 的表达量增加，而抗 TLR4 抗体可以使 IL-6 水平下降、血管舒张，从而改善血压；在原发性高血压患者中发现 TLR4 mRNA 表达水平上调，而给予 12 周的强化降压治疗后，其 TLR4 mRNA 表达水平及外周血单核细胞均减少。

2. 补体系统与高血压

补体系统是一种复杂的天然免疫监视系统，广泛参与机体防御反应及免疫调节，是具有重要生物学作用的效应系统和效应放大系统。补体成分可通过组织和迁徙的免疫细胞产生，包括 T 细胞和抗原呈递细胞。免疫细胞及其产生的补体成分和激活同源受体的裂解产物是产生天然免疫与获得性免疫的桥梁。典型的补体激活主要是由 3 个途径启动，即经典途径、甘露糖结合凝集素途径、替代途径，其都参与获得性免疫反应和调节血压。补体受体 3 和补体受体 4 在补体结合和吞噬中起调节作用；在高血压病理变化中，刺激血管外膜发生迁移与分化，使血管外膜增厚，参与高血压病变中的血管结构重构。补体 3（complement 3，C3）可调控巨噬细胞的极化，在受到 INF-y 和 TNF-α 刺激时，可分化为 M1 表型。C3 还可分泌促炎性趋化因子和 INF-y 应答趋化因子，激活 Th1、细胞毒性 T 细胞和 NK 细胞，促进炎症反应的发生，诱导高血压血管损伤，进一步导致巨噬细胞浸润，加剧血管损伤及重构。

九、遗传因素与高血压

高血压是环境因素和遗传因素共同影响的疾病，有明显的家族聚集性，研究发现遗传因素对高血压的影响占 20%～55%，多个遗传基因的变异可增加其患病风险。

高血压的遗传因素，包括单基因和多基因遗传性致病基因。单基因遗传性高血压符合孟德尔遗传定律，又称孟德尔型高血压；其致病基因主要在肾脏及肾上腺内表达，致病基因的突变导致其特征和性状改变；从而影响蛋白的水、盐代谢。目前发现的治病基因包括 CYP11B2、HSDIIβII、NR3C2、SC-NNIB、SCNNIG、WNKI 和 WNK4 等。单基因高血压，如表观盐皮质类固醇激素过多综合征（apparent mineralocorticoid excess syndrome ofsteroid hormones）是一种常染色体的隐性遗传病，以早期中重度高血压为特征症状，由于缺失 HS-DII1β，使皮质醇失活，导致相同基因发生不同的突变，使患者还原酶功能减弱。Liddle 综合征（liddle syndrome），是一种常染色体显性遗传疾病，由于上皮钠离子通道（epithelial soclium chennel，ENaC）基因编码突变为 β 亚基和 γ 亚基，降低血浆肾素活性、血浆醛固酮浓度、血钾和代谢活性；导致肾集合管中钠和水的吸收增加，从而发展为高血压。Wong 等研究发现，与收缩压相关的染色体 16p12.3 之间的联动区域的基因编码，与 ENaC 的 β 亚基和 γ 亚基相似。II 型假性醛固酮减少症，又称 Gordon 综合征（Gordon syndrome），是常染色体显性遗传病，主要由于在肾脏表达的 WNKI 和 WNK4 基因突变，其突变可影响 Na^+、Cl^- 和 K^+ 的转换与吸收，使血钾等升高，引起严重的容量型高血压。另外有研究显示，SCNNI-AG2139 等位基因可增加高血压风险，SCNNIB 和 SCNNIG 与收缩压相关。单个基因位点对个体血压水平影响较小，但多个致病基因位点共同作用，可对个体血压有显著的影响；原发性高血压就是由多基因共同作用引起。根据近年来国内外研究发现，与收缩压相关的基因及位点包括 ATP2B1、MTHFR、CYP17A1、PLEKHA7 等；与舒张压相关的基因及位点包括 SH2B3、ZNF652、PRDM8/FRF5、IntronCSK 等；与高血压相关的基因及位点包括 CYP17A1、ATP2B1、MTHFR、PRDM8/FRF5、IntronCSK 等。对于我国不同地区原发性高血压多基因的研究发现，血管紧张素原基因的 M235T、rs3789678 和 rs2493132 位点多态性与高血压的发生相关。血管紧张素转化酶基因，其 A-240T、I/D 及 A2350G 多态性位点与高血压易感基因有关；但部分地区（北京、山西等）单纯性高血压与该基因无明显相关。内皮型一氧化氮合酶基因（eNOS），其 G894T 等位基因多态性变异与高血压的发生及冠心病易感性相关，G894T 基因的 T 等位基因可以减少内皮 NO 的释放而参与高血压的发病机制，但该基因与西北地区（宁夏等）高血压发生无关联；另外发现 eNOS 的 rs1800780G 等位基因是高血压的独立危险因素。DD1 和 CYP3A5 基因与盐敏感性原发性高血压相关，对有高盐摄入的中国汉族人群研究显示，ACE I/D、ADDI 基因 Gly460Trp 多态性和 CYP11B2-344C/T 基因协同调节收缩压，证实这些基因共同作用导致高血压。近年来，通过将全基因组的单核苷酸多态性位点进行基因分型，对高血压相关区域的基因功能及变异位点进行研究，发现多个高血压致病基因。遗传基因研究的不断发展，有助于对不同类型高血压发病机制了解，能更准确地诊断及治疗高血压。

第三章　高血压的诊断与鉴别诊断

第一节　高血压的诊断

高血压诊断主要根据诊室测量的血压值，采用经核准的汞柱式或电子血压计，测量安静休息坐位时上臂肱动脉部位血压，一般需非同日测量三次血压值收缩压均≥140 mmHg 和（或）舒张压均≥90 mmHg 可诊断高血压。患者既往有高血压史，正在使用降压药物，血压虽然正常，也诊断为高血压。也可参考家庭自测血压收缩压≥135 mmHg 和（或）舒张压≥85 mmHg 和 24 小时动态血压收缩压平均值≥130 mmHg 和（或）舒张压≥80 mmHg，白天收缩压平均值≥135 mmHg 和（或）舒张压平均值≥85 mmHg，夜间收缩压平均值≥120 mmHg 和（或）舒张压平均值≥70 mmHg 进一步评估血压。一般来说，左右上臂的血压相差 <1.33 ~ 2.66 kPa（10 ~ 20 mmHg）。如果左右上臂血压相差较大，要考虑一侧锁骨下动脉及远端有阻塞性病变。如疑似直立性低血压的患者还应测量平卧位和站立位血压。是否血压升高，不能仅凭 1 次或 2 次诊室血压测量值，需要经过一段时间的随访，进一步观察血压变化和总体水平。对十高血压患者准确诊断和长期管理，除诊室血压外，更要充分利用家庭自测血压和动态血压的方法，全面评估血压状态，从而能更有效地控制高血压。

根据 WHO 减少汞污染的倡议，于 2020 年全面废除汞柱式血压计的使用，电子血压计将是未来主要的血压测量工具。随着科学技术的发展，血压测量的准确性和便捷性将进一步改进，现在血压的远程监测和无创每搏血压的测量已初步应用于临床。

一、症状

大多数起病缓慢，缺乏特殊临床表现，导致诊断延迟，仅在测量血压时或发生心、脑、肾等并发症时才被发现。常见症状有头晕、头痛、颈项板紧、疲劳、心悸等，也可出现视物模糊、鼻出血等较重症状，典型的高血压头痛在血压下降后即可消失。高血压患者可以同时合并其他原因的头痛，往往与加压水平无关，如精神焦虑性头痛、偏头痛、青光眼等。如果突然发生严重头晕与眩晕，要注意可能是脑血管病或者降压过度、直立性低血压。高血压患者还可以出现受累器官的症状，如胸闷、气短、心绞痛、多尿等。另外，有些症状可能是降压药的不良反应所致。

二、体征

高血压体征一般较少。周围血管搏动、血管杂音、心脏杂音等是重点检查的项目。应重视的是额部，背部两侧肋脊角、上腹部脐两侧，膜部肋脊处的血管杂音，较常见。心脏听诊可有主动脉瓣区第二心音亢进、收缩期杂音或收缩早期喀喇音。

有些体征常提示继发性高血压，如腰部肿块提示多囊肾或嗜铬细胞瘤；股动脉搏动延迟出现或缺如，下肢血压明显低于上肢，提示：向心性肥胖，浆纹与多毛，提示皮质醇增多症。

三、实验室检查

（一）基本项目

血液生化（钠、钾、空腹血糖、总胆固醇、三酰甘油、高密度脂蛋白胆固醇、低密度脂蛋白胆固醇和尿酸、肌酐）；全血细胞计数，血红蛋白和血细胞比容；尿液分析（蛋白、糖和尿沉渣镜检）；心电图。

（二）推荐项目

24 小时动态血压监测，超声心动图、颈动脉超声、餐后 2 小时血糖、血同型半胱氨酸，尿白蛋白定量，尿蛋白定量，眼底，胸部 X 线检查，脉搏波传导速度及踝臂血压指数等。动态血压监测（ambulatory blood pressure monitoring，ABPM）是由仪器自动定时测量血压，每隔 15～30 分钟自动测压，连续 24 小时或更长时间。正常人血压呈明显的昼夜节律，表现为双峰一谷，在上午 6～10 时及下午 4～8 时各有一高峰，而夜间血压明显降低。目前认为动态血压的正常参考范围为：24 小时平均血压 < 130/80 mmHg，白天血压均值 < 135/85 mmHg，夜间血压均值 < 120/70 mmHg。动态血压监测可诊断白大衣高血压，发现隐蔽性高血压，检查是否存在顽固性高血压，评估血压升高程度、短时变异和昼夜节律及治疗效果等。

（三）选择项目

对怀疑为继发性高血压患者，根据需要可以分别选择以下检查项目：血浆肾素活性、血和尿醛固酮、血和尿皮质醇、血肾上腺素及去甲肾上腺素、血和尿儿茶酚胺，动脉造影、肾和肾上腺超声、CT 或 MRI、睡眠呼吸监测等。对有并发症的高血压患者，进行相应的心、脑和肾检查。

第二节　高血压的鉴别诊断

一、肾实质性高血压

包括急、慢性肾小球肾炎，糖尿病肾病，慢性肾盂肾炎，多囊肾和肾移植后等多种肾脏病变引起的高血压，是最常见的继发性高血压，终末期肾病 80%～90% 合并高血压。肾实质性高血压的发生主要是由于肾单位大量丢失，导致水、钠潴留和细胞外容量增加，以及肾脏 RAAS 激活与排钠减少。高血压又进一步升高肾小球内囊压力，形成恶性循环，加重肾脏病变。

临床上有时难以将肾实质性高血压与原发性高血压伴肾脏损害完全区别开来。一般而言，除恶性高血压，原发性高血压很少出现明显蛋白尿，血尿不明显，肾功能减退首先从肾小管浓缩功能开始，肾小球滤过功能仍可长期保持正常或增强，直到最后阶段才有肾小球滤过降低，血肌酐上升；肾实质性高血压往往在发现血压升高时已有蛋白尿、血尿和贫血、肾小球滤过功能减退，肌酐清除率下降。如果条件允许，肾穿刺组织学检查有助于确立诊断。

肾实质性高血压必须严格限制钠盐摄入，每天 <3 g；通常需要联合使用降压药物治疗，将血压控制在 130/80 mmHg 以下；如果不存在使用禁忌证，联合治疗方案中一般应包括 ACEI 或 ARB，有利于减少尿蛋白，延缓肾功能恶化。

二、肾血管性高血压

肾血管性高血压是单侧或双侧肾动脉主干或分支狭窄引起的高血压。常见病因有多发性大动脉炎、肾动脉纤维肌性发育不良和动脉粥样硬化，前两者主要见于青少年，后者主要见于老年人。肾血管性高血压的发生是由于肾血管狭窄，导致肾脏缺血，激活 RAAS。早期解除狭窄，可使血压恢复正常；长期或高血压基础上的肾动脉狭窄，解除狭窄后血压一般也不能完全恢复正常，持久严重的肾动脉狭窄会导致患侧甚至整体肾功能的损害。

凡进展迅速或突然加重的高血压，均应怀疑本症。体检时在上腹部或背部肋脊角处可闻及血管杂音。肾动脉彩超、放射性核素肾图、肾动脉 CT 及 MRI 检查有助于诊断，肾动脉造影可明确诊断和狭窄部位。

治疗方法可根据病情和条件选择介入手术，外科手术或药物治疗。治疗的目的不仅是降低血压，还在于保护肾功能。经皮肾动脉成形术及支架植入术较简便，对单侧非开口处局限性狭窄效果较好。手术治疗包括血运重建术、肾移植术和肾切除术，适用于不宜经皮肾动脉成形术患者。不适宜上述治疗的患者，可采用降压药物联合治疗。需要注意，双侧肾动脉狭窄、肾功能已受损或非狭窄侧肾功能循环系统疾病较差患者禁忌使用 ACEI 或 ARB，因为这类药物解除了缺血肾脏出球小动脉的收缩作用，使肾小球内囊压力下降，肾功能恶化。有部分患者血钾正常，临床上常因此忽视了对本症的进一步检查。由于电解质代谢障碍，本症可有肌无力。

三、原发性醛固酮增多症

本症是肾上腺皮质增生或肿瘤分泌过多醛固酮所致。临床上以长期高血压伴低血钾为特征，症状可有肌无力、周期性瘫痪、烦渴、多尿等症状。血压大多为轻、中度升高，约 1/3 表现为顽固性高血压。血浆醛固酮/肾素活性比值增大有较高的诊断敏感性和特异性。超声、放射性核素、CT、MRI 可确立病变性质。选择性双侧肾上腺静脉血激素测定，对诊断确有困难者有较高的诊断价值。如果本症是肾上腺皮质腺瘤或癌肿所致，手术切除是最好的治疗方法。

如果是肾上腺皮质增生，也可做肾上腺大部切除术，但效果相对较差，一般仍需使用降压药物治疗，选择醛固酮拮抗剂螺内酯和长效钙通道阻滞剂。

四、嗜铬细胞瘤

嗜铬细胞瘤起源于肾上腺髓质，交感神经节和体内其他部位嗜铬组织，肿瘤间歇或持续释放过多肾上腺素、去甲肾上腺素与多巴胺。临床表现变化多端，典型的发作表现为阵发性血压升高伴心动过速、头痛、出汗，面色苍白。在发作期间可测定血或尿儿茶酚胺或其代谢产物 3 - 甲氧基 - 4 - 羟基苦杏仁酸，如有显著增高，提示嗜铬细胞瘤。超声、放射性核素、CT 或 MRI 可做定位诊断。

嗜铬细胞瘤大多为良性，约 10% 嗜铬细胞瘤为恶性，手术切除效果好。手术前或恶性病变已有多处转移无法手术者，选择 α 和 β 受体拮抗剂联合降压治疗。

五、皮质醇增多症

皮质醇增多症主要是由于促肾上腺皮质激素分泌过多导致肾上腺皮质增生或者肾上腺皮质腺瘤，引起糖皮质激素过多所致。80% 患者有高血压，同时有向心性肥胖、满月脸、水牛背、皮肤紫纹、毛发增多、血糖增高等表现。24 小时尿中 17 - 羟和 17 - 酮类固醇增多、地塞米松抑制试验和肾上腺皮质激素兴奋试验有助于诊断。颅内蝶鞍 X 线检查、肾上腺 CT 和放射性核素肾上腺扫描可确定病变部位。治疗主要采用手术、放射和药物方法根治病变本身，降压治疗可采用利尿剂或与其他降压药物联合应用。

六、主动脉缩窄

主动脉缩窄多数为先天性，少数是多发性大动脉炎所致。临床表现为上臂血压增高，而下肢血压不高或降低。在肩胛间区、胸骨旁、腋部有侧支循环的动脉搏动和杂音，胸部听诊有血管杂音。胸部 X 线检查可见肋骨受侧支动脉侵蚀引起的切迹。主动脉造影可确定诊断。治疗主要采用介入扩张支架植入或外科手术方法。

第四章　高血压的中医辨证

第一节　高血压的中医病名

高血压是西医学病名，多属于中医学"眩晕"等病证的范畴。其记载最早见于《内经》，如《素问·标本病传论》中云："肝病头目眩，胁支满"，《灵枢·五邪》曰："邪在心，则病心痛喜悲，时眩仆"等，其所述的"目眩""眩仆"等不同的名称，即类似于现今的高血压病。后世医家在此基础上又有所扩展，如"冒眩""目瞑""眩运""眩晕"等病名。但诸如此类的中医病名并不完全符合临床实际情况，是从表面现象描述的牵强附会。虽然在很多人的眼中西医的"高血压"似乎和中医的"眩晕"是可以划等号的，但有文献显示确实有一部分"高血压"患者并没有眩晕，如王清海教授提到：许多高血压患者早期没有眩晕或头痛，只是在常规体检时发现血压已经明显升高，有些患者血压已经高达200/110 mmHg，仍浑然不知。这就让人对"眩晕"这个高血压的中医病名产生了怀疑。对高血压的病位、病机等进行深入思考后觉得高血压的中医病名不仅是个病名问题，它反映的是我们对高血压的病位、病机、病因等的认识问题，从而关系到治疗是否得当，治疗效果如何等问题。另外，如果在书写高血压的中医病案时，无头晕、目眩等症状的患者，予以眩晕之类的病名，这有悖我们中医临证的精髓——辨证施治。

一、高血压中医病名的命名现状

（一）眩晕

这个病名是用得最多、最广的，但仔细一想其实还是比较容易发现其中不妥之处的，首先"高血压"并不一定就出现眩晕，如前所述这里就不再累赘；其次"眩晕"的范畴其实是比较广的，引起眩晕的原因也很多，如低血糖、头部供血不足、耳源性的一些问题等，都有可能出现眩晕。所以，高血压和眩晕二者的内涵只是有一部分的重叠，二者肯定是不能完全划等号的，特别是那些血压高，但是又没眩晕症状的患者，给他下一个"眩晕"的诊断就显得尤为不妥，所以将高血压的中医病名定位眩晕是不妥的。

（二）风眩

1997年国家技术监督局制定的《中医临床诊断术语·疾病部分》将高血压称为"风眩"，定义是"风眩是以眩晕，头痛，血压增高，脉弦等为主要表现的眩晕类疾病"。由此可以看出"风眩"只是"眩晕"的一种，那就更不能与高血压画等号了。

唐蜀华也认为"高血压"与"风眩"二者不能绝对相等，后者须具有"眩晕"（广义的包括一般头昏）症候。有些高血压患者可能表现为头痛、头胀、心悸、乏力等其他症状，甚至长期无任何不适，此时仍以"风眩"为病名则欠妥。笔者体会中医学的诊断重点在于辨证，因为辨证才是指导立法、用药的关键，此类病名仍宜从主要症候出发。至于无症状者，更不必拘泥病名，而根据现代中医学关于病（西医）、证（中医）相关的一般规律，可初步推测其存在某种隐性的证以指导治疗。

（三）脉胀

"脉胀"一名出现已久。《灵枢·胀论第三十五》云："黄帝曰：脉之应于寸口，如何而胀？岐伯曰：其脉大坚以涩者，胀也。""营气循脉，卫气逆为脉胀"描述了脉胀的脉象表现，即脉管胀满、营卫失和、气血失常的状态。目前对《灵枢·胀论》相关内容所发表的研究文献，扩展了胀病在现代多种疾病中的应用，如"心胀"理论等。《灵枢·胀论》所描述脉胀的脉象表现，类似于现代医学血压升高、脉管僵硬度增加所致的高血压情况。而目前中医临床中确存在对高血压中医命名的探索与争议。根据《黄帝内经》所论，经各医家演绎发挥，现中医多采用"眩晕""眩冒""肝风"等作为高血压的中医名称。随着实践的发展，许多学者及临床医家已发现上述命名已不足以阐明中医对高血压的认识观念，如有的高血压患者无晕眩、如坐舟车等眩晕病的典型表现，而仅以血压升高时头胀、脉象胀大、坚涩等为主要表现。基于"眩晕""肝风"等制定的中医辨证论治准则与方药也不足以指导中医临证，如多侧重于化痰开窍、平肝息风等法，疏理气血则不被作为常用治法之一。因此王清海教授结合多年论治高血压的经验，并揣摩经典理论，于2008年初步论述了"脉胀"理论，并提出了将"脉胀"作为高血压的中医病名。这一提议得到了部分学者的认同，由"脉胀"理论推演出的对高血压病因病机、辨证论治准则的理念也逐步在临床中实践应用。高血压的常见病因仍在于饮食不节、情志损伤、先天亏虚、后天耗损等；对病机的认识主要侧重于"血脉"病变。营气行于脉中，流向各脏腑组织器官，卫气行于脉外，保护营气循脉道正常运行，营卫并行是正常状态。如果由于某种原因，导致卫气运行方向逆乱，甚至与营气逆向而行，就会营气运行不循常道，营气运行不通利，必然引起血脉壅塞不通，而致脉中压力增大，脉搏胀满，发为"脉胀"。从中医角度，血压的形成在于血液、血管、心脏三要素的共同作用，保持心脏推动力、血管弹性力、血液质量的正常状态，是形成正常血压的关键，有任何一方面出现紊乱，均不利于血脉的正常循行。

"脉胀"的病因病机与中医"血脉"理论密不可分。《黄帝内经》中"血脉"指的是由血和脉共同构成的一个整体系统，二者相互协调，共同维系着机体的生命活动。《灵枢·决气》云："中焦受气取汁变化而赤是谓血"，《难经·二十二难》云："血主濡之""壅遏营气，令无所避，是谓脉"；《灵枢·营卫生会篇》云："营在脉中，卫在脉外，营周不休，五十而复大会，阴阳相贯，如环无端"。《灵枢·本脏篇》又云："行血气而营阴阳，濡筋骨而利关节者也。"由此理解为，血液主要来源于水谷精微，是人体重要的营养成分。正常情况下，血液会保持在一个相对稳定的量和质，即不多不少、不稀不稠，能够维持正常的身体营养需要。血液是在密闭的脉管里周而复始的运行，与现代血液循环的机制完全一样。因此，高血压的病机可理解为，各种内外病因导致血脉失和，脉搏胀满，血压升高，而发为"脉胀"一病。脉胀，即病位在血脉，而与五脏相关，不同于以往认为的高血压"眩晕"一病，病位在清窍。病机在于气血失和，血脉胀满，脉搏坚涩，脉压加大。《灵枢·平人绝谷》

云："血脉和利，精神乃居。"脉贵通利，血贵调和，血脉和利是机体健康的具体体现，故"脉胀"一病的治则在于"疏其气血，令其调达"。根据临床症候的不同，基于"脉胀"理论，高血压的常见症候类型有：脉胀—眩晕型、脉胀—头痛型、脉胀—无症状型、脉胀—混合型。

（四）脉痹

在《内经》中脉痹是五体痹之一，正如崔林蔚在其硕士学位论文中所言：《内经》所谓"脉痹"，指风寒湿等外邪侵袭血脉导致血流凝涩而发生局部肢体疼痛甚至麻木不仁为主要症状的痹证。由此可见，脉痹应该主要是指血脉运行不畅或不通而引起的疼痛甚至麻木不仁的一类疾病，可属于高血压外周血管病变。从临床实践看，脉痹作为病种并不少见，故将其列为病种之一，从中医的发展角度赋予新的内容，既体现了此病的病因病机，又能体现出此病的治则，此命名值得临床上广泛应用。

（五）血痹

病名始见于《灵枢·九针论》"邪入于阴，则为血痹"。《灵枢·经脉篇》曰："脉道以通，血气乃行。"临床表现为四肢麻痹，眩晕头痛，神倦乏力，记忆衰退，心烦易怒，怔忡失眠等症状。将"血痹"作为外周血管病变的中医病名，能直接反应外周血管病变的部位、病因、病机。

二、妊娠高血压中医命名现状

妊娠高血压也是临床常见病，妊娠高血压在中医发展过程中有自己的分类和命名，中医对妊娠高血压的病因病机也有自己的分析，根据妊娠高血压不同时期的临床表现，将本病的发病过程分为早期子肿、中期子晕、晚期子痫 3 个不同的病因病机阶段，其病机发展变化过程可概括为：①肝藏血，肾藏精，妇女孕后，精血下注冲任以养胎儿，易形成肝肾阴血偏虚的状态，若肝失所养，横逆犯脾，健运失职，则发为水肿。随着孕期的延长，阴血愈虚，肾精愈亏，水不涵木，肝阳上亢，是以眩晕。若治疗不及时，病情进一步发展，阴虚火炽，阳动化风，风火相煽，肝风内动则手足抽搐，热扰神明则昏不知人，是以发为子痫。②孕妇素体脾虚湿盛，加之孕后体内胎元渐长，易阻碍气机，使升降失常，水湿不化，泛溢肌肤发为水肿。脾虚湿盛，日久聚液为痰，痰湿中阻，清阳不升，故为眩晕。若进一步发展，痰湿郁久化火，痰火交炽，上蒙清窍，则昏不知人，气粗痰鸣，发为子痫。在妊娠高血压的不同病理阶段，如子肿、子晕、子痫，又分别具有各自不同的病机特点如下。

（一）子肿

《沈氏女科辑要》中云："妊妇一身及手足面目俱浮，病名子肿，或名子气；但两足肿者，或名皱脚，或名脆脚。"又云："肾者，胃之关也，或关门不利，因而聚水，或脾不能散精于肺，此有形之水病也。又腹中增一物，则大气升降之道窒塞，此无形之气病也。病在有形之水。其证必皮薄色白而亮；病在无形之气，其证必皮厚色不变。"以上分别论述了子肿的不同病机及其水肿的临床特点。由于导致该病的病位不同，又有不同的名称，但都以肢体肿胀为主症，究其病因病机，以水为主者，当责之于脾、肾；以气为主者，多责之于肝。

1. 孕妇素体肾虚，命火不足，不能化气行水，且肾为胃之关，命门火衰，则关门不利，膀胱气化失司，以致水湿泛溢肌肤为肿。临床表现为面浮肢肿，按之没指，因湿性趋下，是以下肢尤甚；肾虚髓海空虚，外府失养，则腰膝酸软，头晕耳鸣，命火不足，不能温煦下元，则下肢逆冷，肾阳不能化气行水，则出现小便不利，舌淡，苔白滑，脉沉迟等肾阳不足之症。

2. 孕妇或素体脾虚，脾主肌肉四肢，脾虚运化失职，水湿内停，流于四末，泛溢肌肤，发为水肿。其水肿特点为面浮肢肿，皮薄光亮，按之凹陷不起，脾阳受损是在脾气虚的基础上发展而来的，脾气不足，失于健运，水湿内停，则表现为气短懒言，食欲不振，腹胀纳少；水湿流注大肠，则大便溏薄，阳虚则寒，温煦失职，故形寒肢冷，舌体淡胖边有齿痕，苔白滑，脉沉迟无力为脾虚湿盛之候。

3. 孕妇或平时喜怒，多忧郁，因肝主疏泄，其性喜条达恶抑郁，所以情志抑郁易导致全身气机不畅，加之孕后胎体渐大，有碍气机升降，两因相感，不能通调水道，溢于肌肤，则为肿胀。临床以肢体肿胀，始于两足，渐及于腿，皮色不变，随按随起为特点；肝郁气滞，横侮中土，故同时伴有胸胁或少腹胀闷窜痛，头晕胀痛，食少善太息，妇女乳房胀痛之症。

（二）子晕

《女科证治约旨》中记载："妊娠眩晕之候，名曰子眩。如因肝火上升，内风扰动，致昏眩欲厥者，宜桑丹杞菊汤主之……如因痰涎上壅，致眩晕欲吐者，宜加味二陈汤主之。"以上论述了子眩的临床表现及病因病机。子眩亦名子晕，其病多责之于肝脾。

1. 如孕妇平素阴血亏少，孕后血聚养胎，阴血愈感不足，肝失滋养，阴不潜阳，肝阳愈亢，上扰清窍，以致眩晕。同时体内阴血亏少，滋润、濡养作用减退并无以制阳表现出虚热证候，空窍失养则头晕目眩；心失所养则心悸怔忡，夜寐多梦；精血不足，虚热上乘则面色潮红；舌红或绛，少苔，脉弦细数为阴虚肝旺之象。

2. 如孕妇脾虚肝旺，脾主升清，主运化，一者运化水谷精微，为气血生化之源，脾气不足，失于健运，气血生化乏源，营血不足，不能上荣，引起子晕；二者运化水湿，脾虚水湿不化，脾喜燥恶湿，湿邪困脾，阻遏清阳，清阳不升，浊阴上扰，脾虚湿浊夹肝阳上亢则头昏重如眩冒状。水湿泛溢于肌肤四肢，则面浮肢肿；水湿下渗大肠，则便溏；水湿中阻，则食少纳差，胸闷泛恶；苔厚腻，脉弦滑，为脾虚肝旺之象。

（三）子痫

妊娠晚期或临产前及新产后，突然发生眩晕仆倒，昏不知人，手足抽搐，全身强直，双目上视，须臾醒，醒复发，甚或昏迷不醒者，称为"子痫"，又称"子冒""妊娠痫症"。可由子肿、子晕进一步发展而来。属于产科危急重症，如《医学心悟》云："此证必速愈为善，若发无休，非惟胎妊骤下，将见气血随胎涣散，母命亦难保全。"子痫的发作实非外风，而多由阴虚阳亢、痰火上扰所致。属阴虚阳亢者，多责之于肝肾；属痰火者，多责之于肝脾。

1. 《杏轩医案》云："子痫疾作之由，因子在母腹，阴虚火炽，经脉空疏，精不养神，气不养筋，而如厥如痫，神魂失守，手足抽掣。"孕妇素体肝肾阴虚，孕后赖精血养胎，阴血愈亏，水不涵木，肝阳偏亢，甚则阳动化风，以致头痛眩晕，突发四肢抽搐，甚则昏不知人。肾精不足，肝阳上亢，则颜面潮红，舌红，苔薄黄，脉弦滑数。

2.《万氏妇人科》云："孕妇忽然眩晕猝倒，口噤不能言，状如中风，须臾即醒，醒而复发。此名子痫。乃气虚夹痰火症也，清神汤主之。"痰火者，多责之于肝脾，素体脾虚湿盛，孕后胎体渐长，有碍气机升降，致痰湿中阻，郁久化火，加之孕妇肝肾阴亏，肝中阴火与痰相结，痰火交炽，上蒙清窍，则发为子痫。临床以猝然昏不知人，四肢抽搐，气粗痰鸣为主症，兼有舌红，苔黄腻，脉弦滑痰热内盛之象。"机者，要也、变也，病变所由出也。"《类经》中探讨了病机的概念，揭示了病机即疾病发生、发展与变化的基本规律。因为妊娠高血压患者个体的正气强弱和邪气的性质、轻重不同，可形成各种各样的病理改变，以致临床表现变化多端。如果我们能够正确灵活地分析妊娠高血压的病机，掌握该病的本质特点和规律，为临床提供可靠的辨证诊断，将会大大提高此病的治疗疗效。

三、高血压的病位

高血压乃是血管里的血液对血管壁的压力超过正常值所造成的，由此可以看出，血液和血管是这个压力大小的直接决定因素。在血液量、质正常的情况下，血管壁发生改变，如随着年龄增大血管顺应性降低，血管硬度增加，主动脉的缓冲作用就会降低，收缩压就会增大，而舒张压不变或降低，这时脉压差就会增大。在血液量、质正常的情况下，管径发生改变，如血管在某些因素的刺激下发生收缩，血管床的容量就会变小，此时就会使正常的血液量相对于缩小的血管床而言容量是过大，从而血液对血管壁的压力就会增大，超过正常值的话就是高血压了；反之，若血管发生舒张，血压就会下降，一些老年人冬天里血压要比夏天时高些，也许就是这个原理。在血管功能和形态都正常的情况下，血液量发生变化，如血液量减少，血液对血管壁的压力肯定会相应地降低，高盐饮食诱发高血压应该有这方面的原因，也许高盐饮食造成血液的渗透压增大，更多的组织液渗透到血管腔内，从而血液量增大，对血管壁的压力也就增大；利尿剂能够降血压，也许就是这个原理，通过利尿将血液里的成分水排出体外，血液量就会减少，从而血液对血管壁的压力也就降低。从以上的分析也可以看出，高血压最直接的病位应该是血和（或）脉，当然血和脉受很多因素的调节和影响，有人体内部神经、体液等，也有气候环境等外部因素，或者内外因兼具，按经典的中医理论来讲，也许还可以归属到相应的脏腑、经络。但中医要发展必须以一种开放的态度来对待最新的科学技术成果，积极吸取其中有用的养分，基于此将高血压的病位定在血和脉。

第二节　高血压的中医病因病机

根据中医学理论，高血压主要是由于情志失调、饮食不节、劳逸过度、禀赋不足与体质偏盛偏衰等因素，导致人体脏腑阴阳平衡失调，气滞血瘀，升降失常，风火内生，痰瘀交阻而发病。现就中医理论对高血压病因病机进行探讨。

一、病因

（一）情志失调

中医学将情志归纳为七情，即喜、怒、忧、思、悲、恐、惊七种情志变化。七情所感，脏气内伤，生涎结饮，随气上逆，可令人眩晕，如宋·陈言在《三因极—病证方论·卷之七·眩晕证治》中曰："喜怒忧思，致脏气不行，郁而生涎，涎结为饮，随气上厥，伏留阳经，亦令人眩晕呕吐，眉目疼痛，眼不得开。"长期而持久的情志刺激，可使人体代谢功能紊乱，脏腑阴阳平衡失调，从而导致高血压的发病。情志失调可直接伤及内脏，《内经》认为怒伤肝、思伤脾、喜伤心、忧伤肺、恐伤肾，情志刺激对脏腑功能的影响很大。从高血压的发病来说，以肝、心、脾功能失调最多见。如思虑劳神过度，导致心脾两虚，出现神志异常和脾失健运的症状；恼怒伤肝，肝失疏泄，血随气逆而引起头痛、眩晕，甚则中风；肝郁日久化火，肝火可夹痰夹风上扰清窍，这些均可导致高血压的发病。

（二）饮食不节、劳逸过度

进食肥甘厚味，或过度饮酒，可损伤脾胃，引起脾胃气机升降失常，脾不运化，则聚湿生痰，蕴久化热，痰热上扰，痰浊犯于头则眩晕、昏冒；或嗜食咸味，过量食盐，可使血脉凝滞，耗伤肾阴，致肾阴亏虚，肝失所养，肝阳上亢，亦可导致眩晕；或饮食过饱，则食物摄入过量，超过脾胃消化、吸收和运化能力，久之则损伤脾胃，脾失健运，湿浊内蕴，导致血压升高，表现为头痛、眩晕等症。《内经》中有"久卧伤气，久坐伤肉"之说，过度安逸缺乏运动和锻炼可使人体气血运行不畅，脾胃功能减弱，痰瘀湿浊内生，郁久化火，痰火上扰，可导致血压升高；劳动过度伤脾气，而聚湿生痰，上扰清窍，导致血压升高；劳神过度则暗耗阴血，房劳过度则耗伤肾阳，均可导致肝肾阴虚，肝阳上亢，引起血压增高。另外缺乏运动和锻炼，或过食肥甘厚味使人体重超重，前瞻性研究表明，基线增加，高血压发生危险就会增加，肥胖已成为高血压重要的危险因素之一。临床实践发现，肥胖者嘱其注意生活调整方式，适当运动，减轻体重，可提高治疗效果。

（三）禀赋不足与体质因素

人体禀赋来源于先天，"肾为先天之本，肾气的强弱受之于父母"，所以高血压的发生与先天禀赋有关，这与现代医学高血压发病机制中的遗传因素相似。"肾气"又分肾阴、肾阳，它们的相互协同、促进、制约，是维持人体健康、阴阳协调、和谐与平衡的根基。如禀赋偏于肾阴不足，则阴阳失衡，易产生阴虚阳亢的病理变化，表现为心肾不交，肝阳上亢或肝风上扰等证；若禀赋偏于阳虚阴盛则脾肾无以温化，导致阴寒水湿停滞的病机变化，表现为痰湿中阻、阳气虚衰等证。

高血压的发病又与体质因素有关。中医学认为，人的体质有阴阳偏盛、偏衰的区别。阳虚体质的人，一般以脾肾阳虚为多见。这一类型体质的人，机体阳气亏虚，脏腑机能减退，脾胃运化功能降低或失调，容易导致痰饮湿浊内生，故有"肥人多阳虚痰湿"之说。痰湿蕴久不化，则易生热化火，阻于脉络，蒙蔽清窍而导致血压升高。因此，身体偏肥胖伴阳虚体质的人易患高血压病，这多与痰湿内热有关。阴虚体质的人，一般以肝肾阴虚为多见。这类型体质的人，体内阴液亏虚，精血津液等营养滋润物质不足，身体偏消瘦，易导致阴不制阳，阳热内生，故有"瘦人多阴虚火旺"之说。肝阳偏亢，日久则化热生火而上扰清窍，引起血压升高，故身体偏瘦的阴虚体质的人患高血压病，多与阴虚阳亢有关。

（四）气血精亏损

中医理论认为，高血压的发生与气血精亏损有关。常有以下原因：

1. 久病体虚和过度劳累

由于久病和过劳常可伤及人体正气，使阴阳偏衰、失调，脏腑功能低下；劳神过度，暗耗气血。

2. 年老体虚、房事不节、产后气血亏损

年老体虚和房事不节可使肾精亏损；产后气血损伤，可致精血亏虚。肝肾同源，肾精不养肝阴，则肝阴不足，阴不敛阳，肝阳偏亢，虚风内动。或阴虚及阳，阴阳失调，而发为本病。《灵枢·海论》曰："髓海不足，则脑转耳鸣，胫酸眩冒"；《灵枢·卫气》载"上虚则眩"；《灵枢·大惑论》也认为"故邪中于项，因逢其身之虚，一人于脑则脑转，脑转则引目系急，目系急则目眩以转矣"。意思是眩晕的发生与脑部虚弱、精气不足、血虚等有关。《景岳全书·眩晕》言："原病之由有气虚者，乃清气不能上升，或亡阳而致，当升阳补气；有血虚者，乃因亡血过多，阳无所附而然，当益阴补血，此皆不足之证也。"气血精亏损致高血压，与现代医学的老年性高血压、某些继发性高血压的发生机制相符。另外，也可解释高血压后期发生心、脑、肾等重要脏器并发症。从以上所述可知，中医认为高血压发病主要与情志失调、饮食肥甘厚味、过咸、过食烟酒、气血精亏损及先天遗传等原因有关。

二、高血压病机

（一）脏腑失调

1. 以肝为核心

在现代社会，人们多承受着来自外界多方面的精神压力，故情志内伤诱导高血压病的起病越发显著，《临证指南医案·肝风》："肝为风木之脏，因有相火内寄，体阴用阳。其性刚，主动主升，全赖肾水以涵之，血液以濡之，肺金清肃下降之令以平之，中宫敦阜之土气以培之。则刚劲之质，得柔和之体，遂其条达畅茂之性，何病之有？"认为肝脏阴阳达到相对的平衡则人之无病，若肝失疏泄，调畅失职，致使全身脏腑不能正常发挥其生理功能，则阴阳失衡，气血逆乱，导致本病的发生。冯明清教授以为人体内阴阳的平衡调和，是机体维持正常状态的必要条件，"阴平阳秘，精神乃治"，这种平衡调和"失中和"，就会变证丛生。《素问·阴阳应象大论》："人有五脏化五气，以生喜怒忧悲恐。故喜怒伤气，寒暑伤形。暴怒伤阴，暴喜伤阳。"马老认为因人有七情通五脏，情志失和，会导致五脏正常的生理功能运行失去平衡，疾病随之出现。肝脏主要生理功能即调畅情志和全身气机，若肝阳偏亢，即可出现头晕、急躁易怒或情志抑郁等症状，向上扰动清窍则见昏蒙，发为眩晕。若肝气升动太过，可进一步出现肝风内动、肝火上炎等证。正如《内经》言："诸风掉眩，皆属于肝"，叶天士云："所患眩晕者，乃肝胆之风阳上冒耳"，医家多认为眩晕的发生必本于肝。综上论述，眩晕的发生责之于肝，疾病的发展、演变与治疗也与肝密切关联。王行宽教授认为高血压病的治疗当以肝论治，凡治病之法，必本之于肝、求之于肝。"无风不作眩"

首见于《内经》，北宋的《圣济总录》记载"风头旋者，以气体虚怯，所察不充，阳气不能上至于脑，风邪易入，与气相鼓，致头晕而旋也"对其进行具体阐述；《金匮要略·痰饮咳嗽病脉证并治》中的记载"无痰不作眩"，则从另一方面丰富和发展了眩晕的病因病机。刘完素开风火致眩之先河，倡导眩晕的发生是由内生风火所致，进一步对其病因进行扩充。唐容川《血证论》中认为眩晕之源乃血水瘀结，正式提出"瘀血致眩"。历代医家多认为肝肾阴虚，气血不足是病之本，风、火、痰、瘀这些病理产物为病之标。眩晕的病机为肝阳痰火上逆扰动清窍，气血肾精亏虚，脑髓失养，脏腑阴阳平衡失调，肝、肾、心、脾四脏为主要涉病脏腑。俞师认为眩晕乃肝胆疏泄不畅，内风挟之外风，痰涎扰动清窍，诸邪夹杂缠绕，发为眩晕。故治疗时并不单一拘泥于治外风或者平息内风，当同时兼顾，再辨眩晕发生涉及的主要脏腑和病理因素，以肝为主线，切中病机与病变部位，方药简易，疗效甚佳。

2. 以肾为本

肾的功能是藏精，主水液，主纳气；藏真阴而寓元阳，是脏腑阴阳之根本。其中真阴就是肾阴，是人体脏腑诸阴之本，与心、肝、脾、肺关系密切。高血压多以阴虚为本，肾阴虚可导致心肝脾肺的阴虚，心肝脾肺的阴虚延久不复，又可损及肾阴，故肾阴虚导致的诸脏腑阴阳失衡是高血压发生的根本因素。肝肾同源，肾阴虚于下，浮阳于上，阳主升主动，若相火妄动，阴水虚衰不能制约肝火，两火并起，上扰清窍，就会发生阴虚阳亢标实之眩晕。《素问·至真要大论》曰："谨察阴阳所在而调之，以平为期。"调整阴阳就是指去其有余，补其不足。肾阴亏虚，肝失所养，致肝阴不足、肝阳上亢，发为眩晕；气血亏虚，久病不愈，耗伤气血，或失血之后，虚而不复，或脾胃虚弱，不能运化水谷，致气血两虚，气虚则清阳不升，血虚则脑失所养，皆可导致眩晕；若肾精不足，肾阴不充，或老年肾亏，或久病伤肾，或房劳过度，导致肾精亏耗，不能生髓，髓海不足，上下俱虚则眩晕；嗜酒肥甘，饥饱劳倦，损伤脾胃，运化失司，致水谷精微不化，聚湿生痰，痰湿中阻，清阳不升，浊阴不降，则引起眩晕。高血压病性以虚者居多，如肝肾阴虚、肝风内动，气血亏虚、清窍失养，肾精亏虚、脑髓失充等。其实证由痰浊阻遏或痰火气逆上犯清窍所致。高血压发病过程中，各种病因病机相互影响，相互转化，虚实夹杂；或阴损及阳，阴阳两虚；或肝风痰火上蒙清窍，阻滞经络；或突发气机逆乱，清窍闭阻或失养；或肾的封藏固摄功能失职，引起阴精过度耗损而出现的眩晕。肾精亏虚，虚阳上浮或水不涵木，肝阳上亢而引起的血压升高；或肾精不足日久，累及肾阳，出现阴阳两虚。常见的肾虚型高血压主要表现为头晕目眩、耳鸣、精神萎靡、少气乏力、腰膝酸软、失眠多梦、健忘、遗精、阳痿等。肾精亏虚，脑髓失充是高血压的理论根据。肾脏为先天之本，主藏精生髓充脑，禀受父母之先天之精，"受五脏六腑之精而藏之"。"脑为髓之海"，髓海的充足与否，取决于肾精，肾虚则髓海不足而眩晕；年老肾精不足，化生骨髓不充，髓海失养，上下俱虚，则头痛、眩晕。《素问·上古天真论》曰："丈夫八岁，肾气实……肾气盛……精气溢泻……七八……天癸竭，精少，肾脏衰，形体皆极。"指出随着年龄的增长，肾脏精气由盛到衰的变化过程。《灵枢·海论》曰："脑为髓之海……髓海有余，则轻劲有余……髓海不足，则脑转耳鸣，胫酸眩冒"指出肾精不足在高血压眩晕病中的重要性。肾藏真阴而寓元阳，是脏腑阴阳之根本，提出从肾论治高血压的理论根据。

水不涵木是高血压发病的常见病机。肾位于下焦，为水火之脏，其内藏"真阴、真阳"。肾元阴是人体内阴液的根本，对各脏腑组织器官发挥着濡养滋润的作用。肝脏位于下焦，五行中属于木脏，需赖于肾阴之濡润，才能正常发挥其生理作用。若肾阴不足，肝阴亏虚，阴不维阳，阳亢于上，气血上涌，上扰清窍，则出现头痛、眩晕，血压上升。《素问·五脏生成篇》曰："头痛癫疾，下虚上实……甚则入肾。"明确其病机是上实下虚，与肝肾有着密切关系。《石室秘录·偏治法》曰："如人病头痛者……亦肾水不足而邪火冲于脑，终朝头晕……若止治风……法当大补肾水而头痛头晕自除。"《医学正传·眩运》曰："人黑瘦而作眩者，治宜滋阴降火为要。"指出治疗高血压当以滋阴降火为要，并明确当从肾阴论治的治法。故肾阴缺乏、阴不制阳，肝阳上亢是高血压最常见的发病病机之一。

肾气不足是高血压病理的重要因素，肾气是全身元气之根本，是由肾阳蒸化肾精而成，是脏腑功能的原动力。《景岳全书·眩运》曰："无虚不能作眩。"肾气不足则推动脾胃运化的功能下降，脾胃失调，化源不足，气血虚则清阳不升，脑窍失养则眩晕；气为血之帅，气虚则无力推动气血，导致血行不畅则瘀血内滞，瘀血阻络，痹阻于脑窍则头痛、眩晕。肾脏五行中属水，调节津液代谢，肾气不足则水湿代谢失调，输布异常，潴留于内，聚而成痰，溢于脉道而成痰饮，上蒙清窍则出现头痛、眩晕；肾主水液代谢失调，停聚体内，溢于脉道影响气血运行，致血脉运行不畅则生痰化瘀。《内经》曰："上气不足，脑为之不满……目为之眩。"指出肾气不足，不能上养脑窍而出现眩晕。朱丹溪在《丹溪心法》曰："无痰则不作眩"；并强调"淫欲过度，肾病不能纳气归元……此气虚眩晕也"。指出肾气虚，不能纳气归元，气逆而上则眩晕；痰蒙蔽清窍发为眩晕。杨仁斋在《仁斋直指方》曰："瘀滞不行……眩晕。"吴谦在《医宗金鉴》中指出："瘀血停滞……眩运。"明·虞传倡"血瘀致眩"。都明确指出瘀血可引起眩晕。瘀痰是肾气虚的病理产物，是新的病邪，也是引发高血压的重要病因。

肾阳不足是高血压发病的内在体现，肾阳为诸阳之本，主温煦，对维持体温恒定起着重要作用，而脉道是气血运行的场所，气血遇温则运行通畅，得寒则血脉凝滞。若肾阳不足，虚寒内生，阳虚则不能温养血脉，气血不运，瘀血内滞，脉络失养，虚风内动引发脉络拘挛绌急而出现眩晕、头痛，血压升高。《临证指南医案》曰："络虚则痛。"《素问·举痛论》中指出："寒气客于脉外则脉寒……绌急则外引小络，故卒然而痛。"提出肾阳不足，温煦作用失常是其内在病理表现，而外侵寒邪是其诱发的外在因素。另外，肾阳可促进肺、脾、肝、三焦等脏腑的功能活动，是各脏腑功能活动的强大动力，在肾阳的蒸化及温煦作用下，肝疏泄水液，脾运化水湿，肺通调水道，膀胱司开合与三焦决渎水道等脏腑功能的平衡协调，各司其职，才能共同维护体内正常的水液代谢。若肾有病变，失去温化蒸腾作用，主水功能异常，影响水液代谢，就会出现尿少、水肿、小便清长或尿量增多等病理表现。故肾阳虚是高血压发病的内在体现。

3. 以脾为要

中医理论认为，脾是后天之本，亦为气血生化之源。如机体的脾脏运化水谷功能正常，可以促进机体生精、津液和气血，且能够提供机体的养分，并可以将营养物质输送到各脏器，以保证脏腑功能活动的正常。反之脾虚，气血化生无源，脾不升清，则脑窍失于濡养，易发为眩晕；气血化生无源，阴虚血少，不能濡养肝木，则血虚生风。流行病学证实：高血压前期的症状以头痛、头晕为主。杨川洲在研究中认为，患者发生高血压前期的主要临床症状包括头痛、头晕，部分患者伴有急躁易怒、耳鸣失眠等。且患者脾失健运，则机体在损伤后不能充分地吸收水谷精微物质，进一步引起机体的代谢紊乱及免疫功能水平低下。同时如王珍等认为，对高血压前期的人群，调查其是否合并代谢综合征则发现，此类患者合并代谢综合征的发生率、严重程度均明显比正常人群高。脾失健运，机体不能充分吸收水谷精微，容易导致机体免疫功能下降。根据高血压前期患者的症状多为"眩晕""食少""神疲肢倦"等脾虚表现。脾脏在人体内的水液代谢中，有推动代谢和促进调节的效果。如机体的脾运化水液功能维持正常，则机体的水液充足，可以得到水液滋养，并避免水液的潴留现象。反之，脾失健运，患者的水液会出现代谢失常，进而导致机体的水液潴留，进而引起痰、湿、饮等情况的发生。所以，痰湿阻滞多是因为脾气虚弱，脾失健运，痰湿困脾所致。而机体出现的痰浊内蕴和气机阻滞，也会导致高血压前期的发生。研究认为，高血压前期的患者，其证候以胸闷、眩晕、呕吐和痰涎较为多见，说明导致高血压前期发生的主要病因为痰浊，与脾虚关系密切。在近几年体质研究及高血压前期流行病学研究中，同样证明了这一点，痰湿体质的人群患高血压、冠心病、中风概率均高于非痰湿之体质。

（二）邪实致病

1. 痰湿中阻

现代中医研究者愈加强调痰湿在高血压发病中的作用。从痰论治眩晕（高血压），古代医籍已有论述。如《丹溪心法》载：此症属痰者多，盖无痰不作眩。又如《医碥》曰："痰涎随风火上壅，浊阴干于清阳也"，故头风眩晕多痰涎。经济的发展和生活水平的提高，带来了人们饮食习惯的改变。喜食肥甘厚腻、油炸炙烤、嗜好烟酒，滋生痰浊，且日久则脾失健运，加剧痰湿内生。中医体质学与高血压相关性研究表明，痰湿质为除瘀血质之外高血压病发生的两大危险因素之一，并且在高血压病的发病中相对重要。高血压病证候临床流行病学观察表明，痰浊中阻证型比例较大，在现代人群中分布普遍。姚建斌研究发现，高血压病中医证型构成分布比最大的为痰湿壅盛型，占 46.67%。张志斌等收集 320 例原发性高血压患者，显示痰浊壅盛型所占比例最高，占 37.88%。

基于痰湿是高血压的重要发病病因和病机，痰湿证型是高血压的广泛证型，化痰祛湿法治疗具有坚实的理论基础。药理研究表明，许多化痰药物均有降低血压，改善血脂、血黏度等作用。临床实践表明，运用祛痰法治疗高血压取得了令人满意的疗效。化痰祛湿法不仅能明显改善高血压患者的临床症状，促进血压的稳定、降低，还明显改善盐敏感性，且具有降低血脂、血管紧张素Ⅱ、内皮素等作用。

2. 瘀血阻滞

现代医家逐步意识到瘀血在高血压致病中的突出地位。虞抟倡有"血瘀致眩"的观点；《仁斋直指方》则曰："瘀滞不行，皆能眩晕。"《医宗金鉴》亦曰："瘀血停滞……神迷眩远。"可见古人已认识到瘀血是高血压发病的一个重要因素。从现代医学角度讲，高血压的实质在于机体存在"血流供求不平衡"，是因动脉硬化、狭窄、管壁的粥样斑块形成，且全血黏度、血浆黏度、红细胞比容增高，血中脂质增加，致使心脏血液流变状态及微循环障碍等诸多病变，这符合"血瘀"的特点，在这些病变的基础上，病变的小动脉，尤其是心、脑、肾血管极易发生痉挛、半闭塞或闭塞，从而产生"瘀血"。所以，血瘀证存在于高血压的全程，是高血压重要的病理机制，在辨证论治基础上参以合理的活血化瘀治疗，与《素问·至真要大论》中"疏其血气，令其调达，而致和平"的观点相吻合，对于改善临床症状、逆转各项检查指标、减少靶器官损害、改善预后具有重要意义，为从根本上治疗高血压病拓展了新的治疗思路；瘀血阻滞应该成为中医辨治高血压的基本病机。中医体质学与高血压相关性研究也表明，瘀血质是高血压发生的两大危险因素之一。

现代研究已证明，活血化瘀药如丹参、川芎、赤芍、桃仁、红花等具有扩张血管、改善微循环、改变血液流变性、解除血液浓黏凝聚状态、抑制血小板聚集及降低血脂等作用。高血压的疗效评定应综合考虑治疗对血液流变学、血脂、心血管结构功能及各种并发症的影响。而活血化瘀药降低血压的作用机制一方面表现为直接降压效应，主要通过抗凝、抗黏起到协同降压之效及部分药物的直接扩血管效应；另一方面则表现为预防效应，有一定抗高血脂作用，防止脂质浸入内皮下间隙导致小动脉壁损伤、变硬、变窄，从而防止外周阻力增加，更重要的是起到防止血栓形成等心脑血管严重并发症的作用。保护血管、防止心脑血管并发症是活血化瘀药用于防治高血压的突出优势所在。临床实践证实，活血化瘀法在高血压治疗中收效较好。

3. 热毒炽盛

热毒炽盛导致高血压的病机也是近年来一些医家代表性的学术观点。火、热立论原发性高血压（眩晕），古代医籍多有论述。唐·孙思邈《千金要方》首倡风、热、痰致眩的观点，认为"热"是眩晕的重要病机。金·刘完素主张眩晕应从"火"立论。元·朱震亨《丹溪心法·头眩》曰："头眩，痰挟气虚并火，治痰为主，抉补气药及降火药。无痰不作眩，痰因火动。"倡痰火致眩学说。陈修园则在风、痰、虚的基础上加上"火"字，从而把眩晕的病机概括为风、火、痰、虚四字，重视因火致眩的病机演变。《临证指南医案》认为眩晕其证有"夹痰、夹火、中虚、下虚之别"。近些年来，气候转暖、环境污染，导致人体内毒素堆积，郁久化火；嗜食肥甘厚味、油炸炙烤和久坐少动，都易生痰湿郁火；烟酒更可酿生湿热之毒；快节奏、高压力的生活，个体极易气机郁结，情志过极，郁而化火。火热可终郁积成毒，或并瘀毒、痰毒，胶结壅滞，造成了高血压错综复杂的证候。现代医家在用清热解毒方药治疗原发性高血压方面，临床观察及动物实验均证实取得了较好的疗效。

4. 痰瘀阻络

研究表明痰湿和瘀血成为目前高血压发病的重要病机，而痰湿和瘀血又密不可分，痰湿可致血停失运行，从而导致血流不畅而痰瘀互结。张山雷云："痰涎积于经髓则络中之血必滞，脉道阻滞，水谷精微不得运行，则津聚痰凝。"可见瘀血日久又可变生痰浊而痰瘀同病。《血证论·阴阳水火气血论》云："瘀血即久，亦能化为痰水。"多项流行病学调查发现，痰瘀互结证发病率位居高血压证型的前列，故原发性高血压早、中、晚每一个阶段都可能存在痰瘀阻络的病机变化，痰瘀阻络是原发性高血压的证候演变规律之一。痰与瘀是贯穿于高血压发生发展始终的致病因素。

总之，高血压的病机要点可概括为虚（肝肾阴虚），火（肝火肝阳），风（肝风），痰

（痰湿），气（气逆、气滞），瘀（血瘀）六个方面。情志失节，心情失畅，都足以伤肝，可出现肝阳偏亢的高血压。先天不足或生活失节而致肾阴虚，肾阴不足，水不涵木引致肝阳偏亢，出现阴虚阳亢之高血压。忧思劳倦伤脾或劳心过度者，多心脾受损，一方面可因痰浊上扰，土壅木郁，肝失条达而成高血压；另一方面脾阴不足，血失濡养，肺失肃降，肝气横逆而发高血压。多数高血压的病理过程是一个本虚标实的演变过程，本虚在先，标实在后，病位在肝、肾，严重者可损及心、脑，即现代医学心、脑、肾等靶器官损害。故对于原发性高血压的病因，不但应分清病邪性质、脏腑虚实，还应注意证候之间的兼夹转化才能更好地指导临床辨证用药。

（三）血脉不调

高血压病机是什么呢？从上面的分析可以看出，有血液量和血管二者不和谐的原因，如血管收缩，血液量不能相应地减少，从而造成血液量相对增多，对血管压力增大；也有可能是血管壁的问题，如顺应性降低，硬度增加，还也有可能是血液量增加，如何来概括这一切呢？是"血脉不和"吗？应该有这个方面的病机，血管床收缩了，血管里的血液量不能相应地减少，从而造成血压增高，这是不是血脉不和呢？应该是。那"血脉不和"这四个字能不能全面地概括高血压的病机呢？似乎又不能做到这一点，如血管壁的顺应性降低，在血液量正常的情况下血压增高，这是不是血脉不和呢？这似乎只有"脉"的事，不关"血"的事，那就无从谈起二者不和了。有没有一个内涵宽泛一点，能全面地概括高血压病机的词呢？也许"血脉不调"是个不错的选择，这个词里包含了三层意思：①血不调，包括血液量的改变，血液质的一些变化，如黏稠度的改变，还包括血液量和质都有的改变。②脉不调，包括血管顺应性的改变，不管是暂时性的改变还是难以逆转的改变，以及血管痉挛收缩，甚至血管过度舒张都可以概括为脉不调。③血和脉二者之间的不调，这就类似血脉不和的内涵了，所以，"血脉不调"包含了"血脉不和"，用"血脉不调"能概括高血压的病机。

第三节　高血压的辨证规律研究

高血压是我国常见病、多发病，主要发生在中年以后且随年龄增长而递增，属于心血管疾病之范畴，易引起严重的心、脑、肾并发症。我国是世界上受高血压危害最严重的国家之一。在我国，能够把血压控制在正常范围的高血压患者仅占 6.1%。其原因主要是患者应用药物治疗时还存在各种各样的问题，如西药需终身服用，且不良反应多，患者难以坚持服用；中药降压作用较慢，用药不方便等。大多数患者高血压病因不明，称为原发性高血压，由某些疾病引起的属于继发性高血压。

高血压在我国传统医学中并没有该病名，但中医诊断的眩晕、头痛、心悸、不寐等均为高血压的临床范畴。早期的文献中就对高血压的病因、发病机理、症状和防治方法有记载，如《内经》记载"诸风掉眩，皆属于肝……肾虚则头重高摇，髓海不足，则脑转耳鸣"，《千金方》指出"肝厥头痛，肝为厥逆，上亢头脑也"，《丹溪心法》云："无痰不作眩，无虚不晕"，这些都说明了中医学对高血压是早有认识的。高血压表现轻者闭目即止，重者如坐车舟之中，旋转不定，以致不能站立，严重可伴有恶心、呕吐、出汗、跌倒，甚至引起心脑血管脆断，形成中风等诸症。根据高血压的临床主要症状、病程及转归，目前比较一致的看法，认为其应属中医"头痛""眩晕""心悸""中风"的范畴，而头胀、头昏、失眠、颈强、肢麻、口眼歪斜和半身不遂等症状，都可以是高血压的表现。

一、辨证思维

（一）整体结合局部

整体观念是中医特有的一种医学观念，是中国古代唯物论和辨证思想在中医学中的体现；它贯穿于中医学的生理、病理、诊法、辨证和治疗等各个方面。中医学非常重视人体本身的统一性、完整性及其与自然界的相互关系，认为人体是一个有机的整体，构成人体的各个组成部分之间在结构上不可分割，在功能上相互协调、互为补充，在病理上则相互影响。中医认为人体是一个有机的整体，人体是由若干脏腑、组织和器官组成的。每个脏腑、组织和器官各有其独特的生理功能，而这些不同的功能又都是人体整体活动的一个组成部分，这就决定了人体内部的统一性。也就是说，人体各个组成部分之间，在结构上是不可分割的，在生理上是相互联系、相互支持而又相互制约的，在病理上也是相互影响的。人体的这种统一性，是以五脏为中心，配以六腑，通过经络系统"内属于腑脏，外络于肢节"的作用而实现的。五脏是代表着整个人体的五个系统，人体所有器官都可以包括在这个系统之中。人体以五脏为中心，通过经络系统，把六腑、五体、五官、九窍、四肢百骸等全身组织器官联系成有机的整体，并通过精、气、血、津液的作用，完成机体统一的机能活动。

在中医学整体观念指导下，认为人体正常的生理活动一方面依靠各脏腑组织发挥自己的功能作用，另一方面则又要靠脏腑组织之间相辅相成的协同作用和相反相成的制约作用，才能维持其生理上的平衡。每个脏腑都有其各自不同的功能，但又是在整体活动下的分工合作、有机配合，这就是人体局部与整体的统一。在认识和分析疾病的病理状况时，中医学也是首先从整体出发，将重点放在局部病变引起的整体病理变化上，并把局部病理变化与整体病理反应统一起来。一般来说，人体某一局部的病理变化，往往与全身的脏腑、气血、阴阳的盛衰有关。由于脏腑、组织和器官在生理、病理上的相互联系和相互影响，因而就决定了在诊治疾病时，可以通过面色、形体、舌象、脉象等外在的变化，来了解和判断其内在的病变，以做出正确的诊断，从而进行适当的治疗。人体是一个有机的整体，在治疗局部病变时，也必须从整体出发，采取适当的措施。如心开窍于舌，心与小肠相表里，所以可用清心热泻小肠火的方法治疗口舌糜烂。它如"从阴引阳，从阳引阴，以右治左，以左治右"（《素问·阴阳应象大论》），"病在上者下取之，病在下者高取之"（《灵枢·终始》）等，都是在整体观指导下确定的治疗原则。具体结合到高血压的辨证规律上，在临床治疗高血压时，既不能只局限于患者目前的单纯血压比较高或者头晕单个方面，而采用相关药物对症治疗，而是应该结合患者整体的气血阴阳状态，神志状态，结合整体，四诊合参，辨证论治。

（二）辨证结合辨病

辨病与辨证，都是认识疾病的过程。辨病即是对疾病的辨析，以确定疾病的诊断为目的，从而为治疗提供依据；辨证是对证候的辨析，以确定证候的原因、性质和病位为目的，从而根据证来确立治法，据法处方以治疗疾病。辨病与辨证都是以患者的临床表现为依据，区别在于一为确诊疾病，一为确立证候。中医学是以"辨证论治"为诊疗特点的，强调"证"的辨析和确立，然后根据"证"处方遣药，施以治疗。但中医学临床上从来就少不了"辨病论治"的方法。特别是在中医学理论体系构建之初，证的概念尚未从病中分化出来，当时就是以"病"作为辨析目的，治疗也就依据病来进行。如《内经》十三方基本上是以病作为治疗靶点的。其后，《神农本草经》《诸病源候论》等著作也以病作为治疗目标，如以"常山截疟""黄连治痢"等；金元时期还出现了一批以病为辨治目的的"专病"性著作，如刘完素的《三消论》、熊笏的《中风论》等。即便在近代，中医学在注重"辨证论治"的同时，也仍在运用"辨病"思维。如中医学对肺痨、肺痈、肠痈、湿疹、疟疾、麻疹、水痘、天花、蛔虫病等病的防治，也是基于辨病的思维。因此，中医学的辨病思维与辨证思维是同时存在的，交织在一起的。

辨病的过程实际上就是诊断疾病的过程。虽然中医学也讲辨病，但由于中医学对疾病的病理机制和确切病变部位的认识没有现代医学深入和细致，现在诊断疾病一般不再用中医学的宏观辨证思维，而用现代医学的微观分析方法。也就是通过望、触、叩、听来采集有关病变的资料，并做相应的物理和生化方面的检查，然后分析综合所有的有关疾病的材料，依据患者的典型症状，参以各种检查，最后做出有关疾病的诊断。如果就收集的资料还做不出确切的诊断，就要再做进一步的检查，乃至运用治疗性诊断等方法，以确定诊断。疾病的诊断确定后，就要根据"病"来采用不同的方法进行治疗。

辨证论治是中医学的基本特点之一，反映了中医学在诊治疾病方面区别于其他医学的特色。辨证的过程也是认识疾病的过程，即将望、闻、问、切四诊所收集的材料，包括患者的届时的症状和体征，进行综合分析，然后归纳判断为某种性质的证的思维过程。论治的过程是处理疾病的思维过程，即根据辨出的证，确定相应的治疗原则和方法技术，并进一步确定相应的药物方剂或穴位配伍。辨证是论治的前提和先决条件，论治是对辨证正确与否的检验。若患者经相应治疗后，病情有所好转，说明辨出的证基本上正确的；若患者治疗后病情不但未见好转，而且或有加重，则说明辨出的证可能存在着问题，就必须将辨出的证进行修正。中医学的辨证论治的过程，在某种程度上说就是对证的辨析和修正的过程。

由于证是疾病过程中某一阶段或某一类型的病理概括，具有时空性，故一种病可能有多种证，一种证也可能存在于多种疾病中。因此，中医学的辨证思维中，非常强调同病异治和异病同治。所谓同病异治，是说同一种病，由于发病的时间、地域不同，或所处的疾病的阶段不同，或所在的类型不同，或患者的体质有异，故反映出的证不同，因而治疗也就有异。感冒可因其病因病机和患者体质的不同而表现出不同的类型，不同的证。证不同，治疗自然有异。故治疗麻疹病有初起解表透疹，中期清肺热，后期养肺阴胃阴等不同的治法；感冒有辛温解表、辛凉解表、辛润解表、益气解表等相应的治法。所谓异病同治，是说几种不同的疾病在其发展变化过程中，出现的大致相同的病机，大致相同的证，故可用大致相同的治法和方药来治疗。如胃下垂、肾下垂、阴挺、脱肛等不同的病变，在其发展变化过程中，可能出现大致相同的"中气下陷"或称"脾气下陷"的病理机制，大致相同的证，故皆可用补益中气的方法来治疗，方用补中益气汤有效。需要说明的是，证是一个变量，影响它的因素也比较多，因而完全相同的证在理论上是不存在的，在临床上也是见不到的。中医学所说的"异病同治"，实际上是说不同的病出现了大致相同的证。

在中医学的辨证思维过程中，以证作为目标点是对的，但只考虑证的异同，即只考虑疾病的阶段性和类型性，不考虑病的全过程，确实是有失偏颇的，在临床操作中也是较难施行的。原因很清楚，疾病的整个过程，包括发病原因、病变规律、转归预后等都没有搞清楚，对疾病还没有一个总体的认识，要想认识疾病的每一阶段或某一类型的病变本质，必定是困难的，辨证的确切率也必定不会高。

要发扬中医学辨证论治的诊治特色，提高中医的临床诊治水平，提高辨证的确切率，必须走辨病与辨证相结合的诊治思路。通过辨病思维来确诊疾病，对某一病的病因、病变规律和转归预后有一个总体的认识；再通过辨证思维，根据该病当时的临床表现和检查结果来辨析该病目前处于病变的哪一阶段或是哪一类型，从而确立当时该病的"证候"，然后根据"证候"来确定治则治法和处方遣药，即通常所说的"先辨病，再辨证""以辨病为先，以辨证为主"的临床诊治原则。

（三）外因结合内因

1. 高血压的发病原因在外不外乎季节和六淫邪气及劳累过度等因素，在季节上，中医主张天人相应，自然界各种变化与人的身体内部变化有着密切联系，均遵循一定的自然法则。《素问·宝命全形》曰："人以天地之气生，四时之法成。"人体时间之序与自然之序有着高度的相似性，且具有周期节律震荡性特征。《素问·脏气法时》对脏气与四时之间关系进行讨论，并提出五脏疾病在四季的发生发展规律。高血压的发生与季节有一定的联系，春季主要为痰湿壅盛证型，夏季和秋季主要为阴虚阳亢。春季阳气升发，易发生肝阳上亢症状，可能与生活和工作压力增大、生活方式及饮食方式变化等因素有关。春季组入组时间正处于春节前后，可能饮食不节，导致脾胃内伤，引起内生痰湿而发病；另外，暑必夹湿，易困脾胃，最终引起痰湿增多。而寒冷的冬季会导致人类产生血液浓缩的情况，会导致血液黏稠度提高，血管收缩严重而导致血压相对升高，还有部分患者每逢感冒或者身体不舒服，触冒六淫邪气往往会伴随血压的变化，这时患者虽然会找高血压相关科室进行诊治，但是医师应该从患者目前的疾病状态来考虑，主动解决患者的感冒或者其他症状，那么血压也会相应降低。

在现代激烈竞争的社会中，每个人都具有较大的生活压力，饮食不规律，作息不规律，缺乏身体锻炼，过度肥胖等问题严重，而出现劳累后产生头晕、头痛等症状表现，身体感觉不舒服，血压升高，对于这类患者，要嘱咐患者养成科学的饮食习惯，规律的休息时间，在工作中应劳逸结合，避免超负荷工作，在工作超过 1 小时后就要适当休息一会，通过远眺、散步等方法使紧张的神经得到有效舒缓、肌肉得到放松。在空闲时间进行的适度体育锻炼要坚持并有规律性，不只使血压明显降低，还可对患者采取相应的药物控制措施。通过运动量适宜的体育锻炼不只是提高体质，使血压指标保持相对稳定，还可减少肥胖，通过慢跑、瑜伽等运动，对运动量和强度进行科学控制，以身体不感到疲惫为标准，有利于血液流通，进而降低产生高血压的概率。

2. 高血压的发病原因在内不外乎情志内伤、病理产物、年高体弱及先天禀赋不足。因精神激动时产生头晕、头胀感觉，并表现出逐渐加重症状，同时存在心悸、失眠等表现。对于这类患者则结合患者的精神状态，导致患者精神波动的原因，要求患者家属配合，来消除患者的精神因素，教会掌握对不良情绪的有效调节尤为重要。引导患者倾诉可有效释放患者的心理压力，告诫利用一些娱乐方式使注意力转移，使精神状态乐观积极向上，同时再轻微配合中药治疗，七情相克，不必长时间服药，就能在短时间内治愈患者。

3. 中医认为痰湿和瘀血均为人体受某种致病因素作用后所形成的病理产物，这些病理产物又能作为致病因素引发多种疾病。其中痰湿是水液代谢障碍所形成，而瘀血则由气血失调导致血行不畅或血离经脉所酿成。痰之黏滞性质，必影响气血运行，由痰生瘀或夹瘀而病，而瘀血内阻，久必生痰，故有"痰瘀同源""痰瘀同病"的说法。痰湿证和瘀血证无论在发病机理、临床证候等方面均有一定的内在联系。这些有形的病理产物，堆积在体内，影响人体正常的气血阴阳运行，从而产生高血压的症状，故在治疗高血压病的痰湿壅盛证和血瘀证时，应以健脾祛痰、活血化瘀为法，方可获效。

4. 对于禀赋不足的患者，往往在比较年轻的时候就发现了血压不正常，往往伴有焦虑，恐惧，这类患者可能要长期监测血压，长期的饮食、运动控制，并和患者进行良好的沟通，来消除患者的恐惧心理，并针对患者的体质偏颇进行药物或者饮食治疗，力求控制患者的血压状况。

（四）高血压辨证偏颇

高血压不同年龄证型偏颇，中医辨证结合中医的优势与劣势及不同体质辨证偏颇。

1. 不同年龄证型偏颇

中老年高血压中医临床以阴虚阳亢和阴阳两虚为最常见的分型，阴虚阳亢型血压昼夜差较大，阴阳两虚双重节律存在异常，中医证型与血压水平存在一定相关性，高血压1级、2级多见于阴虚阳亢，2级、3级多见于阴阳两虚。以五脏亏虚的病机为主，肾虚占较大比例，故肾为主要病变部位。治疗重视补益气血、补肾、对阴阳进行调理的整体疗法。随着时代的发展，中老年人的疾病防治及保健新概念随之加强，中老年期机体病理生理均有较大改变，身体各脏器逐渐衰老、抵抗力下降易导致多种疾病的发生，高血压在中老年群体中比较多发和常见，一般以失眠、头痛、烦躁、头晕、心悸、耳鸣为主要临床症状，重视临床防治工作，依据病因病机进行诊治，是保持患者身心健康的关键。中医从病因病机分析，高血压多因饮食肥厚、情志不调造成的阴阳失调、身体虚损、气血逆上而引起，血压呈上升征象。以肝肾为病变部位，日久对心脑均有损伤，以阴虚阳亢病机为主，久则发展为阴阳两虚，同时兼有血瘀、气虚、痰浊等证。头晕是高血压的主要症状，"诸风掉眩，皆属于肝"，表明主要脏器中，肝为其中之一，肝性刚、属木，主升主动。若情志呈过久失调状态，造成肝风内动，头脑受到侵扰，进而呈头目眩晕表现。肾在中医五行中属水，水生木。肝阴可受到肾阴良好的滋养，若肝阳过久上亢，则肾阴会受到损害，肝阳在肾阴不足的情况下失去滋养，引起眩晕发生。故肝、肾阴虚在整体疾病治疗中均可发挥作用，久为阴虚状态会使阳受到损害，故导致阴阳两虚情况出现。另外，痰浊内蕴，浊气不降，也呈失眠头晕症状，若血脉受痰浊阻塞则会使心脑失去滋养，进而发生胸痛、胸闷、头晕症状。

由于青少年处于生长发育快速时期，多胃气充盛，具有实证多、虚证少的证型特点，在虚证方面，多与先天不足和气血亏虚有关。（1）先天禀赋：人体禀赋来源于先天，"肾为先天之本"，肾气之强弱源于父母。《灵枢·海论》有"脑为髓之海""髓海不足，则脑转耳鸣，胫酸眩冒，目无所见，懈怠安卧"。肾主骨生髓，髓上通于脑，脑为髓海，脑髓依赖于肾精的不断化生。若小儿先天禀赋不足，肾精亏虚，髓海失充；或若肾精久亏，脑髓空虚，则会发生眩晕、头痛。可知高血压的发生与先天禀赋有关，相当于现代医学高血压的发病因素中的遗传因素。（2）气血亏虚：《景岳全书·眩晕》言："原病之由有气虚者，乃清气不能上升，或亡阳而致，当升阳补气；有血虚者，乃因亡血过多，阳无所附而然，当益阴补血，此皆不足之证也。"中医学认为，脾为后天之本，气血生化之源。若脾之功能正常，则气血生化不竭，源源不断，脾气散精，输布精微，将营养物质输送到全身，濡养脏腑、皮毛，保证脏腑功能正常运转。若脾气亏虚，脾失健运，气血化生乏源，清阳不升，脑窍失养，发为眩晕、头痛；气血化生乏源，阴虚血少，不能濡养肝木，肝之藏血功能受到影响，血虚则风生，肝风内动，发为眩晕。青少年三餐不规律，易损伤脾胃，脾胃运化力弱，易致气血生化乏源，气虚则不能升清，血虚则脑窍失养，故发为眩晕、头痛。

对于更年期高血压患者来说，其症状繁多，如头晕、头痛病位在头，心悸病位在心，烦躁、潮热盗汗、失眠、健忘又与脾、肾、肝功能均有关。从发病机制分析，肝性喜条达而恶抑郁，肝功能异常的早期表现则为肝之疏泄功能异常，气机郁滞不舒，情志失调，表现为抑郁、善太息。气机不利，气血运行不畅，则可致肝阴不足，气血精微输布失调，头目失于濡养则见头晕眼花，肝之经络失养循行所至胸胁部位则可见隐痛或灼痛，阴虚不能制阳则虚热内生，见心烦、潮热，虚火熏蒸，迫津外泄则为盗汗，虚火上炎至头面，则可面部烘热、潮红，此为肝阴虚，属上实下虚，虚实夹杂。若肾阴亏虚，水不涵木，以至阴不治阳，肝阳上亢，气逆冲扰头面则可见眩晕、面红目赤；阳亢扰动心神、肝魄则可见急躁易怒、心悸失眠。因此根据更年期综合征的临床症状大致包括肝郁气滞、肝火上炎、肝阳上亢等证型，在治疗方面以治肝为主，兼顾对脾、肾、心的调理。更年期综合征在机体功能退化或生理性改变的基础上发生的综合症状，更年期高血压并不是单纯的高血压疾病，而是以血压变异性改变为主要症状的更年期综合征，因此在临床表现上具有同属性。从上述中医理论对该病症状的分析来看，血压变异性改变是气血运行的异常，肝藏血，主疏泄，肝血不足，或气机调节功能异常均可影响正常的气血功能，因此疾病的主要因素在肝，根部不同的肝脏病变特点，通过滋补肝阴、清泻肝火、滋水涵木等治疗方法，可从根本上调节肝脏功能，从而改善由此引发的多种临床症状。

2. 不同体质的辨证不同

体质根据阴阳分类法可分成太阴、少阴、太阳、少阳、阴阳、平和六种体质，而根据中医象体质可分为气虚、阳虚、阴虚、痰湿、湿热、血瘀、气郁、特禀及平和九种体质。中医象体质是以人体的各种表现归纳九种象的类型，即大家认可的现代体质分类法。有学者认为中医象体质分类提及的阳虚、气虚等中医概念，与辨证论治中提及的证候名称有所不同的。柳洪胜等从体质深入研究高血压病，把原发性高血压患者归纳为四类体质，分别是痰湿质、火热质、阳虚质及阴虚阳亢质。刘培中等研究表明，高血压患者体质分类以阴虚质、痰湿质、血瘀质这3类为主。尉敏琦等在调查社区高血压病患者中医体质状况的研究中发现，不同的年龄体质不一样，老年人的偏颇体质以虚证为主，表现为阳虚质、阴虚质、气虚质及实证痰湿质。王丽萍等通过对300例高血压患者进行体质辨识分型，发现阴虚质（35.33%）和痰湿质（31.67%）比例最高，这体现了中医理论中的"肥人多湿、多痰饮"以及"瘦人多气阴虚"。黄志钢等调查表明高血压病患者的病理体质多表现为阳虚质，而阳虚质与痰湿质的构成比在不同性别患者中存在显著性差异。岑永庄等通过多因素分析高血压病中医体质，表明阴虚和湿热体质与高血压的发生有一定的联系性。其中，痰湿体质是相关因素，而原发性高血压的危险因素则有阴虚和湿热体质。综上，高血压病基于象体质的中医体质分布特征大体表现为：以阴虚质、痰湿质为主，其后依次为气虚质、阳虚质、湿热质、气郁质、血瘀质等，这亦与宋银枝等研究结果理论一致。

3. 辨证之中结合中西医的优势

（1）中医中药以辨证为基础，强调整体治疗，故症状改善比较理想。如当高血压患者出现头痛、头晕、头胀、失眠、烦躁等症状时，中医认为是由于肝肾阴虚、阴虚阳亢、阳亢化风所致，通过清热泻火、平肝息风法治疗，往往在血压下降的同时，上述症状也随之改善；而结合补肾之法，用中药六味地黄丸、大定风珠等补肝肾治疗后，甚至还有提高性生活质量、减少夜尿、改善肾虚的作用。

（2）保护靶器官：中医中药在对某些受损器官的逆转及并发症的防治方面也有一定作用。如丹参、田七、赤芍、丹皮等在协同降压的同时，还可降低血液黏稠度，有预防及治疗中风的效果；黄芪可强心利尿、降压和降低尿蛋白、改善肾功能。而且，中药治疗高血压，通常从患者的具体病证出发，采用辨证论治的方法，以中药复方调整体内环境，改善血管内皮功能，使心、脑、肾、血管得到保护。

（3）与西药合用减除副作用：中、西医治疗高血压各有其优势，亦各有局限性，而中西药合用则疗效优于单用西药或单用中药。一般认为，中药近期疗效较低，而西药近期疗效较高，但毒副作用较大；中西药合用后，西药既可发挥近期疗效高的长处，又由于用量相应减少而减轻其毒副作用。中医治疗以平衡阴阳、调整气血运行为主，中药的降压作用既可提高近期疗效，又具有远期降压作用，故中西药合用治疗高血压，具有见效快、疗效高、不良反应少的优点。如常用的钙拮抗剂硝苯地平，很多患者长期服用后往往出现浮肿，若同时给予健脾利湿的中药白术、茯苓、猪苓、车前子等加以克服，可使其浮肿消退；有些患者服用血管紧张素转化酶抑制剂类降压药（如开博通、洛丁新、一平苏等）会由于咳嗽而不得不停药，此时选用中药桑叶、桑白皮、百部、前胡、陈皮、蝉衣、佛耳草、川贝、象贝等能够疏风宣肺止咳，而有的患者兼有咽痛等症状，加用马勃、玄参等可清热利咽。可见中西药合理联用，可以减轻或消除副作用，达到"减副增效"的目的。

（4）降压平稳和缓：中药降压作用缓和，稳定血压效果较好，如葛根、杜仲、野菊花、夏枯草（需注意观察肾功能）、玉米须、钩藤等，尤其适用于早期、老年高血压患者。较重的高血压病配合中药治疗，也可防止血压较大波动。

（5）非药物治疗降压有效：有中医特色的非药物治疗方法包括气功、针灸、理疗、推拿、药枕、食疗等，已被证实具有一定的降压作用。研究证明，在一定的穴位或部位给予针刺、推拿，有降低中枢神经系统兴奋性、增加一氧化氮含量等作用，对一些高血压患者有明显的降压作用；气功适用于各期高血压，能起到调整大脑皮层功能、降低交感神经兴奋性、降低升压反应、纠正人体机能失调及提高抗高血压的能力，不论单独运用还是配合药物治疗，均有较好效果；而控制饮食、减少肥胖、戒烟忌酒、控制食盐摄入量、进食清淡而有降压作用的食物等食疗护理也有很好作用。

4. 辨证之中的劣势

难辨证：辨证论治是中医用药的特点，对高血压病也是如此，证型不同，用药也会大相径庭；而要做到准确辨证却有一定难度，需要中医师有足够的经验才能做到准确辨证。

总之，中医学博大精深，通过辨证论治及整体治疗的方法，可以改善高血压的临床症状和减少并发症或减缓并发症的发生。然而，应用中医中药治疗高血压必须强调辨证论治，结合中医药的优势和劣势，不可听信某些方剂或单药有降压作用就自行服用，而且应用中药也需要坚持长期乃至终身用药，并要注意中药的毒副作用，从而充分发挥中医中药治疗高血压的优势。高血压为一种多病因导致的、进展状态心血管综合征，会导致患者的心脏、血管结构及功能变化，如不能给予长期有效的治疗，会导致靶器官的损伤。

（五）高血压辨证论治

结合辨证思维中医辨证可以从血脉论治和从五脏论治。

1. 从血脉论治

《脉书·六痛》记载"血者濡也，脉者渎也"。在此描述了血脉的生理功能，即血液有着濡养人体的作用，而脉是人体气血运行的通道。血脉具有三种含义：一是指经脉，如《灵枢·血络论》以"血络"命名，论述了针刺脉络的情况，"血脉者，盛坚横以赤，上下无常处，小者如针，大者如筋"是形容脉络中邪气充盛时血络的表现。这里的血脉泛指气血运行的通道，属于血管范畴。二是指血管，如《素问·脉要精微论》曰："夫脉者，血之府也。"脉为奇恒之腑，是血液运行的通道，这也是内经中提到的大多数"血脉"的含义。三是指恶血、瘀血，如《灵枢·小针解》曰："宛陈则除之者，去血脉也。"宛陈，即现在所说的瘀血。"血脉"作为一组复合词就出现达 40 余次，常见于前两种含义，后来医家逐渐将此发展为系统理论，一个是经络学说，另一个是血脉理论。

王清海教授于 2008 年提出将"脉胀"作为高血压的中医病名，灵感来源于《灵枢》中"脉之应于寸口，如何而胀?"岐伯曰："其脉大坚以涩者，胀也。""营气循脉，卫气逆为脉胀"在此描述了脉管胀满、营卫失和、气血失常的病理状态，这与现代医学中血容量增加、血管硬化、血液黏稠度增高等导致的高血压情况不谋而合。之所以不沿用"眩晕""头痛"等作为高血压病名，是因为高血压患者的临床表现不局限于此，仅基于现有的中医辨证论治不足以指导临床，因此在血脉理论基础上，结合王教授研究高血压的多年经验，提出将"脉胀"作为中医病名，提到了许多医家的认同，并开展了大规模临床研究，形成了基于"血脉"理论的高血压中医辨证体系。

现代医学认为血压是人体内流动的血液对血管内壁产生的压力。中医虽然没有血压的概念，但早在《内经》中就以"饮酒"为例详细记载了血压波动的现象，并阐述了脉络的变化对血压的调节起到了重要作用。如《灵枢·经脉》指出："饮酒者，卫气先行皮肤，先充络脉，络脉先盛，故卫气已平，营气乃满，而经脉大盛。"意指饮酒后，酒行温经通络之力，使络脉充实而经脉虚，待卫气归于平和，络脉的扩张度逐渐消退，营血向经脉分布，使经脉充实，故可见经脉大盛。这时切脉可发现脉搏实大有力，测量血压升高。由此可见，络脉扩张，经脉中营血减少，可致血压降低，反之，营气充盛，静脉中气血壅实可使血压升高。因此，血、脉的共同参与可影响高血压的发生，二者的共同作用及相互影响提供了从"血脉"论治高血压的理论依据。

心的推动力、脉道完整、血液质量是保证血液在脉管中正常运行的三大硬件。心是推动血液在脉管里流动的原动力，如《医学衷中参西录》提出："脉之原动力发于心，脉动数则心动亦数可知。"《灵枢·营卫生会》云："营在脉中，卫在脉外，营周不休，五十而复大会，阴阳相贯，如环无端。"《灵枢·经脉》云："脉道以通，血气乃行。"理解为卫气属阳行于脉外保卫营气正常运行，营气属阴行于密闭通畅的脉道中运输生命活动所需的营养物质，二者相辅相成才能使血液循环不止，周流不休。另外，《灵枢·经脉》中早有记载通过度量活人外表及解剖尸体，可见十二经脉中都含有血，"脉之长短，血之清浊，气之多少，十二经之多血少气，与其少血多气，与其皆多血气，与其皆少血气，皆有大数"。证明所谓经脉就是血管，并强调血有清浊之分，多少之别。由此可发现，血在脉中循行的三大硬件与西医学中血压形成的三要素（心脏的推动力、血管的阻力、血液的质量）十分相似，三者形成循环于全身的心—血—脉系统。在这个系统中，"血脉"常常并提，是指二者共同作用，相互影响，密切维系了机体正常生命活动，尤其是血压的平稳。《灵枢·天年》言："血脉和调……故能长久。"然其中任何一方出现病变，如各种原因导致的血液瘀滞或脉道阻塞，可引起脉管内压力增大，血压升高。

"血"与高血压的关系：《灵枢·决气》云："中焦受气取汁变化而赤是谓血"，《难经·二十二难》云："血主濡之"。血主要来源于水谷精微，是运行于脉中流注全身的具有濡养和滋润作用的红色液体，是人体重要的营养成分。根据《内经》血脉理论，血压的形成是在心阳的推动下，血对经脉的充盈产生的，而血压的高低则受血的分布量及质量的影响。血病是高血压发病的初始环节，由于年老体弱、劳逸过度导致的心气亏虚，无力推动血行，或饮食不节，伤及脾胃，痰浊内生，忧愁思虑而致气郁血瘀，可出现脉道胀满，血压升高，见于瘀血或痰浊的病理产物。此阶段相当于西医动脉血管周围阻力增高的单纯型高血压。血浆黏稠度增高、红细胞变形能力降低，高血脂、高尿酸、高血糖等能影响血的功能，间接引发高血压。同时，参与调节高血压的部分激素、炎性因子、脂肪因子的浓度改变，会引起血液分布量和质量异常，血液循环障碍，血管压力增高。如 Ang Ⅱ，在血流动力学、细胞生长及神经传递方面的作用至关重要，其含量增高会进一步加强血管收缩功能，并刺激肾上腺皮质球状带分泌醛固酮增多，增加去甲肾上腺素分泌，从而升高血压。炎性因子可调节多种细胞的炎症和免疫应答，他们分别可能通过激活内皮细胞释放内皮素－1 而收缩血管，升高血浆纤维蛋白原含量，增加血管阻力等方面机制来诱导高血压发生。近年来，也有不少研究证实血管周围脂肪因子如瘦素、脂联素、前列腺素类可通过影响血液质量，内皮细胞氧化应激状态来调节血管的舒缩。如瘦素有双向调节作用，在正常情况下可参与能量代谢，抑制脂肪细胞合成，同时又能刺激交感神经系统，高瘦素血症能反馈性地引起胰岛素抵抗，引起血压升高。此阶段未加控制波及脉管，可致脉道壅塞，痰浊日久进一步发展为膏脂，堆积于脉壁，影响脉的功能。

中医认为高血压初期是各种致病因素导致脉中气血运行不畅的病理状态，是气血的质、量和流动发生病变。所谓质，是指痰浊、瘀血阻塞血脉，引起血液黏稠；或因气虚推动无力，气机郁滞，不能帅血运行，导致血脉瘀滞不通。治疗重在改善气血的质和量，调理气血的正常流通。以岭南地区多见的气虚痰浊证为例，岭南地处潮湿，人们喜饮凉茶，日久损伤脾胃，运化痰湿之力减退，易聚湿生痰，痰浊日久不化，散于脉络，脉中血压循行失于流畅，压力增大。治疗以党参为君，补气健脾，白术为臣，苦温燥湿，茯苓合白术促进痰浊运化。

"脉"与高血压的关系："脉"为血府，"行血气而营阴阳"，说明脉是推动气血运行的主要条件。"水入于经，其血乃成"，可见脉也与血的生成密切相关，津血需通过脉来完成物质交换。"气多则脉动而血清；气少则脉静而血浊。"脉不但输送清气，六腑所"受五脏浊气"需要通过血脉传送来完成。高血压是一个进展演变的病理过程，若"病在血"的阶段持续发展影响脉管，则会形成"病在脉"的高血压，各种原因导致脉管僵硬，或痰浊附壁，膏脂堆积，瘀血日久损害脉道，使得脉道失和，脉管狭窄，最后形成血气分离，脉道空虚的病变。此阶段相当于高血压合并动脉粥样硬化或斑块形成，属于血管病变范畴。当血液中的炎性因子长期蔓延释放，产生氧化应激反应时，会引起血管功能的损害，如动脉壁增厚，僵硬度增加，粥样斑块沉积，供血管腔狭窄，尤其是不稳定斑块会进一步导致靶器官损害。一氧化氮是血管内皮释放的体内主要的舒血管物质，能激活鸟苷酸环化酶，具有调节血压的作用，动脉硬化（atherosclerosis，AS）发展过程中，内皮功能受损，内源性 NO 产生减少，产生大量 NO 自由基，又进一步参与 AS 病变的发生发展。内皮素是由内皮细胞分泌的一种血管活性肽，其水平的升高能增加周围血管阻力，引起压力反射增强，损害血管舒张效应，引起高血压。此时血病波及脉道，形成脉病，亦或是血脉同病。高血压合并血管病变以降压和保护血管为治疗原则。中医认为"病在脉"高血压的病理产物多为正虚、痰、瘀，治以益气扶正、化痰降浊及活血化瘀。以痰浊证为例，多兼气虚，临证见头晕头重、神疲乏力、胸闷、纳呆、舌淡、苔白腻、脉弦滑等证，老年患者，病久耗气伤阴，五脏不足，功能失调，从而导致膏脂运化失职，产生痰浊，血中浊脂异常，脉络壅阻，黏附于脉管之内面，久则令脉管僵硬，失去柔韧之性，舒缩失常，脉搏胀满，脉压增大，血压升高。治疗应当通补结合，健脾益气，祛痰浊生成之本，化痰通脉，复脉道之通畅。

从"血脉"论治高血压：高血压是一种血管病变，基本等同于中医血脉的概念。在高血压病的早期，血管没有硬化，按照"病在血"辨证以净化血液，恢复气血正常运行为原则；在管腔受损，形成动脉硬化，甚至狭窄、堵塞时，以"病在脉"进行辨证，目的是祛瘀逐痰，维持脉道通畅，防治血管老化；若进展到疾病后期，并发心脑肾损害时，则以保护靶器官为重，可参考传统的脏腑辨证。国医大师邓铁涛教授提出，现代中医应将西医理化检查作为诊疗手段，结合预防医学的思想，在原有四诊八纲的基础上加入"查""辨已病"及"辨未病"，组成五诊十纲，作为完整的辨病辨证方法。从"血脉"论治高血压正是运用了西医辅助检查将病位明确为在血或在脉，通过辨已病及未病采用积极治疗，防止病位进一步加深，充分体现了既病防变的思想。临床常用成药复方芪麻胶囊和松龄血脉康，从中药配伍特色及现代药理研究方面浅析了"血脉"论治高血压的理论内涵，发现在中医血脉理论指导下，探讨血脉生成、运行、功能，以及痰、瘀、虚的病理，能够更好地阐明高血压的发生、发展、变化，从血脉论治高血压更是打破了传统的中医辨证方法，展现出了现代中医治疗疾病的新思维模式。

2. 从五脏论治

（1）肝：《素问·至真要大论》曰："诸风掉眩，皆属于肝"，说明肝在高血压病的发病中占有重要地位。肝为刚脏，体阴而用阳，主疏泄，性喜条达。若性情抑郁，肝气不舒，疏泄失职，气失条达，肝气郁结，气郁日久而化火，上扰清窍，而致眩晕。正如王旭高《西溪书屋夜话录》所云："内风多从火出，气有余便是火。""气为血之帅，血为气之母，气行则血行，气机郁滞则又致血脉瘀阻而眩晕。"如杨士瀛《仁斋直指方》谓："瘀滞不行，皆能眩晕。"又如王绍隆《医灯续焰》言："眩晕，有因于死血者。诸阳上行于头，诸脉上注于目。血死，则脉凝泣。脉凝泣，则上注之力薄矣。薄则上虚而眩晕生。"肝郁化火、暗耗肝阴，或禀赋不足、年老体弱、久病不愈，均致肝阴不足，日久肾阴亦亏，终致肝肾之阴俱虚，清窍失养而眩晕。肝肾阴虚，阴不敛阳，肝阳上亢，亦发为眩晕。正如《临证指南医案·眩晕门》华帕云按言："经云诸风掉眩，皆属于肝，头为诸阳之首，耳目口鼻皆系清空之窍，所患眩晕者，非外来之邪，乃肝胆之风阳上冒耳，甚则有晕厥跌仆之虞。"

具体论治：

①肝火上炎证：本证见于高血压病变早期，年轻体壮患者。症见：头晕且痛，目赤口苦，胸胁胀痛，烦躁易怒，便秘尿赤，舌红苔黄糙，脉弦数有力。治以清肝泻火、清利湿热，方选龙胆泻肝汤（《兰室秘藏》），药用龙胆草、黄芪、山栀、柴胡、木通、车前子、生地、当归、甘草、泽泻等。临证加减：惊悸烦躁不安，乃肝火扰心，酌加黄连、莲子心、茯神；大便秘结者加大黄、玄参；头痛甚者加全蝎、蜈蚣。

②瘀血阻络证：本证多见于高血压病后期或有心脑肾损害的并发症。症见：眩晕头痛，兼见健忘，失眠，心悸，耳鸣耳聋，面唇紫黯，舌有瘀点或瘀斑，脉弦涩或细涩。治以祛瘀生新、行血通络，方选血府逐瘀汤（《医林改错》），药用桃仁、红花、当归、川芎、赤芍、柴胡、桔梗、枳壳、牛膝、生地、甘草等。临证加减：若头痛如刺、经久不愈、固定不移，为瘀阻头面，用通窍活血汤；如久病气血不足，加党参、黄芪、首乌、蒸黄精；瘀血日久，血虚明显者加鸡血藤、阿胶、紫河车；若兼寒凝，畏寒肢冷，加附子、桂枝；血瘀化热，呕恶痞闷加竹茹、夏枯草、丹皮、黄芩、郁金。

③肝阳上亢证：本证在早中期、急性发作期患者中出现率高，多以舒张压升高为主。症见：眩晕耳鸣，头痛且胀，心烦易怒，面红目赤，肢麻震颤，失眠多梦，舌质红、苔黄，脉弦。治以平肝潜阳、清火息风，方选天麻钩藤饮（《杂病证治新义》），药用天麻、钩藤、石决明、黄芩、川牛膝、杜仲、桑寄生、夜交藤、朱茯苓、山栀、益母草等。临证加减：肝阳化风者加羚羊角、生龙骨、生牡蛎、珍珠母、代赭石；若腰膝酸软、口渴喜饮偏于阴虚者加制首乌、冬桑叶、生白芍、龟甲、鳖甲、女贞子、旱莲草；便秘者加草决明；肝火者加夏枯草、丹皮。

④肝肾阴虚证：此证常见于中老年高血压患者，或血压相对稳定期。症见：眩晕久发不

己，视物昏花，双目干涩，腰膝酸软，失眠多梦，心烦口干，滑泄耳鸣，舌红苔少，脉细弦。治以滋养肝肾、养阴填精，方选左归丸（《景岳全书》），药用熟地、山萸肉、山药、枸杞子、菟丝子、鹿角胶、龟甲胶、川牛膝。临证加减：若阴虚生内热者，加制鳖甲、炒黄柏、知母、丹皮、地骨皮；心肾不交者加阿胶、鸡子黄、酸枣仁、柏子仁、远志等交通心肾；若肺肾阴虚者加沙参、麦冬、玉竹。

（2）肾：《灵枢·海论》云："脑为髓之海""髓海不足，则脑转耳鸣，胫酸眩冒，目无所见，懈怠安卧"。肾主骨生髓，髓海不足则眩晕，说明肾脏在高血压病发病中起重要作用。肾者，水藏，主津液，肾脏调节一身的水液代谢，对维持血压至关重要。若久病伤肾，或禀赋不足，房事过度，或服温燥劫阴之品而致肾阴虚，水不涵木，肝阳上亢而头眩。肾阴虚日久，或精不化气，可以转化为阴阳两虚或命门火衰。其证治有：

①阴虚阳亢证：既有肝肾阴虚之证，又有肝阳上亢之证。治以滋养肝肾、平肝潜阳，方用左归丸合天麻钩藤饮加减治疗。

②阴阳两虚证：此证多见更年期高血压。症见：头晕头痛，体倦乏力，腰酸腿软，筋惕肉瞤，阵发性面颊潮红，有时烘热，有时怕冷，心烦自汗，舌淡少津，脉弱而数。治以滋阴补阳、调理冲任，方选二仙汤（《中医方剂临床手册》），药用仙茅、仙灵脾、巴戟天、黄柏、知母、当归等。临证加减：兼气虚者加党参、白术健脾益气；兼肝气郁结者加柴胡、香附疏肝理气。阴虚虚热内扰者，虚汗多，心悸，五心烦热，舌红苔少，脉细数，加生龙牡、茯神、合欢皮、地骨皮、白薇以清心火安心除烦。

③命门火衰证：本证多见于高血压晚期和年老体弱者。症见：头晕目眩，形寒肢冷，精神萎靡，小便清长，头面及下肢浮肿，腰酸腿软，阳痿，舌淡苔白，脉沉细迟弱。治以温补肾阳，方选金匮肾气丸（《金匮要略》）或右归丸（《景岳全书》），药用熟地、山药、山萸肉、附子、桂枝、丹皮、泽泻、茯苓、杜仲、菟丝子、枸杞子等。临证加减：寒象不重，去肉桂、附子，加巴戟天、仙灵脾；夜尿频数加益智仁、补骨脂；兼见下肢水肿加生黄芪、茯苓、泽泻、车前子。

（3）脾：《丹溪心法·头眩》云："头眩，痰挟气虚并火，治痰为主……无痰不作眩。"而痰的生成与脾的关系最为密切。脾（胃）为后天之本，主运化水谷，一则化生气血，一则调节水液代谢。若饮食失节、过忧、过思、过劳，皆可使脾胃功能受损，五脏气血，化生无源，脏腑机能减退，可致气血两虚或阴血亏虚。脾为生痰之源，脾胃失健、水液不运、痰饮内停、上扰清窍而为眩晕。其证治有：

①痰湿壅盛证：此证患者多数形体肥盛，血脂常偏高。症见：头重如蒙，视物旋转，胸闷作恶，呕吐痰涎，少食多寐，便溏不爽，苔白腻，脉弦滑。治以燥湿祛痰、健脾和胃，方选半夏白术天麻汤（《医学心悟》），药用半夏、白术、天麻、陈皮、茯苓、生姜、大枣、蔓荆子等。临证加减：痰浊郁而化热用黄连温胆汤；素体阳虚，痰从寒化，痰饮上犯用苓桂术甘汤。

②气血亏虚证：见于1级高血压病，多伴神经衰弱体亏久病者。症见：头晕目眩，动则加剧，遇劳即发，面色㿠白，心悸怔忡，神疲乏力，舌淡胖，苔薄白，脉细弱。治以补益气血、健运脾胃，方选归脾汤（《济生方》），药用黄芪、党参、白术、茯神、酸枣仁、龙眼

肉、炙甘草、当归、木香、远志、生姜、大枣等。临证加减：若血虚较甚，面色㿠白无华，加熟地、阿胶（烊化）、紫河车粉（冲服）；食少便溏、泄泻者，加薏苡仁、山药、砂仁、炒扁豆；若中气不足，清阳不升，便溏下坠，气短乏力，脉沉无力者，可用补中益气汤补中益气，升清降浊；形寒肢冷，腹中隐痛者，加桂枝、干姜，以温中助阳。

（4）心：《素问·灵兰秘典论》谓："心者，君主之官，神明出焉。"又云："故主明则下安，以此养生则寿，殁世不殆……主不明则十二官危，使道闭塞而不通，形乃大伤，以此养生则殃。"《素问·邪客》说："心者，五脏六腑大主，精神之所舍。"而肝为藏魂之所，心神不安，则魂不居所，相火易动，相火易动则肝阳易亢，阳亢则痰火易随邪气而上逆。其治为"实则泻其子"，心（火）为肝（木）之子，如龙胆泻肝汤，除用龙胆草、柴胡等药清泻肝火外，还用生地、木通清泻心火，以加强清泻之力。又如天麻钩藤饮治疗肝阳上亢型高血压，除天麻、钩藤、石决明平肝潜阳，又伍入夜交藤、茯神养心安神，有利于肝阳下潜。另外，临床又常伍用柏子仁、炒枣仁养血安神，有利于血压的下降和稳定。再者，思虑过度，劳伤心脾，津停液聚，痰湿内盛。治痰浊壅盛型高血压，在健脾化痰的同时，加入开心窍的药物，石菖蒲、远志可以使心神调明，血脉通畅，血压下降。

（5）肺：刘完素《素问玄机原病式·五运主病篇》说："所谓风气甚而头目眩晕者，由风木旺，必是金衰不能制木，而木复生火，风火皆属阳，多为兼化，阳主乎动，两动相搏，则为之旋转。"提出了"金衰不能制木"可以导致头目眩晕。张锡纯《医学衷中参西录》中论及中风之因时说："此因肝木失和，风自肝起，又加以肺气不降，肾气不摄，忘气、胃气又复上逆"强调了肺在"肝风内动"发生时起重要作用。其镇肝熄风汤之用"玄参、天冬以清肺气，肺中清肃之气下行，自能镇制木"。又如天麻钩藤饮之用"黄芪"清肃肺气，意在佐金平木。再如《通俗伤寒论》羚角钩藤汤之用"桑叶"，意亦在此。正如《本草经疏》所言"桑叶……原察金气，故又能除风。经霜则兼得天地之清肃，故又能明目止渴。"周仲瑛教授治疗本病时，亦注意"肝肺同病"，对于"肝火犯肺，金不制木，风火上炎者"，亦"熄风化痰……清金制木"。"肺金清肃，金水相生，则能滋水涵木，而使肝阳不亢。正如唐容川《血证论·脏腑病机论》："肺之令主行制节，以其居高，清肃下行，天道下际而光明，故五脏六腑皆润利而气不亢，莫不受其制节也。"肺主一身之气，通过肺的清肃主宰全身气的运行，维持气机调畅及脏腑和调，这对高血压病的治疗有着重要启示。

总体来说，高血压是中医的优势病种，高血压的辨证治疗虽然有一定的难度，对于临床医师的要求比较高，但是只有个体化的辨证，才有个体化的治疗，相对于西医的长期用药和不良反应较大，耐药性易出现，中医对于高血压更有优势，作为一名中医人更加应该努力提高自己的辨证能力，辨证思维，继承发扬，只有用中医的思维去思考中医，才能辨证准确。

第五章 高血压的中医治疗

第一节 高血压的中医治法研究

中医"眩晕""头痛""肝阳上亢""肝风"等病证与高血压及其并发症的临床表现密切相关，通过以上病证，可从不同角度探讨高血压病的相关病因病机，以指导临床治疗。近年来随着对高血压病病因病机认识的更新，针对风、火、痰、瘀等病理因素，提出了许多新的治法和理论。现对其中有一定代表性的治法进行了整理和分析，概括如下。

一、从风论治

（一）息风法

1. 学术渊源与中医认识

《素问病机十九条》有"诸风掉眩，皆属于肝"的论述。《证治汇补·眩晕》则有"以肝上连目系而应于风，故眩为肝风"的观点。宋《圣济总录》则认为："五脏六腑之精华，皆见于目，上注于头。风邪鼓于上，脑转而目系急，使真气不能上达，故虚则眩而心闷，甚则眩而倒卧也。"因此在临床用药治疗上，多用平肝降火、潜阳息风为法则治疗，如《临证指南医案》按："至于天麻、钩藤、菊花之属，皆系熄风之品，可随证加入"。由此可见镇肝息风法在中医药治疗高血压中占有重要的位置。

2. 研究进展

天麻钩藤饮为镇肝息风方药之经典。近代实验及临床研究表明该方中几乎所有药物都具有不同程度的降压作用。其中天麻及其共生菌——密环菌菌丝具有降压、减慢心率、提高耐缺氧能力及舒张外周血管、增加心脑血流等作用；各种钩藤制剂及其有效成分钩藤碱能使正常及高血压动物血压明显下降。此外还发现该方能够调整高血压患者的内皮素代谢失衡状态，从而使血管扩张、紧张度下降，达到治疗目的。

（二）祛风法

"高巅之上，唯风可到"，过去大多数人认为祛风药辛燥升散，高血压势趋上，风药（如柴胡、防风等）不宜，恐升提使病势不平，症状加剧，不利于血压下降，因此在治疗上强调平肝降火、潜阳息风，忽视祛风药的应用。但近年有学者提出高血压并不忌用祛风药，相反，对诸药不效的高血压，祛风药尤为必用。如郑氏等认为祛风药有息风、补虚、活血化瘀、胜湿消痰、升散郁火之功，是治疗高血压的一条重要途径。祛风药治疗高血压之功用，已被大量药理研究所证实，药如升麻、独活等，其降压机理各异，有直接扩张外周血管者，有抑制心脏收缩力者，为祛风药的应用提供了有力依据。高血压治疗从风论治以息风法为常规治法，而根据祛风药可直达巅顶，又有解痉、直接反射性的扩张血管作用提出的祛风法为高血压从风论治理论的进一步发展。

二、从痰论治

（一）学术渊源与中医认识

《丹溪心法·头眩》曰："头眩，痰挟气虚病火，治痰为主，挟补气药与降火药。无痰不作眩……多宜二陈汤"，提出了无痰不作眩的观点。明·虞抟在《医学正传·眩晕》中指出："其为气虚肥白之人，湿痰滞于上，阴火起于下，足以虚痰挟火，上冲头目……治以清痰降火为先。"以上古代文献均从不同角度论述了痰是致眩的重要病理因素。选用祛痰方药治疗高血压病有着较为深厚的理论基础。

（二）研究进展

临床流行病学研究表明，痰浊中阻在高血压各证候的构成比中占17%，且认为该证候一般与患者肥胖多痰湿的体质密切相关，为高血压从痰论治提供了可靠依据。李氏等用活血祛痰方药治疗14周龄自发性高血压大鼠（spontaneously hypertensive rats，SHR），结果发现14周龄SHR已形成左室肥厚，并随着病情进展而逐渐出现心肌纤维化，经活血祛痰方药治疗12周后，SHR血压下降，左心室肥厚明显消退，且未出现心肌胶原蛋白含量和浓度的增加，表明活血祛痰方药可以逆转高血压左心室肥厚，并能预防心肌纤维化的发生。

三、从瘀血论治

（一）学术渊源与中医认识

从病程看，高血压病多有病程长、反复迁延的特点，而久病必瘀，如叶天士所说："久发频发之恙，必伤及络，络乃聚血之所，久病必瘀闭"。因此高血压患者多有心前区憋闷疼痛、指（趾）青紫、舌质黯红或有瘀点瘀斑、脉涩或结代等瘀血表现。故高血压从瘀论治有一定的中医理论基础，清代王清任在《医林改错·头痛》曰："查患头痛者无表证、无里证、无气虚、痰饮等证，忽犯忽好，百方不效，用此方（血府逐瘀汤）一剂而愈"，开创了活血化瘀治疗头痛的先河。

（二）研究进展

临床流行病学研究表明，瘀血阻络证在高血压病各证候的构成比中占8.1%，且瘀血体质明显多于其他体质，证明了高血压病患者瘀血的存在，为高血压病的从瘀论治提供了客观依据，有多篇报道运用活血化瘀方药治疗高血压病的报道，表明治疗后患者头痛、胸闷、肢麻等症状逐渐减轻或消失，舌质黯改善。降压总有效率最低为87.5%，最高达96.4%；收缩压治疗前后下降幅度在0.84～5.46 kPa之间，舒张压治疗前后下降幅度在0.5～3.15 kPa之间，在对目前活血化瘀法为主治疗高血压病的方剂进行统计后表明，以当归、丹参、红花、川芎应用频率最高。

四、从火（热毒）论治

（一）学术渊源与中医认识

明·虞抟在《医学正传·眩晕》中指出："若夫黑瘦之人，身体薄弱，真水亏久，或劳役过度，相火上炎，亦有时而眩晕，何湿痰之有哉？大抵人肥白而作眩者，治以清痰降火为先，而兼补气之药；人黑而瘦者，治以滋阴降火为要，而代抑肝之剂。"虽然提出了因人的体质不同，分别施以清痰降火和滋阴降火，但强调了"真水亏久""相火上炎"的致病因素。元代朱丹溪在《丹溪心法·头眩》曰："头眩，痰挟气虚并火……痰因火动。"叶天士在《临证指南医案》认为眩晕乃"肝胆之风阳上冒"，其证有"夹痰、夹火、中虚、下虚之别"，并指出"火盛者，先生用羚羊角、山栀、连翘、花粉、玄参、鲜生地黄、丹皮、荷叶，以清泄上焦窍络之热"。由此可见前世医家极为重视火、热致眩的病机和论治。

（二）研究进展

李氏等根据古今文献研究，提出热毒证是原发性高血压的重要病理类型，认为体质是其形成的内在基础，五志过极、饮食失节是其主要促进因素，且原发性高血压热毒证具有火热性、从化性、损伤广泛性、兼夹性、病情复杂多变性等特点，在治疗上当以清热解毒为主，并提出了"清泻心肝脾三经的火热以正本清源""发散郁火以从外解""调气通腑以从下而除"等治疗方法。

五、从水（阳虚）论治

朱氏等受现代医学采用利尿剂治疗高血压的启示，用泽泻降压汤为基础方加减治疗高血压病，组方中重用泽泻 50～100 g，以发挥利水作用。共治疗 104 例患者，总有效率为98.1%，未发现任何不良反应。王氏宗张景岳"无虚不作眩"说，强调以治虚为主，但对于老年性心血管病（包括高血压）则认为以阳虚为主，可兼见水气上逆，立法温阳降逆、利水，方用吴茱萸汤合真武汤，也能取得疗效。泽泻一般前人多谓利水不伤阴，现代药理研究表明该药除具有利水降压作用外，另有降血脂、减轻动脉硬化和改善心脑供血并且无毒，不但可用于治疗初期高血压患者，更适用于晚期患者，此为西药噻嗪类所不及。

以上高血压病中医论治理论的研究，有的在中医传统理论上有所创新发掘；有的借鉴了现代医学的研究成果，具有一定的临床指导意义和进一步研究价值。

六、中医八法论治

中医治疗高血压还可从中医八法方面进行论治。清·程钟龄在《内经》的理论基础上，提出疾病治疗大法，著《医学心悟·医门八法》，提出汗、吐、下、和、温、清、消、补医门八法，基本概况了临床常用治疗大法，八法的内涵极为丰富，每一法中含有不同层次的治法。现依据八法治疗高血压病综述如下。

（一）和法

和法是通过和解或调和的方法，使半表半里之邪，或脏腑，阴阳，表里失和之证得以解除的一类治法。《伤寒明理论》云："伤寒邪在表者，必渍形以汗；邪气在里者，必荡涤以为利；其于不外不内，半表半里，既非发汗之所宜，又非吐下之所对，是当和解则可矣。""和者"调和之意，目的是恢复人体的自身调节机制，使机体恢复到平衡的状态。

1. 疏肝理气法，即调和气血法

有学者应用调肝降压颗粒治疗中青年原发性高血压病肝气郁结证，全方以疏肝解郁为主、柔肝养血为辅、健脾燥湿为佐，标本兼顾，肝脾同调，共奏疏肝理气、活血解郁之功。有学者依据"治未病"理论治疗中青年高血压患者，给予心理疏导或逍遥散，认为可有效降低血压、减少并发症，降低脑卒中的风险。有学者对高血压肝郁气结者宗《内经》"木郁达之"的治则，采用疏肝解郁法，使郁者疏之，结者散之，方用柴胡疏肝散加减。又考虑气血关系密切，故调气与和血常两相配伍应用，临床疗效明显。有学者辨治难治性高血压从肝而治，治疗上将高血压病分早中晚期，早期重在疏肝解郁，方选逍遥散兼气滞明显者加延胡索、川楝子，瘀血阻滞者加桃仁、红花、川芎，取得良效。有学者认为原发性高血压的病因病机、疾病进展与肝的功用密切相关，临床应根据脏腑辨证，以恢复肝用为主旨，达到调节血压的目的。其对肝气郁结者，治宜疏肝解郁，常选用柴胡疏肝散或逍遥散加减。还有一些学者根据原发性高血压病的西医病因病理，结合中医理论，认为其中医病机是气血失和、阴阳失调。分期辨治，针对肝气郁滞者，治以柴胡疏肝散疏肝理气，气行则血行，血脉和利；加酸枣仁、白芍、地龙柔肝解痉，屡获良效。

2. 疏肝健脾法，即调和肝脾法

有学者认为一类以舒张压升高为主的高血压患者，以年轻人（25～40岁）为主，辨证为痰湿壅盛，考虑与肝气郁滞、脾失健运有关，故自拟方剂以疏肝解郁、健脾消食治之。方中柴胡、枳壳、木香疏肝理气；白芍滋肝阴以柔肝；白术、山药、白扁豆补脾益气；焦三仙健脾消食；生赭石、生龙骨、生牡蛎重镇安神，平抑肝阳。方中重用理气消食之药以疏肝解郁、健脾消食，从而降低患者的血压。有学者认为本病病机为本虚标实，肝脾阴虚是其本，肝阳上亢、痰瘀阻滞是其标，应以疏肝健脾、化痰祛瘀为治则。并根据上述理论自拟舒降汤，方中柴胡、白芍疏肝柔肝、调理气机；党参、茯苓、白术益气健脾、利湿祛痰；石菖蒲、郁金化痰健脾；山楂活血消滞；当归活血化瘀。诸药合用共奏疏肝解郁、健脾化痰、活血化瘀之功效。

3. 滋阴潜阳法，即调和阴阳法

有学者观察天麻钩藤饮合柴胡疏肝散联合氨氯地平治疗高血压伴焦虑症状患者的临床疗效。认为病机为肝肾阴阳失调，应以滋补肝肾、平肝潜阳为基本治则。方中天麻、钩藤、石决明平肝息风，柴胡、香附、枳壳、陈皮疏散条达，山栀子、黄芩清热泻火，使肝经之热不致偏亢，益母草活血利水，川牛膝引血下行，配合杜仲、桑寄生补益肝肾，夜交藤安神定志，白芍养血柔肝，川芎行气活血，茯苓益气健脾，防肝气横侮，甘草调和诸药。全方组合有补有泻，上能平肝清热，下能补肾活血，标本兼治。诸药合用，可疏肝解郁、健脾养血，使肝气条达，气血阴阳调和。

（二）消法

消法是通过消食导滞，行气活血，化痰利水，驱虫等方法，使气、血、痰、食、水、虫等渐积形成的有形之邪渐消缓散的一类治法，适用于饮停、食积、气滞血瘀、水湿内停、痰饮不化及疮疡痈肿等病证。消法与下法均可消除有形之邪，但消法治疗慢性积聚，尤其是气血积聚而成的癥瘕痞块，在邪没有排除的途径时采用；下法针对有形之邪，在病邪有排除途径时使用，两者不同。

1. 活血化瘀法

有学者总结郭维琴教授治疗高血压病经验，认为病情发展始终贯穿着产生血瘀的因素。早期情志因素而致气滞血瘀；后期热邪伤阴，又可致阴虚血阻；晚期气阴两虚，气不帅血致气虚血瘀、阳虚血凝等。故在治疗中适当加入活血化瘀药对治疗是有益的，常用药有茺蔚子、红花、桃仁、丹参、鸡血藤等。有学者予桃红四物汤加减辨证治疗高血压，认为活血化瘀治疗高血压应始终贯穿于补肾、益气、养阴、平肝、祛痰等法之中，才能达到治愈之目的。

2. 化痰法

有学者认为长期饮食失节、嗜食肥甘厚味等，酿生痰湿，阻脉络，气机不畅，清阳不升，浊阴不降，发为高血压。采用自拟化痰除湿方配合氯沙坦钾氢氯噻嗪片能更好地降低高血压痰湿壅盛证患者血压水平、改善眩晕、头痛及失眠的症状，提高临床疗效。有学者等认为高血压病机与嗜食肥甘厚腻，损伤脾胃，导致脾失健运，以致水谷精微不化，聚湿生痰，痰湿中阻，上扰清窍，清阳不升，浊阴不降，发为该病。运用半夏白术天麻汤加减，燥湿化痰，平肝息风，取得佳效。

3. 利水法

有学者认为"湿浊内结"是高血压发生发展的关键因素之一。针对"湿浊内结"设化湿利水泄浊合剂，方中苦参以其苦燥脾胃之湿、兼泄气分之热，以其寒除血分之热，泽泻利水渗湿、导湿下行，以降泄血脉脏腑中痰湿瘀滞浊物，汉防己善走下行，长于除湿，蒲黄清化通瘀利尿，虎杖活血化瘀、清热利湿解毒，两药相合，共化血脉瘀浊，槐花可治风眩欲倒，玉米须利尿消肿、降血压。诸药相合，俾水湿得利，痰浊得泄，瘀阻得通，气化复常，浊降清升，中焦枢机恢复，邪却病去，则诸恙若失。有学者采用中医利水通络法治疗高血压病，总有效率为92.5%，可显著提高临床效果，改善患者生存质量。

（三）清法

清法是通过清热泻火，解毒凉血等作用以清除里热之邪的一类治法，适用于里热证，火证，热毒证，以及虚热证等里热病证。病机十九条中，有五条谈到火："诸热瞀瘛，皆属於火""诸禁鼓栗，如丧神守，皆属于火""诸逆冲上，皆属于火""诸躁狂越，皆属于火""诸病胕肿，疼酸惊骇，皆属于火"。有四条谈到热："诸腹胀大，皆属于热""诸病有声，鼓之如鼓，皆属于热""诸转反戾，水液浑浊，皆属于热""诸呕吐酸，暴注下迫，皆属于热"。针对火、热病机，《素问·至真要大论》提到"热者寒之"，即是对清法的高度概括。

1. 清肝泻火法

有学者认为肝失疏泄致肝火亢盛证高血压，治宜疏肝解郁，清肝泻火。方药予自拟调肝降压散。药用柴胡、香附、佛手、夏枯草、栀子、黄芩、牡丹皮、菊花、钩藤。其中钩藤、菊花、夏枯草共为君药，清泄肝经实火。栀子泻火除烦，黄芩、牡丹皮清热凉血，共为臣药。柴胡、香附、佛手疏肝理气为佐药，行气以助清热凉血平肝之力。全方以降逆亢盛之肝火为要务，配以疏肝理气、凉血活血解郁之品，使气机流畅，诸郁得解，火邪得散，眩晕自除。有学者总结杨传华教授治疗高血压的临床经验，认为高血压前期治以清肝泻火，佐以疏肝凉肝，以调肝降压汤加减。用钩藤清热平肝，息风止痉；菊花性寒入肝经，能清热平肝；夏枯草清泄肝火，三药相合清泄肝经实火，兼可明目。栀子苦寒归肝经，功能泻火除烦；黄芩、丹皮清热兼能凉血；柴胡、香附、佛手疏肝理气以除胁肋胀痛，行气理气以助清热凉血平肝之力。全方以清热泻肝火为主，配以疏肝理气、凉血活血解郁之品，使气机调畅，诸郁得解，火邪得散，眩晕自除。有学者应用清热降压颗粒治疗青壮年高血压肝火上炎证，有较好的疗效。方中黄连味苦性寒，禀降泄下行之性，善清泻心肝火热，为君药。钩藤甘、微苦、微寒，轻清气凉，有清肝热、平肝阳、息肝风之效；葛根甘、辛、凉，善轻扬升散、解热透表，与钩藤相合加强君药清泻心肝火热之力共为臣药。菊花辛、甘、苦、微寒，有清热平肝之功；泽泻味甘、淡，性寒，为利水渗湿泄热使邪从小便而去的良药，与菊花共为佐药。数药合用，共达清肝泻火之效。

2. 清热解毒法

有学者临床发现热毒炽盛在高血压的发生中有重要作用，并且应用清热解毒法取得较好的临床效果。疾病初期，热盛毒未生时予镇肝熄风汤和黄芩黄连汤加减；中期，热渐化毒，热入营血，予镇肝熄风汤加黄连解毒汤加减；后期，热极毒盛，肝肾阴伤，予半夏白术天麻汤和增液汤、生脉散加减。

（四）补法

补法是通过补益人体气血阴阳，以主治各种虚弱证候的一类治法。补法的目的在于通过药物的补益，使人体气血阴阳虚弱或脏腑之间的失调状态得以纠正复归于平衡。此外，在正虚不能祛邪外出的时候，也可以补法扶助正气，并配合其他的治法，达到助正祛邪的目的。《素问·至真要大论》云："虚者补之"；《素问·阴阳应象大论》云："形不足者，温之以气；精不足者，补之以味"。即为补法的理论依据。

1. 益气疏肝法

有学者观察单纯收缩期高血压肝气虚患者，服用益气舒肝汤与非洛地平治疗组比，患者临床症状改善明显。益气舒肝汤方中黄芪、党参寓有补益肝气之功；当归、白芍以补血养气；川芎、红花活血行血以助气行；白术燥湿利水、健脾益气；柴胡、陈皮能疏肝理气。

2. 益气化浊法

有学者总结王劲红教授对采用补肾调肝之剂治疗高血压效果不显著者，予益气化浊法治疗，收到显著疗效。认为气属阳，津液属阴，无论痰浊，还是湿浊，终归于病理的津液。要祛痰化湿，全赖于气的升降出入运动和气化、温煦、推动作用。而化浊的关键则在于益气健脾，使脾气健旺，则水湿自化，痰浊不生，清阳得以上养于头窍，眩晕自当安宁。自拟基础方药物组成：黄芪、党参、白术、茯苓、法夏、天麻、石菖蒲。方中重用"补药之长"的黄芪、党参，与茯苓、白术相伍健脾益气以治生痰之源，与法夏、石菖蒲相配化痰除湿，气得行则湿自化。

3. 滋阴养血法

有学者等观察滋水清肝饮治疗原发性高血压肝肾阴虚证的临床疗效。认为高血压病与肝肾关系最为密切，主要病机是肝肾亏虚，尤其是肾精不足，肝失条达，脾失健运，心失所主可致阴阳失调，气血失和，痰瘀内生，风火相煽，气机升降失常而发为本病。治疗上采用滋阴养血，疏肝清热为法，方用滋水清肝饮加减。从组方上看，由六味地黄丸合丹栀逍遥散加减而成，全方重在调补肝肾，兼顾心脾，用于治疗肝肾阴虚型高血压。以熟地滋肾填精为君，辅以山茱萸养肝肾而涩精，山药补益脾阴而固精，三药合用，以滋补肝肾之阴；茯苓利水健脾，以助山药之益脾，可收补后天益先天之功；柴胡、山栀子疏肝，助三焦水道之通利；泽泻清泻肾火，并防熟地之滋腻。

（五）温法

有学者运用温通潜阳法治疗阳虚型高血压。基本药物：制附子、磁石、龙骨、牡蛎、山茱肉、桂枝、干姜、炙甘草、茯苓、淫羊藿、杜仲、巴戟天、川芎、红花、砂仁、白术。通过调整阴阳、平稳血压、疏通血脉，改善心、脑、肾等靶器官的血流供求关系，减少和逆转高血压病靶器官的损害，提高患者的生活质量。有学者认为肾阳不足是老年高血压病重要发病基础，温肾补阳，符合老年高血压病基本病机，善用桂、附之属治疗，取得较好临床疗效。有学者对脾肾阳虚型高血压患者以温补脾肾法，方予健脾益肾降压合剂，与西药对照组相比，降压的疗效相似，但中医症状的改善情况及 1 年后血压的控制情况均显示出极大的优势。认为温补脾肾法是治疗脾肾阳虚型高血压的有效法则。

高血压的治疗可以从多个方面进行论治而具体到治则可分为潜阳法，化痰息风法，活血祛瘀法，化痰通络法，滋补肝肾法，阴阳双补法（滋肾温阳法），滋阴潜阳、活血化瘀法，滋阴潜阳、益气活血法，平肝潜阳、健脾化痰法，补肾涤痰化瘀法等疗法。现对其中有一定代表性的治则进行了整理和分析，概括如下。

1. 潜阳法

（1）滋阴潜阳法：高血压属于中医"眩晕""头痛"病证范畴，病之本为阴阳失调，病之标为风痰瘀血，阴虚阳亢是常见证型。有学者运用滋阴潜阳法治疗阴虚阳亢型高血压患者 75 例，方选天麻钩藤饮化裁，药用天麻、钩藤、桑寄生、牡蛎、夜交藤、杜仲、何首乌、丹皮、女贞子、益母草、怀牛膝等，降压达标率为 60%，治疗前后症状总积分、生活质量量表评分差异有统计学意义（$P < 0.05$），滋阴潜阳法治疗高血压可明显缓解症状和提高生活质量。有学者对辨证属阴虚阳亢型的老年高血压患者采用滋阴潜阳法治疗，方选六味地黄丸合天麻钩藤饮加减，药用熟地黄、山茱萸、山药、杜仲、桑寄生、丹皮、茯苓、泽泻、天麻、钩藤、石决明、栀子、黄芩、川牛膝、益母草、夜交藤等，共治疗 60 例，总有效率为98.33%，疗效优于氨氯地平对照组。有学者运用滋阴潜阳法治疗阴虚阳亢型单纯性收缩期高血压患者 30 例，药用天麻、夏枯草、决明子、枸杞子、白芍、熟地黄、山茱萸、磁石、龟板、川芎、地龙、怀牛膝等，结果降压总有效率为 86.67%，中医证候疗效总有效率为90.00%。有学者运用益肝肾、平肝阳法治疗阴虚阳亢型更年期女性高血压患者，方选清眩调压方加减，药用苦丁茶、天麻、钩藤、黄芩、川牛膝、杜仲、夜交藤、生地黄、桑叶、菊花等，共治疗患者 44 例，降压总有效率为 90.5%。

（2）平肝潜阳法：有学者采用平肝潜阳法治疗肝阳上亢型原发性高血压患者 35 例，用自拟平肝潜阳方化裁，药用钩藤、黄芩、栀子、白芍、桑寄生、牛膝、生龙骨、生牡蛎、柏子仁等，降压疗效总有效率为 88.56%，临床症状疗效总有效率为 91.43%。有学者用平肝息风、清热活血、补益肝肾法治疗肝阳上亢型高血压患者，方选天麻钩藤饮随证加减，药用天麻、钩藤、石决明、黄芩、桑寄生、杜仲、川牛膝、益母草、炒酸枣仁、茯苓等，共治疗患者 45 例，总有效率为 88.90%。李梅用平肝潜阳法治疗证属肝阳上亢型原发性高血压患者，运用自拟散风柔肝汤化裁，药用菊花、川芎、白蒺藜、夏枯草、白芍、丹皮、白芷等，共治疗 42 例患者，血压总有效控制率为 95.2%，主要症状平均总有效控制率为 94.4%。曲政军等运用平肝潜阳法治疗肝阳上亢型高血压患者，方取平肝降压片加减，药用菊花、钩藤、玄参、珍珠母、茯神等，共治疗患者 120 例，总有效率为 84.17%。

2. 化痰息风法

（1）化痰祛湿息风法：有学者治疗老年痰湿壅盛型高血压患者 30 例，药用姜半夏、炒白术、天麻、陈皮、茯苓、泽泻、钩藤、葛根、丹参、酸枣仁、夜交藤、素馨花、石决明等，结果总有效率为 80.0%，症状改善总有效率为 90.0%。认为老年高血压痰湿壅盛型所占比例高，宜采用化痰安神息风方化裁治疗。沈金玲等运用化痰平肝之法治疗痰湿型高血压患者，方选化痰平肝饮加减，药用法半夏、茯苓、陈皮、枳实、竹茹、白术、天麻、钩藤、夏枯草、益母草等，共治疗患者 60 例，总有效率为 90.00%。周红梅报道健脾祛湿化痰法治疗痰湿壅盛型高血压患者 60 例，方选加味半夏白术天麻汤化裁，药用半夏、白术、天麻、陈皮、茯苓、竹茹、砂仁、甘草、生姜、大枣等，结果总有效率为 88.3%。何欣等对 30 例痰湿壅盛型高血压患者，以自拟化湿泄浊方加减，药用苦参、汉防己、玉米须、生蒲黄、生槐花、虎杖、泽泻、生白果等，结果总有效率为 83.3%。

（2）益气化痰息风法：有学者认为气虚痰浊型高血压临床也较常见，采用益气健脾、化痰醒脑、降逆通络的方法治疗气虚痰浊型高血压患者，采用自拟益气化痰汤加减，药用黄芪、党参、陈皮、制半夏、炒白术、云苓、石菖蒲、远志、磁石、天麻、炙甘草等，共治疗 126 例患者，其中高血压 1 级、2 级、3 级患者的总有效率分别为 97.44%、98.00%、94.60%。

3. 活血化瘀法

据张伯礼诊治高血压（眩晕）临床经验，对于瘀血阻络型高血压患者，宜采用祛瘀生新、活血通络清经法治疗，常用土鳖虫、乌梢蛇、怀牛膝、丹参等药加减，每获良效。有学者采用益气养血、祛瘀通络法治疗瘀血阻络型高血压患者，方选补阳还五汤加减，药用黄芪、当归、生地黄、赤芍、川芎、桃仁、红花、地龙、川牛膝、杜仲、桑寄生等，取得满意疗效。有学者运用中医理气活血通络法治疗瘀血阻络型高血压患者，采用自拟加味血府逐瘀汤化裁，药用当归、生地黄、桃仁、红花、枳壳、牛膝、川芎、丹参、地龙、杜仲、桑寄生、生甘草等，共治疗 64 例，总有效率为 95.2%。

4. 化痰通络法

有学者认为老年人高血压患者痰湿闭阻、瘀血内停是客观存在的，采用化痰通络法治疗痰湿闭阻型老年人高血压患者，方选自拟化痰通络方化裁，药用半夏、白术、泽泻、茯苓、葛根、防风、前胡等，共治疗患者 50 例，临床症状疗效总有效率为 92%，高血压疗效总有效率为 86%。

5. 滋补肝肾法

有学者认为肝肾阴虚型高血压患者多为老年人，大多正气已虚、肾精不足、肝肾阴虚是其主要矛盾，采用育阴滋养肝肾之法治疗肝肾阴虚型高血压患者，方取自拟加味大补地黄汤化裁，药用黄柏、熟地黄、当归、淮山药、杞子、知母、山茱萸、白芍、生地黄、肉苁蓉、玄参、桑寄生、杜仲等。共治疗患者 103 例，临床疗效总有效率为 97.09%，降压疗效总有效率为 92.23%。

6. 阴阳双补法（滋肾温阳法）

据程志清诊治中老年高血压的临床经验，对肝肾不足、阴阳两虚型中老年高血压患者，可用温阳补肾法治疗，临床常用金匮肾气丸去牡丹皮、桂枝，加杜仲、桑寄生、仙灵脾、牛膝，药用熟地、山萸肉、附片、杜仲、桑寄生、仙灵脾、淮牛膝、泽泻、茯苓等，疗效满意。有学者应用滋肾温阳法治疗阴阳两虚型原发性高血压患者 31 例，药用地黄、仙灵脾、山萸肉、山药等，结果总有效率为 71.0%。

7. 滋阴潜阳、活血化瘀法

有学者治疗 54 例高血压患者，药用白芍、地骨皮、代赭石、三七、丹参、川芎、白蒺藜、生石决、钩藤、甘草、莱菔子等，结果总有效率为 73.0%。认为在滋阴潜阳基础上加活血化瘀之法疗效更好且持久。有学者报道调压降脂胶囊治疗高血压患者 100 例，药用生地黄、赤芍、决明子、夏枯草、钩藤、地龙、蜈蚣、丹参、牡丹皮、怀牛膝、益母草、泽泻等加减。结果：临床症状疗效总有效率为 94.0%，降压疗效总有效率为 88.0%。认为肝肾阴虚肝阳上亢血脉瘀滞是大多数高血压患者的发病病机，治疗宜用滋补肝肾、平肝潜阳、活血通络法。

8. 滋阴潜阳、益气活血法

有学者采用益气活血、育阴潜阳法治疗高血压患者，方取自拟调压益心方加减，药用汉防己、钩藤、生地、山茱萸、黄芪、党参、丹参、川芎等，疗效满意，认为该方不但可以加强降压药的作用，有效控制和稳定血压，而且能够逆转心脏的病理性重塑，改善心脏的舒缩功能不全。

9. 平肝潜阳、健脾化痰法

有学者认为肝阳夹痰浊上扰是老年性高血压常见的一种证型，原因在于年老体弱、饮食不节、过食肥甘厚味、五志过极、情志不畅、久病不愈等原因，导致脾胃虚弱，痰浊内生，肝阳夹痰浊上扰而致病，治法以健脾平肝法为主，方选自拟健脾平肝降压汤加减，药用陈皮、姜半夏、茯苓、炙甘草、枳实、竹茹、石决明、夏枯草、泽泻、白术、天麻等，共治疗肝阳夹痰浊上扰型高血压患者 30 例，总有效率为 83.33%。

10. 补肾涤痰化瘀法

有学者根据中医标本同治的原则，临床对证属肝肾阴亏、痰瘀互结型高血压患者施以补肝益肾、滋阴潜阳、涤痰化瘀治法，方选自拟补肾涤痰化瘀汤化裁，药用桑寄生、首乌、牛膝、茶树根、益母草、生山楂、菊花、陈皮、半夏、云苓、甘草、泽泻、石决明、葛根等，共治疗患者 41 例，中医证候疗效总有效率为 92.68%，降压疗效总有效率为 92.68%。

高血压的中医治法治则运用较为灵活，这些治法大多根据中医临床常见证型而设立，在降低血压尤其是改善症状方面疗效显著。从现有文献资料看，以滋阴潜阳法（滋补肝肾、平肝息风法）报道最多，依次为平肝潜阳法、化痰息风法、活血化瘀法，且大多诸法兼用，比较符合高血压中医辨证本虚标实的临床特点，充分体现了中医辨证论治的特色及优势。但就目前中医治法应用而言，小样本病例报道多，而大宗病例报道少，且不同治法之间的比较研究更少，其临床确切疗效仍有待于进一步验证。

第二节　高血压的中医方药研究

高血压是临床常见、多发且为难治性疾病，其中原发性高血压一般都需要长期治疗甚至终身服药。因此，如何选择降压效果好、毒副作用小、改善症状明显、价格合理的降压药，就成为临床医师及患者关注的问题。目前的降压西药，大多降压效果都较好，但其毒副作用较大，长期服用容易出现抑郁、健忘、性欲减退、失眠、肾功损害等不良反应，而中医方药在降低西药毒副作用、改善高血压临床症状方面却有其独到的长处。特别是近年来，随着中药药理研究的不断深入，很多中药都被证明确有降低血压的功能。所以，临床上如能正确辨病辨证，合理运用中医方药，或经方精用，或单药专用，或中西合用，就能取得长期、稳定、理想的降压效果。本文就目前治疗高血压的常用中医方药作一介绍。

本文介绍高血压从用方和用药两个方面介绍：在用方上分为经典方剂、单方，以及考方验方，具体如下：

一、经典方剂

（一）天麻钩藤饮

本方由钩藤、生石决明各 30 g，天麻、桑寄生各 10 g，杜仲、益母草、茯神、夜交藤各 12 g，山栀、黄芩各 9 g，川牛膝 18 g 组成，适用于头痛头胀，或见眩晕，面红目赤，急躁易怒，口苦而燥，尿黄便结，舌红苔少黄，脉弦数有力之肝阳上亢型高血压病，立法重在平肝潜阳。若兼肝气郁结，喜叹息，抑郁胁胀者，加玄胡 15 g，柴胡 10 g，疏肝理气；火热亢盛者，加龙胆草 15 g，夏枯草、丹皮各 10 g 以清泻肝火；肝阳上亢显著者加代赭石、龙骨、牡蛎各 30 g，以镇肝潜阳。现代药理研究表明，该方水煎剂对高血压动物模型有明显降压作用。该方研究证明，杜仲、牛膝、桑寄生三味药和煎剂能明显降低动脉血压。

（二）镇肝熄风汤

本方由淮牛膝、代赭石各 30 g，生龙骨、生牡蛎、生龟板、白芍、玄参、天冬各 15 g，川楝子、生麦芽、茵陈各 6 g，甘草 4 g 组成，适用于头痛眩晕欲仆，手足麻木，甚则震颤，筋惕肉瞤，舌红，苔白或腻，脉弦或弦细之肝阳化风型高血压，重在镇肝潜阳，育阴息风（虚风）。若眩晕、肢麻甚者，加僵蚕 15 g，天南星 10 g，以息风通络；肥胖多痰者，加半夏、竹茹 10 g，全瓜蒌 20 g，以祛湿化痰；兼血瘀头痛者，加川芎、丹参各 10 g，以活血化瘀。若本型上扰之风为实风，则治宜平肝凉血、息风潜阳为主，方用羚角钩藤汤加减。

（三）六味地黄汤

本方由熟地 30 g，山药 18 g，山茱萸 12 g，茯苓、丹皮、泽泻各 10 g 组成，适用于腰膝酸软，头晕耳鸣，目涩口干，盗汗，舌红少苔，脉细数或细弦之肝肾阴虚型高血压，重在滋补肝肾。若阴虚火旺，加知母 10 g，以滋阴清热；目涩眼花重者，加枸杞、女贞子各 15 g，以补肝明目；腰酸耳鸣甚者，加龟板 20 g，杜仲 10 g，以补肾填精。上海第二医学院药理教研组研究证明本方确能降低血压和改善肾功能，认为很可能是直接或间接通过改善肾血流而降压的。

（四）归脾汤

本方由党参 15 g，黄芪、白术、龙眼肉各 12 g，茯神、酸枣仁、木香、当归、远志各 10 g，炙甘草 9 g，生姜 3 片，大枣 5 枚组成，适用于头晕目眩，动则加剧，劳累更甚，面色㿠白，唇甲不华，心悸少寐，神疲懒言，舌淡，脉细弱之气血亏虚型高血压，重在补养气血。若食少便溏者，加茯苓、薏苡仁各 12 g，砂仁 6 g。应用此方治疗高血压，体现了中医的辨证论治，重视改善临床症状。临床若能配合适当降压西药，疗效会更好。

（五）半夏白术天麻汤

本方由半夏、白术各 15 g，茯苓、陈皮各 12 g，天麻 18 g，甘草 6 g 组成，适用于眩晕头痛，头重如裹，胸闷恶心，食少多寐，舌苔白腻，脉濡滑之痰浊内阻型高血压，重在化痰降逆。若眩晕呕吐较甚者，加代赭石 15 g，竹茹 10 g，生姜 3 片；脘闷不食加白蔻仁 12 g、砂仁 9 g；耳鸣重听者加葱白 10 g，菖蒲 8 g；若痰阻气郁化火，加黄芩 10 g，竹茹、枳实各 12 g。

由于高血压病在中医辨证中归属范畴较大，临床证型较多，故用于治疗的经方亦颇多。如用济生肾气丸（或合真武汤）治阳气衰微型；用通窍活血汤治瘀血内停型；用金匮肾气丸治阴阳两虚型；用养心汤治心气虚弱型；用龙胆泻肝汤或黄连解毒汤治心肝火旺型；中风中经络可用羚羊角汤，阳闭者用至宝丹或安宫牛黄丸 1 粒开窍，脱证用参附汤回阳救逆。

中医治病必须遵循辨证论治的原则，才能取得好的临床疗效，所以，按不同证型选择相应的成方，仍是中医治疗高血压病中较为多用的方法。

二、单味药

经过多年的实验研究，筛选出了一大批有降压效果的中药。临床医师可以单味用于降压治疗，也可以在成方中加某几个单味药来提高临床降压疗效。

（一）汉防己

为汉防己科植物粉防己的干燥根。性味苦寒，归膀胱、肺经。主要功能是利水消肿，祛风止痛。近年来对其降压的药理作用研究较多。现已知汉防己的各种生物碱对多种动物均有降低血压的作用。如汉防己甲素的降压效应主要是通过扩张阻力血管所致。它能有效地降低动脉血管的血浆浓度，选择性地扩张动脉阻力血管，使后负荷减低，心输出量增加。与扩血管药肼苯哒嗪等不同，汉防己甲素降压时不伴明显的反射性心率增快。另外，大剂量汉防己甲素对心脏的抑制作用及汉甲素对血管运动中枢或交感神经的轻度抑制作用等也与降压作用有关。目前用于治疗高血压病时，一般单用汉防己甲素提纯的口服或静脉制剂（每次 120 ~ 180 mg，每日 2 次），亦可用汉防己 10 ~ 20 g 入煎剂。值得注意的是防己这类药材，我国最常用的是广防己和汉防己，而日本把防己科植物青藤也称为汉防己，实际上与我国所称的汉防己不同，应加以区别。

(二) 三七

为五加科植物人参三七的根。性味甘、微苦、温，归肝、胃经。主要功能是散瘀止血，消肿定痛。三七的临床用途较广，其降脂降压作用亦被发现很早。药理实验表明，用60%三七注射液给麻醉狗静注可引起明显、迅速而持久的血压下降。三七绒根提取物静注也可立即引起短暂而较强的降压作用。根浸膏能明显降低麻醉大鼠血压。三七总皂苷的降压原因主要是直接扩张血管，也可能与抑制心脏收缩性有关。但其对不同部位的血管扩张作用有一定的选择性，对大血管如主动脉、肺动脉作用弱，而对小动脉如肾动脉、肠系膜动脉及静脉（如门静脉）作用强。这一特点对治疗高血压极为有利。目前三七的制剂种类较多，常用的三七粉冲服较好，一般用量为1.5~3 g，最多可用至4.5~6 g，入煎剂一般用3~9 g。三七总皂苷口服制剂一般用50~100 mg，日2~3次。静脉给药一般为每日1次400 mg。值得一提的是，三七的花蕾晒干后，可当茶泡服，每次3 g，每日3次，降压效果也很好。

(三) 益母草

为唇形科植物益母草的干燥地上部分。性味苦辛、微寒，归肝、心包经。主要功能是活血调经，利尿消肿。此药近年来在临床的应用越来越广，它的水浸剂、种子水浸出液、乙醇浸液、益母草总碱、花的煎剂对麻醉动物静脉注射均有降低血压作用。用益母草碱（2 mg/kg）注射于麻醉猫的静脉，立即见血压下降，数分钟后即恢复，这种短暂性的血压下降在两侧迷走神经切断后也仍能发现。若先使用阿托品，然后注射益母草碱，血压下降即不显著，这表明益母草碱的降压作用不在迷走神经中枢，而可能是对迷走神经末梢兴奋作用所致。此药毒副作用很小，它的水煎剂、酊剂或水浸出液均可用于治疗原发性高血压。该药一般用法是以生药10~20 g入煎剂。

(四) 黄连

为毛茛科植物黄连、三角叶黄连或云连的干燥根茎。性味苦寒，归心、脾、胃、肝、胆、大肠经。主要功能是清热燥湿，泻火解毒。药理研究证明黄连主要成分的小檗碱可降低动脉血压，尤以舒张压降低更为显著，使脉压增宽。其降压作用机制是多方面的，与直接扩张血管、抗胆碱酯酶、抗肾上腺素及抑制升压反射、抑制血管运动中枢有关。此药临床应用亦很广泛，一般以生药8~12 g入煎剂，亦可单用小檗碱治疗高血压病，每日剂量0.6~4.0 g。应注意的是小檗碱肌内注射或口服有发生皮肤过敏的报告，个别患者肌内注射可引起过敏性休克。小檗碱静滴可引起急性心源性脑缺氧综合征，临床使用应慎重。

(五) 杜仲

为杜仲科植物杜仲的干燥树皮。性味甘温，归肝、肾经。主要功能是补肝肾，强筋骨，安胎。本药的提取物及煎剂对动物均有持久的降压作用；用其浸膏5 mL（生药1~2 g）给麻醉犬静脉注射后产生显著的降压作用，可持续2~3小时，呈"快速耐受"现象。其降压机制主要在于对血管平滑肌的直接舒张作用。杜仲的炮制与剂型对降压作用有一定影响，煎剂作用强于酊剂，炒杜仲作用较生杜仲为大。生杜仲降压作用较弱，炒杜仲炭降压的绝对值数是生杜仲的2倍，松脂醇双吡喃葡萄糖苷为其主要降压成分。临床上一般用杜仲10~20 g入煎剂，亦有以杜仲片剂、复方杜仲合用治疗高血压病的，总有效率为80%以上。民间还有许多杜仲单方治疗高血压病的方法，也非常可取。

（六）菊花

为菊科植物菊的干燥头状花序。性味甘、苦，微寒，归肝、肺经。主要功能是散风清热，平肝明目。动物实验证明菊苷有明显降压作用，其原理为对抗肾上腺素、扩张外周血管和抑制血管运动中枢。本药临床应用较方便，可用 10~20 g 入煎剂，也可单用代茶饮，还可用金银花、桑叶、山楂、远志、天麻等药配合成小单方使用，临床疗效满意。

除上述列举的单味中药外，现代药理研究证明有降压作用的单味药还有野菊花、木香、牡丹皮、葛根、夏枯草、泽泻、牛膝、续断、桑寄生、磁石、钩藤、天麻、石决明、茵陈、罗布麻、延胡索、臭梧桐、马兜铃、长春花、地龙、黄芩、黄柏、大、小蓟、藜芦、仙灵脾等。从这些药物的性味、归经、分类上看，有降压作用的单味药归属是非常广泛的，其临床主治功能也很多，这就提醒我们在临床应用时不能盲从、单一，应在辨证的基础上合理使用，力求达到临床最满意的效果。

三、专方、验方

由于对高血压长期的理论研究和治疗实践，临床上形成了很多行之有效的专方、验方。这些方剂使高血压的治疗更加简便、合理。

（一）衡压汤

本方由钩藤 15 g，刺蒺藜、淮牛膝、生地各 12 g，菊花 10 g，郁金、泽泻各 9 g，珍珠母 50 g 组成，适用于肝肾阴亏，肝阳上亢者。每日 1 剂，水煎服，30 天为 1 个疗程。

（二）参附天麻汤

本方由党参、丹参、钩藤、石决明、葛根、川芎各 30 g，附片 15 g 组成，水煎服，每日 1 剂，7 日为 1 个疗程。主要用于高原地区性高血压。

（三）远菊二天散

本方由生远志、菊花、天麻各 0.28 g，川芎、天竺黄各 0.25 g，柴胡、石菖蒲、僵蚕各 0.22 g，共研细末，装入胶囊，每次餐前半小时服 2.0 g，每日 3 次，对肝阳上亢兼痰浊内阻者有效。

（四）降压茶

本方由钩藤、夏枯草、决明子、黄芩、茶叶各等量，每包 2.2 g，每日 3 次，开水冲泡，14 天为 1 个疗程，适用于高血压各期。

（五）二仙合剂

本方由仙灵脾、仙茅、巴戟天、黄柏、当归、知母组成，降压作用稳定，无不良反应，适用于冲任不调型高血压。

（六）糖醋饮

本方为食醋 20 mL，加冰糖 10 g，餐前半小时服，可预防和治疗高血压。

此外还有如平压汤（龙骨、牡蛎、珍珠母、夏枯草、白芍、何首乌、草决明、菊花、钩藤、川牛膝）、桂石降压汤（熟地、山萸肉、天麻、钩藤、丹皮、鸡内金、丹参、炙甘草、肉桂、黄柏、山药、杜仲、白术、生石决明、桑寄生、茯苓）、益肾降压汤（黄芪、黄精、女贞子、仙灵脾、淮牛膝、泽泻、桑寄生、杜仲）等。

第三节　方药用药的频数分析

单从用药的频次上，有学者对众多医家对于治疗老年高血压的临床常用组方规律，基于 SPSS 软件中的数据挖掘技术，对近 10 年 CNKI 期刊数据库中与老年高血压相关的 119 首中医处方进行较为深入的数据分析，现总结如下。

一、中药的频数分析

通过对纳入的 119 首方药进行频数分析，结果显示治疗老年高血压的高频药物中，临床主要以活血化瘀药（15.89%），补气药（14.10%），平肝息风药（12.39%），补血药（10.41%）为主，其中活血化瘀药多用牛膝、川芎、丹参、红花、桃仁；补气药多用黄芪、白术、甘草、山药、党参；平肝息风药多用天麻、钩藤、石决明、地龙；补血药多用熟地黄、当归、白芍。高频药物中排在前 5 位为牛膝、茯苓、天麻、黄芪、熟地黄，分别为活血化瘀药、利水渗湿药、平肝息风药、补气药、补血药的代表药物，其治疗高血压机制如下：

（一）牛膝

《本草正》曰："牛膝主手足血热痿痹，血燥拘挛，通膀胱涩秘，大肠干结，补髓填精，益阴活血。"在临床辨证用药的基础上加用牛膝 20~30 g，引血下行可以有效降低血压，改善临床症状。

（二）茯苓

《药征》曰："茯苓主治悸及肉瞤筋惕，旁治头眩烦躁。"治疗高血压伴严重水肿者，常用大剂量茯苓 30~120 g，常可以获得显著的疗效。

（三）天麻

《本草汇言》曰："天麻主头风，头痛，头晕虚旋，癫痫强痉，四肢挛急，语言不顺，一切中风，风痰。"临床应用中其代表方剂天麻钩藤饮为治疗肝阳上亢型高血压常用有效方剂。

（四）黄芪

《本草备要》曰："黄芪生用固表，无汗能发，有汗能止，温分肉，实腠理泻阴火，解肌热，炙用补中益元气，温三焦，壮脾胃排脓内托。"临床应用中刘持年教授对气虚血瘀型高血压常用黄芪 30~60 g，并逐渐加量，预防不良反应的发生。

（五）熟地黄

《本草纲目》曰："熟地黄填骨髓，长肌肉，生精血，补五脏，内伤不足，通血脉，利耳目，黑须发。"临床应用中陈金水教授运用升肾水，降肝火之法，以六味地黄丸为基础方治疗肝肾阴虚型高血压疗效显著。李倩等研究证明六味地黄丸合丹栀逍遥散对阴虚阳亢型高血压疗效显著。

二、药物性味分析

四气分析结果显示，治疗老年高血压用药以平性药使用最多，其次为温性和寒性药。全小林教授提出对于慢性病变，累及多个脏腑，阴阳失调，证候错综，多用效力柔和，功效全面的"围方"，所谓"围方"，即药多而全，集多法于一方，适用于病机复杂的老年病患者。故对于老年高血压，多用不显寒热，药性平和的平性药，更能针对疾病治疗，即所谓"性平力不平"，其中平性药，又可分为两大类，一类是性平力缓，多味甘，以补为主，如高频药物中的山药、天麻、太子参、甘草、枸杞、党参等补益药；另一类是性平力峻，多味辛、苦，如高频药物中的活血化瘀药牛膝、桃仁。五味分析结果显示，老年高血压处方以甘，苦，辛味药物使用较多。《本草从新》曰："甘者，能补、能和、能缓；苦者，能泻、能燥、能坚；辛者，能散、能润、能横行。"故多用甘味药，具有以下作用："甘能守中"能补益脾胃，"甘温益气"能益气升阳，"甘寒养阴"能益气养阴清热，符合老年高血压气血阴阳亏虚为本的核心病机。

三、药物归经分析

老年人的中医生理病理特点为肾精不足、脾胃虚弱、肝失条达，肝血不足及多脏虚损，阴阳失衡。药物归经雷达统计图结果显示，治疗老年高血压多用入肝、脾、肾经的药物，提示老年高血压的病位在肝、脾、肾，以肝肾不足，脾气亏虚为本，符合老年人的中医生理病理特点。

四、高频药物的因子分析

本研究通过对 41 味高频药物进行因子分析，结合临床实际，可聚为 9 类较为合适。第一类为：栀子、石决明、黄芩、首乌藤、杜仲、桑寄生、钩藤，由天麻钩藤饮化裁而成，具有平肝息风，清热活血，补益肝肾的功效，可治疗肝阳上亢型高血压病。宋银枝等研究发现天麻钩藤饮还可以降低老年高血压患者尿微量白蛋白、β2 - 微球蛋白、胱抑素 C 等肾功能指标，有保护高血压早期肾损伤的作用。第二类为：半夏、陈皮、枳壳、天麻、甘草、茯苓，由二陈汤加味而成，具有燥湿化痰，理气和中的功效，可治疗痰浊上蒙型 H 型高血压。第三类为：白芍、黄连、泽泻，取方黄连阿胶汤，其中黄连清降心火，白芍滋阴养血，泽泻利水渗湿，研究证明黄连阿胶汤可以治疗老年高血压伴失眠、焦虑状态。第四类为：党参、白术、黄芪，取方补中益气汤，具有补中益气的功效，可治疗气虚型高血压。第五类为：远志、石菖蒲、茯苓、淫羊藿，取方定志丸，具有交通心肾，安神定志功效。第六类为：女贞子、枸杞、熟地黄、山药、山茱萸、菊花，由杞菊地黄丸加减而成，具有滋养肝肾明目的功效，研究证明杞菊地黄丸具有抗炎，抗氧化应激，改善血管舒缩功能，可治疗阴虚阳亢型老年高血压。第七类为：川芎、红花、桃仁、赤芍、当归、葛根，由桃红四物汤化裁而来，具有养血活血的功效，药理研究证明桃红四物汤具有抗血栓，改善微循环，镇痛，促进骨折愈合，保护神经元等作用，可治疗痰瘀互结型高血压。第八类为：龙骨、牡蛎、酸枣仁，具有平肝潜阳，重镇安神的功效，研究发现老年高血压患者常多伴有失眠症状，并且失眠与高血压可以相互影响促进，故在治疗上可加用安神药。第九类为：夏枯草、地龙、丹参，取方红龙夏海汤，具有平肝息风，活血化瘀，通络散结的功效，研究发现红龙夏海汤对高血压患者具有稳定颈动脉斑块，降低血脂，降低血清内皮素，升高一氧化氮，抑制 RAAS 系统，改善血管舒缩功能的作用。此9类药物从不同角度出发，体现治疗老年高血压可从补益肝肾、燥湿化痰、滋阴降火、补中益气、交通心肾、养血活血、平肝潜阳、重镇安神出发。

五、高频药物的关联规则分析

通过关联规则分析可挖掘方药中的潜在药物联系，对于数据的挖掘及总结用药经验具有重要意义，是近年来研究中医组方的常用分析方法。研究发现29个药对及12个药组的关联规则。从药对及药组关联规则看，主要分成七大类，分别为：

1. 平肝息风药对

天麻—钩藤、天麻—半夏、牛膝—石决明、天麻—钩藤—牛膝。

2. 补益肝肾药对

牛膝—桑寄生、熟地黄—山茱萸、熟地黄—枸杞、熟地黄—山药、熟地黄—山茱萸—茯苓、熟地黄—牛膝—丹参、杜仲—牛膝—天麻。

3. 燥湿化痰药对

茯苓—陈皮、茯苓—半夏、茯苓—黄连、茯苓—石菖蒲、茯苓—远志、半夏—陈皮、半夏—枳壳、半夏—茯苓—白术、半夏—茯苓—陈皮、半夏—茯苓—天麻、半夏—白术—天麻、半夏—陈皮—天麻、茯苓—白术—天麻。

4. 健脾益气药对

党参—白术、党参—黄芪、党参—当归、山药—茯苓。

5. 活血化瘀药对

川芎—地龙、川芎—葛根、川芎—桃仁、川芎—红花、丹参—赤芍、桃仁—红花、当归—川芎—黄芪、当归—川芎—地龙。

6. 安神药对

牡蛎—龙骨、牛膝—首乌藤。

7. 清热降火药对

牛膝—夏枯草、牛膝—黄芩、牛膝—栀子。

从高频药物的关联规则分析来看，治疗老年高血压主要以本虚标实论治，治本以健脾益气，补益肝肾为主；治标以平肝息风，燥湿化痰，活血化瘀，清热降火为主，同时还需注意老年不寐症状，运用安神之品。

此外尚有一些临床常用的药对：

1. 半夏、白术、天麻

三者的配伍首次出现于《医学心悟》，书中载："痰厥头痛者，胸肺多痰，动则眩晕，半夏白术天麻汤主之。"该方功能化痰息风，健脾祛湿，配伍以风痰并治、标本兼顾为特点。半夏首载于《神农本草经》，因有小毒，被列为下品。其性温，无臭，味辛辣，麻舌而刺喉，归脾、胃、肺经。具有燥湿化痰、降逆止呕、消痞散结之功效，临床配伍后常可用于治疗眩晕、失眠、呕吐、咳喘、痞满、痹痛、喉咽肿痛等。白术首载于《神农本草经》，因其补虚益气，被列为上品，是菊科植物白术的干燥根茎，其性温，味甘、苦，具有健脾益气、燥湿利水、固表止汗之功效，临床配伍后可用于治疗痰饮眩悸、脾虚纳差、痞满便溏、水肿、气虚自汗、胎动不安。天麻首载于《神农本草经》，因其可益气滋阴，被列为上品，为兰科植物天麻的干燥块茎，其性辛、温，具有息风止痉、平肝潜阳、祛风湿、止痹痛之功效，临床配伍后可用于治疗眩晕头痛、诸风湿痹、四肢拘挛、瘫痪不遂等症。上述三药的配伍，与指导原则治疗痰湿壅盛型高血压推荐使用半夏白术天麻汤为主方的规则相一致。在治疗中，应侧重于痰湿的治疗，从肝脾论治，肝气舒、肝风调、脾运健、脾湿除，则风自息、痰浊消、痰瘀祛而症状止。

2. 杜仲、牛膝

杜仲首载于《神农本草经》，因可补中益气，被列为上品。其味甘，性温，归肝、肾经，具有补肝肾、强腰膝、理冲任、固经安胎之功效，临床配伍后常可用于治疗虚症眩晕、膝软腰酸等。罗丽芳等研究杜仲的降压机制，认为杜仲可以通过促进 NO 释放，抑制 Ca^{2+} 内流、磷酸二脂酶及 Ang Ⅱ 的活性、原癌基因 c-myc 的表达，拮抗 ET-1 等多种途径产生降压作用，且降压疗效平稳。牛膝首载于《神农本草经》，因其可补肝肾、强筋骨，被列为上品。其味苦、酸，性平。归肝、肾经，具有滋补肝肾、强筋壮骨、破血消瘀、逐瘀通经、利尿通淋、引血下行之功效，临床配伍后可用于肝阳眩晕、腰酸肢乏，水肿、衄血等。

3. 薏苡仁、黄连、葛根

薏苡仁是食疗珍品，在古代享有"薏苡明珠"的美誉，具有健脾利湿、除痹止泻、清热排脓的功效，与茯苓配伍后可用于治疗脾虚泄泻、痰饮眩晕、心悸失眠多梦。黄连是一味古老的抗菌药，药性苦寒，具有清热燥湿、泻火解毒的功效，临床配伍后可用于治疗湿热痞满、高热神昏、心悸不宁、心烦不寐，现代研究发现其还有抗心律失常、降血脂、降血糖、抗血小板聚集等药理作用。有学者认为盐酸黄连素可以起到降压的作用。葛根始载于《神农本草经》，具有解肌退热、透发麻疹、生津止渴、升阳止泻的作用，临床配伍后多用于治疗阴虚口渴、脾虚泄泻、高血压、头痛项强。

4. 茯神、远志、肉桂、煅龙骨、煅牡蛎

茯神味甘、淡，性平，归心、脾、肾经，有宁心安神之功，主治心悸、失眠、健忘等，《本草纲目》曰："后人治心病必用茯神"。远志具有益智安神、交通心肾之功效。临床配伍后可用于治疗失眠多梦、健忘惊悸，可开心智，宁心神，通肾气。肉桂功能补火助阳，散寒止痛，引火归元，临床配伍可用于治疗元阳亏虚、虚阳上浮诸症。煅龙骨平肝潜阳、镇惊安神、收敛固涩，可用于肝阳眩晕、心悸失眠等。煅牡蛎潜阳补阴、重镇安神，制酸止痛，可用于肝阳眩晕、惊悸失眠等。"入夜则寐，入昼则寤"的睡眠与觉醒现象，是人体适应自然界阴阳消长规律的一种自我调节的生理功能表现，体现出"天人合一"的理论。不寐是阳不入阴，阴阳失和之象。以上药物均入心经，诸药合用可有效改善患者睡眠障碍。合并睡眠障碍的 H 型高血压患者在体征上最明显的是心率增快，有研究表明，安神定志药物在一定程度上可以发挥降低心率、调整血压的作用。考虑此机制可能与神经体液调节失常相关，这一观点在其他研究中也有所证实。

5. 百合、白芍

百合药性甘寒，归心、肺经，可清肺经燥热而宁嗽，泄心之郁火而安神，滑润之力较强，常与清心安神、养阴清热之品同用。白芍苦酸微寒，归肝、脾经，可平抑肝阳，柔肝之痛，用于肝阳上亢的头痛。心为君主之官，是五脏六腑之大主，主血、调神，主宰七情五志；肝为将军，性刚属木，为罢极之本，其以血为体，以气为用，血属阴，气属阳，故有"体阴而用阳"之称。生理情况下，肝藏血，居于右，体得阴柔；肝疏泄，气升于左，用则阳刚。病理情况下，肝阴、肝血常不足，肝阳、肝气常有余。"心肝失调"则人体的气无以主，魂无所依，志无以藏。白芍、百合的配伍主要在于清心火，养肝阴，柔肝体。心火得消，肝复阴柔，则抑郁心烦、急躁易怒不显。通过缓解患者焦虑情绪，调节血压波动，符合现代医学双心理念的治疗方案。临床观察中应用缓解焦虑状态的药物有良好的协助降低血压的功效。

6. 仙茅、佛手、续断

仙茅辛热有毒，功在补肝阳、强筋骨、祛寒湿，临床配伍可用于肾阳不足、腰膝冷痛、阳虚冷泄。佛手辛香走窜，味苦疏泄，功在疏肝理气、和胃止痛、燥湿化痰，临床配伍常用于治疗肝胃气滞、胃脘痞满。续断归肝肾经，可补肝肾、强筋骨，临床配伍可用于肝肾亏虚证。此三味药主要侧重补虚理气，H 型高血压是临床表现隐匿的慢性疾病，久病体虚，气血衰弱，肝肾亏虚，阳气不足，临床可以表现出阳虚或形胜而体虚的表现。

7. 陈皮、茯苓、熟地、佩兰

陈皮味辛、苦，性温，微苦升浮，入脾肺经，具有理气健脾、燥湿化痰的功效，对寒湿阻滞中焦之疾病尤为有效。有研究通过对家猫血流动力学参数的测定和研究发现，陈皮注射液可以迅速升高血压，增大脉压，短暂增加外周血管阻力。茯苓味甘、淡性平，归胃脾肾膀胱经。《神农本草经》中记载茯苓"主胸胁逆气，忧患，惊邪，恐悸，心下结痛，寒热烦满，咳逆，口焦舌干，利小便。久服安魂养神，不饥延年"。有渗湿利尿、和胃健脾、宁心安神等功效，适用于水肿尿少，脾虚食少，心神不安，失眠多梦等证。熟地以其优良的补阴血作用而被称为"壮水之主，补血之君"，广泛用于治疗肝肾阴血亏虚证，为补血要药，滋阴的主药，功在滋阴补血，益精填髓。用于肝肾阴虚，腰膝酸软，骨蒸潮热，心悸怔忡，眩晕，耳鸣，须发早白等证。佩兰作为一种中医临床常用芳香化湿醒脾药，有着悠久的用药历史。味微苦，性味辛、平，归脾、胃、肺经，具有芳香化湿、醒脾开胃、发表解暑。用于湿浊中阻，脘痞呕恶，湿温初起，发热倦怠，胸闷不舒。《素问·举痛论篇》中指出："百病生于气也。脏腑气机失调，脾胃不能升清降浊，气血津液不能正常运行代谢，气、火、痰、瘀、郁等内生邪气相互为患可以诱发疾病。"以上方剂配伍主以理气辅以化湿，佐以滋补肝肾。脾胃气虚，生化无源，运化无力，脾不运湿，湿邪中阻，形成气滞。肝为刚脏，体阴而用阳。肝阳上亢多为肝阴不足，阴不制阳所致。肾阴不足，水不涵木是引发肝之阳气升发无制的一个重要原因，表现出情绪不稳定，易于激动。健脾宁心，滋补肝肾、芳香化湿同用，使补而不腻，气化痰消。

8. 旋覆花、焦麦芽、莱菔子

旋覆花具有"诸花皆升，旋覆独降"的特点，功在降气化痰，行水止呕，前人认为其针对三焦凝滞坚结之疾，散结气，通血脉。可用于胸膈满闷，心下痞硬。焦麦芽消食化滞，用于食积不消，脘腹胀痛。《药品辨义》："炒香开胃，以除烦闷。"莱菔子性味辛甘，平。归入肺、胃经。能降气化痰，消食除满。可用于咳嗽痰喘，食积气滞，胸闷腹胀。上三味药亦侧重于气的调节。气是构成人体和维持人体生命活动的基本物质之一，主管人体新陈代谢。肾为生气之根，脾胃为生气之源，肺为生气之主，气的升降出入正常，气化有序，则脏腑协调，人体康健。

六、核心药物网络分析

治疗老年高血压的可分为三组核心组方。第一组：由熟地黄、枸杞、山茱萸、枸杞、菊花、夏枯草、牛膝、黄芩、石决明、龙骨、栀子、杜仲、首乌藤、桑寄生、女贞子、淫羊藿组成，具有补益肝肾，平肝息风功效，为杞菊地黄丸合天麻钩藤饮加减，可治疗肝肾亏虚，肝阳上亢型老年高血压患者。第二组：由天麻、钩藤、白术、陈皮、半夏、枳壳、黄连、茯苓、石菖蒲、远志、酸枣仁、牡蛎、白芍组成，具有化痰息风，清热除湿，安神定志的功效，为半夏白术天麻汤合黄连温胆汤加减，可治疗风痰上扰型老年高血压患者。第三组：由黄芪、党参、当归、地龙、赤芍、桃仁、川芎、红花、葛根、丹参组成，具有补气活血通络的功效，为补阳还五汤加减，可治疗气虚血瘀型老年高血压患者。

研究发现老年高血压的病位主要在肝、脾、肾三脏，病机以肝肾不足，气血亏虚为本，可兼有风火痰瘀，治疗上主要以补益肝肾、平肝息风、活血化瘀、燥湿化痰、健脾益气、清热降火等治疗大法为基础，常用牛膝、茯苓、天麻、黄芪、熟地黄等高频药物。通过数据挖掘分析，本研究发现治疗老年高血压常用核心组方有杞菊地黄丸合天麻钩藤饮加减、半夏白术天麻汤合黄连温胆汤加减及补阳还五汤加减，以上研究结果旨在为中医治疗老年高血压提供理论依据及临床用药经验。

第四节　高血压的中医综合治法

高血压在中国成人发病率很高，临床极为常见。国内外诸多研究表明：中医药治疗高血压改善症状效果明显，能够提高患者的生活质量，降压作用缓和持久，稳定血压较好，且毒副作用小。近年来，在广大中医工作者的不懈努力下，中医治疗高血压在治法、方药、中医药降压机制、病因、病机与症候等方面有了重要进展。中医治疗高血压在中药内服、针灸、中药敷贴、穴位按摩、放血疗法、浴足疗法、药枕、食疗、中医功法、作息修养等方面取得的最新进展，以下具体来叙述一下。

一、中药内服

高血压多以本虚标实、肝肾阴亏、风阳上扰、阴阳失调、气血失和为其病机。钟春峨采用加味天麻汤（方药组成：半夏 12 g，天麻 6 g，白术 12 g，茯苓 12 g，竹茹 9 g，陈皮 9 g，甘草 6 g，砂仁 3 g，生姜 3 g，大枣 5 枚）治疗原发性高血压，经过 4 周服药治疗，有效率为 92.1%。钟春峨认为：方中天麻、钩藤燥湿化痰，平肝息风；石决明、牛膝有消瘀散结、活血化瘀之功效；杜仲、桑寄生补益肝肾；女贞子、旱莲草滋肾清热安神，健脾渗湿。诸药配伍，可标本兼顾，使全身血脉畅通，阴阳平衡，共奏平肝潜阳、滋养肝肾之效。王儒平等从病机入手，采用天麻钩藤饮合杞菊地黄汤口服，即滋阴潜阳、平肝息风法，使阴阳协调而达平和，起到明显的降压效果，有效率为 96.36%。孟元等认为，中草药通过整体调节，避免了西药相对单一作用机制的弊端；在降压同时，对于改善血压变异性具有独特优势；同时强调中药治疗高血压，需要缜密的组方、科学的制剂量化。降压作用机制和量效关系亦十分重要，针对不同类型的血压昼夜节律应调整处方，制订更合理的个体化方案，选用滋生青阳汤（药物组成：白芍 25 g，生地黄 15 g，熟地黄 25 g，生石决明 40 g，草决明 15 g，天麻 15 g，桑叶 10 g，薄荷 10 g，麦冬 30 g，钩藤 30 g，野菊花 15 g，葛根 15 g，柴胡 6 g，当归 15 g，怀牛膝 15 g）加减治疗阴虚阳亢型高血压 35 例，收效满意。程善廷等采用降压效灵煎（药物组成：菊花、天麻、钩藤、黄芩等），一天一剂，分 2 次温服，4 周为 1 个疗程，治疗顽固性高血压，取得了较好的疗效。李文华认为：临床上对于低危和中危高血压患者，可以试用中药制剂治疗；高危和极高危患者，采用中西药联合运用更用优势。中医药治疗高血压具有不良反应小、降压效果好，疗效显著，值得推广。有学者利用平肝潜阳方治疗肝阳上亢高龄高血压患者，采用天麻钩藤饮加减（药物组成：天麻、钩藤、石决明、黄芩、栀子、牛膝、杜仲、桑寄生、夜交藤、茯神、珍珠母），达到了理想效果，显效率为 26.0%，有效率为 95.0%。

中医学认为：高血压形成的主要原因有情志失调、饮食不节、久病过劳、先天禀赋不足等，主要病机有肝阳上亢、肝肾阴虚、痰湿中阻、瘀血阻络等。中医中药具有多靶点、多途径的综合作用优势。辨证论治是中医药治疗高血压的特点与优势，近年来，根据高血压的不同中医证型发展中药复方，从而使中药治疗高血压效果得到不断提高，将中医药治疗高血压病的研究推向深入。

二、针灸疗法

针灸疗法是中医学治疗高血压的重要方法，针灸以其独特的优势被广泛运用。中医学认为：存在于经络上的腧穴是精气汇聚之所，在经穴上施以针灸即可通过经络系统激发与调度气血，而产生治疗的效果，这既是针灸穴位可以用来调控高血压的理论基础。近几年，关于针灸理论及治疗高血压的临床研究逐年增加，临床报道的方法主要有单纯针刺治疗、平衡针针刺疗法、针药结合疗法、艾灸疗法、耳尖放血配合针刺、电针疗法、头针疗法、腕踝针疗法、针药疗法，其他方法（单穴疗法、多穴疗法）等。何永昌等采用针刺方法治疗高血压患者 50 例，一组取百会、曲池、支沟、合谷、足三里、阳陵泉、三阴交、太溪、太冲和行间穴，一组取风池、肺俞、心俞、膈俞、肝俞、脾俞、肾俞和悬钟穴，然后两组交替使用，均双侧取穴，每年夏天从初伏天开始针灸，每次治疗 30 分钟，隔日 1 次，共治疗 40 天。冬天从冬至日起治疗 30 天，治疗方法同夏天，共治疗 2 年，有效率为 96%，两组对比，差别有统计学意义（P < 0.05）。卢征涛研究了针灸调节血压与血管的细胞通路关系，结果表明针灸穴位存在着细胞传导通路，针灸明确对降压产生了具有科学依据的效应；针灸能够降压又从另一角度反证了针灸的效应是通过第二信使的传导与转录机制发生的。范存林研究了针灸治疗对高血压患者血压水平与预后的影响，主穴为风池、曲池、足三里和太冲，配穴为行间、太阳、太溪、三阴交、神门、丰隆、内关、气海和关元，每次选 2~3 个主穴，1~2 个配穴，行稍强针法，留针 20 分钟，治疗 3 个月，有效率为 86%。张雪芹则报道了服用中药

与针灸配合治疗轻、中型高血压，药物治疗采用中药建瓴汤随症加减。针灸取穴耳后降压沟、曲池、合谷、足三里、阳陵泉、三阴交、行间和太冲穴，每次1侧耳穴，双耳交替施治，隔日1次，12次为1个疗程。肢体穴位按常规针刺手法每日治疗1次，5次为1个疗程，4个疗程后评定疗效。结果表明中药建瓴汤镇肝熄风、滋阴安神，配合针刺对高血压患者疗效优于单纯服用卡托普利片。综上所述，针灸治疗高血压具有确切的临床疗效，但针灸治疗原发性高血压的长期疗效有待进一步研究。

三、中药敷贴及穴位按摩

经络学说认为：穴位是经络的组成部分，经络又是人体组织的组成部分。经络是一个通表里、络脏腑的网络系统，外与皮肤肌腠相连、内与五脏六腑相接，通过穴位按摩，可以疏通经络，通血达气，调整阴阳，使血压趋于正常。现代医学研究证明：穴位按摩可以通过对神经系统和体液系统的调节，促使血管扩张，达到降低血压的目的。近年来，中药穴位外敷和穴位按摩医治原发性高血压均取得了较好的疗效。归纳起来主要有中药敷贴联合穴位按压、穴位敷贴配合中药口服、穴位中药敷贴、穴位按摩结合西药口服、穴位敷贴配合西药口服、针刺加穴位敷贴与西药口服相结合等。这些方法各有其独到之处，均取得较好的临床效果。冯向荣等报道了中药敷贴配合穴位按压治疗高血压病的临床研究结果，贴药采用中药吴茱萸、钩藤、牛膝，将诸药等量混合捣碎研成细末，用陈醋调和，每次每穴取糊状物，用橡皮膏分贴敷于神阙、涌泉2个穴位穴，并加用蔓荆子原药（绿豆状），贴敷于双足底涌泉穴，每次敷贴时间持续24小时，每天换药1次，有效率为94%。张国等报道中药口服结合穴位敷贴治疗糖尿病合并高血压，即在服用常规降压药基础上，进行穴位敷贴。穴位敷贴取吴茱萸、附子各20 g，冰片10 g，全部研成细末，再把生姜100 g捣烂如泥，加入药末调和成膏状，每晚贴双足涌泉穴，两组均以10天为1个疗程，连用3个疗程，结果中药口服结合穴位敷贴治疗糖尿病合并高血压疗效明显提高，值得推广运用。黄世香等在服用常规降压西药（坎地沙坦酯、氢氯噻嗪）基础上进行中药穴位敷贴干预。中药组成：天麻、钩藤各10 g。用酸醋调成糊状，穴位为神阙及双侧涌泉穴，于临睡前敷贴，第2天早晨取下，经14天治疗。结果加用穴位敷贴治疗老年单纯收缩期高血压肝阳上亢型具有较好疗效。和婧伟等采用针刺加穴位敷贴治疗老年收缩期高血压，穴位敷药方组成：栀子12 g，桃仁12 g，杏仁12 g，胡椒6 g，吴茱萸6 g，粳米6 g，薄荷3 g。研末醋调，外敷于单侧涌泉穴。针刺穴位：百会、人迎、曲池、内关、合谷、血海、足三里、丰隆、三阴交、太溪、太冲穴。针刺与穴位敷贴相互配合，隔日1次，10次为1个疗程。1个疗程结束后，隔5天进行下1个疗程，共进行3个疗程。结果针刺加穴位敷贴在控制老年收缩期高血压，对改善临床症状、降压、降血脂和改善血流动力学方面均有一定的疗效。内服药物与穴位敷贴（或穴位按摩）临床研究报道较多，效果普遍较好。穴位敷贴与穴位按摩相结合、针刺结合穴位按摩或敷贴、单一穴位敷贴方法等对高血压病的治疗效果，特别是对于高血压的不同中医证型的长期疗效，需要更多的临床数据支持。

四、放血疗法

放血疗法属中医外治法，《素问·调经论》曰："刺出其血，无令恶血得入于经，以成其疾"，由此可知针刺放血可通过刺出恶血、泻邪通经，发挥清热解毒、镇静止痛、消坚散结、平肝潜阳等作用，以达到治疗疾病的目的。耳尖穴位于耳郭尖端处，"肾主耳""肾气通于耳"说明耳与肾关系密切。因足太阳膀胱经行至耳上角，手太阳小肠经、手阳明大肠经、手少阳三焦经、足阳明胃经、足少阳胆经等经脉的支脉均散布于耳尖周围，故耳与全身经络也密切相关。万玛太等研究表明，放血疗法具有调节血压，改善血液黏滞性的作用。谷文龙等研究表明，针刺可提高血液中一氧化氮（NO）的水平，而 NO 具有舒张血管，保持血压稳定的作用。所以耳尖放血可调节脏腑阴阳、气血，疏通经络，从而达到降低血压的效果。

五、浴足疗法

中药浴足治疗疾病方法自古即有，《神农本草经》中有用草药浴足治疗记录；东汉张仲景《伤寒杂病论》中记载有苦参汤熏洗治疗狐惑病，矾石汤泡足治疗脚气冲心；葛洪《肘后备急方》中有"治卒心腹烦满，又胸胁欲死方，以热汤令灼灼尔，渍手足"。《太平圣惠方》《圣济总录》《普济方》等均收录众多熏洗方，清代吴师机《理瀹骈文》提出"外治之理即内治之理，外治之药即内治之药，所异者法耳"的著名论点。随着现代医学发展，浴足疗法作为中医外治法重要方法之一，其防病治病、强身健体之功效愈加被重视。《黄帝内经》曰："阳气起于足五趾之表，阴气起于足五趾之里，阴脉者集于足下，而聚于足心""夫四末阴阳之会者，此气之大络也"，足部与全身阴阳、气血输布运行密切相关，且足部通过循行至足部的六条经脉与十二经脉紧密相联，足部以下散布重要穴位 60 余个，与人体五脏六腑密切相关。传统中医理论有"肾主两足"之说，而"肾为先天之本、元气之根"，根据中医上病下治理论，足疗有丰富的治病防病潜力。现代医学的足部反射区理论亦认为足部反射区与人体的各脏腑器官相对应，人体脏腑器官生理病理信息均可客观存在于足部反射区，药物作用于足部，可起到激发肾气、疏通经络、调节气血、调理脏腑的作用。中药浴足治疗高血压的机制主要有以下 4 个方面：①中药浴足通过水的温热作用扩张足部血管，改善小静脉回流和微循环降低外周阻力，其次"血遇热则行，遇寒则凝"，浴足通过促进血液循环，降低血液黏度，预防心脑血管意外发生。②浴足时温热刺激可增加足部皮肤通透性，加快足部微循环，从而加速药物的透皮吸收，增加药物的血液浓度，同时吸收过程均不经过肝脏的首过效应和胃肠道的破坏，提高生物利用度。③浴足通过刺激足部反射区，达到疏通经络、促进气血流畅、调节血压的目的。④热水本身可刺激皮肤神经末梢感受器，通过中枢神经起调节内脏器官功能的作用。实践显示，中药浴足辅助治疗高血压病具有优势，临床医师运用自拟方或经方对高血压病患者行浴足治疗，均能取得较好疗效。胡世云等观察天麻钩藤饮沐足治疗高血压病中低危患者的疗效，治疗 4 周后，中药治疗组对眩晕、头痛、腰膝酸软等症状的改善优于西医对照组。吴焕林等报道邓铁涛教授浴足方治疗高血压病患者 32 例，2～3 周为 1 个疗程，结果显效 9 例，有效 18 例，无效 5 例，降压总有效率为 84.37%，沐足 1 周即开始降压，3 周降压至稳定状态。通过回顾文献，发现在常规治疗基础上中药熏洗辅助治疗，可显著提高治疗有效率。

六、药枕疗法

药枕疗法主要依据于中医学的整体观念和生物全息论观点，强调人体内外环境的协调统一，利用药物的挥发性及其所形成的药理环境对使用者形成良性刺激，进以激发经气、疏通经络、调整气血、开窍醒目，促使阴阳平衡机体内外上下的协调统一，从而达到防病治病，保健益寿的目的。药枕能在睡梦中调节全身系统，具有平肝潜阳、滋阴养肾、解痉稳压、活血清滞等功效。结合高血压多表现为肝肾阴虚、痰湿瘀血滞留的病理特点，采用滋阴潜阳、祛痰活血之法，以迅速消除血液中多余的血管收缩因子，使血管恢复自身的弹性，减少血流阻力。作用于心脏，缓解心脏收缩力，降低血液总容量，一方面使血压平稳下降，另一方面可有效改善高血压引起的头痛、头昏、失眠等症状。作用于血管，可软化血管、稳定血压、阻止病情发展的作用。因此可消除由高血压引发的头晕、心悸、胸闷、气短、心慌、乏力、失眠、健忘等不适症状，改善患者身体状况，提高患者生活质量。药枕这种平稳降压，改善血液系统整体功能，使高血压症状得到稳定和改善的功能，能够有效修复由高血压引起的心、脑、肾的损伤，使血液系统在平衡血压环境中恢复自我调节，彻底逆转高血压发展进程。对轻型高血压、急进型高血压、老年高血压、收缩期高血压等均有显著效果。降血压药枕作用的发挥，一般是通过 3 个途径完成的：①通过呼吸道吸收。②通过渗透的方法直接从皮肤进入，使人体吸收。③长期持续作用于人体的经络和穴位，致使药枕产生对机体良好的调节作用。根据中医的经络学说理论，颈肩部位有督脉、膀胱、胆三条经络通过，大肠、小肠、三焦的经络也抵达肩、颈部。头为诸阳之会、精神之府，气血皆上聚于头部，头与全身经络俞穴紧密相联。药枕能缓缓地刺激局部的穴位，有助于特异性治疗功能的发挥，使经络气血能流通正常。药枕的特点是作用缓慢，作用时间长，利用睡眠时头部的温度，促使药物的有效成分散发出来，缓慢持久地刺激经穴，以达到降低血压的目的。根据现代解剖学理论，降血压药枕使药物直接作用于头颈部，头颈部位分布着丰富的血管和神经。血管主要有颈外动脉、颈内动脉、椎动脉和相对应的静脉及其分支。神经有枕大神经、枕小神经、耳大神经、颈皮神经、锁骨上神经、面神经、动眼神经、迷走神经颈部、面神经颈支、交感神经头颈部、舌咽神经的副交感神经等。药枕直接作用于颈部的皮肤感受器和神经干，可以使之处于活跃、兴奋或抑制状态，从而调节血管和神经，改善局部微循环，使血流加快，肌肉松弛，神经得到调节，进而使血压下降，诸症改善。其特点：用药枕治疗高血压病，方法简便，因不受医疗条件和设备的限制，只要在睡觉时枕在头下即可，故易于推广使用。且经济实惠，可最大限度地节约药材。药枕中虽然药量甚多，但使用起来少则数月，多则年余，平均到每日则用药量甚少。药枕既能治病，又能防老抗衰，对一些服药困难者，尤为适宜。安全无毒，药枕疗法属外治范畴，药物没有直接进人体内，而是缓慢地通过血管、神经和经络对机体起作用，吸收量少，基本无毒性反应，安全可靠。

第五节　降血压的中成药研究

一、松龄血脉康胶囊

松龄血脉康胶囊是由葛根、鲜松叶（针）、珍珠层粉组成的纯中药提取精制而成，药物实验显示其富含原花青素、葛根素等多种活性成分，具有抗氧化、调节血脂、扩张血管、改善微循环、降低血黏度、抗血小板聚集、改善血管内皮功能等多种作用。松龄血脉康组方中鲜松叶的成分是原花青素，原花青素通过调节一氧化碳合成酶，改善血管内皮功能，舒张血管，改善血流便达到改善微循环的作用，同时抑制一氧化碳合成酶介导的炎性病理反应，达到降血压血脂，保护靶器官的作用。CYP7A1 是胆固醇代谢转化为胆酸途径的限速酶，这是机体清除胆固醇的主要途径，可清除大约 50% 的外排胆固醇，组方中的葛根可能通过上调 CYP7A1 的表达，来促进胆固醇向胆酸转化，降低血脂。组方中的珍珠层粉为珍珠母去掉中、外层，保留珍珠层研制而成的细粉，其中富含碳酸钙，具有镇静安神、调节自主神经功能紊乱的作用。鲜松叶、葛根、珍珠层粉三药合用，通过"血脉同治，标本兼顾"，达到降压、调脂、镇心安神的功效。同时可降低血压变异性。

二、牛黄降压丸（片、胶囊）

牛黄降压丸由黄芩提取物、党参、黄芪、川芎、白芍、冰片、决明子、甘松、郁金、薄荷、人工牛黄、羚羊角、水牛角浓缩粉、珍珠共 14 味药组成。有清心化痰、平肝安神功效。用于心肝火旺、痰热壅盛所致的头晕目眩、头痛失眠、烦躁不安等证候者。现代药理研究表明，牛黄具有镇静、镇痛、降血压等功效；冰片的主要作用就是止痛镇惊厥；降低血脂血压、扩张血管及改善微循环是郁金的主要作用；白芍具有调节免疫、镇静镇痛及扩张冠状血管等功效；黄芪的主要功效就是延缓衰老、增强免疫及降低血糖、血压、血脂。黄芩素是牛黄降压丸的有效成分之一。药理实验证明牛黄降压丸对自发性高血压大鼠血压、血管紧张素 II、醛固酮及内皮质激素有明显的降低作用；能增加冠脉血流量，扩张冠脉血管，改善心肌供血供氧；能扩张外周血管、使外周血管阻力下降、调整心肌血管的顺应性，对心血管系统起到调整和改善作用，以维持血压正常。因此，牛黄降压丸可降低原发性高血压患者交感神经活性，平衡交感—迷走神经系统，对抑制血压波动、维持血压稳定具有重要意义。同时能有效降低交感神经活性，抑制交感兴奋。牛黄降压丸能稳定高血压患者的收缩压与舒张压，缓解患者血压波动程度，提高高血压患者的治疗效果，且牛黄降压丸具有抗动脉粥样硬化的作用。牛黄降压丸是一种安全、有效、平稳的治疗方案，对心脑肾有很好的保护作用，对于高血压合并心电图 ST-T 段改变者有改善作用，其能扩张冠状动脉，增加冠状动脉血流量，降低心肌耗氧量，扩张外周血管，调整心肌血管的顺应性。

三、珍菊降压片

珍菊降压片为中西药物复方制剂，由野菊花、珍珠层粉及槐米提取物（或芦丁）三味中药和氢氯噻嗪与盐酸可乐定两味西药成分组成，临床上主要用于轻中度原发性高血压的治疗，属于短效降压药物。现代研究表明，珍菊降压片的降压机制通过抑制肾远曲小管起始段对钠和氯的重吸收使血浆和细胞外液容量减少、心排血量降低而降低血压的氢氯噻嗪；减少中枢交感神经冲动的传出和去甲肾上腺素的释放，从而抑制外周交感神经活动、降低外周血管和肾血管阻力，减慢心率降低血压的可乐定；降低毛细血管通透性并舒张血管的芦丁发挥明确的降压作用。现代药理学研究表明野菊花提取物具有抗菌抗病毒、抗炎和免疫、抗肿瘤、保护心血管系统、保肝和保护神经等药理作用。临床上主要用于抗菌消炎，清热解毒。珍菊降压片中的芦丁，具有扩张血管、改善血管通透性的作用。目前仍缺乏足够的证据支持珍珠层粉、野菊花、芦丁具有明确的降压作用。可以认为其中的中药成分并没有确切的降压效果。但作为本药的组成部分，其作用并不是可有可无的。现代配伍研究表明，中药部分可增强降压活性，延长降压时间，抑制 PR 间期延长，表明中药成分具有一定的增效减毒作用。珍菊降压片作为中西药复方制剂，降压强度是一定的，其降压效果得到肯定。但需要指出的是，其降压作用是药物组成中的化学药物成分发挥主要降压作用，其中的中药成分可以对抗化学药物带来的不良反应，而降压证据目前无法得到证实。

四、天麻钩藤颗粒

天麻钩藤饮是临床公认的治疗高血压病（肝阳上亢型）的有效方剂，在降低患者血压水平的同时又可改善患者的伴随症状，如头痛、眩晕、失眠等。大量临床及实验研究表明，天麻钩藤饮能够抑制交感神经系统活性、抑制 RAAS 激活、改善血管平滑肌细胞舒缩功能、改善内皮细胞功能紊乱等。天麻素、天麻多糖等为天麻的主要活性成分，现代药理研究表明二者均可降低收缩压和舒张压，作用机制可能与促进血管内皮舒张因子一氧化氮的生成及抑制血管内皮收缩因子血浆内皮素的拮抗调节机制有关。还有研究发现钩藤可以通过调节大鼠的 RAAS，降低血浆中血管紧张素 II 和内皮素水平，提高降压基因相关肽的活性以降压。黄芩含有的黄芩素等可通过阻断平滑肌细胞膜上的 Ca^{2+} 通道以降压。另外经研究发现本方中的杜仲、益母草、桑寄生、石决明、栀子、牛膝等均有降低血压的作用。天麻、钩藤还具有降低血浆肾素活性、扩血管、抗脑缺血、改善微循环等作用。天麻钩藤饮无论是联合西药降压还是单独降压，都具有多靶点、多途径、安全有效的优点，目前对于其降压机制的研究尚浅，主要关于抑制 RAAS 系统，改善内皮功能及自主神经系统的功能等，与 ARB 类药物在降压方面有协同作用。天麻钩藤饮可以有效降低风阳上扰型急性脑梗死的血脂水平、升高 CAT 水平，从而提高患者抗氧化能力。

五、复方罗布麻片（颗粒）

复方罗布麻主要成分为：罗布麻叶、防己、野菊花、氢氯噻嗪、双肼屈嗪、丙嗪、维生素、泛酸钙等。研究证明，复方罗布麻颗粒能够有效起到降压、降脂及强心作用，且具有一定的神经和肝脏保护作用。罗布麻叶作茶饮及药用有悠久的历史，罗布麻叶不降低正常血压，对于血压偏低者还能起到升压的调节作用。其降压有效成分主要是槲皮素、总黄酮和碳水化合物。槲皮素可以同活性氧簇相互作用，抑制多种酶、离子通道及转录因子的活性，干扰不同的信号转导途径，进而导致基因表达和细胞功能发生多种变化。槲皮素可能通过舒张血管、增加 ROS 的清除、抑制或下调还原型辅酶Ⅱ氧化酶、调节血管平滑肌细胞（vascular smooth musole cell，VSMC）凋亡和增殖及作用于肾脏等途径发挥其降压作用，槲皮素具有降血压、增强毛细血管抵抗力、减少毛细血管脆性、降血脂、扩张冠状动脉、增强冠状动脉血流量。槲皮素通过对 VSMC 电压依赖性钙通道和受体操纵性钙通道双重抑制作用，降低细胞内游离钙水平，这可能是其舒血管降压机制之一。复方罗布麻颗粒联合硝苯地平能够有效地降低患者血压，提高治疗有效率，改善心功能，缓解患者的焦虑情绪，且安全性较高。

六、安宫降压丸

安宫降压丸的主要成分包括党参、郁金、天麻、黄连、黄芩、栀子、珍珠母、黄芪、川芎、白芍、麦冬、炙五味子、人工牛黄、冰片及水牛角粉。郁金味辛、苦，性寒，归于心、肺、肝经，活血凉血、行气解郁、止痛清心，主要用于心痛、胸痹、胸胁刺痛等症的治疗当中。黄连清热泻火、燥湿解毒。栀子祛火消烦、清热化湿、解毒凉血。黄芩化实火、祛湿热。天麻息风、定惊。珍珠母滋阴养肝，主治肝阳上亢之火。白芍止痛平肝，固阴止汗。党参可补中益气、生津和胃。麦冬滋阴润肺、清心泻热、生津健脾。五味子生津止汗、养肝补肾。川芎行气解郁。人工牛黄解毒、清热、化痰、定惊。水牛角粉凉血、祛火、解毒、安神。冰片开窍醒脑、祛毒散热。诸药共用可起到平肝、祛火、清热、解毒之功效，因此可有效缓解肝阳上亢所致的头晕目眩、心悸多梦、火毒内炽而形成的高血压之症，并具有平稳降压的特征。

七、清肝降压胶囊

清肝降压胶囊主要由葛根、远志、丹参、何首乌、槐花（炒）、夏枯草、桑寄生、泽泻（盐炒）、小蓟、川牛膝组成。具有清热平肝、补益肝肾之功效，主要用于高血压肝火亢盛、肝肾阴虚证。其中夏枯草清肝火、解肝郁，治其标，何首乌、桑寄生补肝肾，益精血，治其本，肝藏血，肾藏精，两脏病久则可见血脉瘀阻，阴虚内热，故用小蓟、丹参、川牛膝佐槐花引血下行，清泻血分之热，凉血活血，葛根、泽泻清表里之热，更少佐远志交通心肾，安神益智。诸药同用既可清热平肝，又可滋补肝肾，泄实而固本，达到标本兼治的作用。老年人以肝肾阴虚，肝火亢盛型高血压居多，因此清肝降压胶囊治疗老年人高血压常可收到较好的效果。药效学研究显示清肝降压胶囊能扩张外周血管，降低总外周阻力，对心率及心脏泵功能均无影响。因此，其对血管张力增高所致的舒张压升高效果较好。同时清肝降压胶囊对老年单纯性收缩期高血压有明显疗效，同时还有效改善患者临床症状，对老年人的血常规、尿常规、肝肾功能等安全性指标，治疗前后均无明显变化，表明无明显毒副作用。因此，对体内代谢功能明显减退的老年人来讲，具有更好的应用前景。

八、强力定眩片

强力定眩片选用 GAP 药源基地优质药材天麻、杜仲、杜仲叶、川芎、野菊花。其中天麻，性甘，微温，可熄风平肝镇痉，止头晕，头痛；野菊花，性甘，苦，微寒，可疏风清热，养肝明目；川芎，性辛，温，活血行气，祛风止痛，辛温升散，性善疏通，能上升头面，外达肌肤；杜仲，杜仲叶，性甘，微辛，温，可补肝肾，降血压。全方位配伍，具有息肝风平肝阳，活血化瘀，滋补肝肾，祛风止痛的功效。药理研究显示天麻能有效降低脑血管阻力，增加心肌供氧量，对心肌起到保护作用。野菊花具备抗细胞衰老和消炎镇痛的功能；杜仲叶能有效预防老年记忆衰退等症状，增强新陈代谢和免疫力；川芎具有降压的功能，还能对缺血性脑血管疾病进行有效的预防。在西医药理性质方面，强力定眩片能够舒张高血压性眩晕症患者的大颈总动脉，能扩张心脑血管的周围血管，增加供血，改善脑循环。同时，还能提高机体对低压，缺氧的耐受力，对中枢神经系统有明显的保护作用。改善内耳微循环，优化内耳动脉供血不足的症状，增加内耳血流量，恢复前庭功能，从而较好地控制眩晕症状。强力定眩片具有能够通过抑制机体内的血小板聚集，降低血黏度，降低血液中胆固醇、三酰甘油和磷脂的含量而改善血液流变性的作用。强力定眩片能够增加动脉顺应性，降低血管阻力使血流阻力降低，从而达到降血压的效果。强力定眩片的药物疗效维持时间较长，药性温和，造成的血压水平反弹幅度小，在各类临床验证中均未发现任何不良反应，安全可靠。

九、心可舒（丸、片、颗粒、胶囊）

心可舒片主要由三七、丹参、木香、葛根、山楂等组成。其中，丹参味苦性寒，专入血分，常用的活血化瘀中药之一，在本方中为君，具有活血凉血、祛瘀止痛的功效。三七为臣药，味苦甘而温，具有化瘀止血、活血止痛的功效。君臣相辅相成，增强活血通经功效。木香行气以散血，山楂消食健胃、化滞散瘀，葛根辛散宣畅气机、疏通血络，三者共为佐药，与君药、臣药相得益彰，共奏活血化瘀、行气止痛的功效。临床用于治疗气滞血瘀型冠心病引起的胸闷、心绞痛、高血压、头晕、头痛、颈项疼痛及心律失常、高血脂等。药理研究发现丹参、三七可抑制血小板黏附、聚集，并抑制血小板第 3 因子以延长凝血酶原时间。葛根所含的葛根素能提高 PGI2 及高密度脂蛋白水平，使升高的血浆血栓素 A2/PGI2 的比值降低或恢复正常。山楂对动脉粥样硬化和高脂血症有预防作用。可见丹参、葛根、三七、山楂均可增加冠脉血流量，改善心肌缺血，其机制主要是拮抗 Ca^{2+}，扩张冠状动脉，降低心肌收缩力，减少心肌耗氧量。心可舒片具有活血化瘀，改善微循环，扩张冠状动脉，增加心肌血供和降低血压、减轻心脏负荷、降低心肌耗氧功能、降低血液黏度、降低血脂、改善左室肥厚，可用于治疗单纯性收缩期高血压。有研究指出，对于冠状脉病变程度相对较轻的患者，心可舒片表现出对交感—副交感神经平衡更有效的调控能力，该研究指出心可舒可以抑制心肌局部 RAS 的反常亢进。由此推断其对高血压治疗作用与其抑制 RAS 活性有关。

十、清脑降压片（胶囊、颗粒）

清脑降压片由中药夏枯草、钩藤、黄芩、当归、槐米、地龙、牛膝、生地黄、水蛭、丹参、决明子、磁石、珍珠母等药组成，有平肝潜阳、通经活络、清热泻火、安神之功效。方中钩藤息风止痉、清热平肝，主治肝阳上亢，头晕目眩；地龙清热息风、通络；水蛭破血逐瘀，通经脉，临床上对高血压、高脂血症伴有眩晕、胸闷疗效好；黄芩、夏枯草清热泻火、可以清肝热，治阳亢，其中夏枯草有降压作用；磁石镇心安神，临床常用与阴虚阳亢所致头晕、头痛、失眠等症；槐米生用能降血压及改善毛细血管的脆性；牛膝引血下行；当归补血活血；丹参养血安神决明子清热平肝、降血压；珍珠母平肝潜阳合钩藤共用于肝阳上亢之头晕。诸药合用，使肝阳得平，肝热得清，肝肾亏虚得补，脉络气血得以冲和，则血压自降，诸症则消。清脑降压片是以天麻钩藤饮为基础方加减而成，是治疗肝阳上亢型眩晕的代表方剂，具有明显的降压、降脂作用。现代药理研究，钩藤碱可使外周血管阻力下降，心排血量下降而降低血压。黄芩、夏枯草也均有降压作用，丹参、水蛭、地龙有降低血黏度、保护血管内皮功能，使 NO 合成增加，内皮素分泌减少，延缓和阻止动脉硬化进程，使高血压合并心脑血管病发病率明显下降。

十一、安脑丸（片）

安脑片源于《温病条辨》，由牛黄、麝香、水牛角浓缩粉、朱砂、黄连、黄芩、雄黄、栀子、冰片、郁金、珍珠、猪胆汁粉、石膏、代赭石、珍珠母组成。方中以代赭石苦寒质重，寒能泻火，且入肝经，故可平肝阳、清肝火；珍珠母性寒，入肝、心经，两者合用平肝潜阳、降逆肝火；辅以黄芩、黄连、栀子、石膏、猪胆汁粉苦寒泄降，泻火解毒；牛黄清热、息风豁痰开窍；水牛角浓缩粉清营凉血、安神定惊；麝香通达经络、开窍醒神；雄黄解毒豁痰；冰片、郁金通窍醒神、化痰开邪；朱砂、珍珠清心镇静安神、化瘀息风止痉定惊；如此则痰者消之、风者熄之、瘀者化之、火者清之，使邪去正安。安脑片用于高热神昏、烦躁谵语、抽搐痉厥、中风窍闭，头痛眩晕。亦用于高血压及一切急性炎症伴高热不退，神志昏迷等。安脑片是从中医辨证施治达到镇静安神、清热解毒、醒神开窍，从而达到改善临床症状，降低血压疗效。现代药理学研究表明，安脑片具有解热、抗炎等功效，能够通过抑制炎性反应、减少神经细胞凋亡、促进神经元再生等起到脑保护作用。同时安脑片在治疗血管性、神经性偏头痛，颈椎病引起的椎动脉供血不足的头晕，脑血管意外、外伤性头痛及一氧化碳中毒引起的头昏、头晕等均有很好的疗效。

十二、脉君安片

脉君安片主要由葛根、钩藤等组方而成。葛根所含的大豆素、葛根素等黄酮类物质能扩张冠状动脉血管和脑动脉血管，增加冠状动脉和脑动脉血容量，并能降低心肌耗氧量。钩藤所含的钩藤碱、异钩藤碱等生物碱类物质，能抑制血管运动中枢，直接扩张末梢血管，抑制神经节，具有交感神经阻滞作用及抑制神经末梢递质释放、减慢心率和降低外周血管阻力作用。组方中的诸药配伍，起到降压、镇静、平肝熄风、解痉止痛的作用。药效学证实，脉君安通过降低周围血管阻力和减慢心率而产生降低血压作用。脉君安是一种降压显效快，作用平稳，不良反应小的抗高血压药物。

十三、心脉通片（胶囊）

心脉通胶囊为现代中药复方制剂，由当归、决明子、钩藤、牛膝、丹参、粉葛、槐米、毛冬青、夏枯草、三七十味中药组成，具有祛痰理气、养心通脉、活血化瘀、降压降脂等作用，方中以丹参、当归、毛冬青为君药，具有活血祛瘀、补血养心作用；以牛膝、葛根为臣药，起到补养肝肾、活血生津之用；佐以钩藤、决明子、夏枯草、槐米，兼有清肝泻火、明目止眩功用，配伍严谨合理，全方共奏活血化瘀、通脉养心之效果。动物实验及药理研究表明，其具有降压、降脂、改善血液流变学、稳定斑块、保护血管内皮、延缓动脉硬化、改善微循环、增加心肌的能量代谢、平抑交感神经的兴奋性、降低心率、抗心肌缺血及降低心肌耗氧量等作用。心脉通胶囊有助于降低高血压患者血压、血脂指标及血液流变学指标。

十四、山绿茶降压片（胶囊）

山绿茶为冬青科植物山绿茶的叶，分布于我国广东、海南、广西等地，常生长于中海拔的山地疏林和密林中。其具有平肝息风，清热解毒之功效，味苦、甘，性平，入肝、脾、肺、肾经。其始载于《新华本草纲要》：“叶（山绿茶）：主治高血压、口腔炎、疖肿、慢性喉炎和妇科附件炎。”山绿茶降压片具有良好的降压效应，它的降压机理与通过中枢抑制和直接扩张外周血管有关。山绿茶有扩张心脑和外周血管、增加心脑血流量、降低心肌耗氧量和血脂的作用，为一种很有前景的天然降压药。

十五、心血宁片（胶囊）

心血宁片是以葛根提取物、山楂提取物为主要成分的新型纯中药制剂。功效活血化瘀，通络止痛。用于心血瘀阻、瘀阻脑络引起的胸痹、眩晕及冠心病、高血压、心绞痛、高血脂等症候者。葛根的主要药理成分是葛根素和葛根黄酮。现代药理研究表明：①葛根素通过抑制 AT-1 和 ACE-2 的 mRNA 表达对抗血管升压素引起的血管收缩作用，减轻外周血管阻力，降低血压。②葛根黄酮可以降低血浆胆固醇、三酰甘油、胰岛素的水平，改善胰岛素抵抗。③葛根素通过抑制胶原沉积，改善大鼠的血管重塑。④葛根提取物可以降低盐敏感性高血压的发病率。山楂提取物可以清除氧自由基及其活性物质，具有抗氧化作用，从而改善血管内皮功能，抑制血小板聚集，改善微循环，防止动脉硬化及血栓形成。山楂提取物可以减少内脏脂肪量、降低三酰甘油，升高高密度脂蛋白胆固醇。研究表明心血宁治疗高血压伴 Hcy 升高有良好疗效及安全性。心血宁片可以作为一种辅助用药，应用于原发性高血压治疗，不仅可以提高临床对血压的控制能力，也可降低高血压继发疾病的风险。

十六、天舒胶带（片）

天舒胶囊是新型中成药，其处方来源于宋代的《圣济总录》中的大芎丸，由天麻、川芎两味药制成。其中天麻甘平质润性微寒，归肝经，乃息风平肝之剂，可息风止痉、平抑肝阳、祛风通络，是治疗肝阳上亢头痛、眩晕的要药；川芎其性辛温，气香浓，味甘苦，归肝、胆、心包经，为血中气药，活血行气、祛风止痛，善走清窍头目，能达巅顶、通透周身；两药合用可活血通络、息风平肝、祛风止痛。现代药理：天麻素为兰科植物天麻的干燥根块提取，天麻素通过扩张脑血管、提高脑细胞抗缺氧能力、增加脑血流量、减少脑血管阻力，从而起到镇静和安眠作用，对神经衰弱、失眠、头痛症状有缓解作用。川芎嗪是川芎的主要成分，川芎嗪能够抑制血小板聚集、降低血黏度、扩张脑血管。研究发现，天麻、川芎两药合用对机体血管内皮细胞和神经元的钙通道有阻滞作用。天舒胶囊对高血压血瘀证有较好地改善临床症状作用，可能是通过上述多种药理作用的结果。

十七、醒脑延寿片

醒脑延寿片由黄芪、川芎、龟甲、炙何首乌、地龙、牛膝、豨莶草、葛根、广郁金、石菖蒲、法半夏、菊花、人工牛黄、生山楂、冰片等组成。其中黄芪、川芎、龟甲为君药，可滋阴潜阳、益气活血、温补五脏、通调肝脾、补益元气、通行经络、补而不滞、走而不守，使气血得充，脑得润养。地龙、广郁金、山楂活血通络、行气化滞，可增强君药活血通络之效。法半夏、石菖蒲清热化痰、醒神开窍，辅佐君药，升清降浊、宣化痰瘀、活血通络、清热解惊。葛根、菊花除热升津、清肝息风、开窍醒神，并以寒凉之性佐君药气温之性，以防伤阴之弊。何首乌、豨莶草、人工牛黄为佐药，补肝肾、清虚热，防止君臣之品温燥伤阴。牛膝一味，将药引入肝肾之经。诸药合用，益气兼行血，活血兼化痰，滋肾兼平肝，滋阴以潜阳，气血共调，阴阳并举，痰瘀同治，以达到益气活血、滋肾平肝、化痰醒神的功效。本方能明显改善眩晕头痛、心悸烦热、失眠肢麻、腰膝酸软等临床症状。通过益气活血、滋肾平肝、化痰醒神的功效，醒脑延寿片对血压的治疗是一个综合性的全面调节作用。药理药效结果也证实，其具有降压、抑制血小板聚集、改善脑循环的作用。

十八、槐角丸

槐角丸方中主药槐角，性味苦寒，用时独重，归肝、大肠经，黄芩苦寒，归肝、胆、肺、大肠经，两药均能清肝泻火、凉血止血，为治肝阳上亢型高血压主要药物。枳壳行气宽中除痰，地榆清热凉血止血，防风祛风解痉止痛，当归补血活血。根据药效分析和临床实践，槐角丸不仅能治痔疮便血，而且对高血压辨证属实证、火证、内风、痰阻、出血等亦有异病同治的功效。药理研究和动物实验证明：槐角有降压作用，所含路丁能降低毛细血管脆性，增强其抵抗力，可用于防治高血压病引起的脑出血。黄芩浸剂、煎剂均能直接扩张血管，呈降压作用，所含黄芩苷有镇静作用，黄芩苷水解产生的黄芩苷元有利尿作用，地榆有降压作用，并能缩短出血时间，有止血作用。当归有降血压和降低血脂作用，其流浸膏能降低心肌的兴奋性，延长离体兔心不应期，对实验性心房纤颤有治疗作用。提示槐角丸对高血压病及其某些并发症如脑出血、高血压性心脏病等具有一定的防治效果。

十九、通脉颗粒

通脉颗粒是由丹参、川芎、葛根制备而成的一种中成药，可有效降低轻、中度的高血压，对肝阳偏亢、肝肾不足、血瘀证等患者效果显著。现代药理研究显示，通脉颗粒对冠心病、脑血栓等有较好的效果。通脉颗粒可显著降低老年高血压患者的血压水平，对轻、中度高血压病患者可临床应用，尤其适合于肝肾不足、肝阳偏亢，兼有血瘀证等，疗效更佳。

二十、复方七芍降压片

复方七芍降压片由三七、白芍、天麻、炒杜仲、桑寄生、地龙、丹参、罗布麻、葛根、炒香附、甘草组成。方中三七活血化瘀，有化瘀而不伤正的特点，白芍敛阴柔肝，两者共为君药；桑寄生补肝肾，养血活血，辅白芍补肝肾之亏损，用为臣药；地龙清热平肝息风、消瘀滞，丹参活血化瘀，兼清虚烦，能祛瘀生新不伤正，共辅三七活血化瘀，除滞，亦用为臣药；天麻息风止痉，平抑肝阳，杜仲益肝阴，润肝燥，罗布麻善清肝热，平抑肝阳，葛根生津活血，炒香附疏肝解郁，调畅气血，共为佐药。甘草为使，缓和药性，调和百药。现代药理学研究，三七、白芍、桑寄生、地龙、丹参、罗布麻、葛根、甘草能抑制血小板聚集；丹参能通过抑制肾素—血管紧张素系统而逆转心肌纤维化；白芍还能解除平滑肌痉挛；天麻能增加动脉血管的顺应性，降低外周阻力；葛根具有 β - 受体阻滞作用；而杜仲、地龙、罗布麻、炒香附等均有降血压作用。复方七芍降压片能够降低自发性高血压大鼠血压、左室重量指数、血浆及心肌 Ang Ⅱ，逆转左室肥厚。研究表明，复方七芍降压片能有效降低高血压病患者血压、改善中医症状，其作用机制可能与其能改善血液高凝状态、减轻炎症反应、保护血管内皮功能、逆转血管重塑有关。

二十一、银丹心脑通软胶囊

银丹心脑通软胶囊是由银杏叶、丹参、三七、绞股蓝、山楂、大蒜、灯盏细辛、冰片 8 味药物组成的现代苗药，功效活血化瘀、行气止痛，主治血瘀证相关心脑血管疾病。银杏叶、丹参、三七、绞股蓝、山楂、大蒜、灯盏细辛能扩张冠状动脉和脑血管，增加心脑的血流量，降低血液黏稠度，增进红细胞的变形能力，改善微循环，具有高效的防治血小板凝集、微血栓形成和脂质代谢紊乱的作用。冰片则是依据中医"通窍开闭""芳香走窜""引药上行"的理论促进以上药物透过血脑屏障以增加脑部的血流量，促进主药发挥疗效，起到重要的作用。另外银丹心脑通软胶囊有效成分丹参酮、银杏黄酮、三七总皂苷、灯盏花素等均具有慢钙通道阻滞作用，有一定降压作用。现代药理研究显示，银丹心脑通软胶囊能够有效降低高脂血症大鼠的血脂水平，同时还能提高机体抗氧化能力，并改善血管内皮功能。银丹心脑通软胶囊可有效改善老年高血压并高脂血症患者的临床症状，具有降脂作用，减少患者外周血管阻力，血压变异性降低。

二十二、山海丹胶囊

山海丹颗粒由丹参、红花、三七、人参、黄芪等16味中药组成。丹参中的丹参酮Ⅱ对血管内皮细胞的保护作用；而丹酚酸 B 及丹参素具有抗炎、调节脂质代谢、抑制血管平滑肌细胞增殖的作用；红花中羟基红花黄色素 A 能抑制血管平滑肌细胞的增殖迁移来发挥抗动脉粥样硬化的作用；三七中的三七总皂苷能促进缺血心肌组织的血管再生，改善心肌缺血状态，抑制肿瘤组织血管新生，具有双向调节血管新生的作用；人参中的人参皂苷可通过调节脂质代谢和抗氧化来发挥抗动脉粥样硬化的作用；黄芪中的黄芪总皂苷能显著降低血瘀大鼠全血黏度、血浆黏度、红细胞聚集指数和血小板最大聚集率，从而改善血瘀模型大鼠血液流变学指数。山海丹颗粒对冠心病患者治疗效果显著，能有效改善患者心绞痛症状，改善左室舒张功能。山海丹颗粒作为一种中药制剂，具有良好的活血通络作用。有研究结果显示，山海丹颗粒可降低血压，作用机制可能与山海丹颗粒中的人参及三七等成分相关，人参皂苷不仅抗氧化还可通过刺激内皮细胞依赖的血管舒张，实现降压。

二十三、杜仲降压片

杜仲降压片是由杜仲、益母草、夏枯草、黄芩、钩藤 5 味中药制成，中医临床认为其具有补肾、平肝、清热的功效，药理学研究也表明其具有降血压、降血糖、降血脂及抗氧化的作用，临床常用于肾虚肝旺之高血压治疗，症见眩晕头疼、腰膝酸软、耳鸣健忘、心悸失眠等。研究发现杜仲降压片具有一定的抗氧化、减少自由基损伤的作用，有助于保护血管内皮细胞，提升 NO 水平，达到治疗高血压的目的。

二十四、大黄䗪虫丸

大黄䗪虫丸由大黄、土鳖虫、水蛭、蛴螬、干漆、桃仁、杏仁、黄芩、生地黄、白芍、甘草组成，具有祛瘀生新，破血通经的功效。药理研究发现该药可扩张小动脉，缓解小动脉痉挛，降低外周阻力，并可改善全身微循环。可用于治疗高血压及有瘀血内停表现为主者。

二十五、玉夏胶囊

玉夏胶囊以夏枯草、汉防己、玉米须、莱菔子等药物为主，通过化痰利湿，调理气机，使肝火下行达到降压目的。配方中夏枯草具有滋阴潜阳、通络散结之功，用以纠正高血压患者阴阳失衡，调畅营气以散痰结，为君药；汉防己苦寒，入膀胱、肺经，助主药化痰利湿为臣药；玉米须祛湿消肿，助化痰利湿之功为佐药；莱菔子为使药，既祛痰行气，又能调整气机，通腑消结，引导诸药祛痰利湿达到降压目的。研究表明玉夏胶囊对痰湿壅盛型高血压降压效果有良好疗效，可不同程度地改善头晕、头痛、耳鸣、胸闷、心慌等症状，对健康愉快感、躯体症状、情感状态、社会参与、生活满意度等生活质量具有明显改善作用。

二十六、通心络胶囊

通心络胶囊药物配方以人参、冰片、全蝎等中成药物为主，可缓解血管痉挛，保护心肌细胞，降低患者的血压和血脂。配方中含有的水蛭素凝血作用显著，能有效缓解动脉痉挛，调节集体微循环；全蝎可增强水蛭素的凝血作用，增强心肌活力，降低静脉血栓发生率；土鳖虫可降低机体胆固醇浓度，提高胆固醇酰基转氨酶活性，有效阻止胆固醇聚集，避免动脉粥样硬化情况出现；蜈蚣提取液能增强机体免疫力和抗病能力，促进心肌收缩，扩张血管，增加机体血流速和血流量，降压作用明显。动物实验证明通心络胶囊能够降低血管斑块内脂质含量，增加斑块纤维帽厚度，降低血脂及血浆纤维蛋白原水平，抑制炎性因子表达，发挥稳定易损斑块、保护心脑及抗血栓形成的作用。

第六节　常用降压中药的药理研究

临床上，具有降压作用的中药种类繁多，可将其分为以下几类：解表类主要有菊花、蔓荆子、升麻、葛根等；清热类有栀子、夏枯草、决明子、黄芩、黄连、黄柏、龙胆、生地黄、玄参、牡丹皮、地骨皮等；泻下类有大黄、火麻仁等；祛风湿类有防己、臭梧桐、桑寄生；利湿类有车前子、薏苡仁、泽泻、玉米须、茵陈；消食类主要有山楂；活血化瘀类有三七、川芎、丹参、红花、鸡血藤、银杏叶；化痰类以半夏为代表；安神类以酸枣仁为代表；平肝息风类有石决明、珍珠母、白蒺藜、罗布麻、钩藤、天麻、地龙；补益类有党参、黄芪、白术、绞股蓝、杜仲、当归、白芍、枸杞子、淫羊藿等。现将其降压药理分别论述。

一、菊花

菊花，为菊科植物菊的干燥头状花序。味甘、苦，性微寒，归肺、肝经。功效：疏散风热，平抑肝阳，清肝明目，清热解毒。《神农本草经》将其列为上品，"治风头头眩，肿痛，目欲脱……久服利血气，轻身，耐老延年"。中医降压取其平抑肝阳、清肝明目之效，主要用于肝阳上亢、头目眩晕兼有眼目昏花之症。戴敏等研究发现菊花总黄酮的整体降血压能力较好，总黄酮类化合物为菊花主要的降血压活性成分。现代药理研究表明：菊花提取物主要化学成分为黄酮类化合物、三萜类化合物和挥发油，菊花水煎剂有明显扩张冠状动脉的作用，通过增加冠脉血流量，提高心肌耗氧量，以达到降血压的作用。同时，菊花有一定的肝保护作用。

二、蔓荆子

蔓荆子，为马鞭草科植物单叶蔓荆或蔓荆的干燥成熟果实。味辛、苦，性微寒，归膀胱、肝、胃经。功效：疏散风热，清利头目，祛风止痛。《神农本草经》记载："蔓荆实治筋骨间寒热，湿痹，拘挛，明目，坚齿，利九窍……久服轻身，耐老。"蔓荆子轻浮上行，偏于清利头目，善治清阳不升，头目眩晕之症。现代药理研究：蔓荆子醇浸液有明显的降压作用，且维持时间长，对心电图无明显影响。蔓荆子最突出的作用是镇痛。因此，针对高血压引起头痛有明显的治疗作用。Masateru Ono 等研究表明蔓荆子的降压作用与兴奋中枢诱导的副交感神经系统有关。

三、升麻

升麻，为毛茛科植物大三叶升麻、兴安升麻或升麻的干燥根茎。味辛、微甘，性微寒，归肺、脾、胃、大肠经。功效：发表透疹，清热解毒，升举阳气。《神农本草经》言："主解百毒，杀百精……久服不夭。"现代药理研究发现升麻具有抑制心脏、减慢心率的作用，同时兼有降低血压的作用，升麻中的升麻酸 D（cimicifugic acid D）和蜂斗菜酸（fukinolic acid）可抑制 Ca^{2+} 内流来舒张血管。此外，升麻还具有解热、镇痛、抗炎、抗惊厥、调节内分泌、抗骨质疏松等作用。

四、葛根

葛根，为豆科植物野葛或甘葛藤的干燥根。味甘、辛，性凉，归脾、胃、肺经。功效：解肌退热，生津，升阳通经活络等作用。《神农本草经》记载："治消渴，身大热，呕吐，诸痹。起阴气，解诸毒。"葛根味辛能行，又可通经活络，用治中风偏枯，眩晕头痛等。现代药理研究发现：葛根中的有效成分是葛根素和总黄酮，能够明显扩张冠状动脉血管，增加冠脉血流量和脑血流量，降低心肌耗氧量，增加心脑氧供应。葛根的降压作用表现在能直接扩张血管，使外周阻力下降，能够很好地缓解高血压患者的颈项僵痛等症状，同时葛根素还有增加胰岛素敏感性、调节血脂、保护血管内皮细胞等作用。

五、栀子

栀子，为茜草科植物栀子干燥成熟的果实。味苦，性寒，归心、肺、三焦经。功效：泻火除烦，清热利湿，凉血解毒，外用消肿止痛。《神农本草经》："治五内邪气，胃中热气，面赤，酒疱齇鼻，白癞，赤癞，疮疡。"现代药理研究表明：栀子中的栀子苷具有保肝利胆、保护胰腺组织、降糖、降脂（栀子黄色素效果更明显）等作用。栀子水煎剂和醇提取物具有持久的降压作用，张世方等研究发现栀子的降压作用与其加强了延脑副交感中枢的紧张度阻断颈总动脉血流有关。李琛等发现栀子豉汤具有温和的降压作用，栀子豉汤可明显下调 SHR（自发性高血压大鼠）主动脉组织 AT1R（Ang Ⅱ 1 型受体）mRNA 的表达，提示栀子豉汤可能通过下调 AT1R mRNA 的表达，抑制 Ang Ⅱ 介导的直接收缩血管及促血管平滑肌细胞增殖作用，降低外周血管阻力，从而使血压下降。

六、夏枯草

夏枯草，为唇形科植物夏枯草的干燥果穗。味辛、苦，性寒，归肝、胆经。夏枯草味辛能散，苦寒降泄，主归肝经，善清肝火而明目，并能散郁结，主要用于治疗肝火上炎之目赤肿痛、头痛眩晕及瘰疬、乳癖等。《神农本草经》记载治寒热瘰疬，鼠瘘，头疮，破癥，散瘿结气，脚肿，湿痹，轻身。夏枯草中化学成分丰富，主要有三萜、甾醇、黄酮、有机酸、香豆素等类型化合物。夏枯草的茎、叶、穗及全草均有降压作用。研究表明夏枯草的降压作用与夏枯草总皂苷有关。夏枯草煎剂、水浸出液、乙醇—水浸出液及乙醇浸出液对实验动物均有明显降压作用。梁健钦等研究提示夏枯草提取物可能通过降低血清中 ET 和 Ang Ⅱ 含量和升高 NO 含量来发挥对 SHR 大鼠的降压效应。此外，夏枯草还有降血糖、抗炎、免疫抑制、抗肿瘤等作用。

七、决明子

决明子，为豆科植物决明或小决明的干燥成熟种子。味甘、苦、咸，性微寒。归肝、大肠经。功效：清肝明目，润肠通便。决明子苦寒，入肝经，能清肝火，又兼有平抑肝阳之效，主治肝火上攻或肝阳上亢之头目眩晕。《神农本草经》记载治青盲，目淫肤，赤白膜，眼赤痛，泪出。久服益精光，轻身。现代药理研究表明：决明子具有降血脂和抗动脉粥样硬化的作用。生决明子与炒决明子水浸液、醇提物均能平稳降压且降压作用无明显差异。决明子的降压成分主要是蛋白质、低聚糖及蒽醌苷。决明子蛋白质产生的降压作用，与该蛋白质在肠道内分解后形成的氨基酸和多肽短链的吸收入血有关。决明子低聚糖产生的降压作用，与其促进肠道双歧杆菌的增殖有关。决明子蒽醌类的利尿作用可能是决明子中蒽醌苷起降压作用。同时决明子亦有护肝、改善胰岛素抵抗等作用。

八、黄芩

黄芩，为唇形科植物黄芩的干燥根。味苦，性寒。归肺、胆、脾、大肠、小肠经。功效：清热燥湿，泻火解毒，止血，安胎。黄芩偏于清泻中上焦湿热，主入肺经，长于清肺火，善治肺热咳嗽。《神农本草经》记载治诸热，黄疸，肠癖，泄利，逐水，下血闭，恶疮，疽蚀，火疡。现代药理表明黄芩主要有效成分是黄酮及其苷类。临床研究发现黄芩水、醇提取物及煎剂都有一定降压、利尿作用。黄芩能降低血压，对周围神经和周围血管都有作用。黄芩素降压作用可能通过促进血管内皮细胞 NO 产生，上调 eNOS 蛋白表达来增强乙酰胆碱对血管的舒张作用。

九、黄连

黄连，为毛茛科植物黄连、三角叶黄连或云连的干燥根茎。味苦，性寒，归心、脾、胃、肝、胆、大肠经。功效：清热燥湿，泻火解毒。善于清泻中焦胃火及心火，善治中焦湿热泻痢、痞满呕吐及心火亢盛、心烦等。《神农本草经》记载治热气目痛，眦伤，泣出，明目，肠癖，腹痛，下利，妇人阴中肿痛。现代研究发现黄连及小檗碱具有明显抗炎抗菌、解热、保护胃黏膜、降血糖作用。小檗碱是黄连的主要成分之一，其有明显的降压作用，降压同时可降低后负荷和心率；增强左室心肌收缩力，其降压作用主要是通过竞争性阻断 α-肾上腺素受体、减缓心率及降低外周血管阻力所致。同时小檗碱能够扩张脑膜血管，增加局部血流量，产生抗脑缺血作用，其机制与抑制神经细胞内游离钙浓度（Ca^{2+}）的异常升高及抗氧自由基作用有关。

十、黄柏

黄柏，为芸香科植物黄皮树或黄檗的干燥树皮。味苦，性寒，归肾、膀胱经。功效：清热燥湿，泻火解毒，除骨蒸。黄柏苦寒沉降，主入肾经，长于清利下焦湿热，泻下焦相火、除骨蒸，主治湿热下注诸证及骨蒸劳热者。黄柏《神农本草经》中名为檗木，治五脏肠胃中结热，黄疸，肠痔，止泄利，女子漏下赤白，阴伤，蚀疮。黄柏的主要活性成分为生物碱，其中小檗碱是含量最高的生物碱。据报道，提取黄柏胶囊中的小檗碱用于犬的静脉注射后，血压可显著降低，同时不产生快速耐受现象，其降压作用可持续 2 小时以上。颈动脉注射黄柏水煎液较静脉注射的作用更持久。黄柏降压作用可能为中枢性降压。

十一、龙胆

龙胆，为龙胆科植物条叶龙胆、龙胆、三花龙胆或滇龙胆的干燥根及根茎。味苦，性寒。归肝、胆经。功效：清热燥湿，泻肝胆火。本品苦寒沉降，既可清泻肝胆湿热，又可泻肝胆实火，用于治疗湿热下注证及肝火头痛，目赤肿痛，耳鸣耳聋等。《神农本草经》记载治骨间寒热，惊痫，邪气，续绝伤，定五脏，杀蛊毒。久服益智，不忘，轻身，耐老。现代药理表明龙胆有明显的保肝作用，同时能直接促进胃酸分泌、抗炎镇痛、抗病毒、利尿、降血糖等作用。研究证实龙胆有降压作用，但降压作用持续时间短，降压机制可能与其对心肌的抑制有关。同时龙胆草可以用治甲状腺功能亢进症、抑郁症等。

十二、生地黄

生地黄，为玄参科植物地黄的干燥块根。味甘，性寒，归心、肝、肾经。本品具有清热凉血，养阴生津之效。《神农本草经》记载治折跌绝筋，伤中。逐血痹，填骨髓，长肌肉。作汤除寒热、积聚，除痹。生者尤良。研究表明生地黄能够增强心肌收缩力、保护肾上腺皮质、抗炎、降温、降糖、护肝作用。地黄能够降低麻醉犬血压、改善肾功能、降低肾性高血压的作用，其作用机制可能与升高 cAMP，使 cGMP 的比值降低而引起血压下降有关。同时生地有弱的利尿作用。

十三、玄参

玄参，为玄参科植物玄参的干燥根。味甘、苦、咸，性微寒。归肺、胃、肾经。本品具有清热凉血，滋阴降火，解毒散结之功。《神农本草经》记载治腹中寒热积聚，女子产乳余疾，补肾气，令人目明。药理学研究表明玄参水浸液、醇提液和煎剂均有降血压作用。玄参醇提液静脉注射可使血压随即下降，血压平均下降 40.5%；煎剂对肾性高血压的降压作用更明显。降压作用初步分析玄参无对抗 α-肾上腺素能受体作用，对阻断颈动脉血流所致的升压反射无明显影响，降压机理可能与扩张血管有关。玄参能够舒张血管、扩张冠状动脉、抗脑缺血损伤、增强纤维蛋白溶解与抗血小板聚集、抗动脉粥样硬化、抑制心室重构与心室肥厚、抑制炎症反应、抗氧化、降尿酸等作用。玄参降血压的药理作用主要表现为抑制交感神经兴奋。

十四、牡丹皮

牡丹皮，为毛茛科植物牡丹的干燥根皮。味苦、辛，性微寒，归心、肝、肾经。本品具有清热凉血，活血化瘀，散瘀消痈之效。善于清营血分实热，清透阴分伏热。《神农本草经》列为中品："治寒热，中风，瘛疭，痉，惊痫，邪气，除癥坚，瘀血留舍肠胃，安五脏，疗痈疮。"牡丹皮主要成分包括丹皮酚和芍药苷。丹皮煎剂，去牡丹酚后的煎剂或牡丹酚均有降压作用。原发和肾型高血压，用牡丹皮煎剂血压明显下降。牡丹酚能显著抑制钙反常心肌细胞 Ca^{2+} 摄取和降低细胞内过氧化脂质含量，且呈剂量依赖性，表明牡丹酚减轻钙反常损伤与阻止 Ca^{2+} 内流及抗氧化有关。现代研究证实丹皮酚能降血脂、抑制动脉粥样硬化产生保护血管作用。同时能降低心肌耗氧量，增加冠脉流量，抑制缺血心肌的膜损伤，增加自由基清除，降低脂质过氧化，促进缺血心肌细胞代谢率降低，从而预防心肌坏死。同时丹皮酚能够很好调节患者免疫功能对高血压病血管内皮细胞有很好的保护作用。研究表明丹皮具有明显的保肝护肾功效，能显著降低肝损害，降低转氨酶指标。还有一定降血糖、抗菌消炎、止血作用。

十五、地骨皮

地骨皮，为茄科植物枸杞或宁夏枸杞的干燥根皮。味甘、性寒。归肺、肝、肾经。具有凉血除蒸，清肺降火之功。本品甘寒清润，善于清虚热、退骨蒸，同时能清泻肺热，亦能凉血止血，生津止渴，为有汗骨蒸要药。现代研究表明地骨皮煎药剂、浸膏有降压、降血糖、降血脂、抗自由基、调节成骨样细胞作用。地骨皮水提液是通过作用肾素—血管紧张素—醛固酮信号通路起到降压作用。

十六、大黄

大黄，为蓼科植物掌叶大黄、唐古特大黄或药用大黄的干燥根和根茎。味苦，性寒。归脾、胃、大肠、肝、心包经。本品为治疗积滞便秘要药，因其能够荡涤胃肠，推陈致新。因本品苦降，故可使上炎之火下泄，亦可导湿热外出，下瘀血兼清瘀热。大黄泻下机制为抑制肠内水分吸收，并增加肠蠕动，推动排便，但由于鞣质所致，故泻后又有便秘现象。大黄能够增强心肌收缩力，提高心率，达到强心之效。药理研究证实，大黄及其有效成分主要通过抗冠状动脉痉挛、抗血栓形成而发挥抗心肌缺血作用。大黄蒽醌衍生物能显著抑制血管紧张素转化酶活性，降低血压，减轻心脏后负荷，起到心肌保护作用。大黄亦能抗动脉硬化，改善有效血容量，降低血液黏稠度，改善微循环障碍，同时能够保肝利胆护肾。

十七、火麻仁

火麻仁，为桑科植物大麻的干燥成熟种子。味甘，性平。归脾、胃、大肠经。本品具有润肠通便，滋养补虚之效，主要用于老人、产妇、体弱等津血不足的肠燥便秘。《神农本草经》言："麻子……主补中益气，久服肥健，不老。"现代药理研究证实火麻仁提取物及火麻仁可显著改善学习记忆能力。同时能够抗溃疡、抗氧化、抗衰老、免疫调节、镇痛抗炎、抗血栓形成、降血脂、降血压等作用。有研究发现火麻仁中所含的大麻素可能是降压的有效成分，其机制是通过抑制乙酰胆碱酯酶，使支配血管的胆碱能神经释放的乙酰胆碱免遭水解，进而产生降压作用。体外实验表明，火麻仁蛋白水解物可明显抑制 ACE 和肾素的活性。此外，火麻仁含有一定量的毒蕈碱和大麻素等生物活性很高的成分，食用过量（超过 50 g）可致中毒，多在食后 1～2 小时发病，故不可随意加大药量。

十八、防己

防己，为防己科植物粉防己的干燥根。味苦，性寒，归膀胱、肺经。本品具有祛风止痛，利水消肿，以及降血压之功。主要治疗用于风湿痹痛、水肿、小便不利及高血压病等。《神农本草经》："防己……治风寒，温疟，热气，诸痫，除邪，利大小便，通腠理，利九窍。"研究表明本品能明显增加排尿量。粉防己中含粉防己碱，它是一种天然的非选择性的钙通道阻滞剂，也是钙调蛋白的拮抗剂，还可抑制心室肌细胞的 T 型和 L 型钙通道，与 M

受体相互作用，通过阻断钙激活的钾通道，对高血压患者具有良好的疗效，其降压作用与钙通道阻滞剂相类似。粉防己碱对心肌有保护作用，能扩张冠脉血管，增加冠脉血流量，有显著的降压作用，抗心律失常作用，同时有明显抗炎、镇痛、抑制血小板聚集、降血糖、抗肿瘤、抗过敏作用。

十九、臭梧桐

臭梧桐，为马鞭科植物海州常山的干燥嫩枝和叶。味辛、苦、甘，性凉，归肝经，用于治疗风湿痹症，中风半身不遂，风疹、湿疮，以及肝阳上亢、头目眩晕。臭梧桐的主要药理作用有降血压、镇痛、镇静、抗炎、抗氧化等。实验证实臭梧桐热浸剂及碱溶盐沉提取物在任何给药途径下均有显著的降压作用。臭梧桐降压作用与阻断自主神经节、直接扩张体血管及降低血管运动中枢兴奋性有关。研究发现臭梧桐提取物静脉注射于大鼠和麻醉犬，会引起肾血管扩张，增加尿量及尿钠排出。

二十、桑寄生

桑寄生，为桑寄生科植物桑寄生的干燥带叶茎枝。味苦、甘，性平，归肝、肾经，有祛风湿、补肝肾、强筋骨、安胎元之效。本品能够补益肝肾以平肝降压，常用于肝肾不足型高血压病头目眩晕者。桑寄生有降压作用，可能与增强血清中超氧化物歧化酶活性有关，从而发挥抗自由基损伤作用，升高血清中 NO 释放量，降低血浆中 Ang II、ET 水平，从而调整体内 NO 与 ET 平衡状态及调节肾素—血管紧张素系统水平。此外，桑寄生之注射液能够扩张冠状血管，减慢心率。桑寄生能够降血糖，机制主要是通过加速肝脏的葡萄糖代谢，增强肝细胞对胰岛素的敏感性而产生。此外，还有抗炎、镇痛等作用。

二十一、车前子

车前子，为车前科植物车前或平车前的干燥成熟种子。味甘，性寒，归肝、肾、肺、小肠经。车前子具有清热利尿通淋、渗湿止泻、明目、祛痰之效，有明显的利尿作用。已故国医大师颜德馨临床应用车前子降压疗效确切，其中特别对舒张压降低具有明显意义，能够明显改善浮肿、眩晕、头痛、目糊、失眠等症状。车前子不降低正常血压，对于血压偏低者还能起到升压的调节作用。其降压的作用与利尿作用有关，减少细胞外液体及心输出量，进而降压；车前子酸、琥珀酸、车前苷、胆碱这些成分，能引起某些组织释放组胺或直接作用于组织胺受体，使血管扩张，血压下降，车前草素能兴奋副交感神经，阻抑交感神经，由此使末梢血管扩张导致血压下降。

二十二、薏苡仁

薏苡仁，为禾本科植物薏苡的干燥或成熟种仁。味甘、淡，性凉。归脾、胃、肺经。薏苡仁具有利水渗湿，健脾止泻，除痹，排脓，解毒散结之功，用于治疗水肿、小便不利、脾虚湿盛之泄泻、湿痹痉挛、肺痈、肠痈、癌肿等。薏苡仁具有很高的营养价值，有"禾本科之王"之称。近年来国内外对薏苡仁的研究不断深入，发现薏苡仁有抗肿瘤、镇痛抗炎、调节糖脂代谢、调节肠道菌群、增强免疫、降血压、抗氧化、抗衰老、美白等药理作用。现代药理证实薏苡仁煎剂、醇及丙酮提取物对癌细胞有明显的抑制作用，以薏苡仁油为主要原料的康莱特注射液已广泛用于癌症的治疗。薏苡仁降血压作用的主要成分是水解活性寡肽，其降压效果通过抑制血管紧张素转化酶实现。Qiao 等研究确定血管紧张素转换酶是薏苡仁寡肽抗高血压的主要靶点。

二十三、泽泻

泽泻，为泽泻科植物泽泻的干燥块茎。味甘、淡，性寒，归肾、膀胱经。本品有利水渗湿、泄热、化浊降脂作用，用于治疗水湿停聚之小便不利、水肿及痰饮停聚、清阳不升之头目昏眩，同时既能清膀胱之热，又可泄肾经虚火，用于下焦湿热诸证。《神农本草经》："治风寒湿痹，乳难消水，养五脏，益气力，肥健。"泽泻中含有的主要利尿成分为泽泻醇 A、24－乙酰泽泻醇 A、泽泻醇 B 和 23－乙酰泽泻醇 B，直接作用于收集肾小管细胞，其机制与螺内酯相同。现代药理研究表明泽泻具有利尿（双相调节）、降血糖血脂及抗动脉粥样硬化、抗脂肪肝、降血压、调节心血管系统、免疫调节、抗痉挛、抗癌等方面的功效。研究表明泽泻是通过扩血管来发挥降血压作用，泽泻醇 A 和泽泻醇 B 对人体由肾上腺素引起的主动脉收缩有松弛作用，从而缓解收缩压起到降血压作用，同时泽泻醇还可以抑制由血管紧张素分泌引起的血管收缩。

二十四、玉米须

玉米须，为禾本科植物玉蜀黍的花柱和柱头。味甘，性平，归膀胱、肝、胆经。本品具有利水消肿、利湿退黄之效，用于治疗水肿、黄疸等。玉米须的药理作用广泛而确切，主要有抗菌、抗肿瘤、抗氧化、降血压、降血糖、降血脂、保肝利胆、利尿排石、抗尿酸等作用。王慧等人研究发现玉米须水提物对自发性高血压大鼠有降压作用，机制与降低血管紧张素 II 水平和抗氧化应激有关。

二十五、茵陈

茵陈，为菊科植物滨蒿或茵陈蒿的干燥地上部分。味苦、辛，性微寒，归脾、胃、肝、胆经。本品具有清利湿热、利胆退黄，适用于黄疸尿少、湿温暑湿及湿疮瘙痒。现代药理研究证实茵陈具有明显利胆保肝作用，并有解热、调脂、扩血管、抗凝血、抗肿瘤和降血压作用。茵陈蒿提取物具有降低胰岛素抵抗大鼠血糖和血压的作用，其降压作用机制可能与其抗氧化作用、恢复胰岛素敏感性、降低肾素—血管紧张素系统活动和提高 NO 水平有关。Cho 等研究也发现，茵陈降压作用机制是通过降低血管紧张素转化酶的活性，减少血管紧张素 II 的产生，增强 VEGF 表达和抑制 RhoA 表达实现的。

二十六、山楂

山楂，最早记载见于《本草经集注》。山楂为蔷薇科植物山里红或山楂的干燥成熟果实。味酸、甘，性微温，归脾、胃、肝经。本品具有消食健胃、行气散瘀、化浊降脂之功，用于治疗肉食积滞、胃脘胀满、泻痢腹痛、血瘀经闭、心腹刺痛、胸痹心痛等。现今临床上亦用山楂治疗高脂血症、冠心病及高血压病等。山楂含糖类、蛋白质、脂肪、维生素 C、胡萝卜素、淀粉、苹果酸等，现代研究发现山楂有增加心肌收缩力、增加心输出量、减慢心律的作用；能扩张冠状动脉血管、增加冠状动脉流量、降低心肌耗氧量和心肌氧利用率，改善心肌的血氧供应，并能降低外周阻力，扩张血管，产生持久的降压作用。山楂降压作用的主要成分为黄酮类，山楂提取物具有明显的中枢性降压作用，其作用机制与扩张外周血管作用有关。另外山楂还有降脂、抗动脉粥样硬化、抑制脑细胞凋亡作用，可双向调节胃肠道蠕动，保护肝脏，降低血糖、防治糖尿病并发症，同时山楂亦具有抗菌、抗肿瘤作用。

二十七、三七

三七，为五加科植物三七的干燥根和根茎。味甘、微苦，性温。归肝、胃经。本品具有散瘀止血、消肿定痛之效，具有止血不留瘀、化瘀不伤正的特点，为伤科要药。主要用于人体内外各种出血及胸腹刺痛、跌仆肿痛等。现代研究证实：三七具有止血、抗血小板聚集、抗心律失常、保护脑组织、降血压、降血脂、抗炎、保肝、护肾、抗肿瘤、免疫调节等多方面的药理作用。三七有较强的降血压作用，三七皂苷是主要的降压和减轻心脏负荷的成分；三七总皂苷能扩张血管，产生降压作用，尤以降低舒张压作用明显。

二十八、丹参

丹参，为唇形科植物丹参的干燥根及根茎。味苦，微寒，归心、肝经。本品能活血化瘀、通经止痛、清心除烦、凉血消痈。《神农本草经》："治心腹邪气，肠鸣幽幽如走水，寒热积聚，破癥，除瘕，止烦满，益气。"丹参酮ⅡA 可通过干预 TLR4/NF-kB 信号通路，来抑制动脉粥样硬化过程中的炎症反应，丹参酮ⅡA 中的磺酸钠可以影响血管平滑肌细胞增殖相关基因的表达，抑制平滑肌细胞增殖达到抗动脉粥样硬化的作用。现代药理表明丹参能抗心律失常，扩张冠脉、增加冠脉血流量，调节血脂，抗动脉粥样硬化；能够扩张血管，降低血压；能改善微循环，提高耐缺氧能力，保护心肌；能降低血液黏度，抑制血小板聚集，抗血栓形成；能够保护肝细胞损伤，改善肾功能。此外，还有镇痛、镇静、抗炎、抗过敏作用。

二十九、川芎

川芎，为伞形科植物川芎的干燥根茎。味辛，性温，归肝、胆、心包经。《本草汇言》谓其能"上行头目、下调经水、中开郁结"，并称其为"血中气药"。另外川芎亦可"旁通络脉"，具有活血行气、祛风止痛之功。其降压作用的主要化学成分为川芎嗪，其化学结构为四甲基吡嗪。现代药理证实：川芎嗪为一种新型钙离子拮抗剂，能够扩张冠状动脉，增加冠脉血流量；能扩张脑血管，降低血管阻力，改善微循环；抑制血小板凝集，预防血栓形成。川芎中的川芎嗪及阿魏酸均可有效促进血管的舒张，进而延缓动脉粥样硬化的发生。川芎总生物碱及川芎嗪有明显而持久的降压作用。川芎还有增加肾血流，扩张支气管平滑肌及镇痛作用。

三十、红花

红花，为菊科植物红花的干燥花。味辛，性温，归心、肝经。本品具有活血通经、散瘀止痛之功。本品所含的红花黄色素能够扩张冠状动脉、改善心肌能量代谢、缓解心肌缺氧损伤、改善心肌缺血；能够扩张血管，亦能抑制肾素—血管紧张素系统，进而降低血压；抑制血小板聚集，产生抗血栓作用；能降低全血黏度，增加脑血流速度，产生脑保护作用；调节血脂；具有抗血管内皮损伤和动脉硬化、镇痛、镇静、抗氧化作用等。红花醇提取物和水提取物具有抗炎作用。

三十一、鸡血藤

鸡血藤，为豆科植物密花豆的干燥藤茎。味苦、甘，性温，归肝、肾经。本品有活血补血、调经止痛、舒筋活络之效。适用于月经不调、痛经、闭经等妇女血瘀、血虚之月经病及风湿痹痛、肢体麻木等经脉不畅、络脉不和病证。主要含有黄酮类、酚类、三萜类等化合物。现代药理学研究表明，鸡血藤不仅具有促进造血、降血脂、抑制血小板聚集、抗血栓等作用，同时能够抗肿瘤、抗病毒、抗氧化、双向调节酪氨酸酶、保肝及镇静催眠。鸡血藤乙醇提取物具有扩血管作用，其机制可能与细胞膜上的电压依赖性 Ca^{2+} 通道或受体操纵性 Ca^{2+} 通道的抑制有关。李月华等实验研究发现鸡血藤醇提取物降压作用机制与中枢抑制和扩张外周血管有关。

三十二、银杏叶

银杏叶，为银杏科植物银杏的干燥叶。性平，味甘、苦、涩，归心、肺经。本品具有活血化瘀、通络止痛、敛肺平喘、化浊降脂作用。现代药理研究发现银杏叶提取物的有效成分主要是黄酮和多种银杏内酯。银杏黄酮具有促血液循环、抗氧化、抗衰老、提升记忆力、抗肿瘤和肝保护等药理作用，银杏内酯对脑缺血/再灌注后脑组织具有保护作用。银杏叶的黄酮类及萜烯内酯等多种活性成分，能扩张冠状血管，改善脑循环及抑制血小板活化因子。银杏叶提取物的降压作用可能与提高舒血管物质 NO 含量有关，通过提升血管内皮细胞钙离子浓度，增加一氧化氮合酶活性、促进一氧化氮生成释放，进而提高环磷酸鸟苷水平，起到舒张血管的作用。老年原发性高血压患者在服用降压药的同时联合使用银杏叶制剂，临床疗效显著。

三十三、半夏

半夏，为天南星科植物半夏的干燥块茎。味辛，性温，有毒。归脾、胃、肺经。本品有燥湿化痰、降逆止呕、消痞散结之功。《神农本草经》云："治伤寒，寒热，心下坚，下气，喉咽肿痛，头眩，胸胀，咳逆，肠鸣，止汗。"半夏中的主要化学成分有生物碱、半夏淀粉、甾醇类等。研究发现半夏对离体蛙心及兔心具有抑制作用。半夏水煎醇沉液可增加心脏冠状动脉流量。半夏注射液静脉注射对大鼠、犬、猫均有短暂降压作用，具有快速耐受性。半夏水煎剂对肾上腺皮质功能有轻度刺激作用。若持续给药，能引起抑制作用。半夏的水煎液能显著降低高脂血症状态下血管内皮通透性，维持 NO 代谢产物亚硝酸盐的生成量，具有保护内皮细胞的作用，有明显的抗动脉粥样硬化与降压作用。

三十四、酸枣仁

酸枣仁，为鼠李科植物枣的干燥成熟种子。味甘、酸，性平，归肝、胆、心经。本品味甘，入心、肝经，能养心阴、益肝血而宁心安神，适用于心肝阴血亏虚之虚烦不眠，惊悸多梦，同时还具有敛汗、生津之功，用于治疗体虚多汗、津伤口渴者。现代药理表明酸枣仁具有镇静、催眠、镇痛、抗惊厥、抗焦虑、抗抑郁、降温、降压、降血脂、保护心脏和增强免疫作用。酸枣仁水提取物、注射液能够降低心率，增强心肌收缩力，具有强心、抗心律失常作用，同时对微血管管径具有明显扩张作用。研究表明酸枣仁总皂苷的降压作用机制尚不清楚，可能与其降低血脂和心血管调节等作用有关。

三十五、石决明

石决明，为鲍科动物杂色鲍、皱纹盘鲍、羊鲍、澳洲鲍、耳鲍或白鲍的贝壳。性味咸寒，归肝经。本品有平肝潜阳、清肝明目之效。本品咸寒，专入肝经，长于潜降肝阳、清泻肝热，兼养肝阴，善于治疗高血压病属肝肾阴虚、阴不制阳所致之头痛眩晕、耳鸣、伴视物昏花、目赤翳障者。现代药理研究发现其具有清热、镇静、保肝、降血压、拟交感神经和抗感染、中和胃酸等作用。石决明提取物具有强而持久的降压作用，同时也有心血管活性。马爱翠等通过测定石决明的降压活性，结果发现石决明对 ACE 的抑制作用，表明石决明通过抑制 ACE 活性而发挥降血压作用。临床上发现石决明对长期紧张引发的高血压效果更佳。石决明可降低血管平滑肌细胞 L 型电压依赖性钙通道的电流峰值，其机制可能由于高浓度 Ca^{2+} 也具有阻滞 L 型钙离子通道的作用。

三十六、珍珠母

珍珠母，为蚌科动物三角帆蚌、褶纹冠蚌或珍珠贝科动物马氏珍珠贝的贝壳。性寒，味咸，归肝、心经。本品具有平肝潜阳、安神定惊、明目退翳之功，适用于肝阳上亢、头目眩晕及惊悸失眠、烦躁、视物昏花者。现代药理证研究表明，珍珠层粉可降低冠心病患者的血压及血清过氧化脂质水平，而且还具有镇静及抗惊厥作用。

三十七、刺蒺藜

刺蒺藜，又名白蒺藜，为蒺藜科植物蒺藜的干燥果实。味辛、苦，性微温，有小毒。归肝经。本品具有平肝解郁、活血祛风、明目、止痒的功效，用于治疗肝阳上亢高血压、头痛眩晕，目赤翳障以及风疹皮肤瘙痒等。现代药理研究表明蒺藜的主要化学成分为蒺藜皂苷、蒺藜多糖、生物碱和黄酮类化合物，蒺藜皂苷可增强免疫功能，对视神经细胞和中枢神经系统有保护作用，有降血糖、调节血脂、抗动脉粥样硬化和脑缺血及减轻缺血再灌注对心肌细胞的损伤等作用。蒺藜水浸液具有降压、强心的作用，其机制与改善缺血组织自由基损伤、能量代谢，调节缺血级联反应，抑制炎症因子过度表达有关。章怡祎等发现白蒺藜呋甾皂苷能降低高血压大鼠的收缩压，抑制心肌纤维化，从而改善高血压所致心脏结构重塑。Sharifi等认为白蒺藜的降压机制是通过抑制血管紧张素转换酶实现的。

三十八、罗布麻叶

罗布麻叶，为夹竹桃科植物罗布麻的干燥叶。味甘、苦，性凉，归肝经。本品具有平肝安神、清热利水之功。临床用于治疗肝阳眩晕、心悸失眠、水肿尿少等。研究表明罗布麻叶水煎剂具有降压、减慢心率、减弱心肌收缩力的作用。同时还具有较强的利尿、降血脂、调节免疫、镇静、抗惊厥等作用。罗布麻叶降压效果显著，无毒副作用。Hoki·S从化学组成上阐述罗布麻叶的降压机制，认为金丝桃苷和异槲皮素共同存在是罗布麻叶降血压的原因。Tagawa C以及 Kwan CY 研究发现罗布麻叶提取液引起的血管舒张作用是由内皮源性超极化因子介导，这种舒张作用涉及 K^+ 通道活动，高浓度的罗布麻叶提取液有助于 NO 释放，引起血管松弛。罗布麻中所含的生物碱有显著的降压作用。其降压作用与组织胺有关，可能是应用罗布麻叶或黄酮苷后，引起机体某些组织释放组织胺，或直接作用于组织胺受体，使血管扩张，血压下降。

三十九、钩藤

钩藤，为茜草科植物钩藤、大叶钩藤、毛钩藤、华钩藤或无柄果钩藤的干燥带钩茎枝。味甘、性凉，归肝、心包经。本品有息风定惊、清热平肝之功，以其平肝息风之效达降压之效，适用于肝风内动、肝火上炎及肝阳上亢之头痛眩晕等。由于钩藤碱加热后容易水解，故用药多后下。钩藤降压持久而温和。现代药理发现钩藤降压的主要活性成分为钩藤碱和异钩藤碱。钩藤碱和异钩藤碱可阻滞离子通道抑制细胞钙内流，使平滑肌松弛，导致血管扩张和血压降低；抑制神经传导，通过抑制中枢神经系统兴奋，使心脏和血管的兴奋性降低，平滑肌松弛或扩展，导致心输出量减少和血管阻力降低，直接引起血压下降；扩张小动脉、减慢心率和心输出量，抑制血管平滑肌增生，达到降低血压同时减慢心率的目的。

四十、天麻

天麻，又名赤箭，为兰科植物天麻的干燥块茎。味甘、性平。归肝经。本品具有息风止痉、平抑肝阳、祛风通络之功，为治疗眩晕、头痛之要药。有"内风之圣药""定风草"之称。现代药理明确指出，天麻能够发挥其强化超氧化物歧化酶活性的功效，具有益智、降压、降血脂、抗血小板聚集、镇痛、脑保护、镇静催眠、抗癫痫、抗晕眩、抗氧化、保肝、抗肿瘤及增强免疫力等多种功效。天麻素能够改善内皮素与血管紧张素，达到降压目的。天麻素及天麻苷元能降低血管阻力，扩张微血管和小动脉，尽可能缩短降压时间，预防激活交感神经，达到降低和持续性平稳血压的目的，降压效果持续时间长达3小时之久。天麻素能改善心肌缺血症状和再灌注损伤症状达到保护心肌细胞的效果。也有研究发现天麻注射液还有改善脑血流量、扩张脑血管及增加脑部血液供应的作用。

四十一、地龙

地龙，为矩蚓蚓科动物参环毛蚓、通俗环毛蚓、威廉环毛蚓或栉盲环毛蚓的干燥体。性味咸寒，归肝、脾、膀胱经。本品有清热定惊、通络、平喘、利尿之功。同时还有一定降压功效，常用于治疗肝阳上亢型高血压病。现代药理研究，地龙煎剂、注射剂等剂型具有缓慢而持久的降压作用，有显著的舒张血管的作用。研究表明其降压机制是由于它直接作用于脊髓以上的中枢神经系统或通过某些内感受器反射影响中枢神经系统，引起部分内脏血管的扩张而使血压下降。李承德等研究已经证实地龙中降压的物质为蛋白质，其可抑制 ACE 的活性；还可降低 SHR 血浆和肾脏 Ang II 的含量。研究表明老年性高血压和妊娠性高血压患者普遍处于高凝状态，血压升高时易引起血管内皮损伤，促使内皮细胞释放活性物质，引起血小板聚集，导致血小板血栓形成。现代药理证实地龙具有抗血栓、抗凝血作用。王碧莹等研究发现地龙降压胶囊可能主要通过抑制血小板活化与聚集而降低凝血作用，进而发挥降压机制。同时地龙还有抗心律失常、镇痛、增强免疫、抗菌、抗肿瘤、兴奋子宫平滑肌及肠平滑肌等药理作用。

四十二、党参

党参，为桔梗科植物党参、素花党参或川党参的干燥根。味甘、性平，归脾、肺经。本品具有健脾益肺、养血生津之功。本品为气血双补之药。研究发现党参对血压具有双向调节作用，能通过扩张外周血管、抑制肾上腺素来达到良好的降血压效果，能升高失血性休克的实验动物的血压。

四十三、黄芪

黄芪，为豆科植物蒙古黄芪或膜荚黄芪的干燥根。味甘、性微温，归脾、肺经。具有补气升阳、固表止汗、利水消肿等功效。现代药理研究发现黄芪总皂苷具有正性肌力作用，能够改善心脏功能。黄芪总黄酮和总皂苷具有显著的心肌保护作用。黄芪对血压具有双向调节作用，能够明显减少高血压病患者机体炎症递质水平，缓解动脉粥样硬化症状，有效延缓靶器官受损度。临床观察发现黄芪剂量超过 60 g 可降低血压，小于 30 g 可升高血压。黄芪的降压作用与通过调节肾素—血管紧张素—醛固酮系统及利尿、增加 NO 释放等有关，从而扩张血管、增加心肌排出量，起到降压、利尿的作用，同时减小对周围血管造成的阻力。并且目前认为 γ-氨基丁酸、黄芪皂苷等是它主要的降压成分。此外，黄芪还有保护肾脏、消除尿蛋白、抗衰老、降血脂、双向调节血糖、增强免疫、保肝等作用。

四十四、白术

白术，为菊科植物白术的干燥根茎。以浙江於潜产者为佳。性温，味甘、苦。本品具有健脾益气、燥湿利水、止汗、安胎之效。有"脾脏补气健脾第一要药"之称。白术精提物能降低高脂大鼠血清总胆固醇、三酰甘油、低密度脂蛋白胆固醇、胆固醇酰基转移酶的水平，升高卵磷脂胆固醇酰基转移酶和 HDL-C 水平。现代药理表明白术水煎剂可对内分泌系统、胃肠系统、泌尿系统及心血管系统产生保护效果，利于调节胃肠蠕动，降低血压，扩张血管，提高体液免疫与细胞免疫，同时能增加脑血流量，调节颅脑血液循环等。白术对心脏具有抑制作用，剂量过大可导致停搏。

四十五、绞股蓝

绞股蓝，为葫芦科植物绞股蓝的干燥地上部分。性寒，味甘、苦，归脾、肺经。本品具有益气健脾、化痰止咳、清热解毒之功，用于治疗脾虚证及肺虚咳嗽。现代药理研究发现绞股蓝总皂苷具有改善心肌缺血、减少心肌梗死再灌注损伤的效用和改善脑缺血的作用。同时绞股蓝总皂苷能够降低血压，且不影响心肌收缩性与心脏泵血功能及脑血管血流量。血压降低幅度和剂量呈量效关系。其降压效用主要经过扩张血管，进而令外周阻力降低。因此，对于心脑血管痉挛性疾病、高血压和心脏功能不全者，使用绞股蓝皂苷能够起到一定效果。另外，绞股蓝及绞股蓝总苷有预防和治疗高脂血症、高黏滞血症、动脉粥样硬化的作用。

四十六、杜仲

杜仲，为杜仲科植物杜仲的干燥树皮。味甘、性温，归肝、肾经。本品具有补肝肾、强筋骨、安胎之功，主要用于治疗肝肾亏虚诸证。近现代研究表明杜仲发挥降压作用的主要成分有木脂素类、松脂醇二葡萄糖苷、槲皮素。杜仲降压机制可分为以下几方面：①保护人体血管内皮的功能，松脂醇二葡萄糖苷能维持 NO 系统的平衡，进而保护内皮细胞功能。②拮抗 Ca^{2+} 通道，杜仲中的槲皮素在扩张血管的同时可拮抗 Ca^{2+} 的转运，进而增加人体血管平滑肌细胞中的 Ca^{2+} 浓度，引起不同程度的血管收缩。③抑制肾素—血管紧张素—醛固酮。④控制血管平滑肌细胞的凋亡和增殖。⑤槲皮素具有一定的内皮依赖性，可发挥较好的降血压等作用，槲皮素可发挥一定的血管舒张，有效发挥血管扩张等作用。⑥抑制 ENaC mRNA 的表达抑制磷酸二酯酶活性。杜仲中的木脂素类物质和槲皮素可进一步抑制患者的磷酸二酯酶活性，使得环磷酸腺苷不断增加，进而激活蛋白激酶 A，有效抑制患者的钙离子内流，发挥较好的舒张血管稳定血压作用。⑦调节 NADPH 氧化酶活性。槲皮素可进一步调节人体内的 NADPH 氧化酶活性，进而有效稳定患者的血压，缓解高血压对人体靶器官造成的损害。

四十七、当归

当归，为伞形科植物当归的干燥根。味甘、辛，性温。归肝、心、脾经。本品具有活血补血、调经止痛、润肠通便之功效。研究表明当归挥发油具有降压作用，其降压作用可能与抑制 ET-1、VEGF、PGI_2、肾素和 AngⅡ水平有关。有研究表明给予自发性高血压大鼠不同剂量当归挥发油后发现当归挥发油有明显的降压效果，且使模型大鼠血清中血管紧张素Ⅱ、肾素的水平及血管 ET-1 和 VEGF 水平降低，不同浓度的当归挥发油能不同程度地改善高血压大鼠的心肌横纹且能够缓解动脉血管弹力纤维增生，改善胸主动脉内皮形态和内膜弹力纤维度，其降压机制可能与保护血管内皮、改善动脉血管内皮结构、影响血清中血管活性物质水平有关。

四十八、白芍

白芍，为毛茛科植物芍药的干燥根。味苦、酸，性微寒，归肝、脾经。本品具有养血调经、敛阴止汗、柔肝止痛、平抑肝阳之功效，善治肝阳上亢、头痛眩晕以及腹痛、四肢挛急疼痛、月经不调、自汗、盗汗等。《神农本草经》云："治邪气腹痛，除血痹，破坚积，寒热，瘕痕，止痛，利小便，益气。"白芍总苷能增强胰岛素敏感性、纠正高胰岛素血症，拮抗 ET-1、肾素 – Ang Ⅱ 系统和氧化应激反应，提高 NO 功能，降低血压。白芍总苷也能明显扩张冠状血管和外周血管，达到降压目的。此外，白芍还具有保肝、增强应激能力、抗菌、抑制胰淀粉酶活性作用。

四十九、枸杞子

枸杞子，为茄科植物宁夏枸杞的干燥成熟果实。味甘、性平，归肝、肾经。本品有滋补肝肾、益精明目功效，为阴阳双补之药，适用于肝肾阴虚、精血不足所致之眩晕耳鸣、目昏不明等症。《神农本草经》云："治五内邪气，热中，消渴，周痹。"枸杞多糖、多酚及类胡萝卜素类是枸杞子中的主含活性成分。现代医学研究证实，枸杞具有降血压、降血糖、抗氧化、抗衰老、抗肿瘤、护肝润肾、增强免疫力等功效。研究证实枸杞子果实的水溶性提取物能够达到降低血压的作用，同时，枸杞子的汁液能够防止心脑血管疾病和动脉粥样硬化疾病的发生。枸杞蛋白酶解液降压机制是通过抑制 ACE 的活性，减少 Ang Ⅱ 的产生而达到降血压的效果。

五十、淫羊藿

淫羊藿，小檗科植物淫羊藿、箭叶淫羊藿、柔毛淫羊藿或朝鲜淫羊藿的干燥叶。性温，味辛、甘，归肝、肾经。本品具有补肾阳、强筋骨、祛风湿之效。研究表明淫羊藿总黄酮能增加冠脉流量、减慢心率和提高心肌的耐缺氧能力，并且有一定的中枢抑制和较弱的抗心律失常作用，对合并有高血压的冠心病患者更有利。同时淫羊藿苷和淫羊藿总黄酮能增加脑血流量，对脑缺血、缺氧有保护作用，淫羊藿总黄酮还有抗动脉粥样硬化作用，能预防心肌缺血、心肌梗死、心力衰竭等疾病，同时减少引起心率增加和血压上升导致患心血管疾病的危险性。

此外，徐长卿能增加冠脉血流量，改善心肌缺血，有降血压、血脂作用；益母草粗提取物能扩张血管，有短暂的降压作用。

第六章　高血压的西医治疗

第一节　高血压的一般治疗

原发性高血压目前尚无根治方法。临床证据表明收缩压下降 10 ~ 20 mmHg 或舒张压下降 5 ~ 6 mmHg，3 ~ 5 年内脑卒中、冠心病与心脑血管病死亡率分别减少 38%、16% 与 20%，心力衰竭减少 50% 以上，高危患者获益更为明显。

一、控制体重

美国一项全国性调查显示，超重者应努力减肥，这是降压的最佳方法。日本的研究资料也认为，肥胖是高血压的主要致病因素。中国医学专家指出，减轻体重能够帮助血压下降，心率减慢，可减少用药剂量，高血压患者应该将 BMI 尽可能控制在 24 kg/m² 以下。

（一）行为治疗

由专家指导肥胖患者制订具体可行的计划，指导其"食物行为"（选购、储存、烹饪）和摄食行为（时间、地点、用具、菜单等），使患者能吃少一些，同时感觉良好。

（二）饮食治疗

应在专家指导下进行，减肥并非简单地减轻体重，而是去除体内过多脂肪，并防止其再积累。减肥的膳食主要为低热量、低脂肪，适量优质蛋白质、复合碳水化合物（如谷类）加足够新鲜蔬菜（400 ~ 500 g/d）和水果（100 ~ 200 g/d）。限食并非单纯限制谷类主食量，不宜长期采用极低热卡饮食，成人每周体重减轻 0.5 ~ 1.0 kg 较为适当。长期热量摄入过低易引起衰弱、脱发、抑郁甚至心律失常等，因此，应坚持合理饮食，满足人体正常的各种营养与活动需求。

（三）体育锻炼

与饮食治疗相结合，长期坚持，鼓励多步行，减少静坐时间。

（四）药物治疗

药物减肥是饮食运动治疗的辅助手段，我国于 2003 年公布的《中国成人超重和肥胖症预防控制指南》中，对哪些肥胖症患者需要采用药物治疗给出了明确的建议，指出下列 6 种情况可在医师指导下进行药物治疗：食欲旺盛，餐前饥饿难忍，每餐进食量较大；合并高血糖、高血压、血脂异常、脂肪肝；合并负重关节疼痛；肥胖引起呼吸困难或有阻塞性呼吸暂停综合征；体重指数 >24 kg/m²，并有上述情况，或体重指数 >28 kg/m²，不论是否有并发症，均应进行药物治疗；经 3 ~ 6 个月饮食控制和增加活动量仍不能减重 5%。专家指出，具有下列情况的肥胖患者不宜服用减肥药：儿童、孕妇、乳母；原有对该类药物有不良反应者；正在服用其他类型减肥药。

（五）针灸减肥

针灸减肥有体针减肥、腹针减肥、羊肠线穴位埋藏减肥等不同形式，通过对穴位的刺激，激发人体自身的调整能力，加速体内脂肪的分解，从而达到减肥的目的。临床应用证实，疗效十分显著。无论采用什么方法减肥，都应建立在安全、科学、有效的基础上，不可随心所欲、盲目选择。减肥是迫不得已而采取的被动举措，其实控制体重最好的良"药"是从现在开始养成合理膳食、勤于运动的习惯，尤其是膳食结构要合理，要均衡饮食，避免摄入高热量、高盐类的食物。专家特别提醒说，不同肥胖类型的人，应根据自己的具体情况在医师的指导下选择适合自己的减肥方式，并坚持下去，千万不要被那些吹得天花乱坠的不实广告所迷惑，否则得不偿失。

二、适当运动

哈佛大学的一项研究成果表明，每日至少 3 次，每次 20 分钟做体操或运动，能改善血压情况。在我国，高血压患者进行传统功法锻炼，如八段锦、太极拳等，并注意身体放松、精神平静、心平气和，有助于高血压康复。因此高血压患者应有规律地参加一些力所能及的体育运动、文体活动，但应避免参加剧烈的运动。运动需注意：不是剧烈运动，所以从身体、精神两个方面都不会感到太疲倦；运动中血压只会稍微上升一点儿，所以一般来说，有轻、中度高血压的朋友也都能放心进行；体内不会产生乳酸，因此运动后不会感到腰酸腿疼，不会感到疲劳，能够长时间地持续运动；不会引起心脏和脑部缺氧，所以安全性很高；不用担心由于运动量过大所造成的肌肉或关节受损；对减肥有一定的帮助。被诊断为高血压之后，医师一般都会建议患者多运动，甚至还会开出更具体的运动处方。WHL 通过多种方式，调查了 13.5 万人参加体育活动的情况与身体健康状况的关系，结果显示，经常性参加体育活动者的血压普遍低于不常参加体育活动者，健康状况也明显优于后者。在十几个国家的世界著名心血管病专家出席的研讨会上，专家们一致认为体育活动对高血压的控制和治疗是有益的，并认为缺少体育活动是形成高血压的危险因素之一。因此 WHL 建议医师在高血压的预防和处置中应注重和提倡体育锻炼，给患者制定详细的运动处方。在开始运动之前，一定要端正"态度"要将运动作为治疗方法来严格坚持，而并不是简单的休闲娱乐。除此之外，还要学习一些运动方面的知识。

1. 运动能够帮助调整大脑皮质的兴奋与抑制过程，改善机体主要系统的神经调节功能。

2. 运动能够降低毛细血管、微动脉及小动脉的张力，调节血液循环，降低血压。

3. 运动能够降低血压，提高血液流变性，改善微循环，增强物质代谢的氧化还原和组织内的营养过程。

4. 运动能够发展机体和血液循环的代偿机能，改善和恢复患者的全身状况。

5. 运动能够减轻应激反应，稳定情绪，抑制身心紧张，消除焦虑状态。

适合高血压患者的运动：高血压患者康复体育的运动类型选择要以有氧代谢运动为原则。要避免在运动中做推、拉、举之类的静力性力量练习或憋气练习。应该选择那些有全身性的、有节奏的、容易放松、便于全面监视的项目。有条件的可利用活动跑道、自行车里程计数器等进行运动。较适合高血压患者康复体育的运动种类和方法有气功、太极拳、医疗体操、步行、健身跑、有氧舞蹈、游泳、娱乐性球类、郊游、垂钓等。如气功：以放松功较好，也可用站桩功、强壮功和动功等。练功原则强调"松""静""降"，要求配合意念和简单的动作，意念的部位宜低于心脏位置，如丹田、涌泉穴等。呼吸宜用顺呼吸法，不宜采用停闭呼吸法。要适当延长呼气，以提高迷走神经的兴奋性。动作宜采用大幅度的有松有紧、有张有弛的上下肢及躯干的交替和联合运动，千万不要做持续性紧张的长时间等长收缩运动。气功练习每天至少 1 次，每次 30 ~ 45 分钟。据报道，一次练功后可使收缩压下降2.1 ~ 2.4 kPa，舒张压也有下降。一般在练功两周左右后见效。有报告，一组用药物治疗血压仍未能很好控制的病例，加用气功后血压能够得到有效控制。在巩固期加用气功更为有效，常可使维持用药量减少 1/3 ~ 1/2，并使血压维持平稳。但是应在老师指导下练功，以免走偏。太极拳：由于太极拳动作柔和，且多为大幅度活动，能使肌肉放松、思绪宁静，从而有助于降低血压。高血压患者练完一套简化太极拳后，收缩压可下降 10 ~ 20 mmHg（1.3 ~ 2.7 kPa）。长期练习太极拳的老人，安静时收缩压的平均值约比同年龄组老人低2.7 kPa，高血压患者打太极拳时最重要的是注意一个"松"字，肌肉放松能反射性地引起血管"放松"，从而促使血压下降。此外，打太极拳时要用意念引导动作，使思想高度集中，这有助于消除高血压患者的紧张、激动、神经敏感等症状。步行：可按每分钟 70 ~ 90步开始，每小时步行 3 ~ 4 千米的速度，持续 10 分钟。主要适用于无运动习惯的高血压患者，作为一种适应性锻炼过程。以后可逐渐加快步速或在坡地上行走。国内应用医疗步行法（平地行走加上下小坡地行走）治疗高血压取得较好疗效。健身跑：在进行健身跑前，要先做心电图运动试验，以检查心功能和血压对运动的反应性。高血压患者的健身跑不要求一定的速度，而以跑步后不产生头痛、心慌、气短和疲劳感等症状为宜。心率一般控制在130 次/分钟以内。跑步时要求精神放松，步伐是十分重要的。高血压患者选择一天中从事运动锻炼的时间要避免清晨和晚间。据资料报道，人体昼夜血液流变学的指标，尤其是血黏度，从晚上 8 点至凌晨 6 点呈不同程度的上升趋势，以零点至 6 点升高最明显。研究显示：血黏度在凌晨至 8 点显著增高。这与临床资料显示的脑卒中发生在凌晨数小时内明显增多极为相关。为避免诱发病情加重，清晨不宜进行有一定强度的体育活动。这虽然与我国大多数地区群众体育锻炼的习惯时间不相一致，但从科学健身的角度，尤其是心血管病患者的康复体育运动效果来看，锻炼时间最好在上午 9 ~ 11 点，或下午 4 ~ 6 点。清晨可到户外呼吸新鲜空气，同时做一些按摩、气功、太极拳等活动。运动的频度可根据个人对运动的反应和适应程度，采用每周 3 次或隔日 1 次，或每周 5 次等不同的间隔周期。一般认为若每周低于 2次效果不明显。若每天运动，则每次运动总量不可过大。

三、限制食盐

据相关研究，食盐与高血压的发生有密切关系，凡每日摄入食盐 20 g 以上的人群，高血压的患病率达 30%。在东北、华北地区的高血压发病率明显高于南方地区，这与这些地区的人群食盐食用较多有关。在我国，每人每日食盐量以不超过 6 g 为宜。饮食宜清淡，提倡素食为主，素食方式可使高血压患者血压降低。因此，高血压患者饮食宜清淡，富含高维生素、高纤维素、高钙、低脂肪、低胆固醇。总脂肪小于总热量的 30%，蛋白质占总热量的 15% 左右。提倡多吃粗粮、杂粮、新鲜蔬菜和水果、豆制品、瘦肉、鱼、鸡等食物，提倡用植物油，少吃猪油、油腻食品及白糖、辛辣食品，少饮浓茶、咖啡等。摄入的钠盐过多是高血压的致病因素，而控制钠盐摄入量有利于降低和稳定血压。临床试验表明，对高血压患者每日食盐量由原来的 10.5 g 降低到 4.7 ~ 5.8 g，可使收缩压平均降低 4 ~ 6 mmHg。

四、适当补钾

目前钾的降压作用已被人们所重视，有人在动物实验中发现，钾的摄入量增加即使不显著降低血压，亦可预防脑卒中、心室肥大、肾功能低下，降低高血压并发症的死亡率，故高血压患者应适当补钾，多食用含钾量高的食物，每日吃新鲜蔬菜和水果。做到一日三餐定时定量，不可过饥或过饱，不暴饮暴食。如香蕉能为人体提供降低血压的钾离子，而能升压和损伤血管的钠离子含量较低。限钠增钾，对防治原发性高血压及脑出血有明显针对性。日本科学家从香蕉中发现能抑制升高血压的物质。因此，经常食用香蕉，对防治高血压有益。

五、限酒戒烟

刚喝酒的几个小时内，小剂量酒精转化的乙醇、乙醛可扩张血管，血管阻力降低，使血液淤积在外周，即在扩张的毛细血管内，酒精还有利尿作用，因此血压降低。即在刚喝酒的 3 ~ 5 小时内，血压一般会有不同程度的降低。有些患高血压者，在喝酒后即刻服降压药后，出现了头晕、低血压，特别是在体位改变，如站起时，突然眼前发黑、摔倒。因此，高血压人群，服降压药前后 3 个小时之内，不可饮酒，在这个过程中需监测血压。所以，有很多人就误以为：喝酒可以降压，对降压有好处。但是，血压下降并不会持续很长时间，多数人喝酒后，血压呈先降后升的变化规律。一般 4 ~ 5 个小时后，血管开始收缩，血压反弹性增高，这时，也更容易诱发心脑血管危险。超量饮酒，会出现交感神经兴奋，血管收缩，血压升高；长期饮酒也更容易出现动脉硬化、脑中风、冠心病等并发症。长期喝酒，使血压升高，增加高血压的发生率，对有高血压人群，血压更容易波动、不易控制。适量饮酒可扩张血管，减少动脉粥样硬化形成；过量饮酒可通过皮质激素儿茶酚胺升高，影响血管紧张素、血管加压素及醛固酮的作用，使血压升高。同时经常过量饮酒也影响药物治疗，导致血压不易控制，因此，高血压患者应限制饮酒，白酒每天小于 50 mL，葡萄酒小于 100 mL，啤酒小于 300 mL。

美国一位医师对 30 ~ 40 岁年龄组 4 万余名吸烟者和不吸烟者进行了长达 11 年的跟踪观察，结果证明吸烟者中高血压的发病率比不吸烟者高 2.5 倍！还有学者用 24 小时动态血压监测的方法，对 250 例男性血压正常者及高血压患者进行对比观察研究，结果表明，在血压正常的男性人群中，吸烟者 24 小时白天、夜间的收缩压和舒张压均高于不吸烟者。白天相差尤为显著。同时吸烟者心率也快于不吸烟者。研究结果提示：吸烟可引起正常血压者血压升高和心率加快。那么吸烟为什么会引起血压升高呢？有研究者指出，血压变动是由烟草中的尼古丁引起的。尼古丁是一种剧毒物质，如果把 5 支香烟里所含的尼古丁提取出来吞下去，3 分钟内就会致命！尼古丁能刺激心脏，使心跳加快，血管收缩，血压升高。吸一支普通的香烟，可使收缩压升高 10~25 mmHg。长期大量地吸烟，也就是每日抽 30~40 支香烟，可引起小动脉的持续性收缩，天长日久，小动脉壁的平滑肌变性，血管内膜渐渐增厚，形成小动脉硬化，更促进了高血压的进一步恶化。流行病学调查发现，吸烟者恶性高血压的患病率明显增加，亦可增加冠心病与猝死的危险性，故应戒烟。

六、适量补钙

据调查，高血压患者普遍钙的摄入量较少，适量补钙或增加牛奶的饮用量，可使血压不同程度地降低。国外还有学者对 580 例高血压患者和 330 例正常人进行观察，让他们每日服用超过正常规定量 800 mg 的钙，8 周后发现高血压患者收缩压和舒张压都有下降，而正常人不变。那么，补钙为什么能降低血压呢？目前认为，可能是如下机制所致。①钙的膜稳定作用：钙结合在细胞膜上可降低细胞膜通透性，提高兴奋阈，使血管平滑肌松弛。②钙自身可阻断钙通道，使细胞外的钙离子不能进入细胞内。③高钙可对抗高钠所致的尿钾排泄增加，而钾离子对稳定细胞膜起重要作用。维持足够的高钙摄入，可抵抗高钠的有害作用。④有学者认为，40% 的血压升高与甲状旁腺有关。甲状旁腺可产生一种耐高热的多肽物质，这是引起高血压的罪魁祸首，称为"致高血压因子"。低钙饮食可刺激"致高血压因子"的产生，而高钙饮食可抑制其产生。因此，及早注意饮食中钙的供应和吸收，对高血压防治是有益的，特别是老年朋友。因为补钙不仅可以预防和治疗高血压，众所周知，还可以预防和治疗老年性骨关节病，真是一举两得。含钙较多的食物有大豆及豆制品、奶及奶制品、蛋、木耳、紫菜等，这些在日常生活中均应注意适当摄入。

七、保持情绪乐观

根据现代医学分析，一切忧愁、悲伤、焦虑、烦躁等不良精神刺激，均可使血液中儿茶酚胺等血管活性物质分泌增多，血压升高，极度愤怒或紧张都可诱发脑卒中，因此，高血压患者要注意控制情绪，保持心情舒畅，这些都有利于维持高级神经中枢的正常功能，对降低血压有益，切忌狂喜、暴怒、忧郁、悲伤、恐惧和受惊。在所有的健康长寿处方中，心理平衡是第一重要的。心理平衡的作用超过了一切保健措施和一切保健品的总和。有了心理平衡，才能有生理平衡；有了生理平衡，人体的神经系统、内分泌系统、免疫功能、各器官代偿功能才能处于最佳的协调状态，一切疾病都能减少。心理平衡是一种理性的平衡，是人格升华和心灵净化后的崇高境界，是宽宏、远见和睿智的结晶。

八、膳食调理

水的硬度与高血压的发生有密切的联系。研究证明，硬水中含有较多的钙、镁离子，它们是参与血管平滑肌细胞舒缩功能的重要调节物质，如果缺乏，易使血管发生痉挛，最终导致血压升高，因此，高血压患者要尽量饮用硬水，如泉水、深井水、天然矿泉水等；另外，芹菜是治疗高血压及其并发症的首选之品，对于血管硬化、神经衰弱患者亦有辅助治疗作用。芹菜有降血压的作用，故血压偏低者慎食。芹菜汁还有降血糖作用。经常吃些芹菜，可以中和尿酸及体内的酸性物质，对防治痛风有较好效果；菊花是我国十大名花之一，也是我国传统的常用中药材之一，主要以头状花序供药用。菊花味甘苦，性微寒；有野菊和家菊之分，其中家菊清肝明目，野菊祛毒散火。中医多用以主治目赤、咽喉肿疼、耳鸣、风热感冒、头疼、高血压、疮疗毒等病症。菊花花瓣中含有 17 种氨基酸，其中谷氨酸、天冬氨酸、脯氨酸等含量较高。此外，还富含维生素及铁、锌、铜、硒等微量元素，因而具有一般蔬果无法比拟的作用。现代临床医学也证明，菊花可扩张冠状动脉，增加血流量，降低血压，对冠心病、高血压、动脉硬化、血清胆固醇过高症都有很好的疗效。菊花有黄菊花、白菊花、野菊花三种。其中黄菊花、野菊花重在清热解毒疏风，多用于治疗风热感冒（症见流黄脓涕、发热、多汗、舌红、苔黄等）；而白菊花清热解毒作用较弱，平肝明目作用较强，可用于辅助治疗肝阴虚（症见头痛、舌红、口干、心烦等）、肝阳上亢（症见头痛、面红、目赤等）的高血压。一般每日可取 10 g 左右，用开水泡饮。

第二节　原发性高血压的西药治疗

一、治疗目标与策略

（一）高血压治疗的目标

把血压降到正常的标准，要达到以下 4 个目标。

1. 要把血压降到正常的标准

血压均应降至小于 140/90 mmHg，小于 120/80 mmHg 最为理想。若合并糖尿病或心、脑、肾等靶器官损害时，应尽量将血压降至小于 130/80 mmHg 或达到理想水平，尤其是中、青年患者。收缩压和脉压增高的危险大于舒张压升高。

科学家们最近发现，当收缩压超过 115 mmHg、舒张压超过 75 mmHg 时，血液对血管的冲击损害开始增加。相对于收缩压 115 mmHg、舒张压 75 mmHg 而言，收缩压 130 mmHg、舒张压 85 mmHg 的人死于心脏病的概率要高出 1 倍。从不断更新标准的趋势看，对血压的目标要求越来越严格。

2. 减少并发症

减少心脑血管疾病的发病率和病死率。

3. 减少靶器官的损害

高血压控制不好，是心血管、脑血管和肾等靶器官损害的直接原因。在抗高血压过程中，要保护好靶器官。

4. 减少药物的不良反应

现在人们都讲究生活质量，应把握好药物的运用，以不影响正常生活为原则。

（二）抗高血压治疗策略

1. 建立良好的医患关系

这是高血压治疗成功的关键。一项对顽固性高血压的调查表明，一半以上的原因是治疗不当及患者对药物不能耐受、顺应性差。"高血压最佳治疗国际性研究"中，1904 名医师负责 18 790 例患者的治疗，平均 1 名医师随访 10 人，经过 3.8 年后，患者血压由 161/98 mmHg 降至 142/82 mmHg，心血管意外的发生率下降 30%，这些数据证实了良好医患关系的重要性。

2. 改善生活方式

健康的生活方式，包括减肥、运动、戒烟、低钠饮食等对控制血压有益。此外，患者还应建立终身服药的观念，学会自测血压及在紧急状态下如何服用短效抗高血压药物。

3. 抗高血压治疗应个体化

"量体裁衣"的个性化抗高血压原则是患者应该明确的。严格地讲，没有哪两个患者的病理生理变化是完全相同的，使用抗高血压药的个体差异很大，患者绝不能随意听从个别患者的推荐而换药，或听说什么药好，就自行换药。

4. 多危险因子综合防治

按血压水平，危险因素（如年龄、吸烟、血脂异常、糖尿病及早发心血管病家族史等），有无靶器官损伤及相关疾病进行危险性诊断分层，共分 4 层：低危、中危、高危、极高危。实际上，分析每个患者的血压靶器官损伤及相关疾病后，进行"多危险因子综合防治"。

5. 联合用药治疗

单一药物疗效不佳时，应及早采用两种或两种以上药物联合治疗，提高降压效果而不增加不良反应，不宜将一种降压药物的剂量加得过大。实际治疗过程中，2 级以上高血压或高危患者要达到目标血压，常需要降压药联合治疗。

6. 降压达到"目标血压"值

关于个体的"目标血压"值，中、青年患者或合并糖尿病时，血压应降到小于 120/80 mmHg 或小于 130/80 mmHg。老年人应降到小于 140/90 mmHg，由于老年人脉压差（收缩压与舒张压之差）较大，因此目标血压应以收缩压为主。慢性肾衰竭和蛋白尿（大于 1 g/d）者，目标血压为 125/75 mmHg。有过缺血性脑卒中，尤其夜间血压较低者，应注意勿过度抗高血压。

二、药物治疗

抗高血压药物是作用于血压调节系统中的一个或多个部位而发挥作用，通常是通过影响交感神经系统、肾素 – 血管紧张素 – 醛固酮系统、肾脏水盐调控系统和内皮素系统等，对血压进行调节而发挥降压效应。故可根据药物的主要作用机制及部位进行药理学分类。此外，还包括具有协同降压机制的固定配比的降压复方制剂。

（一）利尿剂

1. 噻嗪类利尿剂

噻嗪型（氢氯噻嗪），噻嗪样（氯噻酮、吲达帕胺）。利尿剂，尤其是噻嗪类利尿剂作为主要的降压药物之一已有几十年的历史。早在 20 世纪 60 年代，它与 β 受体阻滞剂一起被建议作为治疗高血压的初始药物。虽然噻嗪类利尿剂的代谢性剂量依赖性不良反应在 20 世纪 80 年代一度令人们担忧而被冷落，然而多项大规模临床试验（VACS、HPDFP、MRFIT、SHEP 和 INSIGHT 等）的结果均表明，利尿剂可以显著降低血压，降低患者的死亡率、脑卒中和心血管事件的发生率并具有良好的安全性；特别是 2002ALLHAT 试验公布后，引起强烈反响和广泛的重视。这些循证医学证据加上价廉的优势，使利尿剂又重新恢复了应有的地位。噻嗪类利尿剂降压治疗的特点如下。

（1）噻嗪类利尿剂起效慢，作用相对温和，持续时间不长。限制钠摄入有助于发挥噻嗪类利尿剂的效果。单独使用 12.5 mg 的 HCTZ 有时疗效欠佳，但是在使用剂量达 25 mg 后却可以达到降压作用，不过伴随的不良反应也明显增加。因此单独使用低剂量噻嗪类利尿剂疗效不佳时，应该考虑增加其他抗高血压药物，而不是单纯加大药量。此外，根据一项荟萃分析的结果，在降压药 24 h 动态血压比较的试验中，常用剂量 12.5～25 mg/d 的 HCTZ，降压疗效都劣于其他降压药。因此，目前 HCTZ 更多的是与其他药物合用或使用单片复方制剂。

（2）单独应用噻嗪类利尿剂的降压效果不一，与多种因素有关，如患者年龄、种族、肾功能等。相对年轻人而言，老年患者一般对盐更敏感，而利尿剂可以排出水分和盐。此外，老年人肾素－血管紧张素－醛固酮系统不如年轻人反应强烈，而利尿剂对低肾素型高血压效果好。2003 年《欧洲高血压指南》推荐利尿剂作为治疗老年高血压及收缩期高血压的药物。有研究表明，高血压患者 G 蛋白 β3 亚单位（GNβ3）825C/T 多态性可能影响 HCTZ 的降压效果。变异型纯合子患者对 HCTZ 的降压效果优于野生型纯合子个体，但也有个别研究报道未见与此相关。

（3）实践证明，噻嗪类利尿剂几乎可以增强所有抗高血压药物的降压效果。这一增强作用主要是利用了药物的多种机制降压，也与防止其他降压药使用时伴随产生的水钠潴留有很大关系。因为无论血压是否降低，长期使用非利尿性降压药（特别是血管扩张药）时，肾脏存在的压力与利钠机制会使储钠反应增强，液体潴留总是会伴随而来，这就减弱了非利尿性降压药的降压效应。

2. 保钾利尿剂

保钾利尿剂由于药物作用靶点不同而分两种：氨苯蝶啶和阿米洛利。抑制远曲小管和集合管的钠－氢共同转运体，抑制 Na^+ 再吸收和减少 K^+ 分泌，其作用不依赖醛固酮，利尿作用弱。

阿米洛利促尿钠排泄和抗高血压活性较弱，但与噻嗪或髓袢利尿剂合用时作用增强，并可明显减少钾的排泄。此外，还具有扩血管效应。这种药主要用于对醛固酮受体拮抗剂耐受的醛固酮增多症患者和钠通道基因突变导致的 Liddle 综合征患者。本药的 40% 在 72 h 内从粪便中排泄，无蓄积现象，可用于肝脏功能严重损害者。复方阿米洛利：该复方制剂由 2.5 mg 阿米洛利和 25 mg HCTZ 组成。本药具有阿米洛利的留钾能力强、作用起始快、服用剂量小、持续时间长等特点，又有 HCTZ 的利尿能力强的性能。在大规模随机对照的中国高血压综合防治研究中，氨氯地平联合复方阿米洛利的降压疗效和血压控制率，与氨氯地平联合替米沙坦相似。氨苯蝶啶的利尿和留钾作用均弱于螺内酯，单用几乎不影响血压，常与排钾利尿剂合用。在临床实践中，有时胃肠道不良反应限制了它的使用。此外，该药可增加血尿酸浓度。

3. 醛固酮受体拮抗剂

本药结构与醛固酮相似，为醛固酮的竞争性抑制剂，可抑制醛固酮作用于盐皮质激素受体，拮抗其促进肾远曲小管和集合管 Na^+ 重吸收和 K^+ 排泄的作用。由于本药对肾小管其他各段无作用，故利尿作用较弱。ACEI 和 ARB 可以抑制肾上腺素分泌醛固酮，但经过一段时间治疗后，醛固酮的释放量有所恢复，其血浆浓度甚至可能超过基线水平。尽管经过充分的 ACEI 和 ARB 治疗，但是仍可发生醛固酮所致的损害，因此，有必要采用醛固酮受体拮抗剂治疗高血压。醛固酮除了有传统的促进肾脏保钠作用之外，还可以促进血管炎症和纤维化的发生。醛固酮受体拮抗剂的另一作用机制是通过抗炎和抗纤维化，能够预防或减轻心脏、肾脏、血管等多个靶器官的损害。一种选择性更强的醛固酮受体拮抗剂依普利酮（eplerenone）已于 2004 年上市销售，其阻断雄激素和孕激素受体的作用明显降低，与性激素相关的不良反应比螺内酯（spironolactone，安体舒通）小。螺内酯单独用于治疗高血压已有多年，但目前主要与噻嗪类利尿剂联合用于保钾，其效果相当于 32 mmol 氯化钾。容量负荷过重是难以控制的高血压常见原因之一，与利尿剂治疗不充分，高盐摄入及进行性肾功能不全有关，宜作相应改进与处理。在 ASCOT 降压分支研究中，1411 例肥胖的难治性高血压患者，在已经联合 3 种降压药物治疗的情况下，非随机加用螺内酯 25～50 mg/d，结果平均降低血压 21.9/9.5 mmHg。PATHWAY2 研究纳入联合使用了 3 种药物的最大耐受剂量的难治性高血压患者，随机顺序接受螺内酯、多沙唑嗪、比索洛尔和安慰剂治疗。在 314 例患者中，与安慰剂组相比，螺内酯组家庭血压测定的 SBP 下降 8.70 mmHg，多沙唑嗪和比索洛尔两组平均下降 4.26 mmHg。3/4 的难治性高血压患者服用螺内酯血压控制得到较人的改善，60% 的患者达到血压控制标准。

4. 髓袢利尿剂

髓袢利尿剂通过抑制髓袢升支粗段的 $Na^+-K^+-Cl^-$ 同向转运体，减少 35%～45% 的 Na^+ 及 Cl^- 的重吸收。这些转运体在一定程度上是对前列腺素敏感的，因此干扰前列腺素合成的药如非甾体抗炎药可以降低髓袢利尿药对肾小管的作用。该类药几乎无动脉扩张作用。虽然髓袢利尿剂比噻嗪类利尿剂显效更强、起效更快，然而如果给予相等的剂量却并无突出的降压效果。这可能是因为髓袢利尿剂的作用时间短（口服制剂维持不超过 6 h），一次给药不足以使体内钠的负平衡保持 24 h；而初始产生的排钠作用常跟随钠潴留，抵消了急性排钠效果。

（二）肾素 – 血管紧张素系统抑制药

肾素 – 血管紧张素系统在高血压的形成机制中发挥着重要作用。有 4 种方式降低人类肾素 – 血管紧张素系统的活性。第一种方式是使用 β 受体阻滞剂减少肾小球旁细胞释放肾素；第二种方式是直接抑制血管紧张素原分解产生 Ang I，即使用肾素抑制剂；第三种方式是抑制血管紧张素转化酶的活性，即使用 ACEI；第四种方式是阻断通过 ACE 和其他旁路途径参与生成的 Ang II 与 AT1 受体相结合，即使用血管紧张素 AT1 受体阻滞剂。多种 ARB 类药物现在已经广泛地被使用并挑战 ACEI 类药物。

1. 血管紧张素转化酶抑制剂

ACEI 作用机制是抑制血管紧张素转化酶阻断肾素－血管紧张素系统发挥降压作用。常用药包括卡托普利、依那普利、贝那普利、雷米普利、培哚普利等，在欧美国家人群中进行了大量的大规模临床试验，结果显示此类药物对于高血压患者具有良好的靶器官保护和心血管终点事件预防作用。ACEI 单用降压作用明确，对糖脂代谢无不良影响。限盐或加用利尿剂可增加 ACEI 的降压效应。尤其适用于伴慢性心力衰竭、心肌梗死后伴心功能不全、糖尿病肾病、非糖尿病肾病、代谢综合征、蛋白尿或微量白蛋白尿患者。最常见不良反应为持续性干咳，多见于用药初期，症状较轻者可坚持服药，不能耐受者可改用 ARB。其他不良反应有低血压、皮疹，偶见血管神经性水肿及味觉障碍。长期应用有可能导致血钾升高，应定期监测血钾和血肌酐水平。禁忌证为双侧肾动脉狭窄、高钾血症及妊娠妇女。

2. 血管紧张素 II 受体阻滞剂

ARB 作用机制是阻断血管紧张素 II 型受体发挥降压作用。常用药包括氯沙坦、缬沙坦、厄贝沙坦、替米沙坦等，也在欧美国家进行了大量较大规模的临床试验研究，结果显示，ARB 可降低高血压患者心血管事件危险；降低糖尿病或肾病患者的蛋白尿及微量白蛋白尿。尤其适用于心室肥厚、心力衰竭、心房颤动预防、糖尿病肾病、代谢综合征、微量白蛋白尿或蛋白尿患者，以及不能耐受 ACEI 的患者。不良反应少见，长期应用可升高血钾，应注意监测血钾及肌酐水平变化。双侧肾动脉狭窄、妊娠妇女、高钾血症者禁用。

3. 肾素抑制剂

直接肾素抑制剂（diretc renin inhibitor，DRI）研发过程相当漫长。肾素在 1898 年被发现，远远早于其他成分的发现，但其抑制剂却晚于 ACEI 和 ARB 问世。早期研发的 DRI 为特异性肾素抗体及肽类肾素抑制剂，这些药存在作用较弱、代谢不稳定、合成费用高等缺点，最终未能成功应用于临床。阿利吉仑（aliskiren）是美国 FDA 于 2007 年批准上市的第一个口服的非肽类 DRI。肾素－血管紧张素－醛固酮系统在高血压及其并发症发生和发展过程中的重要作用已被认识。肾素是肾小球旁器的球旁细胞释放的一种蛋白水解酶，可以把来源于肝脏的血管紧张素原转化为 Ang I。后者再在 ACE 的作用下转化为 Ang II，然后通过组织中 Ang II 受体而发挥作用。抑制肾素的活性可影响 RAS 的限速过程，血浆肾素活性明显下降从而使 Ang I、Ang II、醛固酮也明显下降。肾素阻断以后，参与非 ACE 的一些酶可起的作用甚少，因此 Ang II 逃逸、醛固酮逃逸也可避免，也没有 ACEI 所导致的咳嗽、血管神经性水肿等，但会引起肾素反馈性增多，表现为血浆肾素浓度上升。

（三）钙通道阻滞剂

钙通道阻滞剂主要通过阻断血管平滑肌细胞上的钙离子通道发挥扩张血管降低血压的作用。包括二氢吡啶类钙拮抗剂和非二氢吡啶类钙拮抗剂。前者如硝苯地平、尼群地平、拉西地平、氨氯地平和非洛地平等。我国以往完成的较大样本的降压治疗临床试验多以二氢吡啶类钙拮抗剂为研究用药，并证实以二氢吡啶类钙拮抗剂为基础的降压治疗方案可显著降低高血压患者脑卒中风险。此类药物可与其他 4 类药联合应用，尤其适用于老年高血压、单纯收缩期高血压，伴稳定性心绞痛、冠状动脉或颈动脉粥样硬化及周围血管病患者。常见副作用包括反射性交感神经激活导致心跳加快、脚踝部水肿、牙龈增生等。二氢吡啶类 CCB 没有绝对禁忌证，但心动过速与心力衰竭患者应慎用，如必须使用，则应慎重选择特定制剂如氨氯地平等分子长效药物。急性冠脉综合征患者一般不推荐使用短效硝苯地平。临床上常用的非二氢吡啶类钙拮抗剂主要包括维拉帕米和地尔硫草两种药物，也可用于降压治疗，常见副作用包括抑制心脏收缩功能和传导功能，有时也会出现牙龈增生。Ⅱ～Ⅲ度房室传导阻滞、心力衰竭患者，禁止使用。因此，在使用非二氢吡啶类 CCB 前应详细询问病史，进行心电图检查，并在用药 2～6 周内复查。CCB 在东方人群中降压疗效较为突出，HOT 国际试验中，亚洲人群的降压幅度大于整体人群，与我国广大临床医师的实践体会是一致的，这可能与东方人群的高钠饮食结构有很大关系。2008 年 IMS（intercontinental marketing services）调查报告显示，东亚地区的高血压患者中，40% 以上服用 DHP-CCB 或以 DHP-CCB 为基础的联合降压治疗方案控制血压。在我国 CCB 使用的比例分别占全部降压药物的 41%，CCB 尤其适用于脑卒中高危的亚洲人。我国以往完成的较大样本的降压治疗临床试验中多以 DHP-CCB 为研究用药（STONE、Syst-China、FEVER、CHIF），并证实以 DHP-CCB 为基础的降压治疗方案可显著降低高血压患者脑卒中的发生风险（降低 44%～55%）。

（四）肾上腺素能受体阻滞剂

1. β 受体阻滞剂

直至 20 世纪 90 年代初，β 受体阻滞剂一直是位于利尿剂之后的第二类最为常用的抗高血压药物。尽管其降压效果并不比其他种类的抗高血压药物更好，存在的不良反应也不少，但是这类药具有改善高血压合并多种心血管疾病预后的强适应证及所具有的突出的预防心血管事件的二级预防作用，人们期望也可以对高血压患者初发的心血管事件方面具有良好的一级预防作用，可惜未得到大规模临床试验证据的允分支持，并带来一些争论。β 受体阻滞剂的分类在临床上，根据对 $β_1$ 受体的相对选择性，可将该类药物分为非选择性 β 受体阻滞剂、选择性 $β_1$ 受体阻滞剂及非选择性 β 受体阻滞兼 $α_1$ 受体阻滞剂三种类型；还可分为脂溶性或水溶性，以及具有或不具有内在拟交感活性等类型。各种 β 受体阻滞剂在药理和药代动力学上差距较大。

2. $α_1$ 受体阻滞剂

$α_1$ 受体阻滞剂的降压作用机制：已知去甲肾上腺素与 α 受体结合，引起血管平滑肌收缩，导致血压升高。对两种 α 受体亚型——突触后 $α_1$ 受体和突触前 $α_2$ 受体有了认识之后，哌唑嗪被认为具有竞争性突触后 $α_1$ 受体阻滞的作用，多沙唑嗪和特拉唑嗪具有类似的效应。这些药物选择性阻滞血液循环或中枢神经系统释放的儿茶酚胺与突触后 $α_1$ 受体相结合，在心排血量没有显著变化的情况下降低了外周阻力，增加肾血流量，产生降压效应。$α_2$ 受体阻滞剂育亨宾主要用于功能性阴茎勃起障碍，并不用于降压。$α_1$ 受体阻滞剂还存在一些其他药理作用：它们开放静脉血管床，至少在开始用药阶段是这样，可能影响内脏血管床的作用要强于外周血管床，导致内脏血管床内血流分布增多，这可以解释使用快速起效的哌唑嗪时常见的首剂低血压现象。使用这类药常见液体潴留，可能是因为与其他肾上腺素能抑制药物比较，对肾素和醛固酮水平的抑制作用较弱。

（五）交感神经抑制药

1. 中枢性降压药

延髓心血管运动中枢存在着控制外周交感神经系统功能的兴奋性和抑制性的肾上腺素能神经元，两者互相依赖、互相制约，共同调节血压。经典的中枢性降压药作用于中枢神经系统，激活延髓中枢 α_2 受体，抑制中枢神经系统发放交感神经冲动，使交感神经活动性降低，致使心率减慢，心排血量减少，外周血管阻力降低，并能抑制肾素的释放，故称为中枢 α_2 受体激动剂（包括甲基多巴和可乐定）。第一代中枢降压药甲基多巴于 20 世纪 60 年代早期至 70 年代晚期广泛用于临床，是第二个治疗高血压的口服常用药物（位居利尿剂之后）。可乐定于 20 世纪 70 年代开始用于治疗高血压，该药不良反应相对较多。20 世纪 80 年代初发现可乐定的降压作用与中枢的咪唑啉受体有关。随着对可乐定降压机制的认识不断完善，发现某些药物可选择性作用于咪唑啉受体而较少或不影响 α_2 受体，从而避免了可乐定的一些中枢性不良反应。因此，中枢性降压药主要包括中枢 α_2 受体激动剂和咪唑啉受体激动剂。

2. 交感神经末梢抑制药

交感神经末梢抑制药作用于去甲肾上腺素能神经末梢部位，一方面阻滞交感神经末梢囊泡内的去甲肾上腺素释放，抑制外周去甲肾上腺素能神经对血管平滑肌的收缩作用；另一方面又阻止去甲肾上腺素再被摄入囊泡，从而减少 NE 的合成。使囊泡内的递质逐渐减少而耗竭，从而降低血压。利血平透过血脑屏障，引起脑组织释放 NE、5-HT 和多巴胺，产生镇静和安定作用。NE 激活血管运动中枢的 α_2 受体，使交感传出冲动减少，也是降压作用机制之一。此类药物中，只有利血平在继续使用。利血平为 20 世纪 40 年代从印度蛇根萝芙木中提取的一种生物碱，并于 20 世纪 50 年代初开发成为降压药。我国于 1958 年以萝芙木总生物碱开发出了治疗高血压的新药"降压灵"，主要成分为利血平。后来又逐步发展了以利血平单体为原料药的各种制剂，如利血平片、复方降压片、北京 0 号等。本品在 20 世纪 60 年代广泛使用，但是由于各种原因其应用越来越少。其原因可能是每一种新的抗高血压药物的诞生使其显得越来越过时，而作为一种便宜的非专利药物，厂家对于其推广使用失去推动力，也与该药有潜在的致隐匿性抑郁有关。目前我国不少地区的基层医师仍使用利血平与其他降压药组成的复方治疗各种类型的高血压。

（六）血管扩张药

1. 直接扩血管药

（1）肼苯哒嗪（hydralazine）又称肼屈嗪，是酞嗪衍生物。肼苯哒嗪于 20 世纪 50 年代问世，在 20 世纪 70 年代因为利尿剂、肾上腺素能受体抑制剂和直接血管扩张剂三药治疗理论的出现使其应用增加。然而由于新的血管扩张剂的出现又使该药的使用再度减少。2004 年的 V-HeFT（vasodilator-heart failure trial）试验的良好结果又使该药和单硝酸异山梨醇酯的使用增多。本药能直接扩张周围血管，以扩张小动脉为主，通过降低外周总阻力而降压。对脑动脉、肾动脉和冠状动脉也有扩张作用。该药主要通过激活 cGMP 增加血管平滑肌细胞内的 cGMP 含量，使平滑肌舒张，小动脉扩张。本药可反射性激活交感神经系统，并增强血浆肾素活性与液体潴留。

（2）硝普钠能同时直接扩张动脉和静脉，尤其是扩张冠状动脉，一般不影响肾血流和肾小球滤过率；其可降低心脏前、后负荷，减少左心室容量，减轻室壁压力，增加每搏输出量，减少心肌耗氧量。硝普钠由于起效快、效果好，常作为治疗高血压急症的首选药。停药后效果持续时间短。主动脉夹层急性期若选硝普钠，应给予足量 β 受体阻滞剂，以避免反射性交感神经兴奋。本药由红细胞代谢为氰化物，在肝脏内氰化物代谢为硫氰酸盐，从尿中排出。

2. 钾通道开放剂

米诺地尔别名长压定，作用强度和作用持续时间均优于肼苯哒嗪，有强大的小动脉扩张作用，使外周阻力下降，血压下降，而对容量血管无影响，故能促进静脉回流。米诺地尔直接扩张小动脉到一定程度后会引起各种反应，如反射性交感神经兴奋而使心率加快，心排血量增加，血浆肾素活性增加和水钠潴留。因此服用此药的多数患者须联合使用强效的髓袢利尿剂和肾上腺素能受体抑制剂。据报道，对于多药治疗无效的高血压患者，米诺地尔与利尿剂和肾上腺素能抑制剂联合使用后，可以控制其中大多数患者的血压。本药的作用机制可能是在体内代谢成米诺地尔 N-O 硫酸盐，后者增加血管半滑肌细胞膜对 K^+ 的通透性，促进细胞内 K^+ 外流，引起血管平滑肌细胞膜超极化，从而使血管平滑肌松弛和血压下降。该药最常见的不良反应为多毛症，见于几乎 80% 的患者。开始时是面部长出相当浓密的毛，接着全身粗糙的体毛开始增多。这显然与药物产生的血管扩张作用有关，而与内分泌作用无关。当停药后毛发逐渐消失。这个作用使该药被制成用于治疗男性秃顶的软膏。

3. 其他血管扩张药

乌拉地尔（urapidil）：本品为苯唑嗪取代的尿嘧啶，具有外周和中枢双重降压作用。该药的中枢作用主要通过激动 5-羟色胺 1A 受体，降低延髓心血管中枢的交感反馈调节而降压。其中枢性降压效应不受中枢 α_2 受体介导（不同于可乐定的中枢作用），α_2 受体阻滞剂不能阻断乌拉地尔的中枢性降压效应。外周主要阻断突触后 α_1 受体，使血管扩张显著降低外周阻力。同时也有较弱的突触前 α_2 受体阻滞作用，阻断儿茶酚胺的收缩血管作用（不同于哌唑嗪的外周作用）。本药对原发性高血压效果显著，可分别降低收缩压和舒张压幅度为 12% 和 6.7%。

（七）复方抗高血压药物

又可称为固定复方降压制剂，通常由不同作用机制的两种或多种小剂量降压药组成。临床上发现初始治疗的高血压患者中有 50% 于 1 年内失访，而失访的原因之一是复杂的处方临时联合用药方案影响了患者的治疗依从性。复方抗高血压药的优点是具有各成分的最佳比例；使用方便，可改善治疗的依从性和提高降压的达标率；减少了药物替换的次数，可以节约治疗费用。该类药已成为联合用药的一种新趋势，是 2 或 3 级高血压患者初始治疗的选择之一。在我国积极推广复方抗高血压药的应用，对于提高高血压患者的治疗率和控制率，具有非常重要的意义。可喜的是，全国高血压社区规范化管理的 9 万名患者中，复方抗高血压药的应用率达到了 48.9%，居六类降压药应用率的首位。应用复方抗高血压药时需注意其相应组成成分的禁忌证或可能的不良反应，因为制剂中几种药的剂量是固定的，不能够根据患者的需要增加或减少其中一种药的剂量，因此对部分患者难以做到个体化治疗。复方抗高血压药无统一分类，只是人为地将其分为传统和新型固定复方制剂两种。

三、H 型高血压的治疗

中国人群的流行病学研究表明：我国人群血浆同型半胱氨酸水平显著高于国外人群。同型半胱氨酸（Hcy）是一种含硫氨基酸，是人体必需氨基酸——蛋氨酸代谢过程中的重要中间产物。成人空腹血清总 Hcy 水平参考值为 5～15 μmol/L。研究数据显示，我国成年高血压患者中伴有高同型半胱氨酸血症者约占 75%。我国高血压人群的平均 Hcy 水平为 15 μmol/L，约91% 的男性和63% 的女性血浆 Hcy 大于 10 μmol/L，属于高 Hcy。所以说，H 型高血压概念的提出揭示了中国高血压人群与西方国家人群有重大差异，这对于中国高血压人群脑卒中的预防来说可能具有重大的意义。

（一）H 型高血压流行病学

有些人属于家族遗传，有些人则属于后天叶酸摄入不足。由于正常饮食摄入很难获取每日 0.4 mg 以上的叶酸，对于 H 型高血压患者，药物治疗应该作为首选。他们在降压的同时，还需要尽可能多地摄入富含叶酸的食物，如绿色蔬菜、豆类、柑橘类水果、谷类等。研究发现，高同型半胱氨酸血症是脑卒中发生的重要原因。目前认为，当体内叶酸量偏低的时候，高同型半胱氨酸升高的可能性较大。大量研究表明，血浆同型半胱氨酸水平升高是心脑血管疾病的一个独立危险因素，与发生心脑血管事件的风险呈正相关。同型半胱氨酸每升高 5 μmol/L，脑卒中发生风险增加约 59%；而同型半胱氨酸每降低 3 μmol/L，可降低脑卒中风险约 24%。

（二）H 型高血压的危害

H 型高血压包含两个要素：高血压和高同型半胱氨酸水平，这两者是其心脑血管疾病，尤其是脑卒中高发的重要原因，也是控制 H 型高血压必须考虑的两个重要因素。众所周知，高血压是脑卒中及冠心病发病及死亡的主要危险因素，控制高血压是预防脑卒中的关键。而大量流行病学研究和基因多态性研究均显示，同型半胱氨酸升高是心脑血管疾病尤其是脑卒中发生的重要独立危险因素。也就是说，H 型高血压并不是高血压和高同型半胱氨酸水平的简单组合，当高血压合并同型半胱氨酸升高同时存在时，其心脑血管疾病的风险将成倍地增加。与其他类型的高血压相比，"H 型高血压"脑卒中的发生风险要增加 10～28 倍。

（三）H 型高血压患者应补充叶酸

1. 补充叶酸被认为是降低同型半胱氨酸最安全有效的途径。美国、加拿大等西方国家通过研究已经观察到，食物强化补充叶酸在脑卒中方面已获得显著的收益。我国在林县进行的一项随机对照临床研究也表明，补充叶酸可以降低脑卒中风险 37%。大量的临床研究及荟萃分析已经证实：通过长期叶酸干预，有效降低 Hcy 水平可显著降低脑卒中的发生与死亡。在我国现有的饮食结构及在未普及面粉强化叶酸的情况下，人群总体叶酸水平较低，且北方低于南方，男性低于女性。由于单纯依靠食物摄取叶酸往往达不到控制同型半胱氨酸的剂量，因此额外补充叶酸是必需的。

2. 目前医院里现有的叶酸片有 5 mg 和 0.4 mg 两种剂量，但均不是改善同型半胱氨酸水平的最佳剂量。前者是巨幼红细胞性贫血患者的治疗剂量，后者是用于预防神经管畸形的剂量。而目前大规模的临床试验研究结果证明，降低同型半胱氨酸的最佳剂量为 0.8 mg/d。有脑卒中家族史或同型半胱氨酸升高的高血压患者，当血浆同型半胱氨酸接近增高水平（10~15 μmol/L）时，就需要每天补充 0.8 mg 叶酸。

（四）同型半胱氨酸升高与脑卒中

相比于发达国家，我国居民脑卒中死亡率高于欧美国家 4~5 倍，是日本的 3.5 倍。大量研究显示，血浆中同型半胱氨酸升高是我国居民脑卒中高发的"罪魁祸首"之一，是导致高血压患者发生脑卒中的最大帮凶。预防脑卒中，当务之急是重视 H 型高血压的防治。H 型高血压的管理主要是对叶酸摄入量进行干预。研究表明，叶酸摄入量与同型半胱氨酸水平呈负相关。"H 型高血压"补充叶酸能够使同型半胱氨酸下降超过 20%，进而使脑卒中风险显著下降 25%。搭配有 0.8 mg 叶酸的复方抗高血压药，降同型半胱氨酸作用最强。女性抗氧化剂和叶酸心血管保护研究试验共入选 5442 例具有心血管疾病或至少有 3 个心血管疾病危险因素的女性患者，结果显示 ACEI 类药物联合叶酸治疗，在已经进行叶酸强化的地区，仍能使心脑血管事件的风险下降 19%。

2015 年中国发表了降压治疗同时补充叶酸的中国脑卒中一级预防试验结果。所有患者随机接受依那普利或依那普利 + 叶酸联合治疗，平均随访 4.5 年。结果显示：与单纯依那普利降压组相比，补充叶酸进一步降低首次卒中、缺血性卒中、联合血管事件风险。通过使用加入叶酸的"依叶"治疗，相比单纯使用依那普利，能将脑卒中发生风险降低 21%，而 H 型高血压人群使用"依叶"治疗的获益会更大。

第三节　特殊人群高血压的西医诊疗

一、老年高血压

（一）老年高血压的流行病学现状

人口老龄化已经成为重大的社会问题，预计到 2050 年，年龄 ≥60 岁的人口将高达 4 亿，其中 ≥80 岁老年（高龄老年）人口也可能超过 1 亿，我国将成为超老年型国家。为了积极应对人口变化带来的挑战，我国卫生行业遵循"健康老龄化"的原则，从"以疾病治疗为中心"转变为"以人民健康为中心"，坚决贯彻"预防为主"的理念，进一步推进卫生和健康事业发展。

1991 年全国高血压抽样调查资料显示，我国 ≥60 岁老年人高血压患病率是 40.4%，2002 年全国营养调查显示患病率是 49.1%，2012—2015 年全国高血压分层多阶段随机抽样横断面调查资料显示患病率为 53.2%，2019 年发布的《中国老年高血压管理指南 2019》中指出，在高龄老年人群中，高血压的患病率接近 90%，患病率总体呈增高趋势。老年人群高血压患病率随增龄而显著增高，男性患病率为 51.1%，女性患病率为 55.3%。农村地区居民高血压患病率增长速度较城市快。

2012—2015 年调查显示，≥60 岁人群高血压的知晓率、治疗率和控制率分别为 57.1%、51.4% 和 18.2%，较 2002 年明显增高。不同人口学特征比较，知晓率、治疗率和控制率均为女性高于男性，高血压治疗率城市显著高于农村；与我国北方地区相比，南方地区高血压患者的知晓率、治疗率和控制率较高；不同民族比较，少数民族居民的高血压治疗率和控制率低于汉族。值得注意的是，我国人群高血压"三率"仍处于较低的水平，老年高血压患者血压的控制率并未随着服药数量的增加而改善。

高血压是老年人群常见的慢性疾病之一，也是引起心脑血管疾病（特别是脑卒中）的重要危险因素，会对心、脑、肾及动脉血管等靶器官造成一定的损害，关乎老年人的身体健康和生活质量，也是老年人群致死和致残的主要原因之一。由于老年人群的特殊性，导致老年高血压的知晓率、治疗率和控制率均较低，如今，老年高血压日益成为突出的公共卫生问题。高龄老年人群因其独特的病理生理学特征，如动脉硬化加重、血管弹性降低、左心室肥厚、舒张功能减退、胰岛素抵抗、糖代谢异常、内分泌功能减退等。由此可见，对老年高血压进行积极防治意义重大。

（二）老年高血压的定义与分级

年龄≥65岁，在未使用降压药物的情况，非同日3次测量血压，收缩压（systolic blood pressure，SBP）≥140 mmHg（1 mmHg = 0.133 kPa）和（或）舒张压（diastolic blood pressure，DBP）≥90 mmHg，可诊断为老年高血压。曾明确诊断高血压且正在接受降压药物治疗的老年人，虽然血压 < 140/90 mmHg，也应诊断为老年高血压。老年高血压的分级方法与一般成年人相同。

（三）老年高血压的特点

随着年龄增长，大动脉弹性下降，动脉僵硬度增加；压力感受器反射敏感性和β肾上腺素能系统反应性降低；肾脏维持离子平衡能力下降。老年人血压神经 – 体液调节能力下降，表现为容量负荷增多和血管外周阻力增加。

老年高血压患者常见SBP升高和脉压增大，我国人群统计，老年单纯收缩期高血压患病率为21.5%，占老年高血压的53.21%。随着年龄增长，钙化性瓣膜病发生率增高，超声心动图可明确诊断。严重主动脉瓣狭窄者不能过度降压，以免影响重要器官的血供；若脉压过大，SBP明显升高且DBP水平 < 50 mmHg，应注意合并主动脉瓣关闭不全的可能性。

由于血压调节能力下降，老年人的血压水平容易受各种因素如体位、进餐、情绪、季节或温度等影响，称为异常血压波动。最常见为体位性低血压、餐后低血压和血压昼夜节律异常等。高龄老年高血压患者常伴有多种危险因素和相关疾病，合并糖尿病、高脂血症、冠心病、肾功能不全和脑血管病的检出率分别为39.8%、51.6%、52.7%、19.9%和48.4%。

老年高血压患者伴有严重动脉硬化时，可出现袖带加压时难以压缩肱动脉，所测血压值高于动脉内测压值的现象，称为假性高血压。通过无创中心动脉压检测可获得相对较为准确的血压值。假性高血压发生率随年龄增长而增高。当SBP测量值异常升高但未合并相关靶器官损害或药物降压治疗后即出现低血压症状时，应考虑假性高血压可能。假性高血压可导致过度降压治疗，SBP过低在高龄患者可能引起跌倒、衰弱等不良预后的增加。

（四）诊断和评估

老年高血压的诊断性评估包括以下内容：

①确定血压水平。

②了解心血管危险因素。

③明确引起血压升高的可逆和（或）可治疗的因素，如有无继发性高血压。

④评估靶器官损害和相关临床情况，判断可能影响预后的合并疾病。通过上述评估，有助于指导老年高血压患者的治疗。

1. 血压测量

血压测量是评估血压水平、诊断高血压及观察降压疗效的根本手段和方法。由于老年人可能具有血压波动大、夜间高血压、清晨高血压和体位性低血压等特点，应鼓励老年高血压患者开展家庭自测血压和动态血压监测，定期（如每年）进行双上肢及四肢血压和不同体位（立、卧位）血压测量。特别注意临睡前、清晨时间段和服药前的血压监测。

（1）诊室血压测量

诊室血压测量是指由医务人员在医院环境下按照血压测量规范进行的血压测量，是目前评估血压水平及观察降压疗效的常用方法。

（2）诊室外血压监测

诊室外血压监测更适合老年高血压患者，并且能更真实地反映个体生活状态下的血压状况，预测心血管风险能力优于诊室血压测量。诊室外血压监测，包括家庭血压监测和动态血压监测两种方法。

家庭血压监测，又称为自测血压。可用于评估数日、数周、数月、甚至数年的血压控制情况和长时血压变异，有助于改善患者治疗依从性。测量方法如下。①使用经过国际标准方案认证合格的上臂式家用自动电子血压计，不推荐腕式血压计和手指血压计，不推荐使用水银柱血压计进行家庭血压监测。电子血压计使用期间应定期校准，每年至少1次。②家庭血压值一般低于诊室血压值，高血压的诊断标准为≥135/85 mmHg（对应于诊室血压的140/90 mmHg）。③监测频率，初始治疗阶段、血压不稳定者或是调整药物治疗方案时建议每天早晨和晚上测量血压（每次测2~3遍，取平均值），连续测量7天，取后6天血压计算平均值。血压控制平稳者，可每周只测1天血压；长期药物治疗患者，建议监测服用前的血压状态，以评估药物疗效。④最好能详细记录每次测量血压的日期、时间及所有血压读数，而不是只记录平均值，以便医师指导和评价血压监测和控制效果。⑤精神高度焦虑患者，不建议开展家庭血压监测。

动态血压监测。使用自动血压测量仪器，连续测量个体日常工作和生活状态下的血压水平和血压波动状态。特别是监测夜间睡眠期间的血压，可以全面和准确地评估个体血压水平和波动状态，鉴别白大衣高血压和检出隐匿性高血压、诊断单纯性夜间高血压。老年人全天血压波动大，非杓型血压的发生率可高达69%。测量方法如下。①使用经过国际标准方案认证合格的动态血压监测仪，并定期校准。②通常白天每20分钟测量1次，晚上睡眠期间每30分钟测量1次。应确保整个24小时期间血压有效监测，每个小时至少有1个血压读数；有效血压读数应达到总监测次数的70%以上。③动态血压监测指标包括24 h、白天（清醒活动）、夜间（睡眠状态）SBP和DBP的平均值。高血压诊断标准为：24 h≥130/80 mmHg；白天≥135/85 mmHg；夜间≥120/70 mmHg。根据动态血压监测数值，还可以获得一些衍生指标，如夜间血压下降幅度、清晨血压水平、24 h 血压变异、血压负荷、晨峰现象、动态动脉硬化指数（ambulatory arterial stiffness index，AASI）等。

2. 病史、体格检查和实验室检查

对于初诊的老年高血压患者，应全面了解症状和病史，包括以下内容。

（1）病程：患高血压时间、最高血压、降压治疗情况、依从性。

（2）既往史：有无冠心病、心力衰竭、脑血管病、肾脏疾病、外周血管疾病、糖尿病、血脂异常、高尿酸血症、睡眠呼吸暂停综合征、甲状腺功能异常和类风湿关节炎等疾病及治疗情况。

（3）家族史：有无高血压、冠心病、脑卒中、肾脏疾病、糖尿病和血脂异常家族史。

（4）有无提示继发性高血压的临床表现。

（5）正在服用的药物以及曾经发生过的药物不良反应。

（6）生活方式：膳食脂肪、盐、酒、咖啡摄入量，吸烟时间和支数及体质量变化。

（7）心理社会因素：包括家庭情况、生活环境及有无精神创伤史。

仔细的体格检查有助于发现继发性高血压线索和靶器官损害情况。

（1）测量体质量指数、腰围及臀围。

（2）观察有无特殊面容、向心性肥胖、皮肤紫纹、多毛和甲状腺功能亢进性突眼征等。

（3）触诊甲状腺、有无肾脏增大（多囊肾）或肿块。

（4）听诊颈动脉、胸主动脉、腹部动脉和股动脉有无杂音。

（5）全面的心肺查体。

（6）检查四肢血压（至少需要检测双上臂血压）、动脉搏动和神经系统体征。

（7）眼底镜检查视网膜有无异常。

除血生化（包括空腹血糖、血脂、血尿酸、肝肾功能及电解质，特别是血钾）、血常规、尿液分析和心电图等基本检查外，推荐对老年高血压患者监测空腹和餐后 2 h 血糖、糖化血红蛋白、尿微量白蛋白测定、24 h 尿蛋白定量（用于尿常规检查蛋白阳性者）、24 h 动态血压监测、超声心动图等，有条件可进一步检测颈动脉超声、胸片、眼底、脉搏波传导速度、踝臂血压指数等，并对老年人进行衰弱评估。随着年龄增长，左室壁厚度增加，超声心动图有助于鉴别老年人生理性的与增龄相关的左室壁增厚与高血压所致的靶器官损害。对于怀疑继发高血压者，应进行相应的辅助检查。

3. 高血压危险分层

尽管血压水平是影响心血管事件发生和预后的重要因素，但并非唯一因素。因此，需要全面、整体地评估老年高血压患者的心血管危险。

（1）危险因素评估

包括血压水平（1~3 级）、吸烟或被动吸烟、血脂异常（总胆固醇≥5.2 mmol/L 或低密度脂蛋白胆固醇≥3.4 mmol/L 或高密度脂蛋白胆固醇 <1.0 mmol/L）、糖耐量受损（餐后 2 h 血糖 7.8~11.0 mmol/L）和（或）空腹血糖异常（6.1~6.9 mmol/L）、腹型肥胖（腰围：男性≥90 cm，女性≥85 cm）或肥胖（体质量指数≥28 kg/m²）、早发心血管病家族史（一级亲属发病年龄 <50 岁）等，其中高血压是目前最重要的心血管危险因素；而高钠、低

钾膳食，超重和肥胖，饮酒，精神紧张以及缺乏体力活动等又是高血压发病的重要危险因素。还需强调，老年本身就是心血管病和高血压的危险因素。无论是初诊还是正在治疗随访期间的高血压患者，均应进行危险因素的定期评估。

（2）靶器官损害筛查

采用相对简便、花费较少、易于推广的检查手段，在高血压患者中检出无症状性亚临床靶器官损害是高血压诊断评估的重要内容。包括左心室肥厚（室间隔或左室后壁厚度≥11 mm 或左心室质量指数男性≥115 g/m²，女性≥95 g/m²），颈动脉内膜中层厚度增厚（≥0.9 mm）或斑块，颈动脉—股动脉脉搏波传导速度≥12 m/s，踝/臂指数<0.9，估算肾小球滤过率（estimated glomerular filtration rate，eGFR）降低 ［30～59 mL/（min·1.73 m²）］或血清肌酐轻度升高（男性 115～133 μmol/L，女性 107～124 μmol/L），微量白蛋白尿（30～300 mg/24 h 或白蛋白/肌酐比值 30～300 mg/g）。一个患者可以存在多个靶器官损害。

（3）伴发的相关临床疾病

这些伴发疾病包括：心脏疾病（心肌梗死、心绞痛、冠脉血运重建、充血性心力衰竭）、脑血管疾病（缺血性卒中、脑出血、短暂性脑缺血发作）、糖尿病、肾脏疾病（糖尿病肾病、肾功能受损）及外周血管疾病。

（4）危险分层

对老年高血压患者进行评估整体危险度，有助于确定降压治疗时机、优化治疗方案及心血管风险综合管理。因老年本身即是一种危险因素，故老年高血压患者至少属于心血管病的中危人群。

4. 衰弱评估和认知功能保存

（1）老年高血压的衰弱评估

衰弱是衰老的表现之一，随年龄增长其发生率显著升高。有研究发现衰弱是影响老年人降压治疗获益的重要因素之一。尽管 HYVET 亚组分析与 SPRINT 研究均表明衰弱老年人也可从强化降压治疗中获益，但由于入选研究对象相对健康和评估方法不统一，衰弱对老年高血压患者预后的影响及衰弱老年人的血压控制目标尚需要进一步研究。衰弱筛查推荐采用国际老年营养和保健学会提出的 FRAIL 量表或步速测定。如有条件可进一步采用经典的 Fried衰弱综合征标准进行评估。

（2）老年高血压与认知障碍

降压治疗可延缓增龄相关的认知功能下降及降低痴呆发生风险。老年人血压过高或过低均能增加认知障碍发生风险。对于老年高血压患者推荐早期筛查认知功能，结合老年生物学年龄和心血管危险分层确定合理的降压治疗方案和目标值。

（五）治疗

降压治疗的目的是延缓高血压所致心血管疾病进程，最大限度降低心血管疾病发病率和死亡率，改善生活质量，延长寿命。老年高血压降压治疗应强调收缩压达标，在能耐受的前提下，逐步使血压达标。在启动降压治疗后，需注意监测血压变化，避免降压过快带来的不良反应。在追求降压达标的同时，针对所有可逆性心血管危险因素（如吸烟、血脂异常或肥胖、血糖代谢异常或尿酸升高等）进行干预处理，并同时关注和治疗相关靶器官损害及临床疾病。大多数患者需长期甚至终身坚持治疗。老年高血压患者接受降压治疗不仅能够延长寿命，而且能改善生活质量。

1. 非药物治疗

非药物治疗是降压治疗的基本措施，无论是否选择药物治疗，都要保持良好的生活方式，主要包括：健康饮食、规律运动、戒烟限酒、保持理想体质量、改善睡眠和注意保暖。

（1）健康饮食

减少钠盐摄入，增加富钾食物摄入，有助于降低血压。WHO 建议每日摄盐量应 <6 g，老年高血压患者应适度限盐。鼓励老年人摄入多种新鲜蔬菜和水果、鱼类、豆制品、粗粮、脱脂奶及其他富含钾、钙、膳食纤维、多不饱和脂肪酸的食物。

（2）规律运动

老年高血压及高血压前期患者进行合理的有氧锻炼可有效降低血压。建议老年人进行适当的规律运动，每周不少于 5 天、每天不低于 30 分钟的有氧体育锻炼，如步行、慢跑和游泳等。不推荐老年人剧烈运动。

（3）戒烟限酒

戒烟可降低心血管疾病和肺部疾患风险。老年人应限制酒精摄入，男性每日饮用酒精量应 <25 g，女性每日饮用酒精量应 <15 g。白酒、葡萄酒（或米酒）或啤酒饮用量应分别小于 50 mL、100 mL、300 mL。

（4）保持理想体质量

超重或肥胖的老年高血压患者可适当控制能量摄入和增加体力活动。维持理想体质量（体质量指数 20.0～23.9 kg/m^2）、纠正腹型肥胖有利于控制血压，减少心血管病发病风险，但老年人应注意避免过快、过度减重。

（5）改善睡眠

睡眠的时程、质量与血压的升高和心血管疾病发生风险有关。保证充足睡眠并改善睡眠质量对提高生活质量、控制血压和减少心脑血管疾病并发症有重要意义。

（6）注意保暖

血压往往随着季节的变化而变化。老年人对寒冷的适应能力和对血压的调控能力差，常出现季节性血压波动现象。应保持室内温暖，经常通风换气；骤冷和大风低温时减少外出；适量增添衣物，避免血压大幅波动。

2. 药物治疗

老年高血压患者药物治疗应遵循以下几项原则。①小剂量：初始治疗时通常采用较小的有效治疗剂量，并根据需要，逐步增加剂量。②长效：尽可能使用 1 次/天、具有 24 h 持续降压作用的长效药物，有效控制夜间和清晨血压。③联合：若单药治疗效果不满意，可采用两种或多种低剂量降压药物联合治疗以增加降压效果，单片复方制剂有助于提高患者的依从性。④适度：大多数老年患者需要联合降压治疗，包括起始阶段，但不推荐衰弱老年人和 ≥ 80 岁老年人初始联合治疗。⑤个体化：根据患者具体情况、耐受性、个人意愿和经济承受能力，选择适合患者的降压药物。

常用降压药物的种类和作用特点。常用降压药物包括：钙通道阻滞剂（calcium channel blocker，CCB）、血管紧张素转换酶抑制剂（angiotensin converting enzyme inhibitor，ACEI）、血管紧张素受体阻滞剂（angiotensin receptor blocker，ARB）、利尿剂、β受体阻滞剂。CCB、ACEI、ARB、利尿剂及单片固定复方制剂，均可作为老年高血压降压治疗的初始用药或长期维持用药。根据患者的危险因素、亚临床靶器官损害及合并临床疾病情况，优先选择某类降压药物。

（1）利尿剂

主要是噻嗪类利尿剂，属于中效利尿剂。根据分子结构又可分为噻嗪型利尿剂（如氢氯噻嗪）和噻嗪样利尿剂（如吲达帕胺）。保钾利尿剂属于弱效利尿剂；分为两类：一类为醛固酮受体拮抗剂，代表药物包括螺内酯和依普利酮。另一类作用不依赖醛固酮，代表药物包括氨苯蝶啶和阿米洛利。利尿剂尤其适合老年高血压、难治性高血压、心力衰竭合并高血压和盐敏感性高血压等患者。利尿剂单药治疗推荐使用小剂量，以避免不良反应发生。我国独立完成的脑卒中后降压治疗研究是国际上第一个较大规模的安慰剂对照的脑卒中后二级预防降压治疗临床试验，结果表明，吲达帕胺（2.5 mg/d）治疗组与安慰剂组相比，血压降低了5/2 mmHg，脑卒中的发生率降低了29%。我国参与的老年高血压治疗研究结果显示，收缩压＞160 mmHg的老年（≥80岁）高血压患者采用缓释吲哒帕胺1.5 mg/d将收缩压降低到150 mmHg，与安慰剂相比，脑卒中及全因死亡的风险分别减少34%和28%。

（2）CCB

根据血管和心脏的亲和力及作用比将其分为二氢吡啶类CCB与非二氢吡啶类CCB。不同制剂的二氢吡啶类CCB作用持续时间、血管选择性及药代动力学不同，其降压效果和不良反应存在一定差异。中国老年收缩期降压治疗临床试验（Syst-China）及上海老年高血压硝苯地平试验等临床试验证实，以尼群地平、硝苯地平等CCB为基础的降压治疗方案可显著降低我国高血压患者脑卒中的发生率与死亡率。国际硝苯地平控释片抗高血压干预研究证实硝苯地平控释片能够显著降低患者心脑血管事件风险。非洛地平降低并发症研究显示，氢氯噻嗪加非洛地平与单用氢氯噻嗪相比，血压进一步降低了4/2 mmHg，致死性与非致死性脑卒中降27%。非洛地平降低并发症研究试验事后分析发现，治疗后平均血压水平＜120/70 mmHg时，脑卒中和心脏疾病总死亡危险最低。国家"十二五"项目LEADER研究显示，马来酸左旋氨氯地平可有效降低我国高血压患者的心脑血管复合终点事件，下肢水肿等不良反应较氨氯地平发生率低。

（3）ACEI

各类ACEI的作用机制大致相同。ACEI具有良好的靶器官保护和心血管终点事件预防作用，尤其适用于伴慢性心力衰竭及有心肌梗死病史的老年高血压患者。ACEI对糖脂代谢无不良影响，可有效减少尿白蛋白排泄量，延缓肾脏病变进展，适用于合并糖尿病肾病、代谢综合征、慢性肾脏病（chronic kidney disease，CKD）、蛋白尿或微量白蛋白尿的老年高血压患者。我国参与的国际合作脑卒中后降压治疗预防再发研究，入选了整个试验6105例患者中约1/4的病例，结果表明，培哚普利加吲达帕胺或单药治疗总体降低脑卒中再发危险28%，培哚普利加吲达帕胺联合治疗的降压效果优于单用培哚普利。亚组分析的结果显示，中国与日本等亚洲研究对象脑卒中风险下降的幅度更大。我国对所入选的 1520 例患者进一步进行了随访观察，平均 6 年随访的数据证实，降压治疗显著降低脑卒中再发危险，总死亡率及心肌梗死的危险也呈下降趋势。我国参与的降压降糖治疗 2 型糖尿病预防血管事件的研究，入选了约 30% 的研究对象，研究结果显示，在糖尿病患者中采用低剂量培哚普利/吲达帕胺复方制剂进行降压治疗，与常规降压治疗相比，可降低大血管和微血管联合终点事件达 9%。

（4）ARB

高血压伴心血管事件高风险患者，ARB 可以降低心血管病死亡、心肌梗死、脑卒中或因心力衰竭住院等复合终点事件发生风险。ARB 可降低糖尿病或肾病患者的蛋白尿及微量白蛋白尿，尤其适用于伴左室肥厚、心力衰竭、糖尿病肾病、代谢综合征、微量白蛋白尿或蛋白尿患者及不能耐受 ACEI 的患者。

（5）β 受体阻滞剂

β 受体阻滞剂适用于伴快速性心律失常、心绞痛、慢性心力衰竭的老年高血压患者。在与其他降压药物的比较研究中，对于降低卒中事件发生率，β 受体阻滞剂并未显示出优势。因此，不建议老年单纯收缩期高血压患者和脑卒中患者首选 β 受体阻滞剂，除非有 β 受体阻滞剂使用强适应证，如合并冠心病或心力衰竭。

降压药物的联合应用。单药治疗血压未达标的老年高血压患者，可选择联合应用 2 种降压药物。初始联合治疗可采用低剂量联用方案，若血压控制不佳，可逐渐调整至标准剂量。联合用药时，药物的降压作用机制应具有互补性，并可互相抵消或减轻药物不良反应。如ACEI 或 ARB 联合小剂量噻嗪类利尿剂。应避免联合应用作用机制相似的降压药物，如ACEI 联合 ARB。但噻嗪类利尿剂或髓袢利尿剂和保钾利尿剂在特定情况下（如高血压合并心力衰竭）可以联合应用；二氢吡啶类 CCB 和非二氢吡啶类 CCB 亦如此。若需 3 药联合时，二氢吡啶类 CCB + ACEI（或 ARB）+ 噻嗪类利尿剂组成的联合方案最为常用。对于难治性高血压，可在上述 3 药联合基础上加用第 4 种药物，如醛固酮受体拮抗剂、β 受体阻滞剂或 α 受体阻滞剂。单片复方制剂通常由不同作用机制的降压药组成。与自由联合降压治疗相比，其优点是使用方便，可增加老年患者的治疗依从性。目前我国上市的新型固定配比复方制剂主要包括：ACEI + 噻嗪类利尿剂、ARB + 噻嗪类利尿剂、二氢吡啶类 CCB + ARB、二氢吡啶类 CCB + β 受体阻滞剂、噻嗪类利尿剂 + 保钾利尿剂等。我国传统的单片复方制剂，如长效的复方利血平氨苯蝶啶片（降压 0 号），以氢氯噻嗪、氨苯蝶啶、硫酸双肼屈嗪、利血平为主要成分；因价格经济并能安全有效降压，符合老年人降压药物应用的基本原则，且与 ACEI 或 ARB、CCB 等降压药物具有良好的协同作用，可作为高血压患者降压治疗的一种选择。

3. 降压治疗后的随访

适当的随访和监测可以评估治疗依从性和治疗反应，有助于血压达标，并发现不良反应和靶器官损害。启动新药或调药治疗后，需要每月随访评价依从性和治疗反应，直到降压达标。随访内容包括血压值达标情况、是否发生过体位性低血压、是否有药物不良反应、治疗的依从性、生活方式改变情况、是否需要调整降压药物剂量，实验室检查包括电解质、肾功能情况和其他靶器官损害情况。启动降压药物治疗后，家庭测量血压的应用，团队照顾及恰当的远程医疗均有助于改善老年患者的血压达标率。

4. 老年高血压并发症的治疗

（1）老年高血压并发脑血管病的降压治疗推荐

急性脑出血的患者，应将收缩压控制在 <180 mmHg。急性缺血性脑卒中的患者，应将收缩压控制在 <200 mmHg。既往长期接受降压药物治疗的急性缺血性脑卒中或短暂性脑缺血发作患者，为预防脑卒中复发和其他血管事件，推荐发病后数日恢复降压治疗。既往缺血性脑卒中或短暂性脑缺血发作患者，应根据患者具体情况确定降压目标。一般认为应将血压控制在 140/90 mmHg 以下。既往缺血性脑卒中高龄患者血压应控制在 150/90 mmHg 以下。

（2）老年高血压合并冠心病的降压治疗推荐

对于 <80 岁者，血压控制目标为 <140/90 mmHg。若一般状况好、能耐受降压治疗，尤其伴既往心肌梗死者，可降至 <130/80 mmHg。对于 ≥80 岁者，血压控制目标为 <150/90 mmHg，如耐受性良好，可进一步降至 140/90 mmHg 以下。对于脉压增大者（≥60 mmHg）强调 SBP 达标。脉压 <60 mmHg 时，需在密切监测下逐步降至目标血压。

（3）老年高血压合并心力衰竭的降压治疗推荐

合并心力衰竭的老年高血压患者首先应将血压控制在 <140/90 mmHg，若能耐受，进一步降至 <130/80 mmHg。若无禁忌证，血管紧张素转换酶抑制剂或血管紧张素受体阻滞剂、醛固酮受体拮抗剂、利尿剂、β 受体阻滞剂、血管紧张素受体脑啡肽酶抑制剂均可作为治疗的选择。对于心力衰竭患者，不推荐应用非二氢吡啶类钙通道阻滞剂。

（4）高血压合并慢性肾病的降压治疗推荐

对于老年慢性肾脏病患者，推荐血压降至 140/90 mmHg 以下。对于尿蛋白 >30 ~ 300 mg/d 或更高者，推荐血压降至 130/80 mmHg 以下。血液透析患者透析前收缩压应小于 160 mmHg；老年腹膜透析患者血压控制目标可放宽至 150/90 mmHg 以下。

（5）老年高血压合并慢性肾脏病患者的降压药物推荐

慢性肾病患者首选血管紧张素转换酶抑制剂或血管紧张素受体抑制剂，尤其适用于合并蛋白尿患者。应用血管紧张素转换酶抑制剂或血管紧张素受体抑制剂，应从小剂量开始，对于高血压合并糖尿病肾病者，用至可耐受最大剂量。慢性肾病 3 ~ 4 期的患者使用时，初始剂量可减半，严密监测血钾和血肌酐水平以及肾小球滤过率，并及时调整药物剂量和剂型。Ⅱa 类 C 级不推荐血管紧张素转换酶抑制剂与血管紧张素受体抑制剂合用。对于有明显肾功能异常及盐敏感性高血压患者，推荐应用钙通道阻滞剂。容量负荷过重的慢性肾病患者，4 ~ 5 期推荐应用髓袢利尿剂（如呋塞米）。α/β 受体阻滞剂可以考虑用于难治性高血压患者的联合降压治疗。

（6）老年高血压合并糖尿病患者的降压药物选择

高血压合并糖尿病患者首选 ACEI/ARB，ACEI 不能耐受时考虑 ARB 替代。若存在糖尿病肾脏损害，特别是 UACR >300 mg/g 或者 eGFR <60 mL/（min·1.73 m^2）者，推荐使用 ACEI/ARB，或成为联合用药的一部分（Ⅰ类A级）对于糖尿病患者，推荐二氢吡啶类 CCB 与 ACEI 或 ARB 联合应用。糖尿病患者 eGFR <30 mL/（min·1.73 m^2）时可选用髓袢利尿

剂。糖尿病患者慎用大剂量利尿剂。糖尿病患者可选用小剂量、高选择性 β_1 受体阻滞剂与 ACEI 或 ARB 联合治疗。糖尿病患者应避免 β 受体阻滞剂与利尿剂联合应用。

（7）老年难治性高血压的治疗推荐

纠正影响血压的因素，积极改善生活方式，提高治疗依从性。血压不达标者应考虑加用醛固酮受体拮抗剂。静息心率快，合并冠心病和心力衰竭的患者可选用 β 受体阻滞剂。老年男性患者合并前列腺增生可选择 α_1 受体阻滞剂。对于老年难治性高血压患者，可加用直接血管扩张剂（如肼苯哒嗪、米诺地尔）或中枢性降压药（如可乐定、α – 甲基多巴）。

5. 社区支持和远程管理

（1）社区支持

老年高血压患者的特点决定社区环境的支持十分必要。老年患者血压波动大、易发生体位性低血压、餐后低血压、血压昼夜节律异常、白大衣高血压等，同时常合并多种疾病，同时服用多种药物，需要个体化的服药指导；自理能力相对下降，行动不便，而社区医疗方便、快捷，集治疗和预防为一体；社区医务人员对居民的健康状况、生活习惯比较了解，干预措施更有针对性。由相对熟悉和信任的社区工作人员引导，能够提高其依从性。除了医疗服务外，社区可以提供细致的亲情、人文关怀。老年高血压患者需要系统、长期的随访和管理，需要依靠社区来完成。社区随访可采用多种方式，如入户随访、家庭监测和远程服务。大部分高血压患者在基层医疗机构就诊，包括社区卫生服务中心（站）、乡镇卫生院、村卫生所、保健院、健康教育所等在内的基层医疗或健康管理机构和基层医务人员是高血压教育的主要力量。打造有利的社区环境促进老年高血压患者采纳健康生活方式，鼓励活动能力较好的老年人到社区卫生服务中心定期复诊、接受健康教育，在患者发生心梗、脑卒中等心脑血管意外时便于及时送医。老年人由于社会角色发生急剧变化，容易产生不良心理变化，并且出现功能衰退、活动受限、情感孤独等问题。如缺乏相应关怀，高血压管理也不能达到理想效果。可针对老年人的特点，进行心理疏导。对于空巢老人，居委会和医疗机构应定期访问，提供情感支持和居家医疗服务。

（2）远程管理

远程动态监测有助于主管医师实时掌握患者血压波动情况，对病情变化进行预判，及时采取治疗措施，防止病情恶化，使患者个体化治疗落实到实处；同时，通过远程视频等技术还可利用优质的专家资源进行培训、咨询和指导，提高诊治水平。高血压远程管理的内容主要包括及时监测数据与风险评估，优化治疗，生活方式干预，丰富健康教育内容及老年人情绪问题处理等。基于以上功能，高血压远程管理以数据监测为入口，为老年高血压人群打造集预防、监测、干预、保障于一体的精准管理体系。将互联网技术的实时性、可及性、个体性优势与老年高血压群体的特殊性糅合，达到优化管理的目的。

（六）特定老年人群的降压治疗

老年高血压患者年龄≥80 岁，称为高龄老年高血压患者。此类患者的降压治疗以维持老年人器官功能、提高生活质量和降低总死亡率为目标，采取分层次、分阶段的治疗方案。降压药物的选择应遵循以下原则：①小剂量单药作为初始治疗。②选择平稳、有效、安全、不良反应少、服药简单、依从性好的降压药物，如利尿剂、长效 CCB、ACEI 或 ARB。③若单药治疗血压不达标，推荐低剂量联合用药。④应警惕多重用药带来的风险和药物不良反应。⑤治疗过程中，应密切监测血压（包括立位血压）并评估耐受性，若出现低灌注症状，应考虑降低治疗强度。高龄老年高血压患者采用分阶段降压，血压≥150/90 mmHg，即启动降压药物治疗，首先将血压降至＜150/90 mmHg，若能耐受，收缩压可进一步降至140 mmHg 以下。

（七）老年人异常血压波动

1. 老年高血压合并体位性血压波动

（1）体位性低血压（orthostatic hypotension，OH）

OH 指由卧位转为直立位时（或头部倾斜＞60°）收缩压下降≥20 mmHg 和（或）舒张压下降≥10 mmHg；根据发生速度分为早期型（≤15 s）、经典型（≤3 min）和迟发型（＞3 min）。OH 患者可无任何临床表现，严重者致卧床不起，其常见的临床症状包括疲乏、头晕、目眩、晕厥、跌倒，不常见的临床表现包括颈部及肩背部疼痛、衰弱等。部分病例可出现 OH 伴卧位高血压，即卧位时收缩压≥150 mmHg 或者舒张压≥90 mmHg。OH 可增加心血管病死亡、全因死亡、冠心病事件、心力衰竭和脑卒中的风险，还可以增加发生反复跌倒及衰弱的风险，严重影响患者的生活质量。因此在老年高血压患者的诊疗过程中需要测量卧位、立位血压。老年高血压合并 OH 主要以平稳缓慢降压、减少 OH 发生、预防跌倒为治疗目标。首先应维持血压稳定，选择可改善大脑血流量的降压药物，如血管 ACEI 或 ARB，并从小剂量起始，每隔 1~2 周缓慢增加剂量，避免降压过度。其次，患者在起身站立时应动作缓慢，尽量减少卧床时间，避免使用可加重 OH 的药物，如 α 受体阻滞剂、利尿剂、三环类抗抑郁药等。患者还可以通过物理对抗或呼吸对抗的手段改善体位不耐受的相关症状，包括双腿交叉站立、蹲位、下肢肌肉的紧张状态、穿戴弹力袜及腹带、缓慢深呼吸、用鼻吸气、噘起嘴唇呼气等。如果经过非药物治疗，OH 或体位不耐受症状仍然持续存在，特别是神经源性 OH，可以考虑药物治疗。其中米多君是美国食品药品监督管理局（Food and Drug Administration，FDA）推荐治疗 OH 的一线用药，其他药物还包括屈昔多巴、氟氢可的松等。由于以上药物存在较多不良反应及治疗的个体差异，临床医师应该谨慎使用。

（2）OH 伴卧位高血压是一类特殊的血压波动。OH 引起的低灌注和卧位高血压所致的靶器官损害均可对患者造成危害。该类患者应强调个体化的治疗方案，通常来讲，应在夜间尽量抬高床头（10°~15°），避免在白天仰卧，避免在睡前 1 h 内饮水。应根据卧位血压水平进行降压治疗，推荐在夜间睡前使用小剂量、短效降压药，如卡托普利或氯沙坦，避免使用中长效降压药物或利尿剂。日间 OH 症状明显的患者，可在清晨使用米多君或氟氢可的松。

2. 昼夜节律异常

根据夜间（22：00~8：00）血压较白天（8：00~22：00）血压的下降率，把血压的昼夜节律分为：杓型（dipper）（10%~20%）、非杓型（non-dipper）（＜10%）、超杓型（extreme dipper）（＞20%）；如果夜间血压高于白天血压则称为反杓型（inverted dipper）。据统计，≥60 岁的老年人中非杓型血压的发生率可高达 69%，是中青年人的 3 倍以上。≥80 岁的老年人中 83.3% 丧失了正常的杓型血压节律。血压昼夜节律异常是靶器官损害、心血管事件、脑卒中和死亡的独立预测因素。

（1）非杓型或反杓型患者降低夜间血压，恢复杓型节律，可以显著减少心血管风险和不良事件。首先通过家庭自测血压或 24 h 动态血压摸索血压的规律。可于晚间（17：00 ~ 19：00）进行适当的有氧运动（大约 30 min），有助于纠正血压节律异常。药物治疗首选 24 h 平稳降压的长效降压药物，单药或联合用药。若夜间血压控制仍不理想，可将一种或数种长效降压药改为晚间或睡前服用，能够使 70% 以上的患者恢复杓型血压节律。若采用上述方法后夜间血压仍高，可根据药物的作用时间，在长效降压药的基础上，尝试睡前加用中短效降压药。但应警惕夜间血压过低及夜间起床时发生 OH 的可能。

（2）超杓型血压患者需要降低白天血压。应在非药物治疗（如体育锻炼）的基础上清晨服用长效降压药（如氨氯地平、非洛地平缓释片和硝苯地平控释片等），在降低白天血压的同时一般不会过度降低夜间血压。若白天血压控制仍不理想，可结合血压波动的规律和药效动力学特点，选择长效 + 中短效药物的组合，进一步控制白天血压，但应注意中短效降压药可能增加 OH 的风险。应避免夜间服用降压药，否则会加重超杓型血压模式。

（3）餐后低血压。指餐后 2 h 内收缩压较餐前下降 20 mmHg 以上；或餐前收缩压 ≥ 100 mmHg，而餐后 <90 mmHg；或餐后血压下降未达到上述标准，但出现餐后心脑缺血症状。在我国住院老年患者中发生率可高达 80.1%。

非药物治疗。①饮水疗法。自主神经系统功能障碍的患者，餐前饮水 350 ~ 480 mL 可使餐后血压下降幅度减少 20 mmHg，并有效减少症状的发生。最佳的水摄入量应根据患者具体情况个体化制定，对于需要限水的严重心力衰竭及终末期肾病患者需慎重。②少食多餐。可以减少血液向内脏转移的量和持续时间，对餐后低血压患者可能有利，但进餐量与血压的关系还有待深入研究。③减少碳水化合物摄入。与蛋白质和脂肪相比，碳水化合物在胃中排空最快，诱导胰岛素释放作用最强，因此摄入富含碳水化合物的食物更容易导致餐后血压迅速下降。中国人早餐以碳水化合物为主，因此，早餐后低血压最为多见，可适当改变饮食成分配比，适当减少碳水化合物摄入。④餐后运动。老年人餐后 20 ~ 30 min 间断进行低强度的运动（如步行 30 m，每隔 30 min 1 次）有助于提高心输出量，降低收缩压的下降幅度和跌倒的发生率，但运动量过大则起到相反的作用。适宜的运动方式、强度和时间还有待于进一步摸索。

药物治疗。餐前血压过高可以导致更为严重的餐后低血压，因此，首先通过合理的降压治疗使血压达标，尤其是有效降低清晨血压。老年人服用 α - 葡萄糖苷酶抑制剂阿卡波糖 50 mg，可显著降低餐后胃肠道的血流量，减少餐后收缩压和舒张压的降低，有效控制症状，适用于合并糖尿病的老年患者。其他可能有效药物包括咖啡因、奥曲肽、瓜尔胶、二肽基肽 - 4 - 抑制剂、地诺帕明联合米多君及血管加压素等，由于使用方法不明确，疗效缺乏有效验证，不良反应较多，难以在临床推广。

（4）晨峰血压升高。晨峰血压增高即清晨起床后 2 h 内的收缩压平均值比夜间睡眠时收缩压最低值（夜间血压最低值前后共 3 次收缩压的平均值）≥35 mmHg。我国老年人晨峰血压增高的发生率为 21.6%，高血压患者较正常人更多见。

①生活方式干预：包括戒烟限酒，低盐饮食，避免情绪波动，保持夜间良好睡眠，晨起

后继续卧床片刻、起床动作放缓，起床后避免马上进行较为剧烈的活动。

②药物治疗：选择 24 h 平稳降压的长效降压药可以控制清晨血压的大幅波动，并能减少因不能按时服药或漏服导致的晨峰血压增高。此外，维持夜间血压的适度下降（杓型血压），能够有效抑制血压晨峰。非杓型或反杓型的高血压患者，可选择睡前服用长效降压药。国内研究显示，与清晨 6：00 ~ 8：00 服药相比，19：00 ~ 21：00 服用硝苯地平控释片可以显著降低清晨血压上升速率。对于超杓型者，可以尝试在长效降压药物的基础上，清晨加用短效降压药抑制血压晨峰。

（5）长时血压变异：血压的季节性变化随年龄增长而增加，特别是老年高血压患者，冬季血压明显高于夏季血压，这与气温下降、神经内分泌激活、肾脏排钠负荷增加等相关。因此对于老年高血压患者，应根据季节变化及时调整用药方案。

（6）白大衣性高血压：白大衣性高血压指诊室血压≥140/90 mmHg，但诊室外血压不高的现象。在整体人群中的发生率约 13%，老年人尤其高发，可达 40%。家庭自测血压和动态血压监测可以对白大衣性高血压进行鉴别。白大衣性高血压并非完全良性状态，发展为持续性高血压和 2 型糖尿病的风险更高，总体心血管风险增加。此类患者应完善心血管危险因素筛查，给予生活方式干预，并定期随访。

二、妊娠期高血压

高血压疾病是妊娠期最常见的并发症，全世界孕妇的发生率为 5% ~ 10%。妊娠期高血压疾病是孕妇、胎儿和新生儿的发病和死亡的主要原因。母体的风险包括胎盘早剥、中风、多器官衰竭和弥散性血管内凝血。胎儿有宫内生长迟缓、早产和宫内死亡的高风险。妊娠期是女性的一个特殊生理时期，由于胎儿在母体里发育成长，子宫、胎盘逐渐增大，母体的内分泌系统会发生改变，代谢、血容量和心肌氧耗量也会增加，母体的心血管系统无法耐受沉重的负担后以致心血管疾病。这期间的治疗不但要考虑母体心血管系统的治疗效果和预后，还要兼顾胎儿的安全。在妊娠期高血压的分类上，比较经典的分类是 4 种，即妊娠期高血压、子痫前期/子痫、慢性高血压、慢性高血压并发子痫前期/子痫。

（一）妊娠高血压疾病定义和分类

采用 2015 年中国《妊娠期高血压疾病诊治指南》的定义和分类。

1. 妊娠期高血压

妊娠 20 周后开始出现血压升高，收缩压≥140 mmHg 和（或）舒张压≥90 mmHg，产后 12 周以内恢复正常。收缩压≥160 mmHg 和（或）舒张压≥110 mmHg 为重度妊娠期高血压。

2. 子痫前期

妊娠期高血压：妊娠 20 周后开始出现血压升高，收缩压≥140 mmHg 和（或）舒张压≥90 mmHg，且伴有以下任何一项：尿蛋白≥0.3 g/24 h，或尿蛋白/肌酐比值≥0.3，或随机尿蛋白（＋），无蛋白尿但伴有以下任意一种器官或系统受累：心脏、肺、肝、肾等重要器官，或血液系统、消化系统、神经系统异常改变，以及胎盘 - 胎儿受累，血压和（或）尿蛋白水平持续升高，发生母体器官功能受损或胎盘 - 胎儿并发症是子痫前期。子痫前期孕妇出现下述任一表现可诊断为子痫前期：①血压持续升高，收缩压≥160 mmHg 和（或）舒张压≥110 mmHg。②持续性头痛，视觉障碍或其他中神经系统异常表现。③持续上腹部疼痛及肝包膜下血肿或肝破裂表现。④肝酶异常：血丙氨酸转氨酶或天冬氨酸转氨酶水平升高。⑤肾功能受损：尿蛋白 > 2.0 g/24 h，少尿（24 h 尿量 < 400 mL 或每小时尿量 < 17 mL），血肌酐 >106 μmol/L。⑥低蛋白血症伴腹水、胸腔积液或心包积液。⑦血液系统异常：血小板计数持续性下降并低于 100×10^9/L；微血管内溶血（表现有贫血或血乳酸脱氢水平升高）。⑧心功能衰竭。⑨肺水肿。⑩胎儿生长受限制，羊水过少、胎死宫内、胎盘早剥等。子痫：子痫前期基础上发生不能用其他原因解释的抽搐。

3. 妊娠合并慢性高血压

既往存在的高血压或在妊娠 20 周前发现收缩压≥140 mmHg 和（或）舒张压≥90 mmHg，妊娠期无明显加重，或妊娠 20 周后首次诊断高血压并持续到产后 12 周以后。

4. 高血压并发子痫前期

慢性高血压孕妇，妊娠 20 周前无蛋白尿，妊娠 20 周后出现尿蛋白≥0.3 g/24 h 或随机尿蛋白≥（+）；或妊娠 20 周前有蛋白尿，20 周后尿蛋白定量明显增加。

（二）诊断流程

1. 病史

了解患者妊娠前有无高血压、肾病、糖尿病及自身免疫性疾病等病史或表现，有无妊娠期高血压疾病史；了解患者此次妊娠后高血压、蛋白尿等伴发症状出现的时间和严重程度；有无妊娠高血压疾病家族史等。

2. 高血压的诊断

孕妇同一手臂至少两次测量的收缩压≥40 mmHg 和（或）舒张压≥90 mHg，则诊断为高血压。若血压低于 140/90 mmHg，但较基础血压升高 30/15 mmHg 时，虽不作为诊断依据却需要密切随访。对首次发现血压升高者，应间隔 4 h 或以上复测血压，如两次测量均为收缩压≥140 mmHg 和（或）舒张压≥90 mmg 则诊断为高血压。对严重高血压孕妇收缩压≥160 mmHg 和（或）舒张压≥110 mmHg 时，间隔数分钟重复测定后即可诊断。

3. 蛋白尿的检测

妊娠期应依据产检规定时间检测尿蛋白或尿常规。尿常规检查应选用中段尿。可疑子痫前期孕妇应检测 24 h 尿蛋白定量。尿蛋白≥0.3 g/24 h 或尿蛋白/肌酐比值≥0.3，或随机尿蛋白≥（+）定义为蛋白尿。应注意蛋白尿的进展性变化及排查蛋白尿与孕妇肾脏疾病和自身免疫性疾病的关系。

4. 辅助检查

（1）妊娠期高血压应注意进行下述常规检查和必要时的复查。血常规、尿常规、肝功能、肾功能、心电图、产科超声检查。尤其是对于妊娠 20 周后才开始进行产前检查的孕妇，注意了解和排除孕妇基础疾病及慢性高血压，必要时进行血脂、甲状腺功能、凝血功能等的检查。

（2）子痫前期及子痫。视病情发展和诊治需要应酌情增加下述检查项：眼底检查、血电解质浓度测定、超声等影像学检查肝、肾等脏器及胸水情况、动脉血气分析、心脏彩超及心功能测定、超声检查胎儿生长发育指标、头 CT 或 MRI 检查。

（三）发病机制

妊娠高血压的 4 种类型，在病因学和发病机制上既有区别又有联系，从遗传学来看，子痫前期和慢性高血压是不同的两种疾病，二者发病机制也不尽相同，妊娠期高血压和子痫前期是延续性的，均与胎盘缺血缺氧引发的母体广泛内皮功能失调有关，只是在靶器官上损害程度不同，本文主要介绍子痫前期的发病机制。

子痫前期是病因未明的复杂疾病，目前认为，子痫前期是遗传与环境共同作用的结果，其中遗传学改变为多基因遗传，表现为遗传易感性。母胎之间存在半同种遗传，两者之间的遗传冲突可能导致子痫前期。因此，遗传与免疫交织在一起，相互作用参与子痫前期的发生。妊娠早期是子痫前期形成的关键时期。胎盘缺血缺氧、氧化应激损伤及免疫失衡等多种致病因素均在妊娠早期已经形成。遗传异质性是触发子痫前期复杂临床的潜在因素。

（四）治疗

1. 治疗的目的和基本原则

治疗的目的是预防重度子痫前期和子痫的发生，降低母儿围产期并发症和病死率，改善围产结局。治疗基本原则是休息、镇静、预防抽搐、有指征地降压、利尿、镇静，密切监测母儿情况，适时终止妊娠，应根据病情轻重缓急和分类进行个体化治疗。

（1）妊娠期高血压。休息、镇静、监测母胎情况，酌情降压治疗。

（2）子痫前期。预防抽搐，有指征地降压、利尿、镇静，密切监测母子情况，预防和治疗严重并发症，适时终止妊娠。

（3）子痫。控制抽搐，病情稳定后终止妊娠，预防并发症。

（4）妊娠合并慢性高血压。以降压治疗为主，注意预防子痫前期的发生。

（5）慢性高血压并发子痫前期。兼顾慢性高压和子痫前期的治疗。

2. 监测和一般治疗

（1）严密监护和观察随访。妊娠期高血压孕妇应严密监测血压、蛋白尿变化及母胎并发症情况。重度妊娠期高血压、重度子痫前期及子痫孕妇应住院监测和治疗。对孕妇产前、产时和产后的病情应进行密切监测和评估，以便及时合理干预，早防早治，避免不良妊娠结局的发生。

（2）休息和饮食。应注意休息，以侧卧位为宜，保证摄入足量的蛋白质和热量；适度限制食盐摄入。

（3）镇静。保证充足睡眠，必要时可睡前口服地西泮 2.5 ~ 5.0 mg。

3. 降压治疗

降压治疗的目的是预防心脑血管意外和胎盘早剥等严重母胎并发症。收缩压≥160 mmHg 和（或）舒张压≥110 mmHg 的高血压孕妇应进行降压治疗，收缩压≥140 mmHg 和（或）舒张压≥90 mmHg 的高血压患者也可应用降压药。

目标血压：孕妇未并发器官功能损伤时，收缩压应控制在 130 ~ 155 mmHg 为宜，舒张压应控在 80 ~ 105 mmHg；并发器官功能损伤，则收缩压应控制在 130 ~ 139 mmHg，舒张压应控制在 80 ~ 90 mmHg。降压过程中力求血压下降平稳，不可波动过大且血压不可低于

130/80 mmHg，以保证子宫—胎盘血流灌注。在出现严重高血压，或发生器官衰竭时，应降至标准血压范围，注意降压幅度不能太大，以平均动脉压的 10%~25% 为宜，24~48 h 达到稳定。

常用降压药物有肾上腺素能受体阻滞剂、钙通道阻滞剂及中枢性肾上腺素能神经阻滞剂等药物。2013 年欧洲高血压学会/欧洲心脏病协会《高血压管理指南》推荐的降压药物有拉贝尔、硝苯地平和甲基多巴。如口服药物血压控制不理想，可使用静脉用药。妊娠期一般不使用利尿剂降压，以防血液浓缩、有效循环血量减少和高凝倾向，子痫前期孕妇不主张常规应用利尿剂。仅当孕妇出现全身性水肿、肺水肿、脑水肿、肾功能不全、急性心力衰竭时，可酌情使用呋塞米等快速利尿剂。不推荐使用阿替洛尔和哌唑嗪等。硫酸镁不作为降压药使用。禁止使用血管紧张素转化酶抑制剂和血管紧张素 Ⅱ 受体阻剂。

拉贝洛尔：为 α、β 受体阻滞剂。用法：50~150 mg 口服，每天 3~4 次。静脉注射初始剂量 20 mg，10 分钟后如未有效降压则剂量加倍，最大单次注射剂量 80 mg，直至血压被控制，每日最大总剂量 220 mg。50~100 mg 加入 5% 葡萄糖溶液 250~500 mL 静脉滴注，根据血压调整滴速，血压稳定后改口服。

硝苯地平：为二氢吡啶类钙通道阻滞剂。用法：5~10 mg 口服，每天 3~4 次，24 h 总量不超过 60 mg，缓释片 20 mg 口服，每天 1~2 次。

甲基多巴：中枢性肾上腺素能神经阻滞剂。用法：每次 250 mg，口服，每天 2~3 次。每 2 天调整剂量 1 次，至达预期疗效。一般晚上加量以减少药物的过度镇静作用。维持每天 0.5~2 g，分 2~4 次服用，最大剂量不宜超过 3 g/d。

4. 子痫的处理

子痫发作时的紧急处理包括一般急诊处理、控制抽搐、控制血压、顶防再发抽搐及适时终止妊娠等，子痫诊治过程中，要注意与其他抽搐性疾病（如癔症、癫痫、颅脑病变等）进行鉴别。同时，应检测肝、肾、中枢神经系统等重要器官的功能、凝血功能和水、电解质及酸碱平衡。

（1）一般急诊处理。子痫发作时应预防患者坠地外伤、唇舌咬伤，须保持气道通畅，维持呼吸、循环功能稳定，密切观察生命体征、尿量（留置导尿管监测）等。避免声、光等一切不良刺激。

（2）控制抽搐。硫酸镁是治疗子痫及预防复发的首选药物。

（3）控制血压和监控并发症。脑血管意外是子痫患者死亡的最常见原因。当收缩压持续 ≥160 mmHg、舒张压 ≥110 mmHg 时要积极降压以预防心脑血管并发症。注意监测子痫之后的胎盘早剥、肺水肿等并发症。

（4）适时终止妊娠。母体因素和胎盘—胎儿因素的整体评估是终止妊娠的决定性因素。重度子痫前期发生母胎严重并发症者，需要稳定母体状况后尽早在 24 h 或 48 h 内终止妊娠，不考虑是否完成促胎肺成熟。子痫患者抽搐控制后即可考虑终止妊娠。

5. 产后血压的管理

产后要加强监测，注意产后迟发型子痫前期及子痫（发生在产后 48 h 的子痫前期及子痫）的发生。子痫前期孕妇产后 3~6 d 是产褥期血压高峰期，高血压、蛋白尿等症状仍可能反复出现甚至加重，此期间仍应每天监测血压。如产后血压升高≥150/100 mmHg 应继续给予降压治疗。哺乳期可继续应用产前使用的降压药物。禁用 ACEI 和 ARB 类降压药，产后血压持续升高要注意评估和排查孕妇其他系统疾病的存在。

6. 妊娠期降压治疗中存在的问题和争议

妊娠期高血压疾病在治疗上既要考虑到控制血压对妊娠期心脏、脑、肾等重要靶器官的保护作用和远期心血管受益，又要考虑到降压药物引起的胎盘血供降低而导致的胎儿缺血缺氧等潜在有害作用。因此给心血管内科医师和产科医师带来很多困扰。

在妊娠期高血压药物治疗领域，目前应用的甲基多巴（国内尚无此药）、拉贝洛尔等，其依据仍然是 20 世纪 70 年代—20 世纪 80 年代国内外一些规模不大的临床观察。从整体来看，妊娠期高血压疾病的药物治疗近 30 年来无明显进展。目前各国发布的妊娠期高血压疾病诊治指南的尴尬之处在于其所推荐的药物及治疗方案均无坚实可靠的循证医学证据。

目前在妊娠期重度高血压（血压≥160/100 mmHg）的药物治疗上国内外专家达成一致共识：在未进行降压治疗的重度妊娠期高血压或子痫前期患者中，重要靶器官功能恶化和病死率明显增加；虽然应用降压药物可能会给胎儿带来潜在风险，但是考虑到高血压的严重并发症，仍推荐使用降压药物使孕妇的血压维持在安全的范围内。然而，妊娠期轻中度高血压［(140~160)/(90~110) mmHg］的降压治疗问题，一直是心血管内科与产科学术界争论的焦点。从 20 世纪 70 年代至今一直缺乏有针对性的大型随机对照临床研究。近期一项针对轻中度妊娠期高血压治疗的荟萃分析表明，降压治疗可使进展为重度高血压的风险减半，但是对子痫前期、子痫肺水肿、胎儿或新生儿死亡、早产或小于胎龄儿等母儿结局的发生无明显预防作用。因此，目前尚无足够证据表明在轻中度妊娠期高血压患者中进行降压治疗可以改善母儿预后，同时降压治疗可能减少胎盘和胎儿的血供，因此有研究者质疑针对轻中度妊娠期高血压进行药物治疗是否有益。

孕早期是子痫前期病生理改变形成的关键时期，胎盘缺血缺氧、氧化应激损伤，免疫失衡等多重致病因素均在孕早期已经形成。针对子痫前期高危孕妇，早期干预是改善母婴结局和降低母子两代远期 CVD 风险的关键。目前无充足的循证医学证据能预防子痫前期的药物，针对子痫前期高危孕妇的早期干预尚未形成共识。干预手段仍主要停留在改善生活方式方面。目前各大指南推荐的可用于子痫前期高危孕妇早期预防的药物仅有阿司匹林。但是，各大指南对于阿司匹林预防子痫前期仍持谨慎态度。2013 年 ACOG《妊娠期高血压疾病指南》建议高危患者（有早发子痫前期病史，或≤34 周早产病史，或有 2 次及以上子痫前期病史），应从孕早期（前 3 个月）起服用阿司匹林 60~80 mg/d。该指南同时也指出，出于安全考虑，阿司匹林带来的个体风险仍需注意。传统的抗氧化剂（维生素 C、维生素 E 及番茄红素等）和辅酶 Q10 被认为可能预防子痫前期的发生。

三、围术期高血压

最新数据显示，我国 18 岁及以上居民高血压患病率高达 27.9%。随着高血压患病率的逐年增加，外科手术中高血压患者也逐渐增多。而既往有高血压病史，特别是舒张压超过110 mmHg 患者更易出现围术期血流动力学的不稳定，存在较高的心血管风险，如围术期血压升高可使既往有高血压病史的手术患者脑血管破裂和急性左心功能衰竭等严重并发症出现。而血压正常的患者围术期血压也可因围术期应激增加和麻醉药等作用而发生波动，气管插管、导尿管、麻醉深度不当或镇痛不全等均可诱发围术期高血压；手术操作涉及心脏及大血管或因纱垫填塞、拉钩等压迫心脏和大血管，牵拉内脏、腹膜和手术直接刺激迷走神经，术中失血过多及输血反应等常可致血压急剧下降。可见围术期血压管理已经成为临床普遍存在的问题。

（一）围术期高血压定义

围术期高血压是指从确定手术治疗到本手术有关的治疗基本结束期间内，患者血压升高幅度大于基础血压的30%，或收缩压≥140 mmHg和（或）舒张压≥90 mmHg。

围术期高血压会增加手术患者急性心肌梗死、急性心力衰竭、急性脑血管病、急性肾损伤、手术出血增加等事件的发生，增加手术并发症，危及患者生命，应当引起重视，严重的围术期高血压为高血压急症之一。

（二）围术期血压波动的病理生理机制

围术期患者由于紧张等因素导致交感神经系统激活，麻醉药物使用等均可影响血压。对血压正常者，麻醉诱导期间交感神经激活，可引起血压增加20～30 mmHg，心率增加15～20次/分。随着麻醉深度的增加，平均动脉压趋于下降，已有高血压的患者更可能出现术中血压不稳定（低血压或高血压）。术后随着患者从麻醉效应中恢复，血压和心率缓慢增加。但术后也可由于疼痛、麻醉苏醒时兴奋，以及高碳酸血症等出现高血压。研究显示，高血压常始于手术结束后30分钟内，持续大约2 h。

围术期高血压的高危和诱发因素包括：①原发性高血压；②继发性高血压；③清醒状态下进行有创操作；④手术操作刺激；⑤麻醉深度不当或镇痛不全；⑥气管插管、导尿管、引流管等不良刺激；⑦药物使用不当；⑧颅内高压；⑨低氧或二氧化碳蓄积；⑩寒战、恶心、呕吐等不良反应；⑪紧张、焦虑、恐惧、失眠等心理应激因素。

（三）围术期血压异常的分类及高危因素

围术期血压异常的分类主要分为围术期高血压和围术期低血压。

1. 围术期高血压危象

围术期高血压危象是指围术期中出现短时间血压增高并超180/110 mmHg。血压过高，不仅会增加心肌耗氧量，影响心肌供血，诱发脑血管破裂，对心脑血管及肾疾病患者危害极大，而且会增加术中、术后创面出血概率。高血压合并靶器官损害也会明显增加麻醉危险性（表6-1）。

表6-1　围术期高血压高危因素

影响因素	具体情况
麻醉	麻醉过浅或阵痛不全
手术操作	夹钳主动脉、气管插管、导尿管、引流管等不良刺激、过度输液等
内分泌因素	嗜铬细胞瘤、甲亢、原发性醛固酮增多症等

续表

影响因素	具体情况
原发病	高血压
手术类型	心脏手术、大血管手术、神经系统及头颈部手术、肾脏移植及大的创伤（烧伤或头部创伤）等
心理因素	紧张、焦虑、恐惧、失眠等

2. 围术期低血压

围术期低血压是相对于患者基础血压而言，目前没有统一的标准，围术期基础血压 =（术前等候区测量的血压 + 手术室第 1 次测量的血压）/2。

现最常用的标准是：SBP 小于 80 mmHg、平均动脉压 55～60 mmHg 或 SBP、平均动脉压较术前基础血压降低超过 25%。围术期急性低血压指的是 SBP 由正常或较高的水平突然而明显下降大于 30 mmHg 且持续时间大于 30 min。围术期低血压造成组织器官低灌注，增加术后谵妄、脑卒中、心肌缺血、心肌梗死、急性肾损伤等风险及增加术后死亡率（表 6-2）。

表 6-2 围术期低血压高危因素

影响因素	具体情况
麻醉	麻醉药如各类肌肉松弛药，麻醉期间体位剧烈变化
手术操作	压迫心脏和腔静脉、嗜铬细胞瘤切除后、胃肠反应、止血带松带后、术中大失血
肾上腺皮质功能不全	垂体或肾上腺切除、长时间使用促肾上腺素或肾上腺皮质激素、席汗综合征
药物因素	镇痛泵药物的使用
原发病	瓣膜病、心功能不全、肺栓塞等

（四）治疗原则

与高血压急症和亚急症治疗原则相同。①术前镇静。②静脉药物：对于高血压急症或者不能口服降压药者，常用的药物包括艾司洛尔、拉贝洛尔、乌拉地尔、尼卡地平、硝普钠和硝酸甘油等。有时由于手术的紧迫性，对于高血压亚急症也可以考虑静脉药物治疗。③尽早过渡到常规口服药物治疗：术后高血压患者应注意纠正导致血压增高的因素，如疼痛、激越、高碳酸血症、低氧、血容量过多和膀胱充盈等。对于先前没有高血压但术后出现高血压的患者，一旦患者的外科情况稳定且目标血压已维持至少 24 h，可停止降压治疗，并观察 48～72 h。如果血压始终高于参考范围上限，应启动降压治疗。对于合并特殊临床疾病，如心脏手术围术期、主动脉夹层、妊娠高血压、颅内病变围术期、嗜铬细胞瘤围术期等血压管理，可参考中国心胸血管麻醉学会和北京高血压防治协会共同编写的《围术期高血压管理专家共识》。

传统评估大多依据血压水平来进行，但靶器官损害程度及并存临床疾病可能对患者预后评估更为重要，目前尚无延期手术的高血压阈值，原则上轻、中度高血压（<180/110 mmHg）

不影响手术进行；为抢救生命的急诊手术，不论血压多高，都应急诊手术；对进入手术室后血压仍高于 180/110 mmHg 的择期手术患者建议推迟手术；限期手术患者与家属协商后手术。

对于疑似继发性高血压的患者，行择期手术前最好明确高血压病因。然而只要血电解质和肾功能正常，高血压不严重，大多数患者可耐受手术。但是早期研究显示嗜铬细胞瘤患者未被诊断而接受手术，手术死亡率可能高达 80%。对于规律降压者，口服降压药应继续服用至手术时，术晨以少量水送服，因突然停用某些药物（如 β 受体阻滞剂、可乐定）可能引起血压反弹。但如果没有心力衰竭或术前无法改善的高血压通常在术前 24 h 停用 ACEI 和 ARB，因其可能会减弱术中肾素 - 血管紧张素系统的代偿性激活，导致低血压。术前使用利尿剂者应注意有无低钾血症和低血容量。CCB 可使用，但因其可能抑制血小板聚集，需注意术后出血发生率可能增加。β 受体阻滞剂可减少术中心肌缺血，对于有基础冠状动脉疾病的患者，突然停用 β 受体阻滞剂除了会引起血压升高外，还可导致恶化型心绞痛、心肌梗死或猝死。围术期高血压降压药物的选择、静脉药与口服药的转换应用原则：围术期血压管理的原则是保证重要脏器灌注，降低心脏后负荷，保护心功能，减少围术期由于血压波动导致的心血管事件。

（五）围术期血压监测

围术期血压异常主要表现为术前血压升高、麻醉诱导期气管插管和术终拔管期高血压、诱导后期低血压、术中血压不稳定及术后高血压。术前血压升高的程度与其基础血压、受刺激的程度有关，应密切监测患者的血压。原则上对无高血压病史的患者，术前轻、中度血压升高（SBP 140～179 mmHg、DBP 90～109 mmHg）不影响手术进行，可严密观察，不急于处理，稳定患者情绪和消除紧张状态后血压多可恢复正常。术前重度以上（＞180/110 mmHg）高血压患者，建议缓慢降压治疗。对于进入手术室后血压仍高于 180/110 mmHg 推荐择期手术。但对危及生命的紧急状况，为抢救生命，无论血压多高，都应急诊手术；对严重高血压合并威胁生命的靶器官损害及状态的，应在短时间内采取措施改善威胁生命的脏器功能。术中切皮等刺激可引起血压升高，而大失血等导致的血容量不足及麻醉过深等可致低血压，平均动脉压下降 33% 持续 10 min 以上或短时间内下降 50% 均可造成心肌缺血，因此在术中应持续监测患者的血压。术后的血压一般与术前高血压的程度、血压准备是否充分、手术创伤的大小、失血量的多少、麻醉方式及术中血管活性药物的应用等因素有关。术后短时间内血压不会太高，一般偏低或较正常。但随着临床上血容量的补充和麻醉药、镇静药及止血药物作用的逐渐消退，血压往往会逐渐升高。因此，术后应严密观察，及时监测血压变化，发现异常，及时处理。

（六）围术期高血压的管理

1. 一般手术围术期高血压的血压控制目标及降压药物的选择

一般认为，患者年龄 <60 岁，血压控制目标 <140/90 mmHg；患者年龄 ≥60 岁，不伴有糖尿病和慢性肾病患者，血压控制目标 <150/90 mmHg；糖尿病和慢性肾病患者，血压控制目标 <140/90 mmHg。术中血压波动幅度不超过基础血压的 30%。进入手术室后血压仍高于 180/110 mmHg 的择期手术患者，建议推迟手术；如确有手术需要（如肿瘤伴少量出血），

家属同意可手术。术前重度以上（＞180/110 mmHg）高血压者，建议缓慢降压治疗，否则常带来重要靶器官缺血及降压药物的不良反应；而轻、中度高血压（＜180/110 mmHg）一般不影响手术进行。

欧美及我国高血压管理指南均推荐：在接受大手术的高血压患者中，长期使用β受体阻滞剂的高血压患者在围术期应继续使用；钙离子通道阻滞剂治疗剂量对血流动力学无明显影响，且能增加静脉麻醉药、吸入麻醉药、肌松药和镇痛药的作用，故不主张术前停药，对于不能耐受β受体阻滞剂的患者可考虑启动该类药物治疗；而RAAS抑制剂（ACEI和ARB）会增加围术期低血压和血管性休克的风险，ACEI术前停用或减量，ARB则建议手术当天停用或建议术前停用，待体液容量恢复后再服用；利尿剂则由于其降低血管平滑肌对缩血管物质的反应性，增加术中血压控制的难度，同时利尿剂可能会加重手术相关的体液缺失，因此主张术前停药，具体的停药时间应根据患者个人具体疾病情况来确定。

围术期高血压有别于临床高血压，在降压药物的选择上也有所不同。临床高血压以控制血压平稳为目的，主张选用中、长效的降压药。而围术期高血压则以短时间内调整好血压为宗旨，主要选用起效迅速、作用时间短的药物。肾上腺素α1受体阻滞剂（乌拉地尔）和β受体阻滞剂（艾司洛尔）和二氢吡啶类钙离子通道阻滞剂（尼卡地平）等是围术期常用的降压药物。另外，许多吸入性麻醉和部分静脉用的麻醉药也有降压作用。一般手术患者在麻醉状态下极易出现高血压反应，若患者血压在短时间内急剧升高，超过基础血压30%即应处理。气管插管、手术切皮、开胸去肋、开腹、内脏探查等强烈刺激性的操作极易导致血压急剧波动，除适时适当地加深麻醉外，可追加异丙酚、芬太尼等麻醉药来辅助控制血压；若血压持续较高，可加用乌拉地尔或尼卡地平等起效迅速、作用时间较短的降压药，约1 min均可有效地降压，而少见后继的低血压，如仍未能有效控制，可考虑使用硝普钠，短时间内可迅速降压，但应注意严格控制剂量及速度，禁止静脉注射，防止低血压的发生。围术期控制血压药物的选择应根据患者的基础疾病来进行，同时结合药物使用的经济性。

2. 特殊类型手术围术期高血压的血压控制目标及降压药物的选择

（1）心脏外科手术围术期

①基本原则是先麻醉再降压。体外循环期间应该维持适当灌注量，当平均动脉压＞90 mmHg，应加深麻醉或使用降压药物。主动脉瓣术后容易发生高血压，应适当降压。合并心肌肥厚患者血压应维持在较高水平。左心房室瓣成型术后收缩压应＜120 mmHg。冠脉旁路移植术围术期MAP应＞70 mmHg。心脏外科手术一般需要麻醉和体外循环，因此心脏外科手术围术期血压影响因素较多，一般围术期血压控制目标为SBP＜140 mmHg或平均动脉压＜90 mmHg，但具体情况有不同的要求。

②术前血压管理。术前需要充分的镇静，先麻醉后再降压。麻醉中出现高血压时，首先必须消除诱发血压增高的各种因素，并且要保证麻醉深度适宜。对于血压过度增高的患者，可同时给予血管扩张剂，每次静脉注射尼卡地平0.5～1 mg或乌拉地尔12.5～25 mg或酚妥拉明1～5 mg。

③术中血压管理。体外循环期间。维持适当灌注流量，体外循环中动脉压一般维持在50～80 mmHg间，老年人血管阻力高，灌注压亦相应偏高，小儿则可稍微偏低。若平均动

脉压 >90 mmHg 应加深麻醉或用降压药物，如乌拉地尔、尼卡地平。血压过高或过低，必须消除诱发血压异常的各种因素，应针对原因做相应处理。在灌注流量调整前要考虑到血管阻力、温度、血液稀释对血压的影响；主动脉瓣膜手术在体外循环转流和术后易发生高血压，可用乌拉地尔、尼卡地平、硝普钠处理；对合并心肌肥厚的患者应维持血压在较高水平；二尖瓣成形术后应控制 SBP <120 mmHg；冠状动脉旁路移植术围术期应维持较高的灌注压，平均动脉压 >70 mmHg，避免降压过程中心率增快，不建议用硝普钠控制血压，以免引起冠脉窃血；动脉导管结扎术在结扎导管时将 SBP 降至 70~80 mmHg 或血压降低不超过基础水平的 40%，应注意术后高血压反跳，及时给予镇静和乌拉地尔、β 受体阻滞剂或钙离子通道阻滞剂等降压治疗。

④术后血压管理。完善镇痛，消除高血压诱因，根据心功能状况合理控制血压。

另外，主动脉夹层围术期术前应积极控制血压和心率，防治夹层扩展。可耐受的情况下尽快将收缩压控制于 100~120 mmHg，心率控制于 50~60 次/分。药物首选 β 受体阻滞剂。

（2）妊娠期高血压疾病围术期

妊娠期高血压疾病是妊娠期特有的疾病，包括妊娠期高血压、子痫前期、子痫、慢性高血压并发子痫前期及妊娠合并慢性高血压。妊娠期高血压疾病的治疗目的是预防重度子痫前期和子痫的发生，降低母儿围产期患病率和死亡率，改善围产结局。应注意降压药对母体及胎儿的双重影响，降压宜平稳。为保证胎儿血流，孕妇未并发器官功能损伤，收缩压应控制在 130~155 mmHg 为宜，舒张压应控制在 80~105 mmHg；孕妇并发器官功能损伤，则 SBP 应控制在 130~139 mmHg，DBP 应控制在 80~89 mmHg。在出现严重高血压或发生器官损害如急性左心室功能衰竭时，需要紧急降压到目标血压范围，注意降压幅度不能太大，以平均动脉压的 10%~25% 为宜，24~48 h 达到稳定。

分娩期间应监测血压并继续降压治疗，应将血压控制在 <160/110 mmHg，对于需要行剖宫产终止妊娠的患者，需要减缓降压速度或是暂时停用降压药，因为硬膜外麻醉可以降低大约 15% 的血压。而且麻醉效果比较好的情况下，容易出现仰卧位低血压综合征，所以通常不需要在手术时应用降压药，但术后 30 min，应注意麻醉效果后的血压回升，及时应用降压药物控制血压波动。如产后血压升高 ≥150/100 mmHg 应继续给予降压治疗。子痫前期孕妇产后 3~6 d 是产褥期血压高峰期，高血压、蛋白尿等症状仍可能反复出现甚至加重，此期间仍应每天监测血压。重度子痫前期孕妇产后应继续使用硫酸镁至少 24~48 h，预防产后子痫。

注意产后迟发型子痫前期及子痫（发生在产后 48 h 的子痫前期及子痫）的发生。哺乳期可继续应用产前的降压药物，甲基多巴除外，使用甲基多巴者可换用 ACEI 和 ARB 类（卡托普利、依那普利除外）降压药。产后血压持续升高要注意评估和排查其他系统疾病的存在。

用于治疗妊娠期高血压疾病的降压药物应选择不减少肾脏、胎盘灌注，同时对胎儿影响小的药物。妊娠期高血压疾病常用的口服降压药物有拉贝洛尔、硝苯地平及甲基多巴等，禁止使用血管紧张素转换酶抑制剂和血管紧张素 II 受体拮抗剂。口服降压时，建议采用联合用药。若口服降压效果不理想，可改用静脉用药，常用的有拉贝洛尔、尼卡地平、硝酸甘油、酚妥拉明、乌拉地尔及硝普钠等。大多数降压药物在 FDA 妊娠分级中属于 C 级，妊娠期高血压疾病患者选择药物时应在有效控制血压的同时充分考虑药物对母体与婴儿的安全性，权衡利弊下使用。

（3）颅脑病变围术期

颅脑病变引起的高血压多与颅内压升高有关，部分垂体肿瘤可因导致水钠潴留而引起高血压。对于自发性脑出血患者，急性期收缩压降至 140 mmHg 是安全的。为防止过度降压导致脑灌注不足，可在入院血压基础上每日降压 15%~20%，可选用乌拉地尔、艾司洛尔等。动脉瘤性蛛网膜下腔出血在动脉瘤处理前可将收缩压控制在 140~160 mmHg。术后应注意避免低血压导致脑灌注不足。

术前 SBP 在 160 mmHg 以下，可不做特殊准备；血压过高者，麻醉诱导和手术应激可并发脑血管意外和充血性心力衰竭等危险，术前应选择合适的降压药物以控制血压；急性缺血性脑卒中介入治疗时（血管再通前）SBP 应维持在 140~180 mmHg；帕金森病脑深部电刺激术麻醉管理时 SBP 控制目标为低于 140 mmHg；对于 SBP 在 150~220 mmHg 和无急性降压治疗禁忌的自发性脑出血患者，急性期 SBP 可降至 140 mmHg；对于重症动脉瘤蛛网膜下腔出血患者，动脉瘤处理前建议将 SBP 控制在 140~160 mmHg；但需注意降低血压同时应保证脑灌注压 >60 mmHg。有高血压病史的患者在围术期可持续使用 β 受体阻滞剂和钙离子通道阻滞剂；由于利尿剂的使用会出现围术期低渗透压和低钾血症风险，应在手术当天停止使用，如存在利尿剂持续治疗，术前一天应注意复查钾离子，手术后利尿剂需尽早恢复使用；在手术当日应停止使用 RAAS 抑制剂（ACEI 或者 ARB）。围术期出现高血压急症者需给予静脉降压药物治疗，推荐降压药物包括乌拉地尔、依那普利、尼卡地平、拉贝洛尔或艾司洛尔，应避免使用增高颅内压风险的硝普钠。降压药物宜从小剂量应用，谨防发生低血压。

（4）嗜铬细胞瘤围术期

嗜铬细胞瘤可合成和分泌大量儿茶酚胺而致继发性高血压。临床可表现为阵发性、持续性或在持续性高血压的基础上阵发性加重。术前应积极抗高血压治疗同时补充容量，术前准备时间一般至少为 2~4 周，最终控制目标为术前 24 h 内未出现血压 >160/90 mmHg、血压 <80/45 mmHg 及体位性低血压；术前 1 周无新出现的 ECG ST 段或 T 波改变；无频发性室性早搏。术前应充分补液，最终目标为术前 24 h 内未出现血压 >160/90 mmHg，未发生血压 <80/45 mmHg 及直立性低血压。降压药物以酚苄明和酚妥拉明最常用，避免未使用 α 受体阻滞剂时单独使用 β 受体阻滞剂。抗高血压药物准备宜首选 α 受体阻滞剂，可使用非选择性 α 受体阻滞剂：酚苄明 0.5~1 mg/(kg·d)；或者选择性 α1 受体阻滞剂：哌唑嗪 1~3 毫克/次，每天 3 次。临床上常用酚苄明 10~20 毫克/次，每天 2~3 次，连续两周。如患者服用 α 受体阻滞剂后出现心动过速或患者合并儿茶酚胺心肌病，可加用 β 受体阻滞剂：美托洛尔 25~50 mg/d、阿替洛尔 25~50 mg/d、普萘洛尔 10~30 mg/d，但切忌在未使用 α 受体阻滞剂时单独使用 β 受体阻滞剂，以免出现严重肺水肿、心衰、高血压危象。在嗜铬细胞瘤患者中，建议加用高选择性 β1 受体阻滞剂，β 受体阻滞剂应使用到手术当天早晨。如患者血压仍未能控制，则可加用钙离子通道阻滞剂：硝苯地平 30~60 mg/d，氨氯地平 5~10 mg/d。另外，嗜铬细胞瘤患者应在服用 α 受体阻滞剂后开始口服电解质，进行正常或高

盐饮食，鼓励患者多饮水；入院后 1~2 d 可静脉补充晶体液或人工胶体液；可在患者进入手术室前给予 1L 或更多的平衡盐溶液。

术中的首要目标是在切除肿瘤的同时，维持患者血流动力学稳定。

①诱导前准备：对于术前血压控制不佳，肿瘤较大、术前儿茶酚胺水平高的患者可在手术当天早晨给予镇静催眠药，以免患者紧张焦虑引起高血压危象。②麻醉诱导：丙泊酚可以安全地用于嗜铬细胞瘤患者的诱导，依托咪酯对血流动力学的影响小，可用于心功能较差、容量不足的患者。诱导时给予少量利多卡因，艾司洛尔也能减轻血压的突然升高。麻醉前禁用阿托品、吗啡、筒箭毒碱，因其可抑制迷走神经并诱发心律失常。另术中应避免使用刺激交感神经系统的药物（如麻黄碱、氯胺酮等）、抑制副交感神经系统的药物、引起组胺释放的药物（如吗啡、阿曲库铵、氟哌利多等）。③肿瘤切除前：术中触碰肿瘤往往会导致过量儿茶酚胺释放，血压急剧升高。当血压升高较缓和时，可给予 5~25 mg 乌拉地尔或 0.2~1.0 mg 尼卡地平降压治疗；当血压急剧升高时，酚妥拉明持续静脉滴注（100 mg 配置 500 mL 生理盐水）。术中出现心率 >100 次/分或快速型心律失常，则在使用 α 受体阻滞剂后，静脉注射选择性 β1 受体阻滞剂艾司洛尔。④肿瘤切除后：血供阻断后，部分患者的血压可出现迅速的降低，应立即停止所有血管扩张剂，由开放的外周通路和中心静脉快速补液，液体复苏往往比血管活性药的使用更有效。术中血压超过基础血压的 1/3 或者 200 mmHg 时，应提示外科医师暂停手术操作，并寻找原因给予降压治疗。

血流动力学的管理仍然是术后的首要任务。大多数患者的血管活性药会逐渐减量至停药，术后 24~48 h 要密切监测患者的血压和心率，如出现血压明显下降或低血压，则应立即停用 α 受体阻滞剂并快速补充血容量，必要时使用血管活性药物。

（七）围术期低血压的管理

1. 围术期低血压的危害

临床研究显示，术中出现的低血压可能会影响患者术后转归，与术后谵妄、脑卒中、急性肾损伤、心肌梗死的发生率增加及术后 1 年内的死亡率增加有关。而未在术中呈现症状的低血压（隐性低血压），也会在术后带来低灌注相关的并发症，导致重要脏器并发症发生率和死亡率增加。

对于高血压患者而言，围术期低血压的危险性远大于高血压，患者由于长时间高血压状态，器官比较耐受相对高的血压，可满足健康人体器官灌注的血压，但对高血压患者而言却是相对过低的。在麻醉诱导期、手术刺激较轻，以及大量失血情况下，血压会降得更低，进一步增加高血压患者围术期脑卒中、心肌梗死的风险，故应在关注围术期高血压的同时，也要积极预防和处理围术期低血压。

2. 围术期低血压的处理

资料表明血压波动在基础血压 ±20% 是合乎生理要求的范围，在此范围内，各重要器官和组织灌注良好，在代偿范围内无缺血、缺氧等表现。当血压下降超 20% 时需及时进行干预，给予容量治疗或静脉注射或滴注合适的升压药物，至血压恢复至基础血压 ±20%：①由于交感神经阻滞导致的静脉扩张和心排血量减少而引起的低血压，通常使用拟交感神经药处理，如麻黄碱或去氧肾上腺素；②因手术出血、休克等引起的低血压，通常进行扩容和应用血管升压药物，在血压非常低时可利用拟交感神经药如去甲肾上腺素、多巴胺的收缩血管作用进行升压。一项比较多巴胺与去甲肾上腺素作为一线缩血管药的研究发现对预后的影响无显著差异，但是多巴胺不良反应更多。必要时可考虑同时给予小剂量去甲肾上腺素和间羟胺。低血压的处理除了药物治疗外还应注重液体的补充，避免因低血容量导致的组织灌注不足和器官功能损害。晶体溶液对凝血、肝肾功能基本没有影响，但扩容效率低、效应短暂，输注液体主要分布在细胞外液，仅约20%的输液量保留在血管内，大量输注可致组织水肿、肺水肿等。胶体溶液维持血容量效率高、持续时间长、外周水肿轻，但价格高、可引起凝血功能障碍或肾功能损害，还可引发过敏反应，故应根据患者疾病情况进行补液。

3. 围术期血压管理医—药共管模式

围术期血压管理是指在外科手术患者住院期间（包括术前、术中和术后，一般3~4 d）进行的血压管理。目前临床对高血压患者围术期的血压监测已给予重视，但对于非高血压患者围术期血压监测的关注并不多。现代应激理论认为，人在受到或即将受到有害刺激（手术、创伤等）的状态下，神经—内分泌系统会释放儿茶酚胺，可出现心率加快、血压升高，即使无高血压病史的患者血压也会呈现升高状态。各种应激反应同样也会导致患者术后血压波动，而血压过高易引起吻合口破裂、出血、脑血管意外等危险，血压过低又会出现重要脏器血液供应不足的情况。因此，也应加强非高血压患者围术期血压变化的监测。

外科及麻醉科医师往往容易忽略自身专业以外的问题，如围术期高血压，且大多外科住院医师对降压药物（特别是围术期高血压常用治疗药物与一般高血压常用治疗药物有所不同）的使用经验不足，可能会对围术期高血压患者的诊治不及时或不充分。当前院内患者血压异常的诊治主要由心血管内科专科医师负责，但由于医疗资源的限制，心血管内科医师不可能全程参与每个围术期患者血压异常的管理，患者的血压管理大多由所在科室医护人员完成，专科指导有限。

国内外均有研究表明，医师和药师合作是一种较好的血压管理模式。目前国外的相关诊疗标准已将药师纳入高血压综合治疗团队，如美国心脏协会《2017美国成人高血压预防、检测、评估和管理指南》中关于血压管理方面推荐以团队为基础对患者的高血压进行控制，对成人推荐以多学科团队为基础进行高血压管理。团队成员主要包括患者、患者的初级保健提供者和其他专业人员（如医师、护士、药师、医师助理、营养师、社会工作者和社区卫生工作者）。药师是此团队中的重要一员。随着我国临床药学工作的逐步推进，国内多家医院的临床药师相继开展针对高血压病患者的药学服务，为患者带来的益处也逐渐被证实。临床药师参与高血压管理对血压控制的Meta分析表明临床药师参与高血压管理有助于提高治疗效果。

建立围术期血压管理医—药共管模式首先应成立院内血压管理团队，其成员应包含外科医师、麻醉科医师、心血管科临床医师、专科护士、临床药师等。临床药师可在团队中充分发挥药师的专业作用，密切关注住院患者的用药情况，关注用药对血压的影响。

对于术前存在血压异常的患者，临床药师首先填写病情评估表，根据评估情况进行药物重整，对血压有影响的药物重点标示并填写血压控制方案表。外科医师根据评估表，最终确定诊治方案。若患者病情危重或存在急慢性并发症，可请心血管内科医师会诊。若治疗过程中出现血压控制不佳或病情变化，临床药师将结果反馈给医师，以及时调整方案。对于即将进行手术的患者，麻醉医师在术前访视，根据患者的病情及手术要求选择麻醉方式及麻醉药物，麻醉维持期应严密调控麻醉深度使之与刺激性强度相适应，对麻醉过程中的血压波动进行处理。

术后专科护士对患者应先进行心电血压监护（每小时测 1 次血压及心率），达平稳期后每日按医师医嘱进行血压监测，同时注意观察可能引起血压升高的某些因素，如寒冷、疼痛、焦虑、失眠及尿潴留等，发现异常问题及时对症处理或报告医师并进行复测。术后临床药师可继续进行药学监护，包括追踪血压监测结果、是否出现不良反应等；若患者血压仍控制不佳，协助医师及时调整药物。对于出院患者，临床药师应对患者进行健康教育，提高患者的用药依从性（包括口服降压药的服用方法、低血压的防范等）。

第七章　儿童及青少年高血压

第一节　流行病学特点

儿童青少年高血压与肥胖、缺乏运动、不健康饮食习惯、代谢综合征、吸烟、阻塞性睡眠呼吸暂停综合征、慢性肾功能不全、早产和低出生体质量等多种因素及慢性病密切相关。国内外研究表明目前儿童青少年血压呈显著上升趋势。美国健康和营养检查的研究数据显示，男童高血压患病率为15%～19%，女童为7%～12%。西班牙裔及非裔儿童高血压患病率高于白裔儿童。儿童青少年高血压患病率高于幼儿。

在我国，超重、肥胖在儿童青少年中越来越普遍，儿童青少年高血压患病率也逐渐升高。根据2010年全国学生体质调研报告，我国中小学生的高血压患病率为14.5%，男生高于女生（16.1%与12.9%）。《中国心血管健康与疾病报告2019》报道，肥胖是儿童青少年原发性高血压的第一位危险因素。根据CHNS约20年内多次现况调查，监测地区学龄儿童高血压患病率从1993年的10.0%上升到2011年的12.9%，年均增加0.16%。

美国健康营养调查显示，1999—2000年儿童平均SBP/DBP约比10年前上升1.4/3.3 mmHg。我国1991—2004年健康营养调查发现相似结果，6～17岁儿童青少年SBP及DBP年增长分别为0.36 mmHg和0.31 mmHg。既往认为儿童及青少年高血压远不如成人高血压的患病率高，近年来由于重视对这一部分人群的研究，发现儿童及青少年高血压患病率并不低。由于我国地域辽阔，民族众多，各民族生活习惯有很大不同，国内报道各地区、各民族儿童青少年高血压患病率差异较大，为2%～20%。防治儿童青少年高血压不仅应了解患病率，其高漏诊率也应引起重视。美国一项对14187例3～18岁儿童青少年进行的研究显示，507例（3.6%）高血压患儿中仅有131例被诊断，漏诊率为74%。484例（3.4%）高血压前期患儿中，仅有55例被诊断，漏诊率高达89%。由此可见，儿童青少年高血压的患病率可能远比目前的数字高。总体上，全球儿童高血压患病率约为5%，且逐年增加，发病年龄呈低龄化趋势。

第二节　儿童生长发育与血压水平

一、年龄

血压随儿童年龄的增长而升高，7～17岁时收缩压随年龄的增长其增长幅度大于舒张压，收缩压平均增加17.2～36.8 mmHg，舒张压增加3.0～24 mmHg。

二、性别

男童在青春期生长突增前的血压水平略低于同龄女童的生长水平，突增后男童均值超过女童，在生长过程中男童、女童血压曲线出现两次交叉，交叉年龄与身高、体重的交叉年龄基本一致，提示儿童血压变化过程中受体格生长发育水平的影响。

三、身高

儿童的身高对血压有重要影响，通常，同年龄、同性别中身材较高儿童的血压水平较身材较矮者高，处于生长快速增长期的儿童，其血压水平明显高于身高增长缓慢的个体，青春期是继婴儿期后的第二个身高快速增长期，可出现一过性的"高血压"，可通过多时点的血压检测予以鉴别。

第三节　儿童高血压的影响因素

一、遗传

高血压为多基因遗传病，有高血压家族史的儿童具有较高的遗传易感性高血压，双亲患高血压，子女发生高血压的危险较正常家庭的子女高 2~5 倍，母系比父系高血压的影响作用大。高血压也存在种族差异，黄种人和黑种人的血压水平及高血压患病率高于白色人种，我国少数民族的儿童血压水平和高血压患病率高于汉族儿童。

二、超重和肥胖

超重和肥胖是引起儿童血压升高最重要的关联因素，超重和肥胖儿童的高血压患病率为20%~50%，患病风险是正常儿童的 1.2~5.5 倍，肥胖发生年龄越小，肥胖程度越严重，发生高血压的风险越大。

三、生命早期环境因素

有学者推测出生体重与儿童原发性高血压呈"U"型关系，体重太高或太低都容易患高血压。早产儿童的发病率高于正常儿童，在生命早期经历饥荒的人群高血压患病风险是非经历饥荒人群的 1.74~2.22 倍。

四、生活行为习惯

血压与膳食能量、糖、脂肪、胆固醇、钠盐的摄入量呈正相关，与钾、钙、镁的摄入呈负相关。睡眠也会影响血压水平，睡眠不足的高血压患病率高于睡眠充足组。

五、其他

包括个人性格和心理行为因素，如易急躁、长期精神紧张和承受过重的心理压力，过多的静态活动时间和较少的体力活动，父母受健康程度和健康素养水平、家庭经济水平、居室及室外的空气污染等。

六、儿童高血压对靶器官的损害

高血压对患儿本身靶器官损害不容忽视。其中左室肥厚最为常见，患病率为 20%～41%。Stella Stabouli 等的研究发现即使是高血压前期患儿也有 20% 合并左室肥厚。Bogalusa Heart 研究表明儿童时期血压水平可预测成人时期左室体积。尽管左室肥厚是成人心血管事件的独立危险因子，但在儿童青少年中尚无相关前瞻性研究。美国儿童青少年血压控制工作组第 4 次报告建议在高血压患儿中常规筛查左室肥厚。心电图诊断高血压患儿左室肥厚的敏感性较低，目前多采用超声心动图，将身高标准化后应用德弗罗方程计算左室体积，得出左室体积指数，但诊断标准尚未统一。动脉粥样硬化是高血压患儿中另一常见靶器官损害。Young Finns 等对 2229 名儿童青少年随访 21 年后发现基线收缩压是成人时期颈动脉内膜增厚的危险因素。颈动脉内膜厚度往往被认为是动脉粥样硬化的早期改变。因此，建议在临床工作中提高对颈动脉彩超等检查的重视。肾脏损害在儿童青少年高血压患者中也较为常见。一项对澳大利亚及新加坡儿童的大样本研究表明，高血压患儿易发生肾小动脉狭窄，收缩压每升 10 mmHg，澳大利亚及新加坡儿童肾小动脉直径分别减少 2.08 μm 和 1.43 μm。Sheikh Hoq 等的研究发现在黑种人中儿童时期血压升高与成人时期发生蛋白尿关系密切。目前国内尚缺少相关大规模前瞻性研究。脑是儿童高血压损害的重要靶器官之一，但临床上常低估其严重性并忽视头颅 MRI 的应用。MRI 是评估儿童高血压脑损害程度和治疗效果最佳影像学方法。临床上通过，MRI 及其扩散加权成像技术可以全面了解儿童高血压脑病的部位、范围和并发症，尤其对隐性儿童高血压的诊断和脑损害的动态随访有重要意义，头颅 MRI 是儿童高血压脑病检查的"金标准"。长期的高血压使动脉硬化，包括眼底动脉，因此，眼底动脉硬化是全身血管系统损伤程度的窗口，视网膜小动脉的硬化、出血、渗出等表现在一定程度上反映了高血压病情的变化，眼底视网膜检查是直接观察全身系统微血管改变的唯一途径，可直接观察高血压微血管损害程度。此外，代谢紊乱、认知功能障碍等也是儿童青少年高血压的常见并发症，临床实践中应利用必要的检查手段仔细评估（如血脂、血糖等检查），为有效的降压治疗提供依据。血压偏高的儿童较血压正常儿童在成年期更容易罹患高血压，儿童高血压会增加成年期冠心病、脑卒中、肾衰竭、心力衰竭等心血管疾病的死亡风险。

尽管原发性高血压近年来逐渐增多，儿童青少年高血压仍需首先排除继发原因，如肾脏疾病、主动脉狭窄、原发性醛固酮增多症及睡眠呼吸暂停综合征等。临床实践中应关注家族史，详细询问相关症状，进行全面的体格检查及相关实验室、物理检查，以明确原发性高血压病因，施行对因治疗。

第四节 儿童青少年血压测量方法

一、血压测量方法

常用血压测量方法有听诊法和示波法。由于使用方便、自动化等优点，示波计式血压仪越来越普遍，但是与听诊法相比，示波法测得的血压值总体偏高，并且，目前儿童青少年标准血压数据均是基于听诊法测量得出的结果，因此示波计式血压仪可用于儿童青少年的血压筛查，如果根据示波计式血压仪测量值怀疑血压升高，应通过听诊法进行验证性测量。

听诊法测得血压升高（＞第90百分位），检查者应再行2次测量，并取其平均值进行血压分级。示波法测量3次，其平均值≥第90百分位，应再行2次听诊法测量，取其平均值进行血压分级。另外，与前臂血压仪相比，手腕血压仪更小巧方便，且腕关节直径受BMI的影响较小。但目前还没有针对儿童青少年使用手腕血压仪测量血压进行的大型研究或正式验证研究，因此不建议在儿童青少年高血压的诊断或治疗中使用手腕、前臂血压仪测量血压。

准确的血压测量需要使用合适尺寸的袖带，儿科诊室应该配备各种尺寸的袖带，包括用于严重肥胖儿童青少年和青少年大腿的袖带。

最佳血压测量方法步骤：

1. 患儿在测量前应在安静的房间内静坐3~5 min，背部有支撑物，双脚放在地板上不要交叉。

2. 为了与标准血压表做比较，并避免患儿有主动脉缩窄时通过左上臂测量会误测血压偏低，应统一测量右上臂血压。测量时，手臂与心脏平齐，有所支撑，与袖带直接接触。测量过程中，操作者和患者均不能说话。

3. 使用合适尺寸的袖带。袖带长度应为鹰嘴和肩峰中间上臂周长的80%~100%，宽度至少为其40%。

4. 将听诊器的体件置于肘窝肱动脉上方，袖带下端应位于肘窝上方2~3 cm处。袖带应充气至比肱动脉搏动消失点的血压高20~30 mmHg，避免过度充气，以2~3 mmHg/s的速度放气。Korotkoff音开始出现时（K1）为收缩压，Korotkoff音消失时（K5）定为舒张压。如果至0 mmHg仍可听到Korotkoff音，则应将Korotkoff音明显变低沉的点（K4）作为舒张压，或减轻对肱动脉的按压进行重复测量。测量值应读数到最接近的2 mmHg范围内。

5. 测量下肢血压时，患者应尽可能平卧。选择合适尺寸的袖带放在大腿中部，听诊器放在腘动脉上方。下肢的收缩压通常比上肢高10%~20%。

二、血压测量频率

指南建议从3岁开始规律测量血压：有高血压高危因素的儿童青少年〔如肥胖症（BMI≥95%）、肾脏疾病、糖尿病、主动脉弓梗阻或缩窄，或正在服用已知会升高血压的药物〕，应该在每次就诊时测量血压；其他健康的儿童青少年，只需要每年测量1次血压。下列＜3 岁的儿童患高血压的风险增加：①早产（＜32 周）或小于胎龄儿，低出生体质量儿，需重症监护的其他新生儿并发症，单脐动脉。②先天性心脏病（已修复或未修复）。③反复泌尿系统感染、血尿或蛋白尿。④合并已知肾脏疾病或泌尿系统畸形。⑤先天性肾脏疾病家族史。⑥实体器官移植。⑦恶性肿瘤或骨髓移植。⑧使用已知可升高血压的药物。⑨伴随高血压的全身性疾病（神经纤维瘤病、结节性硬化症、镰状细胞病等）。⑩颅内压升高，每次健康体检时均需测量血压。《中国高血压防治指南 2018 年修订版》建议，≥3 岁儿童青少年每年体检时，在条件允许的情况下，在检测体格发育指标的同时进行血压监测。

三、测量工具的选择

（一）血压计的选择

常用血压测量方法有听诊法和示波法。儿童青少年标准血压数据均是基于听诊法测量得出的结果，示波计式血压仪可用于儿童青少年的血压筛查。

（二）袖带的要求

准确的血压测量需要使用合适尺寸的袖带，儿科诊室应该配备各种尺寸的袖带，包括用于严重肥胖儿童青少年和青少年大腿的袖带。袖带长度应为上臂周长的 80%~100%，宽度至少为其 40%。

第五节　儿童高血压的诊断与评估

一、儿童青少年高血压定义

迄今为止，国内尚无一个公认的、统一的诊断儿童青少年高血压的标准。由于各国儿童青少年的身体指标不同，其高血压诊断标准各异。目前 ESC/ESH 指南推荐使用美国儿童青少年血压控制工作组第 4 次报告制定的诊断标准。正常血压：收缩压和（或）舒张压＜同年龄、性别及身高儿童青少年血压的第 90 百分位；高血压前期：SBP 和（或）DBP 处于 90~95 百分位，或 BP＞120/80 mmHg（1 mmHg＝0.133 kPa）；高血压：3 次以上测量 SBP 和（或）DBP≥95%。其中高血压又进一步分为高血压 1 期（95%~99% +5 mmHg）和高血压 2 期（＞99% +5 mmHg）。由于儿童青少年高血压的诊断是根据同年龄、性别及身高儿童青少年血压的百分位数，并未涉及预后因素。因此，儿童青少年时期患高血压并不意味着成人时期也患高血压。

由于以同年龄、性别及身高儿童血压的百分位数作为参照相对复杂，实用性相对差，一些新的诊断方法不断涌现。2009 年 David 提出简化表格，将血压诊断量表的 476 个数值减少到 64 个，用于筛检需要进一步检查的儿童及青少年。2011 年 Lu 等的研究表明血压身高比值诊断青少年高血压的敏感性及特异性均较高，有望成为临床实践中诊断儿童青少年高血压简单而实用的新方法。

美国儿科学会发布《儿童青少年高血压筛查和管理的临床实践指南》，定义儿童青少年的年龄范围是 1~18 岁。高血压的定义仍是基于健康儿童青少年血压的参考范围。对于≥13

岁的青少年，分级标准与 2017 年美国心脏协会和美国心脏病学学会成人高血压指南一致。儿童根据年龄不同，血压亦不同。需要进一步评估血压的儿童青少年简化表格。该表格基于不同年龄、性别、身高第 5 百分位、儿童青少年的第 90 百分位血压，使表格中数据的阴性预测值 >99%。对于 ≥13 岁的青少年（无论性别）简化表格中使用 120/80 mmHg。这个表格是一种筛查工具，仅用于识别需要重复测量血压以进一步评估其血压情况的儿童青少年，不能单独用来诊断高血压。

我国最新的《中国高血压防治指南 2018 年修订版》也是应用百分位法"表格标准"诊断儿童高血压，并且在 2010 年中国儿童血压参照标准的基础上，增加了身高对血压的影响，制定出中国 3～17 岁男、女年龄别和身高别的血压参照标准：收缩压和（或）舒张压 ≥第 95 百分位诊断为高血压，第 90～95 百分位或 ≥120/80 mmHg 为"正常高值血压"。然后进行高血压程度分级：①1 级高血压：第 95～99 百分位 +5 mmHg；②2 级高血压：≥第 99 百分位 +5 mmHg。此外，为方便临床医师对个体高血压患儿的快速诊断，建议首先采用简化公式标准进行初步判断，其判定的结果与"表格标准"诊断儿童高血压的一致率接近 95%，对成年心血管靶器官损害的预测效果较好。简化公式标准为：男童收缩压 = 100 + 2 × 年龄（岁），舒张压 = 65 + 年龄（岁）；女童收缩压 = 100 + 1.5 × 年龄（岁），舒张压 = 65 + 年龄（岁）。对简化公式标准筛查出的可疑高血压患儿，再进一步采用"表格标准"确定诊断（表 7-1）。

表 7-1 儿童青少年血压水平分类及定义

分类	定义
正常血压	SBP 和（或）DBP < P90
高血压前期	SBP 和（或）DBP ≥P90 但 < P95；或血压 ≥120/80 mmHg
高血压 1 级	SBP 和（或）DBP P95～P99 +5 mmHg
高血压 2 级	SBP 和（或）DBP ≥P99 +5 mmHg
白大衣高血压	在诊室测量 SBP 和（或）DBP ≥P95，但在临床环境外血压正常
高血压危象	急性高血压和急性血压升高超过同龄儿童血压的 P99，若同时伴有心、脑、肾、眼底等靶器官损害称为高血压危象

二、诊室血压管理

指南还给出了详细的儿童青少年血压管理建议，特别适合于基层。对于血压正常或重复测量后血压正常（血压 <第 90 百分位）的儿童青少年，不需要特殊处理，医务人员在其下一次常规儿童青少年保健就诊时测量血压即可。已有数据表明，动态血压监测比诊室测量的血压更能准确诊断高血压，比随机测得血压或家庭测量血压更具有可重复性，并能辅助诊断白大衣高血压（诊室或者病房等医疗场所测量的血压 ≥第 95 百分位，医疗场所之外测量的血压 <第 95 百分位）、隐匿性高血压（诊室测量血压正常，但 ABPM 显示血压升高）及继发性高血压，更好地预测未来血压水平。因此，建议在如下情况尽可能常规应用 ABPM，通

常需要转诊至专科医师：继发性高血压、慢性肾脏病或肾结构异常、1/2 型糖尿病、实体器官移植、肥胖、睡眠呼吸暂停综合征、主动脉缩窄（修补术后）、合并高血压的遗传综合征（神经纤维瘤病、特纳综合征、威廉姆斯综合征等）、高血压治疗患者、早产儿、研究或临床试验。但是，由于技术上的原因，ABPM 仅适用于≥5 岁可以配合测量的儿童青少年或者有参考数据可循的儿童青少年（通常身高 >120 cm）。

三、儿童青少年高血压的原发和继发病因

既往国内外研究均显示儿童青少年高血压以继发性高血压为主，但该指南指出美国转诊中心发现的儿童青少年和青少年的主要诊断为原发性高血压，尽管来自美国以外的单中心研究仍然认为原发性高血压在儿童青少年并不常见。原发性高血压患儿的一般特征包括：年龄较大（≥6 岁）、父母和（或）祖父母有高血压阳性家族史、超重和（或）肥胖。指南强调，对于具有原发性高血压特征的患儿，如果病史和体检未提示继发性高血压的病因，则不需要过多的评估高血压的继发性病因。此外，虽然有研究显示，原发性高血压和继发性高血压患儿的血压升高程度没有显著差异，但舒张压升高更常见于继发性高血压，而收缩期高血压更常见于原发性高血压。

儿童青少年高血压继发性病因主要包括：

1. 肾实质性和肾血管性疾病，是最常见的继发原因。在 3 项回顾性单中心病例研究中，肾实质疾病和肾结构异常占继发性高血压病因的 34%～79%，肾血管疾病占 12%～13%。

2. 心血管系统疾病，包括主动脉缩窄等。主动脉缩窄的儿童青少年，术后 1～14 年 45% 患隐匿性高血压。

3. 内分泌性高血压，如库欣综合征、原发性醛固酮增多症等。虽然所占比例相对较小，但如能精确诊断，对于治疗则非常有益。

4. 环境因素与药物，一些环境暴露因素与儿童青少年高血压有关，其中最突出的是铅、镉、汞和邻苯二甲酸盐。另外，许多药物、膳食产品和毒品均能升高血压。与血压升高相关的常见处方药包括口服避孕药、中枢神经系统兴奋剂和皮质类固醇。含有减充血剂（如伪麻黄碱和苯丙醇胺）的非处方感冒药在推荐剂量下可能会导致血压轻度升高，也可能发生类似过量服用药物引起的严重高血压，被视作一种异质性反应。

四、儿童青少年高血压的诊断性评估

儿童青少年高血压的诊断性评估主要包括 4 个方面：①评估血压水平的真实性，进行高血压分级。②明确高血压原发与继发病因。③检测与评估靶器官损害及其程度。④评估有无糖尿病等其他并发症。

儿童青少年血压的测量受袖带尺寸、周围环境及使用的血压计种类等诸多因素影响。不同年龄儿童及肥胖儿童应使用适当尺寸的袖带，否则将会影响血压的真实性。美国儿童青少年血压控制工作组第 4 次报告建议使用听诊方法测量血压。然而，临床工作中常因儿童哭闹等原因选择使用相对方便的电子血压计，由于不同厂家电子血压计的血压计算方式不同，在某种程度上造成了测量结果不一致，并且报告推荐的血压诊断量表是基于听诊方法，并不适

合电子血压计测量结果参照。动态血压监测是高血压诊治中的重要手段之一，可以用来确定"白大衣高血压"，评估血压变化情况及降压药效果等。2008年美国心脏协会发表专家共识，建议在儿科临床实践中应用动态血压监测，并对各项指标做出了具体说明。但是由于其需要特殊设备及操作人员，且正常参考值资料有限，目前尚未得到广泛应用。

儿童青少年高血压并发症诸多，临床实践中应注意评估。儿童青少年高血压存在轨迹现象，即随着年龄的增长，血压维持其原所在百分位数不变，原来血压在较高百分位者，经若干年后大部分人的血压仍保留在同一较高百分位的状态。2008年Chen等发表在circulation上的meta分析对这一现象及其相关因素做了系统研究，结果表明轨迹现象确实存在，其相关程度与基础年龄及随访时间有关。儿童时期血压与成人时期血压关系密切，早期降压治疗十分重要。

第六节　儿童高血压的相关性检查

完整准确的体格检查可以在病史提供的信息基础上，发现高血压继发病因的相关线索，并且评估可能的靶器官损害情况。测量身高、体质量、BMI百分位数，观察儿童生长情况，生长迟缓可能提示有潜在的慢性疾病。如果下肢血压低于上肢血压，或者股动脉搏动微弱或无搏动，可能存在主动脉缩窄。

一、实验室检查

实验室检查的目的是识别高血压的潜在继发性病因。所有患儿应检测尿常规、生化指标（电解质、尿素氮、肌酐）和血脂（空腹或非空腹，包含高密度脂蛋白和总胆固醇），对于肥胖儿童或青少年，还应检测糖化血红蛋白（筛查糖尿病）、肝功能（筛查脂肪肝）及空腹血脂（筛查血脂异常）。结合病史、体格检查和初步分析的基础上还可选择性检查空腹血糖（糖尿病高危人群）、甲状腺激素、药物筛查、全血细胞计数（尤其伴有生长迟缓或肾功能异常）等。近期有研究显示，血清尿酸水平升高与高血压有关，但二者之间的因果作用尚未明确。小型单中心临床试验表明，降低尿酸可以降低血压水平，而尿酸水平升高会降低通过生活方式改变来控制血压的效果，但目前还没有足够的证据支持。在血压升高儿童的评估和管理中进行血清尿酸的常规检测。尿微量清蛋白已被证明是高血压相关肾脏损伤的标志物和成人心血管疾病的预测因子。研究证明应用血管紧张素转换酶抑制剂和血管紧张素Ⅱ受体阻滞剂可以明显降低成人尿微量清蛋白水平。但有关儿童青少年相关数据有限，且在肥胖、胰岛素抵抗、糖尿病、血脂异常的儿童青少年中，甚至最近参加过剧烈体育活动的儿童青少年中，也可能检测到尿微量清蛋白。因此，目前对于患有原发性高血压的儿童青少年，不建议进行尿微量清蛋白的常规检测。

二、心电图

心电图检查耗时较短，成本较低，识别左心室肥厚（left ventricular hypertrohy，LVH）的特异度很高，但灵敏度较差，因此高血压儿童青少年不能通过心电图来评估LVH。

三、影像学检查

超声心动图是常用于儿童青少年高血压相关左心室靶器官损害的检查手段，常用指标包括左室结构（左心室质量、左心室壁厚度或左心室质量与左心室容积的比值）和收缩功能（左心室射血分数）。LVM 和 LVMI 是评价高血压患儿心脏损害的重要指标，超声心动图对评估左心室质量很敏感，但是，由于肥胖是原发性高血压的一项重要危险因素，通过超声对肥胖患儿 LVM 进行检测发现，肥胖本身同样对儿童 LVM 造成影响，血压正常的肥胖儿童 LVM 明显高于同年龄一种正常的儿童，且其影响随着年龄增长越来越明显，因此，LVMI 能更好地反应左心室受累情况。伴有心力衰竭的严重高血压或急性高血压发作时，左心室射血分数会显著降低，少数慢性高血压患儿左心室射血分数可能轻度降低。指南建议在考虑加用降压药治疗时，要先行超声心动图检查评估心脏靶器官损害情况，间隔 6～12 个月可重复行超声心动图检查以监测靶器官损害的变化，重复超声心动图的适应证包括治疗后仍持续高血压、左心室向心性肥厚、左心室射血分数降低。对于患有 2 级高血压、继发性高血压或未规范治疗的慢性 1 级高血压（依从性差或耐药）患者，如果最初的超声心动图检查未提示靶器官损害，可在 1 年后行复查超声心动图以评估左心室靶器官损害的进展情况。

6 岁以下和（或）尿常规、肾功能检查异常的高血压儿童青少年，应常规进行肾脏超声检查。此外，肾血管多普勒超声作为一种无创筛查手段，用于评估儿童青少年肾动脉狭窄的灵敏度为 64%～90%，特异度为 68%～70%，并且在年龄≥8 岁、正常体质量、可配合检查的儿童青少年中进行检查效果最佳。

CTA、MRA 是可用于鉴别血管狭窄引起血流动力学显著异常的一种无创成像检查，一项包括儿童青少年和成人患者的研究表明，应用 CTA 检测肾动脉狭窄的灵敏度和特异度分别为 94% 和 93%，应用 MRA 检测肾动脉狭窄的灵敏度和特异度分别为 90% 和 94%，但均不能替代金标准——肾血管造影术。此外，还需注意 CTA 辐射量较大，幼儿行 MRA 通常需要镇静或麻醉。核素肾脏显像在儿科中应用较少，且患有肾动脉狭窄的患儿往往比成人有更复杂的血管畸形，因此不作为筛查试验。

四、其他

经常打鼾、白天嗜睡（青少年）或多动症（幼儿）表现的儿童青少年，可能患有睡眠呼吸暂停综合征，应完善睡眠监测，并应完善 ABPM 评估血压升高情况。

第七节　儿童青少年高血压的防治

一、调整生活方式是儿童青少年高血压的基础治疗方法

减轻体重对于超重及肥胖的高血压患儿尤为重要。美国儿童青少年血压控制工作组第 4 次报告建议高血压患儿限制看电视、玩游戏等坐式活动时间（＜2 h/d），每周应参加体育运动 4～5 次，每次 30～60 min。限制食盐摄入对于高血压的控制同样重要，2006 年一份纳入

10 项研究的 Meta 分析表明减少食盐摄入后，收缩压/舒张压可降低 1.17/1.29 mmHg。此外，合理饮食结构（如增加水果、蔬菜摄入）及高质量睡眠也是生活方式调整的重要环节。健康的生活方式对于儿童青少年意义重大。临床上调整生活方式往往效果不佳，主要原因在于患者的依从性较差，高血压患儿家长对疾病认识不足，往往等到高血压进展到较严重阶段才引起重视。这时单纯的生活方式调整已不足以控制血压，需要联合药物治疗。儿童青少年高血压药物治疗的适应证包括：症状性高血压，继发高血压，原发性高血压引起靶器官损害（尤其是左室肥厚），糖尿病，持续性高血压非药物治疗无效。对于无并发症的原发性高血压，应将血压降至同年龄、性别及身高儿童血压的第 95 百分位以下。对于有并发症的原发性高血压（如糖尿病或出现靶器官损害）及继发性高血压，应降至同年龄、性别及身高儿童血压的第 90 百分位以下。

二、用于治疗儿童青少年高血压的药物

最值得关注的问题是其安全性及有效性。但以往有关研究较少，导致在这部分人群中抗高血压药物的相关数据资料缺乏。近年来，随着美国食品药品管理局现代化法案及欧洲一些儿童用药新政策的实施，许多药物的安全性、耐受性及有效性得以在这部分人群中开展研究。现有的临床证据表明，一线降压药物包括 ACEI 与 ARB 类、β 受体阻滞剂、CCB 及利尿剂。Simonetti 等对比了 ACEI、ARB 及 CCB 在儿童高血压中的降压效果，结果表明 ACEI、ARB、CCB 的降压效果并无显著差异，但前两者减少蛋白尿的效果要明显优于后者。β 受体阻滞剂不良反应相对较多，且缺乏改善预后的证据，因此不推荐作为儿童高血压的初始治疗药物。对于合并慢性肾脏病、蛋白尿或糖尿病的儿童青少年，除非有绝对禁忌证，否则建议首先使用 ACEI 或 ARBs。对于 2 种或更多推荐药物无效的高血压患儿，可以考虑其他降压药（如 α 受体阻滞剂，β 受体阻滞剂，α、β 受体阻滞剂复方药物，中枢性作用药物，保钾利尿剂和直接血管舒张药物）。降压应从单药开始，治疗 4~8 周后血压未明显下降，可增加药量，仍然无效或出现明显不良反应时，应考虑换药。中重度高血压单药治疗效果不佳，可考虑联合用药。进一步的研究不仅应注重药物的降压作用，更应着眼于靶器官损害的逆转情况及最佳干预时间等方面。此外还需注意，药物治疗的儿童青少年应继续接受改变生活方式的非药物干预。

如果患儿血压为 1 级高血压但无症状，应进行生活方式干预，1~2 周内听诊法复测血压。如果复测血压仍为 1 级高血压，应测量双上肢及单侧下肢血压，酌情考虑营养和（或）体质量管理咨询，3 个月后使用听诊法复测血压。如果 3 个月后监测血压仍为 1 级高血压，应行 ABPM，进行诊断性评估，并开始治疗，建议亚专科转诊。

如果患儿血压为 2 级高血压，应测量双侧上肢及单侧下肢血压，提供生活方式干预指导，并在 1 周内重复测量血压。或者可在 1 周内转诊亚专科。如果 1 周内复测血压仍处于 2 级高血压水平，则应进行包括 ABPM 在内的诊断性评估，并开始治疗，或在 1 周内转至亚专科治疗。如果血压处于 2 级高血压水平，且患者有症状，或者血压高于第 95 百分位 + 30 mmHg（或青少年 >180/120 mmHg），立即转入急诊室。

治疗儿童青少年高血压需要持续监测血压水平，最初应更频繁（每 4~6 周）进行剂量

调整和（或）添加第二或第三种药物，直到达到目标血压。此后，随访频率可为 3～4 个月/次。在每次随访中，应评估患者是否按照已定的治疗方案用药，并注意降压药物的不良反应，包括对实验室检查结果的影响（如果患者服用利尿剂，则监测电解质水平），并根据影像学检查、超声心动图等，对已知高血压靶器官损害情况（如 LVH）进行重新评估。建议经常行家庭血压测量来监测血压控制情况。但是当临床和（或）家庭血压监测显示治疗效果欠佳时，可采用重复 ABPM 评估高血压患儿的治疗效果。

三、基层医师及全科医师的诊治重点

作为儿童青少年健康第一线的守护者，基层医师及全科医师在儿童青少年高血压防治工作中，起到了不容忽视的作用。全科医师在儿童青少年高血压诊疗应注意如下几个方面。

（一）知晓儿童青少年高血压筛查的重要性

识别门诊中每个需要测量血压的儿童青少年。儿童青少年从 3 岁开始规律测量血压，有高血压高危因素的儿童青少年，应该在每次就诊时测量血压；其他健康儿童青少年，每年也需测量 1 次血压。3 岁以下儿童青少年患高血压的风险增加时，应每次健康体检时测量血压。

（二）掌握儿童青少年血压测量的正确方法

建立正确测量儿童青少年血压测量的门诊规程。目前儿童青少年标准血压数据均是基于听诊法测量得出的结果。示波仪可用于儿童青少年和青少年的血压筛查，如果根据示波仪测量值怀疑血压升高，应通过听诊法测量进行证实。

（三）熟悉儿童青少年血压分类和分级及高血压的诊断标准

对于儿童青少年高血压及时做出诊断，如果儿童青少年在 3 次不同的就诊过程中，经过听诊法确定血压水平≥第 95 百分位，诊室中经过培训的医疗专业人员应对其做出高血压的诊断。必要时应用 ABPM 以明确高血压的诊断。

（四）知晓不同程度血压的处理措施

对儿童青少年高血压进一步诊断性评估并正确转诊。应合理安排何时、何地、何人为儿童青少年提供进一步咨询、安排辅助检查并正确转诊。确保儿童青少年按时复诊，并坚持随访。应鼓励高血压患儿参加体育锻炼和加强体育活动，但有 LVH 和（或）2 级高血压的运动员，限制其参加竞技体育和（或）高强度训练，尤其是举重、拳击和摔跤等。

（五）关注儿童青少年高血压的预防工作

儿童青少年高血压的预防工作迄今主要集中在生活方式的改变，特别是饮食干预、运动疗法和肥胖的治疗。应关注高血压的危险因素，包括阳性家族史、肥胖、高钠饮食、缺乏 DASH 型饮食、久坐缺乏运动等。虽然家族史不可改变，但是如果高血压家族史阳性，则需要更密切的血压监测以尽早发现高血压。热卡的摄入与体育活动中热卡消耗达到适当的能量平衡非常重要，这也是避免肥胖进展的最佳策略，建议 DASH 型饮食（即多吃水果、蔬菜、全谷物和低脂奶制品，少吃高饱和脂肪或高糖的食物，避免高钠食物）。坚持每天 60 min 的中～高强度的体育活动对于保持适当的体质量也很重要，有助于保持较低血压。养成良好的睡眠习惯和避免吸烟也是降低心血管疾病风险的重要策略。上述预防策略应作为儿童青少年

和青少年常规初级保健护理的一部分加以实施。总之，儿童青少年高血压是影响儿童青少年及其成年后身心健康不容忽视的问题。本指南改进了儿童青少年高血压正确诊断的血压分界点，简化了异常血压值的识别，并与成人高血压诊疗指南衔接，有利于高血压青少年从儿科诊疗过渡到成人诊疗，从而得到持续有效的管理与治疗。

随着不良生活方式及肥胖等在儿童青少年中的流行，儿童青少年高血压患病率逐渐增加。2017 年，美国儿科学会颁布了新一版的《儿童青少年高血压诊断、评估和治疗的第四次报告》，基于正常体质量儿童青少年，制定了新的儿童青少年血压数据表格，建议儿童青少年从 3 岁开始规律测量血压，有高危因素的儿童青少年每次就诊时均应测量血压，其他健康儿童青少年每年需测量 1 次血压；3 岁以下儿童患高血压的风险增加时，每次健康体检时均应测量血压。早期筛查，对于明确诊断的高血压患儿，要做到早期、有效、长期管理。

第八章　高血压相关心血管疾病

高血压引起的心脏及冠脉改变主要包括左心室肥厚和冠状动脉粥样硬化。

血压升高及其代谢、内分泌因素，引起心肌细胞体积增大和间质增生，使左心室体积和重量增加，从而导致左心室肥厚。左心室肥厚是严重影响预后的独立危险因素，病情进展还可发生心力衰竭。舒张性心力衰竭患者中约80%有高血压病史，或其病因为高血压。

血压升高，造成弹性纤维散裂和断裂，胶原沉着于动脉壁，导致冠脉壁增厚和僵硬，并内皮功能障碍，这是冠状动脉粥样硬化斑块形成的重要因素。随斑块的扩大和管腔狭窄加重，可产生心肌缺血；斑块的破裂、出血及继发性血栓形成等可堵塞管腔，造成心肌梗死。

第一节　高血压合并左心室肥厚

一、西医诊疗

（一）概述

左心室肥厚（left ventricular hypertrophy，LVH）是一种心室壁增厚、心肌重量增加和心肌重塑的心肌变化现象。高血压是导致 LVH 的最重要原因。我国一项基层社区横断面调查结果显示，42.7% 的高血压患者伴有 LVH。高血压和 LVH 都是心脑血管疾病的独立危险因素，LVH 显著增加高血压患者的冠状动脉粥样硬化性心脏病、心力衰竭、脑卒中和死亡风险。反之，有效管理血压和逆转 LVH，能显著降低心血管事件及死亡风险。2019 年孙宁玲、施仲伟等为推动本病的规范化诊疗发布了《高血压合并左心室肥厚诊治专家共识》。

（二）诊断与鉴别诊断

超声心动图是诊断 LVH 的主要方法，还有助于 LVH 的病因诊断。左心室质量指数（left ventricular mass index，LVMI）是超声心动图诊断 LVH 的主要指标。临床实践中最常采用 M 型超声心动图，首先测量舒张末期左心室内径（left ventricular internal diameter，LVID）、室间隔厚度（interventricular septal thickness，IVST）和左心室后壁厚度（left ventricular posterior wall thickness，LVPWT），然后计算左心室质量（left ventricular mass，LVM），LVM 计算公式如下：

$$LVM(g) = 1.04 \times [(LVID + IVST + LVPWT)^3 - LVID^3] \times 0.8 + 0.6$$

LVM 用体表面积（body surface area，BSA）校正后得到 LVMI，即 LVMI（g/m^2）= LVM/BSA。LVMI 诊断 LVH 的标准为男性 $\geq 115\ g/m^2$、女性 $\geq 95\ g/m^2$。IVST 或 LVPWT 增加可作为诊断 LVH 的参考指标，诊断标准为男性 $>11\ mm$、女性 $>10.5\ mm$。共识建议超声

心动图检查时应常规测量患者的身高和体重，以便计算 BSA 和 LVMI。

对超声心动图不能明确诊断的 LVH 或临床解释不清的 LVH，可行心脏磁共振成像（cardiovascular magnetic resonance imaging，CMRI）检查以帮助鉴别诊断。

（三）西医治疗

高血压是导致 LVH 发生的最主要危险因素，因此积极管理高血压可以有效预防或逆转 LVH。高血压合并左心室肥厚患者的降压目标值为 <140/90 mmHg（1 mmHg = 0.133 kPa），能耐受者可进一步降至 <130/80 mmHg。

1. 一般治疗

所有高血压伴 LVH 患者均应遵循标准生活方式的干预，包括减盐（<6 g/d）、运动、减重、控烟、限酒。

2. 药物治疗

5 大类降压药物均能逆转 LVH，但不同类别药物的作用强度存在显著差异。荟萃分析显示，血管紧张素受体拮抗剂（angiotensin receptor blocker，ARB）、钙拮抗剂（calcium channel blocker，CCB）、血管紧张素转换酶抑制剂（angiotensin converting enzyme inhibitors，ACEI）、利尿剂和 β 受体阻滞剂分别可使 LVMI 下降 13%、11%、10%、8% 和 6%（$P = 0.004$），ARB 逆转 LVH 的作用相对最强。因此，高血压合并 LVH 患者优先推荐 ARB 类药物。多项循证研究结果显示，坎地沙坦和氯沙坦不仅能显著降低血压，而且能显著降低高血压患者的 LVMI、LVID、LVPWT 及 IVST。

（1）优先推荐 ARB 类药物，并应用至足剂量：宜选用降压更强效、可平稳控制 24 h 血压、能更多预防或逆转 LVH 和减少心血管事件的 ARB 类药物，并足剂量使用。

（2）联合降压治疗：在足剂量使用 ARB 类药物治疗后，血压未达标或考虑进一步降低时，可联合长效钙拮抗剂或利尿剂。

（3）对左心室收缩功能异常的患者，应考虑加用 β 受体阻滞剂和醛固酮拮抗剂。

（4）对静息心率 >80 次/分，或动态心率 >75 次/分（指 24 h 平均心率），或快心室率心房颤动的高血压合并 LVH 患者，可联合使用高度心脏选择性、亲脂性高的 β1 受体阻滞剂。

二、中医诊疗

（一）中医对高血压合并 LVH 的认识

高血压合并 LVH 在中医古籍中无明确称谓。中医的相关治疗，早期多从"眩晕""头痛""肝阳""肝风"等范畴进行辨证论治，后期涉及"胸痹""喘证""水肿""中风"。《中医临床诊断术语·疾病部分》将高血压对应于"风眩"，即"风眩是以眩晕，头痛，血压增高，脉弦等为主要表现的眩晕类疾病"。范金茹等参照《灵枢·胀论》："夫心胀者，烦心短气，卧不安"，建议把高血压合并左心室肥厚命名为"风眩并心胀"。中医认为本病多属于是本虚标实，以肝、肾、心、脾四脏的阴阳气血亏虚为本，以痰、瘀互结为标。

（二）辨证论治

高血压合并 LVH 的证候分型可以参考 2002 年《中药新药治疗高血压病的临床研究指导原则》中高血压的临床分型，即阴虚阳亢、痰湿壅盛、肝火亢盛、阴阳两虚。大多数医家都是秉承"虚则补之，实则泻之""急则治其标，缓则治其本"的治疗原则，或活血化瘀，或补肝益肾，或平肝潜阳，或益气通络，或祛痰息风，或滋阴降火，或养阴柔肝，或扶阳益阴，或温补心肾。其中，痰浊痹阻和瘀血痹阻，体现了高血压病情进展而发生并发症的病理机制，也是高血压合并 LVH 的重要证型。

1. 痰浊痹阻

主症：眩晕，胸闷或时吐痰涎，少食多寐，舌胖，苔浊腻或白厚而润，脉滑或弦滑；或兼心烦而悸，口苦尿赤，舌苔黄腻，脉弦滑而数。

病机分析：痰浊上蒙，清阳不升，故眩晕；痰浊中阻，气机不利，故胸闷；胃气上逆，故时吐痰涎；痰浊阻遏，脾阳不振，故少食多寐；舌胖，苔浊腻或白厚而润，脉滑或弦滑，或兼结代，均为痰浊内壅之征。若阳虚不化水，寒饮内停，上逆凌心，则兼心下逆满，心悸怔忡；若痰浊久郁化火，痰火上扰则口苦；痰火扰心，则心烦而悸；痰火劫津，则尿赤；痰浊夹肝阳上扰，则兼头痛耳鸣，面赤易怒，胁痛，脉弦滑等症。

治则：祛痰化浊。

方药：瓜蒌薤白半夏汤合半夏白术天麻汤加减。

半夏 9 g、瓜蒌 9 g、薤白 9 g、白术 15 g、天麻 12 g、陈皮 9 g、茯苓 12 g、石菖蒲 12 g、郁金 10 g、僵蚕 10 g。

用法：水煎服，每日 1 剂。

加减：痰热者加黄芩、天竺黄；胸痹心痛者，加丹参、元胡；眩晕呕吐者，加旋覆花、代赭石；纳少腹胀者，加砂仁、白蔻仁、香附；气短乏力，舌边齿痕，脉滑无力者，加党参、黄芪；口苦尿黄，舌红苔黄腻，脉滑数者，加黄连；痰火蒙闭心窍，神昏、躁烦者，加天南星；心悸怔忡者，加黄连、酸枣仁。血脂高者，加泽泻、决明子；肢体麻木，言语不利者，加丝瓜络。

2. 瘀血痹阻

主症：眩晕，胸痛，或兼见健忘，失眠，心悸，面或唇色紫黯，舌紫或有瘀点，脉弦涩或细涩。

病机分析：瘀血阻窍，气血不得正常流布，脑失所养，故眩晕时作；瘀血内阻，脉络不通，则胸痛，面唇紫黯，舌有紫斑瘀点，脉弦涩或细涩；瘀血不去，新血不生，心神失养，则见健忘，失眠，心悸，精神不振。

治则：活血化瘀。

方药：血府逐瘀汤加减。

桃仁 12 g、红花 12 g、川芎 10 g、赤芍 12 g、当归 10 g、柴胡 9 g、枳壳 9 g、牛膝 12 g、桔梗 9 g。

用法：水煎服，每日 1 剂。

加减：头痛甚者，加全蝎、地龙、白芷；胸痛、心悸者，加三七粉；气短乏力，半身麻木者，加黄芪、党参、茯苓；两胁胀痛，腹胀嗳气者，加川楝子、香附；呕吐痰涎，苔白厚腻者，加半夏、茯苓、石菖蒲。兼气虚而神倦乏力、少气自汗，重加黄芪以补气行血；兼寒凝而畏寒肢冷，加附子、桂枝温经活血。

三、中西医现代研究进展

（一）高血压合并左心室肥厚的西医研究进展

左心室肥厚形成的主要刺激因素是心室壁应力，而心室壁应力又取决于左心室压力与腔径的大小，因此血压升高是左心室肥厚的一个重要因素。许多实验和临床研究表明收缩压与左心室重量指数之间存在正相关性。

高血压合并左心室肥厚时，舒张功能不全明显早于收缩功能减退。左心室舒张功能主要指心室松弛和顺应性，舒张功能不全表现为左心室等容舒张期延长，充盈速度降低，快速充盈分数减少及左心房收缩功能增强，左心室舒张功能异常最终也导致充血性心力衰竭。在冠状动脉造影正常的高血压左心室肥厚者中可证实左心室舒张功能异常，说明舒张功能异常不是因为合并有冠心病。国内外学者对高血压左室舒张功能做了较多的基础和临床研究工作，包括左室心肌 B 受体的数量和功能改变、受体对 cAMP 激活和对儿茶酚胺的反应性、左室心肌肌浆网的钙泵基因功能、SR 受磷蛋白、心肌内皮素及其 mRNA 表达和心肌肌凝蛋白重链及其蛋白质表达、心肌细胞外基质的主要成分胶原的浓度及其 mRNA 表达水平及胶原酶活性对左室心肌收缩和舒张的影响、血清一氧化氮和一氧化氮合成酶活性、肿瘤坏死因子和 ET 水平对左室舒张功能的影响、左室心肌僵硬度常数、左室松弛时间常数、左室压力最大下降速率等。

高血压患者由于循环动脉外周阻力增大，左室压力负荷增加，心肌间质胶原纤维合成增加，心肌僵硬度增加，同时冠状动脉自主调节机能受损，造成心肌缺血，钙泵乏能，以致左室舒张不全导致舒张早期左室抽吸作用减弱，经二尖瓣流入左室的血量减少，为维持正常的左房与左室的压差及左室的充盈，左房助力泵功能代偿性增强以提高舒张晚期左室充盈。高血压病时，心肌细胞肥大且间质胶原纤维合成增加，同时冠状动脉血流储备降低，对左室、右室均造成影响，室间隔作为右室的重要组成部分，除本身发生分子生物学和细胞生物学变化，又通过左室压力传递作用于右室，致使低压力的右室出现右室舒张早期抽吸作用减弱，经三尖瓣流入右室的血量减少，为维持正常的右房与右室的压差及右室的充盈，右房助力泵功能代偿性增强以提高舒张晚期右室充盈。在组织多普勒研究中还发现高血压肥厚组患者右室游离壁收缩期及舒张早期运动速度明显高于 LVMI 正常组患者，提示随着病情的进展，为了保证右室的充分充盈，右室心肌主动收缩功能加强，同时保障了舒张早期的充盈，但对于心肌的损害进一步加重，增加了循环负荷。

向心性重构是左室适应高血压血流动力学变化的重构形式，而左室这种几何形态的改变可能在高血压发病的开始阶段已经发生，它有利于心脏和血管间功能调节。如果这种几何形态的调节不能满足机体需要，即发生左室肥厚。研究发现约 61% 的无症状舒张性高血压患者存在室间隔和（或）左室壁的增厚，并认为这种代偿机制有利于左室在后负荷增加时仍能维持正常的心输出量。右室的解剖结构是以心包下的肌纤维包绕右室游离壁与左室前壁结合在一起，右心内膜下心肌构成的室间隔连接左右室，由于室间隔为两心室共用，左右心室在结构和功能上存在密切联系，决定了对一侧心室的任何外作用都可能对另一侧心室产生影响。正常左右心室通过室间隔存在着左向右的压力梯度传递，这种压力梯度对右室压的形成起着至关重要的作用。高血压左室肥厚时，通过增厚的室间隔对右室的功能产生影响，室间隔在右室做功中发挥重要作用。此外，越来越多的证据指出心肌纤维化是高血压性心脏病心肌重塑的关键性病理特征之一。

临床研究表明，对高血压患者昼夜节律的消失和晨峰现象与高血压患者的靶器官是否损害呈正相关。靶器官损害的发生率在非杓型高血压患者中的比例明显高于杓型高血压患者，非杓型高血压患者中左室肥厚的发生率更高，所以夜间血压下降率作为一个评估高血压程度及靶器官是否损害的重要因素。

血压升高及其代谢、内分泌因素，引起心肌细胞体积增大和间质增生，使左心室体积和重量增加，从而导致左心室肥厚。左心室肥厚是严重影响预后的独立危险因素，病情进展还可发生心力衰竭。有效管理血压和逆转 LVH，能显著降低心血管事件及死亡风险。临床治疗方面致力于提供简化的 LVH 筛查和诊断流程，以推动高血压合并 LVH 的规范化管理。所有确诊的高血压患者均应进行 LVH 筛查，血压控制不佳的患者更应作为 LVH 的重点筛查人群。心电图可作为 LVH 筛查的首选工具，心电图操作简单，价格低廉，且用于非选择性高血压人群时，虽然敏感度不高，但特异度高达 90% 以上，故假阳性率较低，适用于 LVH 的初步筛查。

（二）高血压合并左心室肥厚的中医研究进展

中医辨证分型基于整体考虑，对高血压合并 LVH 的辨证研究多参照高血压的辨证分型原则。近年来，临床研究中最多的是肝阴虚，其次是痰瘀互结、瘀血阻络等。其中，有实验研究支持了丹参、钩藤等单味药治疗高血压合并 LVH 的分子机制。中医从整体辨证出发，多角度、多层次、多环节入手。辨证过程是对患者社会、心理、生物等诸多因素的全面概括，体现了个体化治疗的要求。但目前对其认识尚未形成体系，许多科研设计相对不严谨，缺乏前瞻性及循证医学证据。未来基于分子生物、基因、病理、药理、毒理和动物实验研究，多方位、深层次探讨中医药逆转高血压合并 LVH 机制，以提高对高血压合并 LVH 的临床疗效。

四、预防与调护

高血压合并 LVH 的患者应长期坚持降压治疗，并定期随访。随诊间隔时间须根据患者的心血管总体风险及血压水平决定。对血压达标且病情稳定的患者，每 1~3 个月随诊 1 次，并定期或不定期进行血糖、血脂、肾功能、尿常规、心电图和超声心动图检查。心电图和超声心动图可每 6~12 个月随访 1 次，观察 LVH 的改善情况。高危患者或血压未达标患者可考虑缩短随诊及检查的间隔时间。

第二节 高血压合并冠状动脉粥样硬化性心脏病

一、西医诊疗

（一）概述

高血压是指以体循环动脉血压［收缩压和（或）舒张压］增高为主要特征，可伴有心、脑、肾等器官的功能或器质性损害的临床综合征。高血压是促进动脉粥样硬化发生、发展的重要危险因子，而肾动脉因粥样硬化所致狭窄又可引起继发性高血压，因此高血压和动脉粥样硬化的关系是互为影响、互相促进的关系。我国研究数据表明，血压升高与冠心病事件发生呈正相关。有高血压的患者冠心病发病率较血压正常者高 4 倍。高血压合并冠心病是临床工作中的常见情况。

根据临床心电图、血清酶学变化，以及冠状动脉病变的部位、范围，血管阻塞和心肌供血不足的发展速度、范围和程度的不同，1979 年 WHO 将冠心病分为 5 型，包括隐匿型冠心病或无症状型冠心病、心绞痛型冠心病、心肌梗死型冠心病、缺血性心肌病、猝死型冠心病。现代临床常分为急性冠脉综合征和慢性冠脉综合征。

1. 急性冠脉综合征

以冠状动脉粥样硬化斑块糜烂或破裂，继发完全或不完全闭塞性血栓形成作为病理基础的一组临床综合征。包括非 ST 段抬高型急性冠脉综合征和 ST 段抬高型急性冠脉综合征。

（1）非 ST 段抬高型急性冠脉综合征

由于动脉粥样硬化斑块破裂或糜烂，伴有不同程度的表面血栓形成、血管痉挛及远端血管栓塞所导致的一组临床症状，合称为非 ST 段抬高型急性冠脉综合征（NSTEACS），包括不稳定型心绞痛（unstable angina，UA）、非 ST 段抬高型心肌梗死（non-ST-elevation myocardial infarction，NSTEMI）。不稳定型心绞痛是指相对稳定的心绞痛，近 2 个月逐渐加重；近 2 个月新出现的心绞痛，日常轻度活动即引起心绞痛；近 2 个月静息状态下出现的心绞痛；梗死后心绞痛（ST 段抬高型心肌梗死后 24 h ~ 1 个月出现心绞痛）。非 ST 段抬高型心肌梗死是指缺血性胸痛、心电图仅有 ST 段压低或 T 波倒置，无 ST 段抬高或病理 Q 波，CK-MB、cTNT、cTNI 水平升高 > 高限两倍。

（2）ST 段抬高型心肌梗死

即 ST 段抬高型急性冠脉综合征，典型的临床表现、ECG 动态演变及心肌酶异常升高，有以上任何 2 个均可确诊，持续胸痛大于 30 分钟，伴出汗、恶心、呕吐、面色苍白，含硝酸甘油 1 ~ 2 片不缓解，胸导联 ST 升高 2 mm 或肢体导联 ST 升高 1 mm 或 CLBBB 即可确诊。不必等待酶学结果，只有临床症状不典型，或 ECG 改变难以判断时，方依赖酶学的支持来确诊。

2. 慢性冠脉综合征

CCS 定义为不同的冠状动脉粥样硬化性心脏病进展阶段，排除急性冠状动脉血栓形成在临床表现中占主导地位的情况。怀疑或确诊的 CCS 患者最常遇到的临床情况包括：怀疑有冠心病，有稳定的心绞痛症状和（或）呼吸困难的患者；新发心力衰竭或左心室功能障碍，怀疑冠心病的患者；ACS 后 1 年内或近期血运重建的无症状或症状稳定患者；初次诊断或血运重建 1 年以上的无症状和有症状患者；心绞痛，疑似血管痉挛或微血管疾病患者；筛查时发现冠心病。

（二）诊断及鉴别诊断

高血压患者具有冠心病的独立危险因素，注意冠心病的筛查和防治，依据病史、体格检查、相关的无创检查及有创检查结果做出诊断及危险分层的评价。

1. 病史

对胸痛患者的病史评估，包括如下几个方面：

部位：心绞痛的典型部位是在胸骨后或左前胸，疼痛的范围常不局限，可以放射到颈部、咽部、颌部、上腹部、肩背部、左臂及左手指侧，也可以放射至其他部位。不典型的心绞痛还可以发生在胸部以外其他部位，如上腹部、咽部、颈部等，每次心绞痛发作部位常常是相似的。

性质：心绞痛常呈紧缩感、绞榨感，胸部有烧灼感，或胸闷或感觉有异物压至胸部，或者有窒息感、沉重感，有些患者仅表现为胸部不适，有的表现为乏力、气短，患者主观感觉差异较大，但一般不会是针刺样疼痛。

持续时间：心绞痛通常呈阵发性发作，每阵持续数分钟，一般不会超过 10 分钟，也不会转瞬即逝或持续数小时。

诱发因素及缓解方式：慢性稳定性心绞痛的发作与劳力或情绪波动有关，比如走路过快过多，或爬坡时诱发，停下休息即可缓解。一般发生在劳力的当时而不是之后。舌下含服硝酸甘油可在 2~5 分钟内迅速缓解症状。

不稳定心绞痛胸痛的性质与诱因通常与稳定性心绞痛相同，但通常程度更重、持续时间更长，可达 10 分钟以上，且休息时也可发生。ST 段抬高心肌梗死与非 ST 段抬高心肌梗死患者最常见的临床表现为剧烈的压榨性胸痛或压迫感，持续时间多在 30 分钟以上，多伴有恶心、呕吐、大汗和呼吸困难等症状，含服硝酸甘油后不完全缓解。另外还应注意非典型疼痛部位、无痛性心肌梗死和其他 ACS 不典型的表现者（如以心力衰竭、晕厥、上腹痛为首发症状），尤其是女性、老年和糖尿病患者。

在了解与胸痛相关的病史后，还应采集其他冠心病危险因素的相关信息，比如高脂血症、糖尿病、吸烟、肥胖、早发冠心病家族史等。

2. 体格检查

稳定型心绞痛患者体检常无明显异常体征。心绞痛发作时可伴有心率增快、血压升高、出汗、焦虑，有时可闻及第三心音或奔马律，第四心音或出现心尖部收缩期杂音。第二心音逆分裂，偶可闻及双肺底啰音。体检尚能发现其他非冠状动脉粥样硬化性疾病，如心脏瓣膜病、心肌病等，也可发现高血压、脂质代谢障碍所致的黄色瘤等危险因素，颈动脉杂音或周围血管病变有助于动脉粥样硬化的诊断。为了更好地了解是否存在代谢综合征，还需要对患者体重指数和腹围进行检查。

急性冠脉综合征应密切注意患者生命体征。观察患者的一般状态，有无皮肤湿冷、面色苍白、烦躁不安、颈静脉怒张等；听诊有无肺部啰音、心律不齐、心脏杂音和奔马律；评估神经系统体征。建议采用 Killip 分级法评估心功能。

3. 基本实验室检查

了解冠心病危险因素：空腹血糖、血脂检查，至少包括总胆固醇、高密度脂蛋白胆固醇、低密度脂蛋白胆固醇及三酰甘油等，必要时查糖化血红蛋白或进行糖耐量试验。

了解有无贫血（可能诱发心绞痛），检查血红蛋白是否减少。必要时检查甲状腺功能。

胸痛较明显患者，检查心肌损伤标志物，如心肌肌钙蛋白、肌酸激酶及同工酶。心肌损伤标志物的增高水平与心肌梗死的范围与预后明确相关，其中心肌肌钙蛋白是明确 ST 段抬高心肌梗死与非 ST 段抬高心肌梗死诊断和危险分层的重要依据之一，与传统心肌标志物（CK、CK-MB）相比，特异性和敏感性更高；不同心肌损伤标志物有各自的诊断时间窗。

4. 心电图检查

所有可疑心绞痛的患者均应行静息常规 12 导联心电图检查。怀疑血管痉挛的患者于疼痛发作时均应常规行心电图检查。心电图同时还可以发现左室肥厚、左束支传导阻滞、预激综合征、心律失常等情况。

在胸痛发作时争取心电图检查，缓解后立即复查。静息心电图正常不能排除心绞痛诊断，但如果心电图出现符合心肌缺血的 ST-T 改变，特别是在疼痛发作时检出，则支持心绞痛的诊断。心电图显示陈旧性心肌梗死时，则心绞痛的可能性增加。静息心电图有 ST 段压低或 T 波倒置，但胸痛发作时出现"假性正常化"，也有利于心绞痛的诊断。24 小时动态心电图如发现与症状相一致的 ST-T 变化，则对诊断有参考价值。静息心电图 ST-T 改变要注意相关鉴别诊断。静息心电图无明显异常者需进行心电图负荷试验。

对于急性冠脉综合征，心电图是一线诊断工具，国际国内指南中都明确指出对疑似 ACS 胸痛的患者应在到达急诊后 10 分钟内完成心电图检查。

（1）UA 心电图

UA 患者症状发作时只有 40%~80% 的患者出现心电图的改变，除极少数患者可出现一过性 Q 波外，绝大多数表现为 ST 段的抬高或压低，以及 T 波的改变。T 波倒置，可表现为振幅下降、T 波低平或倒置，倒置 T 波的形态多呈"冠状 T 波"；T 波倒置反映急性心肌缺血，通常出现在 2 个导联以上，临床上仅有心电图 T 波倒置者一般预后较好。ST 段改变常见而重要，可表现为抬高或压低；一过性 ST 段抬高提示冠状动脉痉挛，一过性 ST 段压低提示"心内膜下心肌缺血"，而新近出现的、显著而持续的抬高则可能发生了 STEMI。

（2）NSTEMI 心电图

ST-T 波动态变化是 NSTEMI 最有诊断价值的心电图表现，包括 ST 段不同程度的压低和 T 波低平、倒置等，或者发作时倒置 T 波呈"伪正常化"，可以与 UA 心电图的改变完全相同，因此单纯依靠心电图的改变不能鉴别两者，但临床上当 ST 段压低的心电图导联 ≥3 个，或压低幅度 ≥0.2 mV 时，发生心肌梗死的可能性增加 3~4 倍。

（3）STEMI 心电图

对于胸痛患者心电图出现：在至少两个相邻导联 J 点后新出现 ST 段弓背向上抬高，V2~V3 导联 ≥0.2 mV（男性）或 ≥0.15 mV（女性），其他相邻胸导或肢体导联 ≥0.1 mV；新出现的完全左束支传导阻滞；超急性期 T 波改变，均应考虑 STEMI。

5. 核素心室造影

^{201}TI 心肌显像，铊随冠脉血流被正常心肌细胞摄取，休息时铊显像所示主要见于心肌梗死后的部位。在冠状动脉供血不足部位的心肌，则明显的灌注缺损仅见于运动后缺血区。变异型心绞痛发作时心肌急性缺血区常显示特别明显的灌注缺损。

放射性核素心腔造影，红细胞被标记上放射性核素，得到心腔内血池显影，可测定左心室射血分数及显示室壁局部运动障碍。

正电子发射断层心肌显像除可判断心肌血流灌注外，还可以了解心肌代谢状况，准确评估心肌活力。

6. 负荷试验

对有症状的患者，各种负荷试验有助于慢性稳定性心绞痛的诊断及危险分层。但必须配备严密的监测及抢救设备。

7. 多层 CT 或电子束 CT

多层 CT 或电子束 CT 平扫可检出冠状动脉钙化并进行积分。

8. 有创性检查

冠状动脉造影术对心绞痛或可疑心绞痛患者，冠状动脉造影可以明确诊断及血管病变情况并决定治疗策略及预后。

血管内超声检查可较为精确地了解冠状动脉腔径，血管腔内及血管型粥样硬化病变情况，指导介入治疗操作并评价介入治疗效果，但不是一线的检查方法，只在特殊的临床情况及为科研目的而进行。

9. 诊断标准

目前临床上 CCS 的诊断标准为：典型的发作特点和体征，含服硝酸甘油后缓解；结合年龄和存在冠心病易患因素，除外其他原因；发作时 ECG：缺血性 ST 段改变（以 R 波为主导联）ST 段下移、T 波平坦或倒置，变异性心绞痛则 ST 上抬；发作过后数分钟内逐渐恢复；不发作时，心电图无改变时，可做 ECG 负荷试验、动态心电图等检查；如 ECG 出现阳性改变亦可确诊；不明确可考虑行核素扫描检查和冠脉造影检查；考虑施行介入治疗或手术治疗者则必须行选择性 CA。

目前临床上 ACS 的诊断以症状、心电图及心肌损伤标志物为标准。STEMI 表现为剧烈胸痛持续时间 >30 分钟，心电图有 ST 段弓背向上抬高，心肌损伤标志物 CK-MB 升高超过参考值上限 2 倍以上，cTnT 或 cTnI 阳性。NSTEMI 也表现为持续的胸痛，心电图无 ST 段的抬高，表现为一过性或新发的 ST 段压低或 T 波低平、倒置，CK-MB 升高超过参考值上限 2 倍以上，cTnT 或 cTnI 阳性。UA 胸痛持续时间较短，心电图无 ST 段抬高，表现为 ST 段压低或 T 波低平、倒置，CK-MB 可升高，但不超过参考值上限的 2 倍，cTnT 和 cTnI 阴性。

对于典型的 ACS，尤其 STEMI 的诊断，不能因为等待心肌损伤标志物结果而影响及时诊断，甚至延误治疗。若依靠症状、心电图不能确定诊断，此时的正确做法是每 15～30 分钟重复心电图 1 次，一旦发现 ST-T 动态变化，则立即做出 ACS 诊断。ACS 是常见的心血管急症，病死率高，对患者的危险评估应该贯穿于 ACS 诊治的全过程，临床上进行早期危险评估与分层，既可以评估患者的病情与预后，又可以指导治疗方案的选取。

10. 鉴别诊断

高血压合并冠心病，当与其他诱发胸痛的心脏性疾病相鉴别，如主动脉瓣狭窄、肥厚型心肌病、扩张型心肌病、快速性室性或室上性心律失常、主动脉夹层等，均有相应的临床表现及体征。心脏瓣膜病如主动脉狭窄、关闭不全引起类似心肌缺血性胸痛。主动脉夹层动脉瘤是指主动脉中层变性坏死，血液进入中外层之间形成血肿，心前区撕裂样疼痛，可出现休克及一侧桡动脉波动减弱或消失，CT、MRI 可确诊。

（三）慢性冠脉综合征的西医治疗

1. 一般治疗

（1）戒烟

戒烟可改善冠心病患者，尤其是 CCS 的预后，戒烟最高可使 CCS 的死亡率风险降低 36%。促进戒烟的措施包括简短劝告、咨询和行为干预，以及包括尼古丁替代在内的药物治疗。当然，患者还应避免被动吸烟。相对于不进行治疗，简短的劝告在短期内使戒烟的可能性增加一倍，但是更强的劝告和支持（行为干预、电话随访或自助措施）比简短的劝告更有效，尤其是坚持超过 1 个月。在与吸烟者进行临床接触时，临床医师应遵循 "5A "原则：询问是否吸烟（ask）；建议戒烟（advise）；评估戒烟准备情况（assess）；协助戒烟（药理支持和提供行为咨询）（assist）；并安排随访（arrange）。

（2）饮食和酒精

不健康的饮食是导致冠脉粥样硬化及其发展的主要因素，而健康饮食方式的变化可以导致死亡率和心血管事件的减少。比如地中海饮食模式，富含水果、蔬菜、豆类、纤维素、多不饱和脂肪酸、坚果和鱼类，避免或限制精制碳水化合物、红肉、乳制品和饱和脂肪酸。

建议限制酒精含量为 <100 克/周或 15 克/天。尽管轻度至中度饮酒（每天 1～2 次喝酒）不会增加发生心肌梗死的风险，但 1990—2016 年全球疾病负担分析得出的结论是，零酒精摄入能够降低死亡和残疾风险到最小化水平。

（3）体重管理

推荐通过健康饮食将能量摄入限制在能够维持健康体重（BMI < 25 kg/m^2）的水平，同时增加体力活动，严格管控体重。

（4）体育活动及心脏康复

对于 CCS 患者，推荐每天进行 30～60 分钟的中等强度有氧运动，每周运动 ≥5 天。抗阻运动可保持肌肉质量、力量和功能，并且通过有氧运动，可在胰岛素敏感性及血脂和血压的控制方面获益。并且参加心脏康复的大多数患者，是在发生 AMI 或血运重建后进行的。所以基于运动的心脏康复获益可见于各种类型的 CCS 患者。

（5）社会心理因素及环境因素

与没有心脏病的人相比，心脏病患者的不良情绪和焦虑症风险增加了两倍。心理压力、抑郁和焦虑与不良结局相关，并使患者对其生活方式和对治疗方案的依从性下降，很难做出自己积极的改变。临床试验表明，与安慰剂相比，心理（如咨询和认知行为疗法）和药物干预，对抑郁症、焦虑症和压力均有有益作用，有一些证据表明可降低心脏死亡率和事件率。

据估计，空气污染是全球死亡率的十大主要危险因素之一。CCS 患者暴露于空气污染中会增加心肌梗死，以及因心衰、卒中和心律失常增加住院和死亡的风险。配备有高效微粒空气过滤器的空气净化装置可减少室内污染，在严重污染的室外佩戴 N95 呼吸面罩也被证明具有防护作用。环境噪声也会增加疾病风险。

（6）依从性与可持续性

依从生活方式改变和药物治疗是一项挑战。流行病学研究的系统回顾表明，很大一部分患者（尤其在有缺血性心脏病的老年男性中）未依从使用心血管药物，在欧洲9%的心血管事件归因于依从性差。更好地遵守用药指南似乎与更好的临床结局呈正相关。多种药物同时使用对治疗依从性起着负面作用，药物治疗的复杂性与依从性差和较高的住院率相关。药物处方应优先考虑使用那些有明显证据证明其获益且获益幅度最大的药物，同时简化用药方案可能会同时对治疗依从性提供帮助。促进行为改变和药物依从性，应该成为专科随访工作的重要部分。

2. 药物治疗

CCS患者药物治疗和管理的目的是减轻心绞痛症状和运动诱发的心肌缺血，并预防心血管事件。通常应用速效硝酸甘油制剂，缓解心绞痛症状或在可能引起心绞痛的情况下预防症状发生。抗心肌缺血药物，还有生活方式改变、规律的体力活动、患者教育以及血运重建，都在减少或消除症状方面发挥作用。心血管事件的预防，主要针对相关的心肌梗死和死亡，集中体现在减少急性血栓事件和减慢心室功能障碍的发展上。CCS的最佳治疗被定义为：患者最大程度的依从性和不良事件的最小发生率，同时能满意地控制与CCS相关的症状，并预防心脏事件的治疗。然而，对于每位CCS患者来说达到最佳治疗的药物选择并不相同，必须适应每个患者的特点。初始药物治疗通常选择一种或两种抗心绞痛药物，以及用于CVD的二级预防药物。

（1）抗心肌缺血药物

初始抗心肌缺血药物选择取决于患者的病情和并发症、药物之间的相互作用、潜在不良反应及药物的相互影响。在启动治疗2至4周后，应重新评估对初始抗心绞痛治疗的反应。

①硝酸酯类：舌下和喷雾硝酸甘油制剂可立即缓解劳力性心绞痛。喷雾硝酸甘油起效比舌下含化硝酸甘油更快。在心绞痛症状发作时，患者应取坐姿休息（站立可促发晕厥，躺下可增加静脉回流和前负荷），并服用硝酸甘油（舌下含0.3~0.6 mg片剂，不可吞咽，或向舌头喷0.4 mg，且不要吞咽或吸入），每5分钟一次，直到疼痛消失，或者在15分钟内最多服用1.2 mg为止。在此期间，如果心绞痛持续存在，则需要立即就医。可以在已知会引起心绞痛的体力活动之前，服用硝酸甘油以进行预防。

当使用β受体阻滞剂或非二氢吡啶类钙拮抗剂初始治疗有禁忌、耐受性差或不足以控制症状时，长效硝酸酯制剂（例如硝酸甘油、硝酸异山梨酯和单硝酸异山梨酯）应被视为缓解心绞痛的二线治疗药物。实际上，如果长时间服用，长效硝酸酯会引起耐受并失效，这需要每24小时有10~14小时的无硝酸酯或低硝酸酯时间。停药应逐渐减量，不要突然停药，以避免心绞痛反弹增加。最常见的副作用是低血压，头痛和潮红。禁忌证包括肥厚型梗阻性心肌病、重度主动脉瓣狭窄及与磷酸二酯酶抑制剂等共同给药。

②β受体阻滞剂：应当调整β受体阻滞剂的剂量，使静息心率为55~60次/分。停药时应当逐渐减量，而不要骤停，以避免心绞痛反跳增加。β受体阻滞剂可与非二氢吡啶类钙拮抗剂联合使用，以减少非二氢吡啶类钙拮抗剂诱发的心动过速，但其临床价值不确定。当β受体阻滞剂与维拉帕米或地尔硫草合用时，由于可能导致心衰恶化、严重的心动过缓和（或）房室传导阻滞，应慎重应用。β受体阻滞剂与硝酸酯的联合会减弱后者的反射性心动

过速。β受体阻滞剂的主要副作用是疲劳、抑郁、心动过缓、心脏传导阻滞、支气管痉挛、周围血管收缩、体位性低血压、阳痿及掩盖低血糖症状。在近期发生了心肌梗死的患者和慢性射血分数降低型心衰患者中，应用β受体阻滞剂与死亡率和（或）心血管事件的显著降低相关，但对既往无心肌梗死或心衰的患者的获益尚不明确。

③钙拮抗剂：尽管CCB可以改善症状和心肌缺血，但尚未显示出CCB可以降低CCS患者的主要发病率终点或死亡率。非二氢吡啶类，如维拉帕米具有广泛的适应证，包括所有种类的心绞痛（劳力性、血管痉挛性和不稳定型）、室上性心动过速以及高血压。这样广泛的适应证间接证明其安全性良好，但有引起心脏传导阻滞、心动过缓和心衰的风险。与美托洛尔相比，抗心绞痛活性相似。在合并高血压的患者中，与阿替洛尔相比，维拉帕米与更少的糖尿病发病、更少的心绞痛发作、更少的心理抑郁相关。由于存在心脏阻滞的危险，不推荐将β受体阻滞剂与维拉帕米联用。地尔硫䓬与维拉帕米相比，不良反应更低，在劳力型心绞痛的治疗中具有优势；同时像维拉帕米一样，它通过扩张外周血管，可减轻运动引起的冠脉收缩，并有适度的负性肌力作用和窦房结抑制作用。不推荐在左室功能不全的患者中使用非二氢吡啶类CCB。

二氢吡啶类比如长效硝苯地平是一种功能强大的动脉血管扩张药。当联合应用β受体阻滞剂时，长效硝苯地平在高血压心绞痛患者中起到特别显著的效果。硝苯地平的相对禁忌证（严重的主动脉瓣狭窄、肥厚性梗阻性心肌病或HF）很少，可谨慎地与β受体阻滞剂联用。血管扩张的不良反应有头痛和踝部水肿。氨氯地平的超长半衰期及其良好的耐受性，使其成为每天一次给药就能达到有效的抗心绞痛和降压效果，并使其与每天服用2次或3次的药物区分开来，明显提升了治疗依从性；并且副作用很少，主要是胫前水肿。氨氯地平（5 mg/d至10 mg/d）比β受体阻滞剂阿替洛尔（50 mg/d）能更有效地减少运动引起的心肌缺血，并且它们的联合应用效果更好。

④伊伐布雷定：据报道，在CCS患者的抗心绞痛治疗中，伊伐布雷定并不逊于阿替洛尔或氨氯地平。伊伐布雷定7.5 mg bid加用阿替洛尔治疗，可更好地控制心率和心绞痛症状，可作为CCS患者的二线药物。

⑤尼可地尔：是烟酰胺的硝酸盐衍生物，其抗心绞痛作用类似于硝酸盐或β受体阻滞剂。副作用包括恶心、呕吐、潜在的口腔、肠道和黏膜溃疡。尼可地尔作为CCS患者的二线药物使用。

⑥曲美他嗪：曲美他嗪通过保护细胞在缺氧或缺血情况下的能量代谢，维持细胞内环境稳定，对于不耐受或不能被其他抗心绞痛药物充分控制症状的CCS患者，可以作为二线药物使用。

（2）抗血小板药

血小板激活和聚集是冠脉血栓形成的驱动因素，鉴于目前药物治疗在预防缺血事件和出血风险增加之间取得了良好的平衡，为安全使用抗血小板药物奠定基础。阿司匹林和口服P2Y12抑制剂双联抗血小板治疗，是心肌梗死和（或）PCI后抗栓治疗的主要手段。

①阿司匹林：阿司匹林通过不可逆地抑制血小板环氧化酶-1，从而抑制血栓烷的产生而起作用，长期剂量≥75 mg/d通常可以完成上述作用。阿司匹林的胃肠道不良反应在高剂

量时会增加，目前的证据显示每天 75～100 mg 的剂量，可预防冠心病患者的缺血事件。由于阿司匹林对环氧化酶－1 的抑制作用，在依从性好的患者中是一致且可预测的，因此，无须通过血小板功能检查监测个体反应。尽管其他非选择性非甾体抗炎药（如布洛芬）也能可逆地抑制环氧化酶－1，但因其对心血管风险的不良影响，不推荐其作为阿司匹林不耐受患者的替代治疗方法。

②口服 P2Y12 抑制剂：P2Y12 抑制剂可阻断血小板 P2Y12 受体，该受体在血小板激活和动脉血栓形成的扩增中起关键作用。氯吡格雷和普拉格雷需要通过活性代谢物激活，不可逆地阻断 P2Y12；替格瑞洛是一种可逆结合的 P2Y12 抑制剂，不需要代谢激活。氯吡格雷的作用受到其转化为活性代谢物的效率、不同药效动力学作用的限制，该作用部分与CYP2C19 基因的功能相关，导致在某些患者中无效。抑制 CYP2C19 的药物，如奥美拉唑，可能会降低对氯吡格雷的反应。

稳定型心绞痛 PCI 后，6 个月的 DAPT 在大多数患者中，可达到疗效和安全性的最佳平衡。而提前停用 P2Y12 抑制剂会增加支架内血栓形成的风险。推荐 ACS 后 DAPT 的默认持续时间为 12 个月，但对于出血风险较高的患者，可以考虑较短的持续时间。

③调脂药物：血脂异常的管理，应根据血脂指南进行药物和生活方式干预。确诊的冠心病患者被认为具有心血管事件的极高风险，无论 LDL-C 水平如何，都必须考虑他汀类药物治疗。推荐治疗目标是将 LDL-C 降低至 <1.8 mmol/L（<70 mg/dL），或者如果基线 LDL-C水平为 1.8～3.5 mmol/L（70～135 mg/dL），则至少降低 50%。当无法达到该水平时，已证明添加依折麦布可降低患者的胆固醇和心血管事件。同时向所有患者推荐运动、饮食和体重控制等生活方式。

④降压药物：推荐高血压合并冠心病患者血压降至 <130/80 mmHg，应注意舒张压不宜降至 <60 mmHg。高龄、存在冠状动脉严重狭窄的患者血压不宜过低。

合并稳定型心绞痛或恶化劳力型心绞痛的高血压患者，降压药物首选 β 受体阻滞剂或CCB。血压控制不理想，可联合应用 ACEI 或 ARB 及利尿剂。考虑血管痉挛因素存在时，应该注意避免使用大剂量 β 受体阻滞剂。β 受体阻滞剂、ACEI、ARB 在心肌梗死后长期服用，作为二级预防可明显改善患者远期预后，无禁忌证者应早期使用。血压控制不理想时可联合应用 CCB 及利尿剂。

3. 手术治疗

在 CCS 患者中，最佳的药物治疗是减轻症状、制止动脉粥样硬化进展及预防动脉血栓形成事件。在药物治疗的基础上，心肌血运重建在 CCS 的管理中起着核心作用，但始终是药物治疗的辅助手段而不能取代药物治疗。血运重建的两个目标是缓解心绞痛患者的症状和（或）改善预后。

既往指南支持血运重建的适应证，主要是在接受了指南推荐的最佳药物治疗，仍持续出现症状和（或）血运重建可改善预后的 CCS 患者中。这些推荐表明，心绞痛和严重狭窄患者的血运重建，通常是药物治疗失败或效果不佳的二线选择。但是，心绞痛与生活质量下降、身体耐力降低、精神抑郁、反复住院和就诊等相关。与单纯的药物治疗策略相比，通过PCI 或 CABG 进行血运重建，可以有效缓解心绞痛，减少抗心绞痛药物的使用，并提高运动能力和生活质量。通过 PCI 或 CABG 进行血运重建，还旨在有效消除严重冠脉狭窄患者的心肌缺血及其不良临床表现，并降低发生重大急性心血管事件（包括 MI 和心血管死亡）的风险。然而，应始终评估个体的风险获益比，并仅在其预期获益超过其潜在风险时才考虑血运重建。还有，应提前向患者提供有关这两种策略预期优缺点的完整信息，包括经 PCI 行血管重建的情况下，与 DAPT 相关的出血风险。

（四）急性冠脉综合征的西医治疗

1. 一般治疗

（1）缓解疼痛、呼吸困难和焦虑

疼痛会引起交感神经系统激活，并会导致血管收缩和心脏负荷增加。STEMI 伴剧烈胸痛患者可考虑静脉给予阿片类药物缓解疼痛（如静脉注射吗啡 3 mg，必要时间隔 5 min 重复 1 次，总量不宜超过 15 mg）。但吗啡起效慢，可引起低血压和呼吸抑制，并降低 P2Y12 受体抑制剂（如氯吡格雷和替格瑞洛）的抗血小板作用。STEMI 患者常常处于焦虑状态，严重焦虑者可考虑给予中效镇静剂。

（2）吸氧

高氧状态会导致或加重未合并低氧血症的 STEMI 患者的心肌损伤。动脉血氧饱和度（SaO_2）>90% 的患者不推荐常规吸氧。当患者合并低氧血症，且 SaO_2 < 90% 或 PaO_2 < 60 mmHg（1 mmHg = 0.133 kPa）时应吸氧。

（3）住院一般治疗

STEMI 患者无论是否接受再灌注治疗，均建议收住冠心病监护病房进行持续的病情监护、治疗和专科护理，尽早启动心脏康复。STEMI 患者发病后至少 24 h 内都需要进行心电监测，重点关注心律失常和 ST 段改变。有中至高度心律失常风险的患者，如血流动力学不稳定、左心室射血分数 <40%、再灌注心律失常、多支血管重度狭窄或 PCI 术中出现并发症，应适当延长心电监测时间。所有 STEMI 患者均应早期行超声心动图检查以评估左心室功能。

2. 药物治疗

（1）抗栓治疗

所有 STEMI 患者均应接受抗栓治疗，并根据再灌注策略选用抗血小板治疗方案。STEMI 患者 DAPT 的持续时间取决于患者存在的出血风险和缺血风险。

（2）β 受体阻滞剂

β 受体阻滞剂有利于缩小心肌梗死面积，减少复发性心肌缺血、再梗死、心室颤动及其他恶性心律失常，对降低急性期病死率有肯定的疗效。无禁忌证的 STEMI 患者应在发病后 24 h 内开始口服 β 受体阻滞剂。建议口服美托洛尔，从低剂量开始，逐渐加量。若患者耐受良好，2~3 d 后换用相应剂量的长效缓释制剂。以下情况需暂缓或减量使用 β 受体阻滞剂：①心力衰竭或低心排血量；②心源性休克高危患者（年龄 >70 岁、收缩压 <120 mmHg、HR >110 次/分）；③其他相对禁忌证：PR 间期 >0.24 s、二度或三度房室阻滞、活动性哮喘或反应性气道疾病。STEMI 发病早期有 β 受体阻滞剂使用禁忌证的患者，应在 24 h 后重新评价并尽早使用；STEMI 合并持续性心房颤动、心房扑动并出现心绞痛，但血流动力学稳定时，可使用 β 受体阻滞剂；STEMI 合并顽固性多形性室性心动过速，同时伴交感电风暴者可选择静脉使用 β 受体阻滞剂治疗。

（3）血管紧张素转化酶抑制剂/血管紧张素 Ⅱ 受体阻滞剂

血管紧张素转化酶抑制剂/血管紧张素 Ⅱ 受体阻滞剂通过影响心肌重塑、减轻心室过度扩张而减少心力衰竭的发生，降低死亡率。在 STEMI 最初 24 h 内，对有心力衰竭证据、左心室收缩功能不全、糖尿病、前壁心肌梗死，但无低血压（收缩压 < 90 mmHg）或明确禁忌证者，应尽早口服 ACEI；对非前壁心肌梗死、低危（LVEF 正常、心血管危险因素控制良好、已接受血运重建治疗）、无低血压的患者应用 ACEI 也可能获益。发病 24 h 后，如无禁忌证，所有 STEMI 患者均应给予 ACEI 长期治疗。如患者不能耐受 ACEI，可考虑给予 ARB。ACEI/ARB 禁忌证包括：STEMI 急性期动脉收缩压 < 90 mmHg，Cr > 265 μmol/L（2.99 mg/dL）、双侧肾动脉狭窄、移植肾或孤立肾伴肾功能不全、对 ACEI/ARB 过敏、血管神经性水肿或导致严重咳嗽者及妊娠期/哺乳期女性等。

（4）醛固酮受体拮抗剂

STEMI 后已接受 ACEI 和（或）β 受体阻滞剂治疗，但仍存在左心室收缩功能不全（LVEF ≤ 40%）、心力衰竭或糖尿病，且无明显肾功能不全［血肌酐男性 ≤ 221 μmol/L（2.5 mg/dL），女性 ≤ 177 μmol/L（2.0 mg/dL）、血钾 ≤ 5.0 mmol/L］的患者，应给予醛固酮受体拮抗剂治疗。

（5）硝酸酯类药物

目前尚无临床随机对照试验显示在 STEMI 患者中应用硝酸酯类药物能改善患者长期预后。STEMI 急性期持续剧烈胸痛、高血压和心力衰竭的患者，如无低血压、右心室梗死或在发病 48 h 内使用过磷酸二酯酶抑制剂，可考虑静脉使用硝酸酯类药物。如患者收缩压 < 90 mmHg、疑诊右心室梗死的 STEMI 患者不应使用硝酸酯类药物。

（6）钙通道阻滞剂

目前尚无证据提示在 STEMI 急性期使用二氢吡啶类钙通道阻滞剂能改善预后。对无左心室收缩功能不全或房室阻滞的患者，为缓解心肌缺血、控制心房颤动或扑动的快速心室率，如果 β 受体阻滞剂无效或禁忌使用，则可应用非二氢吡啶类钙拮抗剂。STEMI 后合并难以控制的心绞痛时，在使用 β 受体阻滞剂的基础上可应用地尔硫草。

（7）他汀类药物

所有无禁忌证的 STEMI 患者入院后均应尽早开始高强度他汀类药物治疗，且无须考虑胆固醇水平。

3. 血运重建

威胁生命或可能发生 STEMI 的极高危患者需紧急实施 PCI。经救护车收治且入院前已确诊为 STEMI 的患者，若 120 分钟内能转运至 PCI 中心并完成直接 PCI 治疗（FMC 至导丝通过 IRA 时间 < 120 min），则应首选直接 PCI 治疗，相关 PCI 中心应在患者到达医院前尽快启动心导管室，并尽可能绕过急诊室直接将患者送入心导管室行直接 PCI；若 120 min 内不能转运至 PCI 中心完成再灌注治疗，最好于入院前在救护车上开始溶栓治疗，院前溶栓后具备条件时应直接转运至具有直接 PCI 能力的医院，根据溶栓结果进行后续处理。若患者就诊于

无直接 PCI 条件的医院，如能在 FMC 后 120 min 内转运至 PCI 中心并完成再灌注治疗，则应将患者转运至可行 PCI 的医院实施直接 PCI，且患者应在就诊后 30 min 内转出。若 FMC 至导丝通过 IRA 时间 >120 min 则应在 FMC 后 30 min 内开始溶栓。患者自行就诊于可行直接 PCI 的医院，应在 FMC 后 90 min 内完成直接 PCI 治疗。再灌注治疗时间窗内，发病 <3 h 的 STEMI，直接 PCI 与溶栓同效；发病 3～12 h，直接 PCI 优于溶栓治疗，优选直接 PCI。接受溶栓治疗的患者应在溶栓后 60～90 min 内评估溶栓有效性，溶栓失败的患者应立即行紧急补救 PCI；溶栓成功的患者应在溶栓后 2～24 h 内常规行直接 PCI 策略（急诊冠状动脉造影后，根据病变特点决定是否干预 IRA）。根据我国国情，也可请有资质的医师到有 PCI 设备的医院行直接 PCI（时间 <120 min）。

对于 NSTE-ACS 患者，建议对具有至少 1 条极高危标准的患者选择紧急侵入治疗策略（<2 h），如血流动力学不稳定或心源性休克；药物治疗无效的反复发作或持续性胸痛；致命性心律失常或心脏骤停；心肌梗死合并机械并发症；急性心力衰竭；反复的 ST-T 改变，尤其伴随间歇性 ST 段抬高；对具有至少 1 条高危标准患者选择早期侵入治疗策略（<24 h），如心肌梗死相关的肌钙蛋白上升或下降；ST-T 动态改变（有或无症状）；GRACE 评分 >140；对具有至少 1 条中危标准（或无创检查提示症状或缺血反复发作）的患者选择侵入治疗策略（<72 h），如糖尿病；肾功能不全 [eGFR <60 mL／(min·73 m^2)]；LVEF <40% 或慢性心力衰竭；早期心肌梗死后心绞痛；PCI 史；CABG 史；107 < GRACE 评分 <140。

直接 PCI 适应证及禁忌证包括发病 12 h 内的 STEMI 患者；院外心脏骤停复苏成功的 STEMI 患者；存在提示心肌梗死的进行性心肌缺血症状，但无 ST 段抬高，出现以下一种情况（血流动力学不稳定或心源性休克；反复或进行性胸痛，保守治疗无效；致命性心律失常或心脏骤停；机械并发症；急性心力衰竭；ST 段或 T 波反复动态改变，尤其是间断性 ST 段抬高）患者；STEMI 发病超过 12 h，但有临床和（或）心电图进行性缺血证据；伴持续性心肌缺血症状、血流动力学不稳定或致命性心律失常。发病超过 48 h，无心肌缺血表现、血流动力学和心电稳定的患者不推荐对 IRA 行直接 PCI。

院外不明原因心脏骤停心肺复苏成功，但未确诊为 STEMI 的患者，如高度怀疑有进行性心肌缺血，宜行急诊冠状动脉造影；胸痛自发性或含服硝酸甘油后完全缓解，抬高的 ST 段恢复正常，尽管无症状再发或 ST 段再度抬高，建议早期（<24 h）行冠状动脉造影。

溶栓后应尽早将患者转运到有 PCI 条件的医院，出现心力衰竭或休克患者必要时推荐行急诊冠脉造影和有指证的 PCI；溶栓成功的患者应在溶栓后 2～24 h 内常规行冠状动脉造影并 IRA 血运重建治疗；溶栓失败，或在任何时候出现血流动力学、心电不稳定或缺血症状加重，推荐立即行补救性 PCI；初始溶栓成功后缺血症状再发或有证据证实再闭塞，推荐行急诊冠状动脉造影和 PCI。对于发病时间 <6 h、预计 PCI 延迟 ≥60 min 或 FMC 至导丝通过 IRA 时间 ≥90 min 的 STEMI 患者应考虑给予半量阿替普酶后常规冠状动脉造影并对 IRA 行 PCI 治疗，相比直接 PCI 可获得更好的心肌血流灌注。

溶栓治疗快速、简便，在不具备 PCI 条件的医院或因各种原因使 FMC 至 PCI 时间明显延迟时，对有适应证的 STEMI 患者，静脉内溶栓仍是较好的选择。决定是否溶栓治疗时应综合分析预期风险/效益比、发病至就诊时间、就诊时临床及血流动力学特征、并发症、出血风险、禁忌证和预期 PCI 延误时间。

二、中医诊疗

（一）中医认识

冠状动脉粥样硬化性心脏病，简称冠心病，作为现代医学疾病，是高血压合并的常见心血管疾病。在中医理论中，虽然没有冠心病的病名，但类似冠心病的一些症状，早有记载，如"胸痹""心痛""肝心痛""厥心痛""久心痛""真心痛"等。"胸痹、心痛"源于《金匮要略》，胸痹指因胸阳不振，气血痹阻，证见胸闷短气，甚则心胸疼痛；心痛则因气血阴阳不足、气滞寒凝、痰阻血瘀等，证见以心胸疼痛为主。二者均表现为心胸疼痛，常相兼出现，对应于冠心病心绞痛。现代中医临床认为，胸痹心痛是由于正气亏虚、饮食失节、情志失调、寒邪侵袭等所引起的痰浊、瘀血、气滞、寒凝痹阻心脉，以膻中或左胸部发作性憋闷、疼痛为主要临床表现的一种病证。轻者偶发短暂轻微的胸部沉闷或隐痛，或为发作性膻中或左胸含糊不清的不适感；重者疼痛剧烈，或呈压榨样绞痛。常伴有心悸，气短，呼吸不畅，甚至喘促，惊恐不安等。多由劳累、饱餐、寒冷及情绪激动而诱发，亦可无明显诱因或安静时发病。真心痛是胸痹心痛进一步发展的严重病证，其特点为剧烈而持久的胸骨后疼痛，伴肢冷、喘促、汗出、面色苍白等症状，甚至危及生命。《灵枢·厥病篇》记载："真心痛，手足青至节，心痛甚，旦发夕死，夕发旦死。"

（二）病因病机

本病证的发生多与寒邪内侵、饮食失调、情志失节、劳倦内伤、年迈体虚等因素有关。病机有虚实两方面，实为寒凝、血瘀、气滞、痰浊，痹阻胸阳，阻滞心脉；虚为气虚、阴虚、阳衰，肺、脾、肝、肾亏虚，心脉失养。在本病的形成和发展过程中，大多因实致虚，亦有因虚致实者。

1. 病因

本病证的发生多与寒邪内侵、饮食失调、情志失节、劳倦内伤、年迈体虚等因素有关。如《三因极一病证方论》将心痛分为外所因心痛、内所因心痛和不内外因心痛，认为"若十二经络外感六淫，则其气闭塞，郁于中焦，气与邪争，发为疼痛，属外所因"，责之外感邪气；"脏气不平，喜怒忧郁所致"，属内所因，责之情志失节；"饮食劳逸，触忤非类，使脏气不平，痞隔于中，食饮遁疰，变乱肠胃，发为疼痛，属不内外因"，责之饮食失调、劳逸内伤等。

（1）外邪侵袭

外邪侵袭主要是指风、寒、暑、湿、燥、火六淫致病因素。春夏秋冬，寒热交替，常人能自行调节适应，若气候反常或长期生活于寒冷、潮湿、燥热环境之中，则易致六淫侵袭而发病，其中寒邪侵袭尤为常见。阴寒盘踞清阳之府，影响心脉通达，以致血脉瘀滞而形成胸痹心痛。《素问·举痛篇》曰："经脉流行不止，环周不休，寒气入经而稽迟，泣而不行，客于脉外则血少，客于脉中则气不通，故卒然而痛。"《素问·调经篇》曰："寒气客于背俞之脉则脉涩，脉涩而血虚，血虚则痛，其俞注于心，故相引而痛。"但外邪内侵只是本病发病的诱因，而机体阳气不足才是患者发病的关键。《灵枢·百病始生篇》谓："夫百病之始生也，皆生于风雨寒暑，清湿喜怒，而风雨寒热，不得虚，邪不能独伤人。"说明外邪对机体的影响，以及外因通过内因而发生作用的道理。胸阳不足，阴寒之邪乘虚侵袭，寒凝气滞，痹阻胸阳，而成胸痹心痛，正如《素问·调经论》所说"寒气积于胸中而不泻，不泻则温气去，寒独留则血凝泣，凝则脉不通"。

《素问·气交变大论》言："岁火不及，寒乃大行，长政不用，物荣而下。凝惨而甚，则阳气不化，乃折荣美，上应辰星。民病胸中痛，胁支满，两胁痛，膺背肩胛间及两臂内痛，郁冒蒙昧，心痛暴喑"寒气大行之年景，自然界受其影响，植物不能繁荣，甚则阳气不能生化，人们也会出现胸中痛，胁部胀满，胸膺部、后背部、肩胛之间及两臂内侧都会感到疼痛，头部昏蒙，视物不清等症状。这段描述与冠心病心绞痛极为相似。就症状而言，胸痛，并后背、两臂内侧等部位，和心肌缺血引起的胸痛及放射痛部位相似。喻昌《医门法律·中寒门》也说"胸痹心痛，然总因阳虚，故阴得乘之"。故患者易于气候突变，特别是遇冷，则瘁然发生心痛。至于酷暑炎热，犯于心君，耗伤心气，亦可致血脉运行失畅而心痛。真心痛多以寒论之，"有真心痛者，大寒触犯心君"（《医学正传·胃脘痛》）。古书所载术附汤，尤宜急用温阳祛寒救逆而古书多用，《活法机要》认为"寒厥暴痛，非久病也，朝发暮死，当急救之。是知久病无寒，暴病非热也"，并为《素问病机气宜保命集》《玉机微义》《证治准绳》等多部医书转载。

（2）饮食不当

饮食是人体赖以维持生命活动的物质源泉。李中梓《医宗必读·不能食》说："夫脾为五脏之母，土为万物之根，安谷则昌，绝谷则亡。"脾胃既是吸收和运化饮食营养的主要器官，胃主受纳腐熟水谷，脾主运化水谷精微，脾升胃降，燥湿相济，共同完成饮食物的消化、吸收与输布，为气血生化之源，后天之本。《素问·经脉别论》说："食气入胃，浊气归心，淫精于脉。"《素问·平人气象论》曰："胃之大络名曰虚里，贯膈络肺，出于左乳下，其动应衣，脉宗气也。"心尖冲动在左乳下，曰胃之大络，又曰宗气，所以心与脾胃的关系密切。

饮食不当，如过饥过饱，嗜食辛辣、生冷瓜果，以及进食腐败浊秽之物，或嗜好饮酒，都会直接损伤脾胃，导致脾虚失运，痰湿内生，阻遏气机，中气不足，胸阳不宣，出现胸痹心痛。《圣济总录》曰："虚劳之人，气弱肾虚，饮食所伤，冷气乘之，邪正相干，则腹痛不已，上于心络，故令心腹俱痛也。"《素问·生气通天论》曰："味过于咸……心气抑，味过于甘，心气喘满。"嗜食肥甘厚味，可助湿生痰，导致脾运失司，痰浊中阻，气机受阻，痹阻胸阳，导致胸痹心痛。《济生方》曰："夫心痛之病，皆因外感六淫，内沮七情，或食生冷果食之类。"张从正《儒门事亲》亦认为"夫膏粱之人，起居闲逸，奉养过度，酒食所伤，以致中脘留饮胀闷，痞膈醋心"。膏，肉之肥者；粱，食之精者；富贵而过于安逸，为酒食所伤。龚廷贤《寿世保元》中指出饮酒过度为胸痹心痛的病因，"酒性大热有毒，大能助火。一饮下咽，肺先受之……酒性喜升，气必随之，痰郁于上，溺涩于下。肺受贼邪，不生肾水，水不能制心火，诸病生焉……或心脾痛"，酒热助火，过饮则伤脾胃，内生痰热，上犯心胸，而发心痛。痰浊留恋日久，致浊阴不化，脂液浸淫脉道，血行不利，则可成痰瘀交阻之证，日久形成胸痹心痛顽症。

（3）情志失调

心为五脏六腑之主，主血脉而藏神。马莳《注证发微》曰："心者，君主之官，乃五脏六腑之大主也，至虚至灵，具众理而应不弗，神明从此出焉。"在五脏中，心为君主之官，为神明所舍和所出之脏，所以情志首先又和心神有密切联系，在情志活动的全过程中起决定作用的是心神。《灵枢·口问篇》曰："故悲哀愁忧则心动，心动则五脏六腑皆摇。""忧思则心系急，心系急则气道约，约则不利。"《太平圣惠方》曰："夫思虑多则损心，心虚故邪乘之。"七情过极，影响气机升降，血脉运行。《素问·举痛论》曰："余知百病生于气也。怒则气上，喜则气缓，悲则气消，恐则气下，惊则气乱，思则气结。"七情过极，伤及心，心因劳神而正虚，可致发病；情志过极，邪气怫郁，气机痹阻，气血不通，也可导致发病。《素问·血气形志篇》言："形乐志苦，病生于脉"，此为情志过极，气滞血瘀，血脉痹阻而及于心。"心统性情，始由怵惕思虑则伤神。神伤脏乃应而心虚矣，心虚则邪干之，故手心主包络受其邪而痛也。心主诸阳，又主血，是以因邪而阳气郁伏，过于热者痛。阳气不及，唯邪胜之者亦痛。血因邪泣在络而不行者痛。血因邪胜而虚者亦痛"（《证治准绳·杂病·心痛胃脘痛》）。

人有五脏化五气，发为喜怒悲忧恐，精神活动本是五脏正常生理状态的反应，如果情志失节则会伤及五脏，心为五脏六腑之主，五脏所伤累及于心。忧思伤脾，脾运失健，津液不布，遂聚为痰。郁怒伤肝，肝失疏泄，肝郁气滞，甚则气郁化火，耗伤阴精，或思虑过度，营谋强思等，致郁久化火，灼津成痰。气滞痰阻，血行失常，脉络不利，而气血瘀滞，或痰瘀互结，胸阳不运，心脉痹阻，不通则痛。《杂病源流犀烛·心病源流》曰："总之七情之由作心痛，七情失调可致气血耗逆，心脉失畅，痹阻不通而发心痛。"

若情志不畅，怒伤于肝，使肝气郁结，气滞血瘀，病及心痛，肝为起病之源，心为传病之所。心主血脉，肝主疏泄。肝心互为母子，以气血为用，肝脉之分支络于肺，吻合于心脉，肝气疏泄，气机调畅，心受其气，心主运血，肝受血而藏之，使血脉得以充盈畅达。正如《血证论》所说："以肝属木，木气充和条达，不致遏郁，则血脉通畅。"《诸病源候论》曰："思虑烦多则损心，心虚故邪乘之，邪积而不去，则时害饮食，蕴蕴而痛，是谓之心痹。"《灵枢·经脉》曰："是肝所生病者，胸满……气有余便是火。"气郁不解易从火化，故肝郁化热化火之证并不鲜见，郁热郁火内扰，最易扰动心神，而烦乱不宁，热灼津液而成痰，痰阻脉络，胸阳不展，亦可发为胸痹心痛。

喜发于心则气运血和，有助于心气推动血脉运行，气机调和，营卫通利，肺气敷布，升降和谐，全身脏腑功能正常。大喜过度则耗气，多因平素奢望厚欲一旦实现，积久苦难委曲一朝获释，或卒逢快事及喜庆团员等，致一时喜之过激，不能抑制。初起喜笑不休，心怡神荡，夜卧不宁，继则损伤心气心阳，血运不行，导致脏腑气机不利，升降运行受阻，气血不得条达，血行瘀滞，使心脉受阻发为胸痹心痛。

（4）年迈体虚

根据冠心病发生的年龄和临床表现来看，其发病率随着年龄的增长而逐渐升高，常在40岁以后发病率明显增高，女性在更年期以后发病率显著增加。这说明冠心病的发生与衰老有密切的关系。而中医认为衰老取决于肾气的盛衰。《素问·上古天真论》中说"丈夫……五八，肾气衰，发堕齿槁；女子……七七，任脉虚，太冲脉衰少，天癸竭"。可见肾气虚衰的年龄与冠心病的发病年龄是一致的，说明本病的发生与肾虚有必然的内在关系。

肾为先天之本，肾阴和肾阳为人体各脏腑阴阳的根本，《医贯》曰："五脏之真，惟肾为根"。《景岳全书》曰："五脏之阴气非此不能滋，五脏之阳非此不能发，而脾胃以中州之土非火不能生。"肾的阴阳平衡是维持体内气血阴阳恒定的重要因素。心为火脏，肾为水脏，肾之支脉，上络于心。肾阴上济于心，则阳得阴而化，心气温润，血液得行，心阳下交于肾，则阴得阳以生，肾之精转输脏腑，濡养周身。肾阴不足则不能滋养五脏之阴，可引起心阴内耗，心阴亏虚，心失所养，发为胸痹心痛，肝失涵养，导致肝阳上亢，肝气郁滞而气滞血瘀。《素问·五脏生成篇》说："心之合脉也，其荣色也，其主肾也。"

人身之气由先天之精气及后天水谷精微之气所化生，肾阳不足，心阳得不到正常的激发和推动，可致心阳不振，心血瘀阻，肾阳虚甚，又可发生阳脱，肾阳虚，脾失于温养，脾阳亦虚，脾虚失运，运化津液无权，则水液内停，聚湿成痰，痰浊阻络，胸阳不展，或脾阳不足，脾不能运化水谷之精微，不能化生气血，心气不足，宗气匮乏，血运无力，心失所养都可发生胸痹心痛。

（5）劳倦内伤

劳心伤神，正气亏虚而发病。李梴《医学入门》论："盖心劳曲运神机，则血脉虚而面无色，惊悸梦遗盗汗，极则心痛。"积劳伤阳，心肾阳微，鼓动无力，胸阳失展，阴寒内侵，血行涩滞，也可发胸痹。劳倦伤脾，脾虚转输失能，气血生化乏源，无以濡养心脉，拘急而痛。《景岳全书·劳倦内伤》论："凡饥饱劳倦，皆能伤人……脾主四肢而劳倦过度，则脾气伤矣……凡犯此者，岂惟贫贱者为然，而富贵者尤多有之，盖有势不容已，则未免劳心竭力，而邪得乘虚而入者，皆内伤不足之证也。"劳倦所伤者，不限于物质匮乏者，而富贵者殚精竭虑，易为所伤，对于现今人群更有指导意义。

综上所述，冠心病的发病主要与寒邪内侵、饮食不当、情志失调、年迈体虚、劳倦内伤等因素有关，然必先有脏腑虚损，阴阳失调，气血不足，继则痰湿、瘀血等邪乘之，或致经脉失荣，或致经脉阻滞，使血流不畅，脉道瘀滞，而发生胸痹心痛。

2. 病机

《素问·痹论》曰"心痹者，脉不通"，《金匮要略》说"夫脉当取太过不及，阳微阴弦，即胸痹而痛，所以然者，责其极虚也。今阳虚知在上焦，所以胸痹心痛者，以其阴弦故也"，从"脉不通"到"阳微阴弦"较完整而扼要地提出了胸痹心痛的病机。"阳微"即本虚，指上焦阳气不足，胸阳不振，这是胸痹心痛的发病基础；"阴弦"即标实，指阴寒内盛，水饮停聚，上泛胸中而致胸痹心痛，揭示了本虚标实的病变实质，这是胸痹心痛的发病特征。胸痹心痛病位在心，涉及各脏，尤其与肝、脾、肾有关；病机有虚实两方面，本虚包括气虚、气阴两虚及阳气虚衰等，标实乃血瘀、痰浊、寒凝、气滞等，且可相兼为病。在本病的形成和发展过程中，大多因实致虚，亦有因虚致实者。

（1）辨气血

气和血都是构成人体生命活动的基本物质，气与血在本病的发病过程中起着极其重要的作用。气以升降出入的方式维系人体的生命活动，《素问·六微旨大论》曰："出入废则神机化灭，升降息则气立孤危。故非出入，无以生长壮老已；非升降，无以生长化收藏。是以升降出入，无器不有。"血作为气的物质基础，不但可以载气，而且还有濡润、滋养的作用，血液循行正常是机体健康的标志。阴平阳秘，气血平和，则身安无病；阴阳失调，气血不和，则疾病由生。气滞血瘀、气虚血瘀是胸痹心痛的基本病理变化。若气滞行血不畅，则血行滞缓，而致血瘀；若气虚无力推动，则血行缓慢，造成血瘀。气行则血行，气滞则血瘀，气虚也可导致血瘀，血瘀则不能载气运行至全身，亦可导致气虚，二者互为因果。《难经本义》"气中有血，血中有气。气与血不可须臾相离，乃阴阳互根，自然之理也。"

"血不自行，随气而行"，由于情志内伤等多种病因的影响，气机出入不畅，"气为血帅"，气行则血行，气滞则血瘀，而卒发胸痹心痛，临床上可见胸部刺痛、绞痛、闷痛，舌质紫黯或有瘀斑瘀点。清代沈金鳌《杂病源流犀烛》曰："七情之由作心痛……除喜之气能散外，余皆足令心气郁结而为痛也"，指出七情内伤致心气郁结，气机郁滞，血行不畅，心脉痹阻而引发"心痛"。气郁日久则化生火热，煎灼津液成痰浊，进一步阻滞气机。同样，"血为气之母"，气存血中，血瘀进一步加重气滞，气血相互影响，形成气滞血瘀。朱丹溪云："气血冲和，百病不生，一有怫郁，诸病生矣"，强调气机通畅，血脉调和。明代汪机《医学原理》曰："心痛未有不由气滞而致者，古方皆用行气散气之剂，治而愈之"，气滞者当以行气散气。清代王清任《医林改错》："立血府逐瘀汤，治胸中血府血瘀症"，治疗胸疼、胸不任物、胸任重物、心跳心烦等病证。方用桃仁、红花、川芎、赤芍活血祛瘀，配合当归、生地养血活血，使瘀血祛而又不伤血；柴胡、枳壳疏肝理气，使气行则血行；牛膝破瘀通经，引瘀血下行；桔梗载药上行，使药力发挥于血府；甘草缓急，通百脉而调和诸药。有学者认为血府逐瘀汤为桃红四物汤合四逆散之变通方，该方使瘀血去，气滞行，通治气滞血瘀。

若气虚无力推动血行，血行不畅，心脉瘀阻，或气虚无以生化，气血不足，脉络阻塞，亦可致胸痹心痛。血瘀是气虚的结果，气虚是血瘀的原因，二者互为因果关系。盖血与气一阴一阳，互相依存，互相维系，气虚则推动乏力，可导致血行缓慢甚至瘀滞不行，则血瘀之证随之发生。治疗时应审时度势，谨守病机，治病求本，补气以扶正；辨证施治，知常达变，通补兼顾，寓补气于化瘀之中，使治疗臻于完善。针对气虚血瘀者，立法源于《内经》。《素问·阴阳应象大论》中记载："定其血气，各守其乡，血实宜决之，气虚宜掣引之。"后经历代医家不断丰富与发展，广泛用于临床。汉代张仲景在《金匮要略》中对于干血劳之疾，采用缓中补虚的大黄䗪虫丸，具有益气化瘀之意，使瘀去新生，则血虚得复。唐代孙思邈在《千金要方》《千金翼方》中以芍药黄芪汤治疗产后心腹痛等疾病亦是益气化瘀法的具体表现，方中常用益气药有人参、黄芪、党参、白术，活血药有当归、芍药、川芎、红花、桃仁等。至清代，王清任在《医林改错》中对气虚可以导致血瘀尤为重视，并阐明了其发病原理："元气既虚，必不能达于血管，血管无气，必停留而瘀"。在治疗法则上指出如果"专用补气者，气愈补而血愈瘀"。必须补气与活血并用，才能使周身之气通而无滞，血活而不瘀，气通血活，何患疾病不除"，并制定了一整套补气活血的治疗原则及其方剂，其中补阳还五汤一直沿用至今，用于冠心病等气虚血瘀者也可奏效，可谓益气化瘀法的代表方。至此益气化瘀法逐渐臻于完善。

（2）辨脏腑

人体是一个统一的有机整体，构成人体的各个脏腑在气血津液周转全身的情况下，以经络为联系通路，共同构成了人体这个协调、统一的整体。五脏通过五行生克制化的关系，相互之间有着密切的联系和影响，心为"五脏六腑之大主"，更与其他脏腑有着紧密的关联，尤其是脾、肝、肾。

心与脾密切相关。《灵枢·经脉》言："脾足太阴之脉……其支者，复从胃，别上膈，注心中""脾之大络，名曰大包，出渊腋下三寸，布胸胁"。心居上焦，脾居中焦，虽然心脾从形体上互不相连，但以支脉、大络及经筋紧密关联，手少阴心经与足太阴脾经经气互通，相互影响。五行关系中，心属火，脾属土，火能生土，母子相生，为病皆可相互传变。心主一身之血脉，心血供养于脾，以维持其正常的运化机能，脾主运化而为气血生化之源，脾运健旺，血液化生源足，可保证心血充盛。脾胃居心下，脾阳赖于心阳温煦，方能运化水谷，胃阳得心阳温煦，则能腐熟水谷，而脾胃纳运正常，则气血生化有道，心之气血也得濡养，则心阳愈壮。如果脾虚运化失司，气血化源不足或脾虚统血无权，均可导致血虚，心失所养，不荣则痛，发为胸痹心痛。脾主运化水湿，能把人体所摄入的饮食水谷经过吸收，转化为精微物质以滋养、濡润全身。脾虚痰饮不化，痰饮之邪循心脾互通之经脉上凌于心，心阳受水湿、痰饮之阴邪困扰，心阳不能温煦推动，或痰浊水饮痹阻心脉，皆可发为胸痹心痛。

肝与心在经络上密切相关，足厥阴肝经与手少阴心经在咽喉及目系相交，手少阴心经、手厥阴心包经又和足厥阴肝经于胸中相遇交汇，因此，心肝两脏通过互通之经络相互联属、互相影响。肝藏血充足，疏泄有度，则心行血功能可正常进行。心主行血，血液在脉道中循行，虽然依赖心气的推动，但离不开肝的疏泄，即肝的疏泄功能直接影响气机调畅，维持气血运行，心与肝两者相互配合，才能共同维持血液的正常运行，故《血证论》曰："木气冲和条达，不致遏郁，则血脉得畅"。可见肝气的舒畅条达能使血脉畅通无阻，只有肝木之疏泄功能正常，气机顺畅，血液在脉道中才能通畅循行。肝脏疏泄失常，无论是肝的疏泄不及还是疏泄太过，均会影响肝气的条达，导致气机不畅，则气、血、津液的转运和输布受阻形成肝气郁结证，气机郁结，血行不畅、津液不化，可形成诸如瘀血、痰浊、湿热等病理产物，各种病邪交织，有形的实邪痹阻心脉，心气行血不利，心脉痹阻，便会发生胸痹心痛。

心肾同为少阴经所属，足少阴肾经的经脉循行路线显示其有一分支从肺出入心注胸中，手少阴心经从心系向上循行入肺，故心肾二经在胸中交汇联络，通过肺的呼吸吐纳二脏得以交流互通。心主血，肾藏精，精和血都由水谷精微所化生，同时精血又可以相互化生。《诸病源候论》云："肾藏精，精者血之所成也。"同时，促成血液生成和运行的原动力为肾中精气。若肾精充盛，血液肾精补养得以化生旺盛，气血充盈，则各个脏腑得精血濡润滋养，可以发挥正常生理功能；相反，肾精亏虚，则阴血化生乏源，气血亏少，脏腑失于精血之滋养，脏腑功能下降或紊乱，疾病乃生。肾水在下生精益髓，上济于心，以肾阴资助心阴，使心火不亢盛于上；心火在上推动心的生理功能，下降于肾，与肾水交济，温煦肾阴，使肾水不寒于下。同时，肾水之中寓有真阳，真阳上升而使心中之火得以化生；心火之中寓有真阴，真阴下降而使肾水不致乏源。故《慎斋遗书》有："盖因水中有真阳，故水亦随阳而升至于心。盖因火中有真阴，故火亦随阴而降至于肾"的记载。可见心肾相互制约，互相为用。心肾相交，则阴阳、水火、升降处于动态平衡的关系之中，才可维持人体正常生命的活动。心为君火，肾藏相火。《素问·天元纪大论》曰："君火以明，相火以位。"君火如若天之太阳，温煦人体；相火位居肾中，为君火发挥作用的根基。君相二火，相资互用，各安其位，上下交济。心阳充盛，则相火安；相火秘藏，则心阳充足。如果心与肾之间的水火、阴阳动态平衡失调，则表现为水不济火的阴虚火旺，或肾阳虚与心阳虚互为因果的心肾阳虚之证。

（3）辨病邪

病邪主要包括瘀血和痰浊两个方面。

血循行于脉道，血行失度，停聚于局部而为瘀血，瘀血一经形成，又继发成为某些疾病的致病因素而存在于体内。故瘀血又是一种继发性的致病因素。气为血之帅，血为气之母，气行则血行，气虚则血瘀。心主血脉，心气推动和调控血液在脉道中运行，流注全身。心气虚则无力推动血液运行，血停不前而为瘀，致使血行不畅，心脉痹阻作痛。气机郁滞亦不能推动血液运行，血液凝滞而为瘀，致使血行不畅，心脉痹阻，不通则痛。

痰湿都是人体津液代谢障碍形成的病理产物。人体水液代谢的全过程需要五脏六腑生理功能的协同配合，以肺、脾、肾三脏的功能活动为主。肾司开合，为主水之脏。脾主运化水液，为水液代谢之枢纽。肺主行水，为水之上源。肝主疏泄，调畅气机，气行则水行。心主血脉，行血而利水运。饮水入胃，中焦之水经脾气的运化，肝气的疏泄，散精于上焦；心肺同居上焦，上焦之水为清水，清中之清者经肺气宣发，心脉通利而散布全身。

（三）辨证论治

针对本病本虚标实，虚实夹杂，发作期以标实为主，缓解期以本虚为主的病机特点。其治疗应先治其标，后治其本，先从祛邪入手，然后再予扶正，必要时可根据虚实标本的主次，兼顾同治。标实当泻，针对气滞、血瘀、寒凝、痰浊而理气、活血、温通、化痰，尤重活血通脉之法；本虚宜补，权衡心之气血阴阳之不足，有无兼见肺、肝、脾、肾脏之亏虚，调补阴阳气血，纠正脏腑之偏衰，尤应重视补益心气之不足。补虚与祛邪的目的都在于使心脉气血流通，通则不痛，故活血通脉法在不同的证型中可视病情，随证配合。

1. 心血瘀阻

症状：心胸疼痛剧烈，如刺如绞，痛有定处，入夜尤甚，甚则心痛彻背，背痛彻心，或痛引肩背，伴有胸闷，日久不愈，可因暴怒、劳累而加重，舌质暗红，或紫暗，有瘀斑，舌下瘀筋，苔薄，脉弦涩或结、代。

证机分析：气行则血行，各种原因导致气机失畅，则气滞血瘀，心脉痹阻，故见胸前刺痛，固定不移，舌质紫暗瘀斑，脉涩均为心血瘀阻之象。

治法：活血化瘀，通脉止痛。

代表方：血府逐瘀汤加减。本方祛瘀通脉，行气止痛，用于胸中瘀阻，血行不畅，心胸疼痛，痛有定处，胸闷心悸之胸痹。由桃红四物汤合四逆散加牛膝、桔梗组成。以桃仁、红花、川芎、赤芍、牛膝活血祛瘀而通血脉；柴胡、桔梗、枳壳、甘草调气疏肝；当归、生地补血调肝，活血而不耗血，理气而不伤阴。

当归 12 g、生地 10 g、桃仁 12 g、红花 12 g、枳壳 12 g、赤芍 9 g、柴胡 10 g、川芎 12 g、牛膝 12 g、甘草 6 g、桔梗 12 g、白芍 10 g。

用法：水煎服，日一剂。

加减：寒（外感寒邪或阳虚生内寒）则收引、气滞血瘀、气虚血行滞涩等都可引起血瘀，故本型在临床最常见，并在以血瘀为主症的同时出现相应的兼症。兼寒者，可加细辛、桂枝、肉桂等温通散寒之品；兼气滞者，可加沉香、檀香辛香理气止痛之品；兼气虚者，加黄芪、党参、白术等补中益气之品。若瘀血痹阻重证，表现胸痛剧烈，可加乳香、没药、郁金、延胡索、降香、丹参等加强活血理气止痛的作用。

活血化瘀法是胸痹心痛常用的治法，可选用三七、川芎、丹参、当归、红花、苏木、赤芍、泽兰、牛膝、桃仁、鸡血藤、益母草、水蛭、王不留行、丹皮、山楂等活血化瘀药物，但必须在辨证的基础上配伍使用，才能获得良效。另外，使用活血化瘀法时要注意种类、剂量，并注意有无出血倾向或征象，一旦发现，立即停用，并予相应处理。

2. 气滞心胸

症状：心胸满闷不适，隐痛阵发，痛无定处，时欲太息，遇情志不遂时容易诱发或加重，或兼有脘腹胀闷，得嗳气或矢气则舒，苔薄或薄腻，脉细弦。

证机分析：暴怒或忧愁思虑，致气机失畅，影响一身之气的运行，故见痛无定处，时欲太息，脘腹胀闷，得嗳气或矢气则舒，脉弦均为气滞之症。

治法：疏肝理气，活血通络。

代表方：柴胡疏肝散加减。本方疏肝理气，适用于肝气抑郁，气滞上焦，胸阳失展，血脉失和之胸胁疼痛等。本方由四逆散（枳实改枳壳）加香附、川芎、陈皮组成，四逆散能疏肝理气，其中柴胡与枳壳相配可升降气机，白芍与甘草同用可缓急舒脉止痛，加香附、陈皮以增强理气解郁之功，香附又为气中血药，川芎为血中气药，故可活血且能调畅气机。

柴胡 12 g、白芍 12 g、川芎 12 g、枳壳 10 g、陈皮 10 g、香附 12 g、甘草 6 g。

用法：水煎服，日一剂。

加减：若兼有脘胀、嗳气、纳少等脾虚气滞的表现，可用逍遥散疏肝行气，理脾和血。若气郁日久化热，心烦易怒，口干，便秘，舌红苔黄，脉数者，用丹栀逍遥散疏肝清热。如胸闷心痛明显，为气滞血瘀之象，可合用失笑散，以增强活血行瘀、散结止痛之作用。气滞心胸之胸痹心痛，可根据病情需要，选用木香、沉香、降香、檀香、延胡索、厚朴、枳实等芳香理气及破气之品，但不宜久用，以免耗散正气。如气滞兼见阴虚者可选用佛手、香橼等理气而不伤阴之品。

3. 寒凝心脉

症状：卒然心痛如绞，或心痛彻背，背痛彻心，或感寒痛甚，形寒肢冷，甚则手足不温，心悸气短，冷汗自出，面色苍白，苔薄白，脉沉紧或沉细。多因气候骤冷或感寒而发病或加重。

证机分析：诸阳受气于胸而转于背俞，寒客背俞，气机阻滞，胸阳不运，故胸痛彻背，感寒尤甚，寒邪伤及阳气，故见面色苍白，形寒肢冷，苔薄白，脉弦、紧为阴寒凝结之征象。

治法：辛温散寒，宣通心阳。

代表方：枳实薤白桂枝汤合当归四逆汤加减。两方皆能辛温散寒，助阳通脉。枳实薤白桂枝汤以瓜蒌、薤白通阳开痹，枳实、厚朴理气通脉，桂枝辛温散寒，全方重在通阳理气，用于胸痹阴寒证，见心中痞满，胸闷气短者；当归四逆汤以桂枝、细辛温散寒邪，通阳止痛；当归、芍药养血活血；芍药、甘草缓急止痛；通草通利血脉；大枣健脾益气，全方以温经散寒为主，用于血虚寒厥证，见胸痛如绞，手足不温，冷汗自出，脉沉细者。两方合用共呈辛温散寒，活血通痹之效。疼痛较著者，可加延胡索、郁金活血理气定痛。

瓜蒌 9 g、薤白 9 g、枳实 10 g、厚朴 10 g、桂枝 10 g、当归 12 g、细辛 3 g、芍药 12 g、甘草 6 g。

用法：水煎服，日一剂。

加减：阴寒极盛之胸痹重证，可见疼痛剧烈，难以缓解，心痛彻背，背痛彻心，伴有身寒肢冷，气短喘息，脉沉紧或沉微者，可予乌头赤石脂丸以温阳逐寒止痛；若痛剧而四肢不温，冷汗自出，可舌下含化苏合香丸或冠心苏合香丸，芳香化浊，理气温通开窍，发作时可即速止痛。

阳虚之人，虚寒内生，阳虚卫外不固易感寒邪，而寒邪又可进一步耗伤阳气，故寒凝心脉时临床常伴阳虚之象，宜配合温补阳气之剂，以温阳散寒，不可一味应用辛温之品散寒祛邪，以免耗伤阳气。

4. 痰浊闭阻

症状：胸闷重而心痛轻，痰多气短，形体肥胖，肢体沉重，遇阴雨天而易发作或加重，伴有倦怠乏力，口黏，咯吐痰涎，恶心纳呆，便溏，舌胖大或有齿痕，苔白腻或白滑，脉滑。

证机分析：过食肥甘，损伤脾胃，致水湿运化功能失调，聚湿生痰，痰浊留踞心胸，痹阻胸阳，气机不畅，故胸闷，胁背、肩胛间痛，短气，喘促，痰浊中阻，清阳不能达于四肢，故肢体沉重，形体肥胖，苔厚腻，脉弦滑，均为痰浊之症。

治法：通阳泄浊，豁痰宣痹。

代表方：瓜蒌薤白半夏汤加减。本方通阳行气，豁痰宽胸，用于痰阻气滞，胸阳痹阻者。方中瓜蒌涤痰散结，理气宽胸；薤白通阳散结，行气止痛；半夏理气化痰；白酒辛温通散，以增行气通阳之力。

瓜蒌 9 g、薤白 9 g、半夏 9 g、白酒适量。

用法：用酒适量，加水煎服，日一剂。

加减：偏气滞者加枳实、陈皮行气；偏阳虚者加桂枝、干姜、细辛温阳散寒；痰浊壅盛者加石菖蒲、天南星化浊开窍。若痰浊郁而化热可见痰黄，质黏稠，大便干，小便黄，舌苔黄腻或黄厚，脉滑数，宜黄连温胆汤加减，可加竹沥、天竺黄、桃仁。若痰热与瘀血互结为患，常配伍郁金、川芎理气活血，化瘀通脉。若痰浊闭塞心脉，卒然剧痛，可用苏合香丸芳香温通止痛。

由于脾为生痰之源，痰随气而升降，气顺则痰消，对痰浊痹阻型冠心病，临证处方时应适当配合健脾化湿、理气行滞之品，常用药物有茯苓、薏苡仁、苍白术、陈皮、厚朴、枳壳、佛手、木香等。

5. 心肾阴虚

症状：心胸憋闷或疼痛时作，或灼痛，或隐痛，心悸怔忡，虚烦不寐，腰膝酸软，头晕耳鸣，五心烦热，潮热盗汗，口燥咽干，大便干结，舌红少津，苔薄或剥落，脉细数或结代。

证机分析：年过半百，阴气不足，或过劳伤阴，暗耗阴血，心肾阴亏，水不济火，虚热内灼，故见心烦失眠，头晕耳鸣；血不养心，心脉失于濡养，故见胸闷心痛，舌红少津，脉细数均为阴虚之症。

治法：滋阴清热，养心安神。

代表方：天王补心丹加减。本方养心安神，治疗心肾两虚，阴虚血少者。方中以天冬、麦冬、生地、玄参滋阴清热；人参、五味子补气养阴，宁心安神；丹参、当归养血活血，使诸药补而不滞；柏子仁、酸枣仁补心血，养心神；茯苓、远志交通心肾；朱砂重镇安神；桔梗载药上行，直达病所，共奏滋阴清热，养血安神之效。

人参 10 g、五味子 9 g、天冬 12 g、麦冬 12 g、生地 10 g、当归 12 g、丹参 15 g、玄参 10 g、桔梗 12 g、远志 12 g、茯苓 15 g、柏子仁 15 g、川芎 12 g、桃仁 10 g、红花 10 g、赤芍 10 g、甘草 6 g、炒枣仁 30 g。

用法：水煎服，日一剂。

加减：若阴虚导致阴阳气血失和，心悸怔忡，脉结代者，用炙甘草汤，方中重用生地，配以阿胶、麦冬、麻仁滋阴补血，以养心阴；人参、大枣补气益胃，资脉之本源；桂枝、生姜以行心阳。诸药同用，使阴血得充，阴阳调和，心脉通畅。若头晕目眩，腰膝酸软，遗精盗汗症状明显，用左归饮加减滋阴补肾，填精益髓。若阴不敛阳，虚火内扰心神，心烦不寐，舌尖红少津者，可用酸枣仁汤清热除烦，养血安神或黄连阿胶汤，滋阴清火，宁心安神。如心肾真阴欲竭，不但要用大剂补阴之品如太子参、西洋参、鲜生地、山萸肉等急救真阴，还应配伍乌梅肉、五味子、甘草等酸甘化阴。若出现阴虚阳亢，风阳上扰，可加珍珠母、磁石、琥珀、石决明、生龙骨、生牡蛎等重镇潜阳之品。

阴虚则热，临证处方应注重应用滋阴清热之品以降虚火如麦冬、生地、玄参、知母、黄柏等；善补阴者必于阳中求阴，故补阴药中可少佐鹿角胶、菟丝子等以育阴涵阳。

6. 心肾阳虚

症状：胸闷或心痛，心悸怔忡，气短自汗，喜温恶寒，四肢不温，面色㿠白，舌淡胖大或边有齿痕，苔白腻，脉沉细迟。

证机分析：年老体衰，或久病损伤，阳气虚衰，胸阳不振，气血瘀滞，心脉痹阻，心失濡养，故见胸闷胸痛，心悸怔忡；喜温恶寒，四肢不温，面色㿠白，舌淡胖大或边有齿痕，苔白腻，脉沉迟，均为阳虚之症。

治法：补肾温阳，振奋心阳。

代表方：参附汤合桂枝甘草汤加减。前方大补元气，温补心阳，后方温振心阳。方中人参、附子大补元气，温补真阳；桂枝、甘草温阳化气，振奋心阳，两方共奏补肾温阳，温振心阳之功。

人参 10 g、熟附子 9 g、桂枝 10 g、甘草 6 g。

用法：水煎服，日一剂。

加减：若阳虚寒凝心脉，心痛较剧者，可酌加乌头、赤石脂、细辛、鹿角片、川椒、高良姜等。若阳虚水停，出现四肢肿胀者可加茯苓、白术、生姜、干姜、黄芪、防己等。若阳虚兼气滞血瘀者，可选用沉香、降香、檀香、乳香、没药等辛温理气活血药物。若肾阳虚明显，症见腰膝冷痛，神倦肢寒，小便清长，可合肾气丸治疗，加肉桂、干姜、鹿角胶、菟丝子等温阳。若心肾阳虚导致水饮凌心射肺，出现水肿、喘促、心悸，用苓桂术甘汤温阳化气行水，可加附子、干姜补肾阳而祛寒邪，生姜温散水气。若心肾阳虚厥逆者，用四逆散加减以回阳救逆，可加人参大补元气。

善补阳者，必于阴中求阳，阳得阴助，则生化无穷，肾阳虚明显者可在方中加熟地、山萸肉、枸杞、山药等滋阴益肾。

7. 气阴两虚

症状：心胸疼痛阵作，或隐痛，或灼痛，胸闷气短，心中动悸，动则加重，倦怠乏力，神疲懒言，面色少华，易出汗，口干多饮，舌质淡红或红，舌体瘦小或胖大边有齿痕，苔薄白或剥落，脉细缓或细数。

证机分析：人四十，而阴气自半，心气不足，阴血亏虚，血行瘀滞，心脉痹阻，心失所养，故见疼痛阵作，或隐痛，或灼痛，心动悸；易出汗，口干多饮，舌质红，舌体瘦小，脉细缓或细数均为气阴不足之象。

治法：益气养阴，活血通脉。

代表方：生脉散合人参养荣汤加减。两方皆能补益心气。生脉散用人参大补元气，生津止渴；麦冬甘寒养阴，清热生津；五味子敛阴生津；一补一润一敛，共奏益气养阴之功，重在补心气，敛心阴，适用于心气不足，心阴亏耗者。人参养荣汤用人参、黄芪、茯苓、白术、甘草补中益气；熟地、白芍、当归养血活血；远志、五味子宁心安神；肉桂温补气血；陈皮理气健脾，使全方补而不滞，共奏益气养血，补心安神之功，适用于气血亏虚，心神不宁者。两方合用益气养血，活血通脉。

人参 10 g、麦冬 12 g、五味子 9 g、当归 12 g、黄芪 18 g、茯苓 15 g、白术 15 g、远志 10 g、甘草 6 g、熟地 10 g、白芍 12 g、肉桂 6 g、陈皮 10 g。

用法：水煎服，日一剂。

加减：若胸闷灼痛，口干咽干，潮热盗汗，心烦失眠，舌红少津，脉细数，为阴虚偏盛，可加太子参、生地、天冬、玄参、百合、石斛、炒枣仁、柏子仁等滋阴清热，养心安神之品。若胸闷隐痛，倦怠乏力，动则汗出，面色无华，舌淡红，胖大有齿痕，脉细缓，为气虚偏盛，可加党参、黄芪、大枣、炙甘草等补益心气，少佐肉桂，补少火而生气。兼气滞血瘀者，可加川芎、郁金、檀香、沉香、香附以行气活血；兼有痰浊者可加瓜蒌、半夏、陈皮、远志、石菖蒲、胆南星等化痰开窍；兼见心脾两虚者，可加白术、茯苓、茯神、远志、龙眼肉、炙甘草、大枣等补益心脾。

（四）中成药治疗

治疗冠心病的中成药有很多，与口服中药汤剂相比，口服中成药更加简单、方便，患者的依从性更好，静脉用中成药起效更快，临床更适用于危重症患者。不同剂型中成药的应用能更好地发挥中医中药治疗冠心病的优势。中成药的应用只有经过中医辨证选择才能达到理想的疗效。

1. 心血瘀阻证

治法：活血化瘀，通络止痛。

常用的中成药：

注射用红花黄色素。用法：静脉滴注，注射用红花黄色素 100 mg 或 150 mg，静脉缓慢滴注（滴速不高于 30 滴/分），每日 1 次。

注射用血塞通。用法：静脉滴注，每次 200 ~ 400 mg，以 5% 或 10% 葡萄糖注射液 250 ~ 500 mL 稀释后缓慢滴注，每日 1 次；静脉注射，每次 200 mg，以 25% 或 50% 葡萄糖注射液 40 ~ 60 mL 稀释后缓慢注射，每日 1 次。糖尿病患者可用氯化钠注射液代替葡萄糖注射液稀释后使用。

注射用血栓通。用法：静脉注射，每次 150 mg，用氯化钠注射液 30 ~ 40 mL 稀释，每日 1 ~ 2 次；静脉滴注，每次 250 ~ 500 mg，用 10% 萄糖注射液 250 ~ 500 mL 稀释，每日 1 次；肌内注射，每次 150 mg，用注射用水稀释至 40 mg/mL，每日 1 ~ 2 次。

丹红注射液。用法：肌内注射，每次 2 ~ 4 mL，每日 1 ~ 2 次；静脉注射，每次 4 mL，加入 50% 葡萄糖注射液 20 mL 稀释后缓慢注射，每日 1 ~ 2 次；静脉滴注，每次 20 ~ 40 mL，加入 5% 葡萄糖注射液 100 ~ 500 mL 稀释后缓慢滴注，每日 1 ~ 2 次。

灯盏细辛注射液。用法：肌内注射，每次 4 mL，每日 2 ~ 3 次；静脉注射，每次 20 ~ 40 mL，每日 1 ~ 2 次，用 0.9% 氯化钠注射液 250 ~ 500 mL 稀释后缓慢滴注。

血栓通胶囊。口服，每次 1 ~ 2 粒，每日 3 次。

血塞通软胶囊。口服，每次 2 粒，每日 2 次。

冠心舒通胶囊。口服，每次 3 粒，每日 3 次。

血塞通滴丸。口服，每次 20 丸，每日 3 次。

地奥心血康软胶囊。口服，每次 1 ~ 2 粒，每日 3 次，饭后服用。

2. 气滞血瘀证

治法：行气活血，通络止痛。

常用中成药：

血府逐瘀胶囊。口服，每次 6 粒，每日 2 次。

银丹心脑通软胶囊。口服，每次 2 ~ 4 粒，每日 3 次。

心可舒片。口服，每次 4 片，每日 3 次。

麝香保心丸。口服，每次 1 ~ 2 丸，每日 3 次。

3. 寒凝心脉证

治法：温经散寒，活血通痹。

常用中成药：

冠心苏合丸。含服或吞服，每次 2 粒，每日 1~3 次。

4. 痰浊闭阻证

治法：通阳泄浊，豁痰开结。

常用中成药：

丹蒌片。口服，每次 5 片，每日 3 次，饭后服用。

5. 心肾阴虚证

治法：滋阴清热，养心安神。

常用中成药：

心元胶囊。口服，每次 4 粒，每日 3 次。

天王补心丹。口服，每次 1 丸，每日 2 次。

6. 心肾阳虚证

治法：补益阳气，温振心阳。

常用中成药：

参附注射液。肌内注射，每次 2~4 mL，每日 1~2 次；静脉滴注，每次 20~100 mL，用 5%~10% 葡萄糖注射液 250~500 mL 稀释后使用；静脉推注，每次 5~20 mL，用 5%~10% 葡萄糖注射液 20 mL 稀释后使用。

7. 急则治标

冠心病急性发作时病情重、变化快，易恶化为真心痛，疼痛往往是令患者感到最痛苦的症状，剧烈的疼痛可危及生命。因此，在急性发作期应以消除疼痛为首要任务，中医药能够有效缓解胸痛症状，改善心功能和减少不良事件发生等，可选用以下急救药物。病情严重者，应积极配合西医救治。可以缓解疼痛的常用中成药有以下几种：

速效救心丸（川芎、冰片等）。每日 3 次，每次 4~6 粒含服，急性发作时每次 10~15 粒。功效活血理气，增加冠脉流量，缓解心绞痛，治疗冠心病胸闷憋气，心前区疼痛。

苏合香丸（《太平惠民和剂局方》）。每服 1~4 丸，疼痛时用，功效芳香温通，理气止痛，治疗胸痹心痛，寒凝气滞证。

苏冰滴丸（苏合香、冰片）。含服，每次 2~4 粒，每日 3 次。功效芳香开窍，理气止痛，治疗胸痹心痛，真心痛属寒凝气滞证。

冠心苏合丸（苏合香、冰片、朱砂、木香、檀香）。每服 1 丸（3 g）。功效芳香止痛，用于胸痹心痛气滞寒凝者，亦可用于真心痛。

寒证心痛气雾剂（肉桂、香附等）。温经散寒，理气止痛，用于心痛苔白者，每次舌下喷雾 1~2 次。

热证心痛气雾剂（丹皮、川芎等）。凉血清热，活血止痛，用于心痛苔黄者，每次舌下喷雾 1~2 次。

麝香保心丸（麝香、蟾酥、人参等）。芳香温通，益气强心，每次含服或吞服 1~2 粒。

活心丸（人参、灵芝、麝香、熊胆等）。养心活血，每次含服或吞服 1~2 丸。

心绞痛宁膏（丹参、红花等）。活血化瘀，芳香开窍。敷贴心前区。配合选用川芎嗪注射液、丹参注射液、生脉注射液静脉滴注。

（五）中医外治法

敷贴疗法属于中医外治法，是将一定的药物贴在某些特定的穴位上，通过药物与穴位的共同作用达到治疗疾病的目的。冠心病患者可选用具有行气活血作用的药物，如降香、檀香、川芎、元胡、丹参、郁金、木香、当归、红花等。根据不同的证型可辨证加减，如气虚者酌加补气药，如党参、黄芪、红景天等；气滞明显者加理气药，如枳壳、厚朴、桔梗等；痰浊明显者加化痰药，如竹茹、胆南星、半夏等；阴虚明显者加养阴药，如太子参、麦冬、五味子等。通用的穴位：内关穴、膻中穴、心俞穴。气虚者可配伍气海、神阙、足三里；痰湿明显可配伍丰隆、足三里；阴虚明显可配伍三阴交、涌泉、太溪；瘀血明显可配伍膈俞、血海。

三、中西医现代研究进展

（一）高血压合并冠状动脉粥样硬化性心脏病的西医研究进展

高血压和冠状动脉粥样硬化性心脏病是急性心血管不良事件最主要的危险因素。动脉粥样硬化病因较复杂，目前仍不清楚，发病机制亦未做出最后阐明。目前普遍认为，其基本病变过程始于动脉内膜的损伤，随后脂质在内膜的氧化沉积，不同来源的泡沫细胞形成，逐渐形成粥样斑块，致使血管管腔变硬狭窄，引起器官的缺血性改变。高血压是由神经系统、内分泌系统、体液因素及血流动力学共同作用引发的血管综合征。流行病学调查显示，高血压患者动脉粥样硬化的发病时间提前，病变较血压正常者更加广泛且严重。这可能是由于动脉血压升高时，快速流动的血液对动脉壁的压力和冲击较大，导致血管内皮细胞损伤，通透性增加，利于脂质渗入并沉积于内膜下，引发单核细胞、中层平滑肌细胞迁入内膜摄取氧化的脂蛋白，从而加速动脉粥样硬化的进程。

在 50 岁之前舒张压与收缩压会随着年龄的不断增长而呈现出逐渐增加的趋势已经得到了流行病学资料的证实，而对冠脉血管损害的危害程度上舒张压明显大于收缩压。然而收缩压随着年龄增长继续升高，尤其到 60 岁以后，而舒张压不再升高，所以对脉压的持续监测的临床意义明显优于对单纯收缩压或舒张压的监测。

临床研究证实，血压晨峰现象会加速动脉粥样硬化的发生，血压波动范围增大可能引起交感神经系统和肾素—血管紧张素系统活性应激性增强，相关研究也证实肾上腺皮质激素的活性在清晨时段达到最高峰。随着血压波动变异的增大，血流对血管壁冲击的切应力的变异会相应增大，导致血管痉挛和收缩的发生，进而导致易破粥样斑块破裂的发生。尤其在血小板聚集率高的狭窄血管等部位，血液呈高凝状态，更易引发动脉血栓形成。国内外大量临床研究证实约 40% 的心肌梗死和 29% 的心脏性猝死发生在晨峰时间。

（二）高血压合并冠状动脉粥样硬化性心脏病的中医研究进展

中医学认为，高血压合并冠状动脉粥样硬化性心脏病属于"头痛""眩晕"及"胸痹"等范畴，其基本病机为气血阴阳失调、本虚标实，造成肝肾阴亏，木少滋荣，肝阳偏亢、肾气不足，肝风内动，脾失健运，蒸化无力，精化为浊，引起气虚、阳虚、气滞、血瘀、痰浊等病理现象，最终导致经脉闭阻、经脉失养而发病。临床研究中，多分为瘀血闭阻型、痰浊内阻型、心肾阳虚型、寒凝心脉型、心气亏虚型、心肾阴虚型等辨证论治。疗效评价中，除心绞痛症状、心电图改善等常规评价项目外，还有学者从炎性因子等角度分析病理机制。

第九章　高血压相关脑血管疾病

第一节　高血压性脑出血

一、高血压性脑出血的西医诊疗

（一）概述

高血压性脑出血是高血压病最严重的并发症之一，以 50～70 岁的高血压患者发病最多，男性略多于女性，冬春季易发，高血压病常导致脑底的小动脉发生病理性变化，突出的表现是在这些小动脉的管壁上发生玻璃样或纤维样变性和局灶性出血、缺血和坏死，削弱了血管壁的强度，出现局限性的扩张，并可形成微小动脉瘤。其中豆纹动脉破裂最为多见，其他依次为丘脑穿通动脉、丘脑膝状动脉和脉络丛后内动脉等。因情绪激动、过度脑力与体力劳动、过度兴奋、排便、屏气用力或精神紧张等因素引起血压剧烈升高，导致已病变的脑血管破裂出血所致。脑出血前常无预感，突然发生，起病急骤，往往在数分钟到数小时内发展到高峰。经较长病程发展到严重程度者较为少见。临床表现视出血部位、出血范围、机体反应、全身情况等各种因素而定。一般在发病时常突然感到头部剧烈疼痛，随即频繁呕吐，收缩压达 180 mmHg 以上，偶见抽搐等，严重者常于数分钟或数十分钟内神志转为昏迷，伴大、小便失禁。如脉率快速，血压下降，则为濒危征兆。临床上常按出血部位分类描述局灶性神经症状和体征。

1. 壳核、基底节区出血

是最常见的高血压脑出血部位，多损及内囊，患者常有头和眼转向出血病灶侧，呈"凝视病灶"状和"三偏"症状，即偏瘫、偏身感觉障碍和偏盲。出血对侧的肢体发生瘫痪，早期瘫痪侧肢体肌张力、腱反射降低或消失，以后逐渐转高，上肢呈屈曲内收，下肢伸展强直，腱反射转为亢进，可出现踝阵挛，病理反射阳性，为典型的上运动神经元性偏瘫。出血灶对侧偏身的感觉减退，针刺肢体、面部时无反应或反应较另一侧迟钝。如患者神志清楚配合检查时还可发现病灶对侧同向偏盲。若血肿破入侧脑室，甚至充填整个侧脑室即为侧脑室铸型，其预后不良。

2. 脑桥出血

常突然起病，在数分钟内进入深度昏迷，病情危重。脑桥出血往往先自一侧脑桥开始，迅即波及两侧，出现双侧肢体瘫痪。大多数呈弛缓性，少数为痉挛性或呈去皮质强直，双侧病理反射阳性。两侧瞳孔极度缩小呈"针尖样"，为其特征性体征。部分患者可出现中枢性高热、不规则呼吸、呼吸困难，常在 1～2 天内死亡。

3. 小脑出血

轻型患者起病时神志清楚，常诉一侧后枕部剧烈头痛和眩晕，呕吐频繁，发音含糊，眼球震颤。肢体常无瘫痪，但病变侧肢体出现共济失调。当血肿逐渐增大破入第四脑室，可引起急性脑积水。严重时出现枕骨大孔疝，患者突然昏迷，呼吸不规则甚至停止，最终因呼吸循环衰竭而死亡

4. 丘脑出血

临床表现主要根据其出血量的大小而决定。当出血量比较小的时候，患者肢体功能可能不会受到影响，仅表现为轻度的对侧肢体麻木及感觉障碍。当出血量进一步增加时，可以偏身感觉障碍、偏身自发性疼痛和感觉过度，影响内囊出现对侧肢体偏瘫，还可以表现为言语含糊不清、垂直性眼球障碍、精神障碍，比如表现为情感淡漠、视幻觉、情绪低落及记忆力障碍等。当出血量进一步增加，可以表现为严重的意识障碍，丘脑出血侵入脑室者可使病情加重，出现高热、四肢强直性抽搐，并可增加脑内脏综合征的发生率。

5. 皮质下出血（脑叶出血）

其发病率仅次于基底节出血，与丘脑出血相近。患者表现依原发出血部位不同而各异，多数学者认为脑叶出血好发于顶叶、颞叶与枕叶，即大脑后半部。脑叶出血的临床表现与基底节出血不同。脑叶出血后易破入邻近的蛛网膜下腔，因距中线较远而不易破入脑室系统，故脑膜刺激征重而意识障碍轻，预后总体来说比较良好。其临床表现特征为：意识障碍少见而相对较轻；偏瘫与同向凝视较少、程度较轻，这是因为脑叶出血不像基底节出血那样容易累及内囊的结果；脑膜刺激征多见；枕叶出血可有一过性黑蒙与皮质盲。顶颞叶出血可有同向偏盲及轻偏瘫，优势半球者可有失语。额叶出血可有智力障碍、尿失禁，偏瘫较轻。

6. 脑室内出血

原发性脑室内出血者少见，常见者多为继发于丘脑出血或基底节出血。此类患者的临床表现与原发出血部位、血肿量及脑室受累范围密切相关。原发出血部位越邻近脑室，出血向脑室扩延及侵入脑室的机会也就越多。因此，脑室内出血患者的病情多较严重，临床上除有原发病灶的症状、体征外，尚有脑干受累及颅内压迅速增高的一系列表现，意识障碍多较重，生命体征变化明显，且常伴有高热、强直发作等。

（二）高血压性脑出血的诊断与鉴别诊断

中老年高血压患者在情绪激动、精神紧张、过度兴奋、过度脑力与体力劳动、排便、屏气用力时突然发病，迅速出现偏瘫、失语等局灶性神经功能缺失症状，以及严重头痛、呕吐及意识障碍等，常高度提示高血压脑出血的可能，应结合 CT 检查。但高血压脑出血的诊断并无金标准，一定要排除各种继发性脑出血疾病，避免误诊。

高血压性脑出血的诊断，需要满足以下两条：

1. 有确切的高血压病史，突发头痛、呕吐、肢体运动功能障碍、失语甚至昏迷等症状。

2. 影像学检查提示典型的出血部位，如：基底节区、丘脑、脑干、小脑半球、脑室等。

高血压性脑出血的鉴别诊断，需排除以下继发性出血的原因：

1. DSA/CTA/MRA（1~2 种）检查排除动脉瘤、动静脉畸形、烟雾病等脑血管病变。

2. 早期（72 小时内）或晚期（血肿消失 3 周后）行头颅增强 MRI 检查排除颅内肿瘤。

3. 排除各种凝血障碍和血液系统相关疾病。

（三）高血压性脑出血的西医诊疗

1. 一般治疗

一般治疗包括：清理口腔气道异物，防止舌体后坠，保持呼吸通畅；抬高患者头位15°~30°；监测患者生命体征、意识状况及瞳孔变化，对于体温升高者，可采用物理降温；病情危重者，快速建立静脉通道，应用心电监护及血氧饱和度监测设备；对于躁动患者，必要时应用适量镇静剂，出现抽搐应置入压舌板防止咬伤舌体或从床上坠落；昏迷患者应留置导尿管，必要时留置鼻饲管；还应注意良肢位摆放，早期康复及心理治疗。

2. 药物治疗

（1）控制血压治疗：急性高血压性脑出血常伴有明显血压升高，且血压升高的幅度通常超过缺血性脑卒中患者，这增加了高血压脑出血患者残疾、死亡等风险。早期控制血压可降低再出血风险，防止血肿扩大。

降压药物的选择：最好选择降压作用迅速平稳，扩张脑血管作用弱，不升高颅内压的药物，当急性高血压性脑出血收缩压 >220 mmHg 时，应积极使用静脉降压药物降低血压；当患者收缩压 >180 mmHg 时，可使用静脉降压药物控制血压，根据患者临床表现调整降压速度，160/90 mmHg 可作为参考的降压目标值。早期积极降压治疗仅限于个体化治疗，尚不能常规普遍使用。推荐使用的静脉降压药物有：乌拉地尔、尼卡地平、拉贝洛尔等，口服降压药物有：长效钙通道阻滞剂、血管紧张素Ⅱ受体阻滞剂、β 肾上腺素能受体阻滞剂等。

（2）降颅压治疗：一定要根据发病时间，血肿体积、部位，病情程度并结合影像学特点选用脱水治疗，不能过早也不可过长时间使用脱水药物。推荐使用的脱水药物有：甘露醇、速尿、甘油果糖、白蛋白等，明显的高颅压建议长效和短效脱水药物联合使用，应当注意的是，肾功能损害患者应严格掌握甘露醇的适用证，注意监测肾功能、电解质，维持内环境稳定，必要时可行颅压监测。

（3）止血治疗：由于止血药物治疗脑出血临床疗效尚不明确，且可能增加血栓栓塞的风险，不推荐常规使用。

（4）神经保护治疗：研究显示一些神经保护剂，如依达拉奉，在脑出血的临床研究与分析中发现对改善患者神经功能起到了一定积极作用。神经保护剂的疗效与安全性尚需开展更多高质量临床试验进一步证实。

（5）激素治疗：尚有争议。高血压性脑出血患者激素治疗无明显益处，而出现并发症的风险增加，如感染、消化道出血、高血糖等。如果影像学表现有明显水肿亦可考虑短期激素治疗，可选用甲强龙、地塞米松等。

（6）抗癫痫治疗：高血压性脑出血中脑叶出血易引起痫性发作，尤其是癫痫持续状态会增加颅内压，威胁患者生命，应积极选用药物控制。研究显示出血后预防性应用抗癫痫药物治疗不能降低痫性发作的发生率，且可能增加致死或致残风险，因此不推荐预防性应用抗癫痫药物。仅对于临床有痫性发作者应行抗癫痫药物治疗，常用药物有：丙戊酸钠、奥卡西平等。

（7）降温治疗：高血压性脑出血患者可以出现中枢性高热，特别是丘脑出血、脑干出血等，临床上应用解热镇痛药物进行对症治疗，亦可结合物理降温，常用药物有：安痛定、消炎痛栓等。

（8）预防应激性消化道溃疡：脑出血早期可使用质子泵抑制剂预防应激性溃疡。

（9）控制感染治疗：感染相关并发症是导致高血压性脑出血患者 30 d 内再入院的主要原因，包括肺部感染、脓毒症、尿路感染、胃肠道感染等，其中肺炎的发生率最高，应积极行抗感染治疗，避免吞咽困难导致的吸入性肺炎。

（10）预防深静脉血栓和肺栓塞治疗：高血压性脑出血患者深静脉血栓形成和肺栓塞的风险较高，应鼓励患者尽早活动、腿抬高，避免穿刺下肢静脉输液，特别是瘫痪侧肢体，联合使用弹力袜和间歇性空气压缩装置预防下肢深静脉血栓及相关栓塞事件。一项荟萃分析显示，脑出血患者早期（1~6 天）应用低分子肝素可以显著降低肺栓塞的发生风险且不增加再出血风险，但对于每一例脑出血患者来说，需要权衡肺栓塞致死和再出血风险。

（11）管理血糖：无论既往是否有糖尿病，入院时的高血糖均预示高血压性脑出血患者的死亡和转归不良风险增高。然而低血糖可导致脑缺血性损伤及脑水肿，故也需及时用药纠正。因此应监测血糖，控制血糖在正常范围内。

3. 手术治疗

目前外科治疗的主要目标在于及时清除血肿、解除脑压迫、缓解严重颅内高压及脑疝、挽救患者生命，并尽可能降低由血肿压迫导致的继发性脑损伤。

（1）基底节出血：有下列表现之一者，可考虑手术。

①颞叶沟回疝；②CT/MRI 等影像学检查有明显颅内压升高（中线结构移位、同侧侧脑室受压、同侧脑池脑沟模糊或消失）；③实际测量颅内压 >25 mmHg。

手术方法：

①骨板开颅血肿清除术：一般做病变侧颞瓣或额颞瓣开颅，在无血管或少血管区域用脑针穿刺，到达血肿腔，抽吸证实为陈旧性血液或血凝块后，将颞中回或岛叶皮质切开或分离，用脑压板边探查边分离进入血肿腔，用小到中号吸引器轻柔抽吸血肿，清除血肿后检查血肿腔，若有活动性动脉出血可用弱电凝准确烧灼止血，一般渗血用止血材料及脑棉压迫止血即可，确定血肿全部或基本清除且颅压下降满意后，还纳骨瓣，逐层关颅结束手术。如果术中脑组织水肿肿胀明显，清除血肿后颅压下降不满意，可适当扩大骨窗范围并做去骨瓣减压。

②小骨窗开颅血肿清除术：于患者颞骨上做平行于外侧裂投影线的皮肤切口，在颞骨上钻孔，游离骨瓣，硬脑膜十字切开。在颞上回或颞中回脑针穿刺，确定血肿部位后做脑皮质切口，用脑压板逐渐向深部分离进入血肿腔，轻柔吸除血肿。缝合硬脑膜，固定颅骨骨瓣，逐层缝合头皮。

③神经内镜血肿清除术：采用硬质镜与立体定向技术相结合来清除血肿。在 CT 或 B 超定位下穿刺血肿腔，清除血肿，但不必强求彻底清除，以免引起新的出血，达到减压目的即可，然后放置引流管作外引流。

④立体定向骨孔血肿抽吸术（改良椎颅术）：根据 CT 定位血肿部位，采用立体定向头架定位或标尺定位，避开重要血管和功能区，切开头皮，钻孔后切开硬脑膜，在直视下运用

一次性颅内血肿粉碎穿刺针或普通吸引器等器械穿刺血肿,首次抽吸血肿量不作限制,应以减压为目的,血肿腔留置引流通道或引流管持续引流 3~5 d。

（2）丘脑出血：手术指征同基底节区脑出血。

手术方法：

①各种血肿清除手术：参照基底节区脑出血。

②脑室钻孔外引流术：适用于丘脑出血破入脑室,丘脑实质血肿较小,但发生梗阻性脑积水并继发颅内高压患者,一般行侧脑室额角钻孔外引流术。

（3）脑叶出血：手术指征及方法：参照基底节区脑出血。

（4）脑室出血：手术指征及方法：少量到中等量出血,患者意识清楚,GCS>8 分,无梗阻性脑积水,可保守治疗或行腰池持续外引流；血量较大,超过侧脑室 50%,GCS<8分,合并梗阻性脑积水者,行脑室钻孔外引流。出血量大,超过侧脑室容积 75% 甚至脑室铸型,GCS<8 分,明显颅内高压者,需开颅手术直接清除脑室内血肿。

（5）小脑出血：手术指征：①血肿超过 10 mL,四脑室受压或完全闭塞,有明显占位效应及颅内高压；②脑疝患者；③合并明显梗阻性脑积水；④实际测量颅内压>25 mmHg。

手术方法：幕下正中或旁正中入路,骨瓣开颅血肿清除术。

（6）脑干出血：严重脑干出血保守治疗死亡率及残废率很高,国内有手术治疗的探索及报告,有助于降低死亡率。但其手术指征、术式及疗效等有待进一步研究和总结。

二、高血压性脑出血的中医诊疗

（一）对高血压性脑出血的认识

中医学将高血压脑出血归属于中医之"中风"范畴,其病因病机复杂,多在内伤积损（如素体禀赋不足、劳逸失度、年老体衰）之基础上,加之劳欲过度、饮食不节、饮酒饱餐及情志不遂或外邪侵扰等诱发因素,再加上高血压的影响,引起气血亏虚,内风逆乱,气血上冲脑部,血溢脉外而形成本病。致病之本乃是气血衰少,致病之标乃是风、火、气、痰、瘀,基本的病机为阴阳失调,气血逆乱,病位在脑脉,多与心肝脾肾关系密切。

本病为本虚标实之证,肝肾阴虚为本,气血逆乱、升降失常为标。治之当以调节气血运行、疏通经络为要本。《金匮要略·中风历节病脉证并治》云："夫风之为病,当半身不遂……脉微而数,中风使然。"清代名医王清任《医林改错》曰："高人之间,治半身不遂大体属气虚",他认为：元气亏虚,推动无力,其血必瘀,其论中风一反诸家散火、清热之法,尤推崇活血化瘀法,并创制补阳还五汤、黄芪赤风汤、可保立苏汤等运用至今。高血压脑出血急性期病因为"血溢脉外",中医学认为"离经之血便是瘀",所以瘀血是高血压脑出血的主要病理因素,另外,风邪、痰浊也是高血压脑出血急性期的主要病理因素。

（二）病因病机

脑出血基本病机是脏腑功能失调,阴阳失衡,气血逆乱,上犯于脑,络破血溢于脑脉之外,重症者可闭塞清窍,蒙蔽神明。病位在脑,与心、肾、肝、脾密切相关。病性是本虚标实,上盛下虚。在本为肝肾阴虚,气血亏虚；在标为风火相煽,痰湿壅盛,气血逆乱,络破血溢。"风证""火证""痰证""阴虚证"为出血性中风急性期的基本证候,"风证"为发病的启动因素，急性期以"火证"最为明显，而"瘀证"贯穿于疾病的始终。因而活血化瘀是治疗急性高血压性脑出血的主要法则。肝脏体阴而用阳，《黄帝内经》云："年过半百，阴气自半"。其一，高血压可归属于中医学的"眩晕"病。在一定程度上，中风可以视为眩晕的危急重症。高血压患者多肝阴不足，肝阳上亢。若遇情绪激动，大喜大悲，阳亢化风，风邪引动宿痰，横窜脑络，血溢脉外，导致中风。风邪、痰浊常常相互兼夹，单一致病者罕见。其二，风为阳邪，其性炎上，善行而数变。高血压脑出血的急性期，起病急，数分钟甚至数秒发病，病情变化快，临床常见突然昏迷，言语不利，半身不遂。朱丹溪云："怪病多因痰作祟"，这里的痰是广义之痰，包括有形之痰和无形之痰。出血性中风病机多变，在其整个病程中阴亏、阳亢、痰浊、腑实常可并见，但瘀热占了重要地位。其特点是：多瘀、多热，多由情志、烦劳而诱发。发病时有明显的阳亢征象，其危候可见昏迷、高热、便血、呕血、喘促、疼痛、项强、抽搐、呃逆、二便不知等症。《血证论》云："既是离经之血，虽清血鲜血，亦是瘀血。"而脑内正是由于某种原因造成脉络破损，血液外溢，停积局部，形成血肿、血块，由动态变为静态的"离经之血""恶血""贼血"。《伤寒论》曰："观其脉证，和犯何逆，随证治之。"临证中，"察色按脉，先别阴阳，审清浊，知部分""持脉有道，虚静为保"。所以临证要重视四诊合参，重视脉诊，辨病辨证相结合，以脏腑辨证为中心，先辨病位、病性，再确定证型。只有精准辨证，才可能精准治疗。

（三）辨证论治

1. 肝阳暴亢，风火上扰证

证候：半身不遂，口舌歪斜，言语謇涩或不语，偏身麻木，头晕头痛，面红目赤，口苦咽干，心烦易怒，尿赤便干，舌质红或红绛，舌苔薄黄，脉弦有力。

治法：平肝潜阳，清热息风。

方药：天麻钩藤饮加减。

天麻9g、钩藤（后下）12g、石决明（先煎）30g、川牛膝12g、杜仲9g、桑寄生9g、黄芩9g、栀子9g、益母草9g、夜交藤9g、茯神9g。

加减：头晕头痛，加菊花12g，桑叶9g以平肝息风；肝火甚，加龙胆草6g以清泻肝火；心烦易怒，加牡丹皮9g，白芍9g以清热除烦；便干便秘，加大黄（后下）6g以清热通便。重症患者出现风火上扰清窍而神志昏蒙，以羚角钩藤汤加减配合服用安宫牛黄丸，药用：羚羊角片（单煎）3g，桑叶6g，三七粉（冲服）2g，生地黄15g，钩藤（后下）9g，菊花9g，茯神9g，白芍9g，甘草3g，竹茹9g等。

2. 痰热腑实，风痰上扰证

证候：半身不遂，口舌歪斜，言语謇涩或不语，偏身麻木，腹胀，便干便秘，头晕目眩，咯痰或痰多，舌质暗红或暗淡，苔黄或黄腻，脉弦滑或偏瘫侧脉弦滑而大。

治法：化痰通腑。

方药：星蒌承气汤加减。

瓜蒌30g、胆南星6g、大黄（后下）9g、芒硝（冲服）9g、丹参15g。

加减：舌苔黄腻、脉弦滑、便秘是本证的特征，也是化痰通腑法的临床应用指征。应用本法应以通为度，不可通下太过，以免伤及正气。头痛、头晕重，加钩藤（后下）12g，菊花 12 g，珍珠（先煎）15 g 以平肝息风；风动不已，躁动不安，加羚羊角粉（冲服）0.6 g，石决明（先煎）30 g，磁石（先煎）30 g 以镇肝息风；痰热甚，加天竺黄 6 g，竹沥水（冲服）10 mL，川贝粉（冲服）2 g 以清化痰热；心烦不宁，加栀子 9 g，黄芩 9 g 以清热除烦；大便通而黄腻苔不退，少阳枢机不利，气郁痰阻，配大柴胡汤化裁；年老体弱津亏，口干口渴，加生地黄 15 g，麦冬 15 g，玄参 9 g 以养阴生津；黄腻苔呈斑块样剥脱，见阴伤之势，去芒硝，减胆南星、瓜蒌、大黄之用量，加麦冬 12 g，玄参 9 g，生地黄 15 g 以育阴生津。

3. 阴虚风动证

证候：半身不遂，口舌歪斜，言语謇涩或不语，偏身麻木，烦躁失眠，头晕耳鸣，手足心热，咽干口燥，舌质红绛或暗红，或舌红瘦，少苔或无苔，脉弦细或弦细数。

治法：滋养肝肾，潜阳息风。

方药：镇肝熄风汤加减。

牛膝 15 g、代赭石（先煎）30 g、龙骨（先煎）15 g、牡蛎（先煎）15 g、龟甲（先煎）15 g、白芍 9 g、玄参 15 g、天冬 15 g、川楝子 6 g、麦芽 6 g、茵陈（后下）6 g、甘草6 g。

加减：心烦失眠，加黄芩 9 g，栀子 9 g，莲子心 3 g，夜交藤 15 g，珍珠母（先煎）15 g 以清心除烦，镇心安神；头痛重，加石决明（先煎）30 g，夏枯草 6 g 以清肝息风；阴虚明显，加鳖甲（先煎）15 g，阿胶（烊化）9 g 以滋阴养血；阴虚血瘀明显，以育阴通络汤加减，药用：生地黄 15 g，山萸肉 9 g，钩藤（后下）15 g，天麻 9 g，丹参 15 g，白芍 9 g 以育阴息风，活血通络。

4. 痰热内闭清窍证

证候：神昏，半身不遂，鼻鼾痰鸣，项强身热，气粗口臭，躁扰不宁，甚则手足厥冷，频繁抽搐，偶见呕血，舌质红绛，舌苔黄腻或干腻，脉弦滑数。

治法：清热化痰，醒神开窍。

方药：羚羊角汤加减，配合灌服或鼻饲安宫牛黄丸。

羚羊角粉（冲服）0.6 g、龟甲（先煎）15 g、生地 12 g、牡丹皮 9 g、白芍 12 g、夏枯草 6 g、石决明（先煎）30 g。

加减：痰多，加胆南星 6 g，竹沥水兑服 10 mL 或配合服用珠珀猴枣散以清热化痰；便秘，加大黄（后下）9 g，芒硝（冲服）9 g 以通腑泄热；躁扰不宁，加黄芩 9 g，栀子 9 g，麦冬 9 g，莲子心 3 g 以清肝泻火除烦；伴抽搐，加僵蚕 6 g，天竺黄 6 g 以息风化痰止痉；神昏重，加郁金 12 g，石菖蒲 9 g 以开窍醒神；见呕血、便血，加三七粉 3 g，大黄粉 3 g 冲服或鼻饲以凉血止血。

5. 痰湿蒙塞清窍证

证候：神志昏蒙，半身不遂，口舌歪斜，痰鸣漉漉，面白唇暗，肢体松懈，瘫软不温，静卧不烦，二便自遗，或周身湿冷，舌质紫暗，苔白腻，脉沉滑缓。

治法：温阳化痰，醒神开窍。

方药：涤痰汤加减，配合灌服或鼻饲苏合香丸。

法半夏 9 g、陈皮 9 g、枳实 9 g、胆南星 6 g、茯苓 15 g、石菖蒲 9 g、竹茹 6 g、远志

9 g、丹参 15 g、甘草 9 g。

加减：肢体抽搐，加天麻 9 g，钩藤（后下）15 g 以平肝息风；痰声辘辘，舌苔厚腻，加紫苏子 9 g，瓜蒌 15 g 以化痰降浊。

6. 元气败脱，神明散乱证

证候：神昏，肢体瘫软，目合口张，呼吸微弱，手撒肢冷，汗多，重则周身湿冷，二便失禁，舌痿不伸，舌质紫暗，苔白腻，脉沉缓或沉微。

治法：益气回阳固脱。

方药：参附汤加减或合生脉散加减。

人参（单煎）12 g、附子（先煎）9 g。

加减：汗出不止，加山茱萸 9 g，黄芪 30 g，煅龙骨（先煎）30 g，煅牡蛎（先煎）30 g 以敛汗固脱；气阴两伤，选用西洋参（单煎）6 g，阿胶（烊化）9 g，龟甲（先煎）15 g 以益气养阴；阳气欲脱，四肢不温，用附子（先煎）9 g，红参（单煎）15 g 水煎频频灌服，以回阳固脱。

7. 气虚血瘀证

证候：半身不遂，口舌歪斜，言语謇涩或不语，偏身麻木，面色㿠白，气短乏力，口角流涎，自汗出，心悸便溏，手足肿胀，舌质暗淡，或舌边有齿痕，舌苔薄白或白腻，脉沉细、细缓或细弦。本证多见于恢复期。

治法：益气活血。

方药：补阳还五汤加减。

黄芪 30 g、当归尾 6 g、赤芍 9 g、地龙 6 g、川芎 6 g、红花 9 g、桃仁 9 g。

加减：恢复期气虚明显，加党参 12 g 或太子参 15 g 以益气通络；言语不利，加远志 9 g，石菖蒲 6 g，郁金 12 g 以祛痰利窍；心悸、喘息，加桂枝 6 g，炙甘草 6 g 以温经通阳；肢体麻木，加木瓜 15 g，伸筋草 15 g，防己 9 g 以舒筋活络；上肢偏瘫，加桂枝 6 g 以通络；下肢瘫软无力，加续断 12 g，桑寄生 15 g，杜仲 12 g，牛膝 12 g 以强壮筋骨；小便失禁，加桑螵蛸 9 g 以温肾固涩；肢体拘急疼痛而血瘀重，加莪术 6 g，水蛭 3 g，鬼箭羽 9 g，鸡血藤 15 g 以活血通络。

（四）中成药治疗

1. 肝阳暴亢，风火上扰证

（1）天麻钩藤颗粒，开水冲服，1 次 10 g，日 3 次。

（2）清开灵注射液 20～40 mL 加入 5% 葡萄糖注射液或 0.9% 生理盐水 250～500 mL 中，静脉滴注，1 日 1 次，可连续使用 7～14 日。

2. 痰热腑实，风痰上扰证

（1）牛黄清心丸，口服，1 次 1 丸，1 日 1 次。

（2）清开灵注射液 20～40 mL 加入 5% 葡萄糖注射液或 0.9% 生理盐水 250～500 mL 中，静脉滴注，1 日 1 次，可连续使用 7～14 日。

3. 阴虚风动证

（1）大补阴丸，口服，1 次 6 g，1 日 2～3 次。

（2）知柏地黄丸，口服，水蜜丸1次6g，小蜜丸1次9g，大蜜丸1次1丸，1日2次。

（3）生脉注射液20～60 mL加入5%葡萄糖注射液250～500 mL中，静脉滴注，1日1次，可连续使用7～10日。

4. 痰热内闭清窍证

（1）安宫牛黄丸，灌服或鼻饲，1次1丸，每6～8小时1次。

（2）珠珀猴枣散，口服，1次0.3 g，1日2次。

（3）清开灵注射液20～40 mL加入5%葡萄糖注射液或0.9%生理盐水250～500 mL中，静脉滴注，1日1次，连续使用7～14日。

5. 痰湿蒙塞清窍证

（1）苏合香丸，鼻饲，1次1丸，1日2～3次。

（2）醒脑静注射液20～40 mL加入5%葡萄糖注射液或0.9%生理盐水250～500 mL中，静脉滴注，1日1次，连续使用7～10日。

6. 元气败脱，神明散乱证

（1）参附注射液20～100 mL加入5%或10%葡萄糖注射液250～500 mL中静脉滴注，1日1次。

（2）参麦注射液10～60 mL加入用5%葡萄糖注射液250～500 mL中，静脉滴注，1日1次。

7. 气虚血瘀证

（1）脑安胶囊，口服，1次2粒，1日2次。

（2）生脉注射液20～60 mL加入5%葡萄糖注射液250～500 mL中，静脉滴注，1日1次，可连续使用7～10日。

（五）中医外治

1. 针灸

病情平稳后可以进行针灸。中经络者，取穴以手足阳明经穴为主，辅以太阳、少阳经穴。中脏腑脱证者，选用任脉穴为主，用大艾炷灸治疗；闭证者，取水沟、十二井穴为主。中经络者，上肢取穴肩髃、曲池、外关、合谷、内关；下肢取穴环跳、承扶、风市、足三里、血海、委中、阳陵泉、太冲。吞咽障碍者，加风池、完骨、天柱、天容；语言不利者，加廉泉、金津、玉液、哑门；手指握固者，加八邪、后溪；足内翻者，加丘墟、照海。中脏腑者，脱证取穴关元、足三里、百会、印堂等，神阙隔盐灸；闭证取穴水沟、十二井穴、太冲、丰隆、劳宫等。

2. 熏洗

复方通络液：红花10 g，川乌10 g，草乌10 g，当归10 g，川芎10 g，桑枝30 g。用法：以上药物煎汤取1000～2000 mL，煎煮后趁热以其蒸汽熏病侧手部，待药水略温后，洗、敷肿胀的手部及病侧肢体。加减：可在基础方上加用海风藤、络石藤等藤类药物以搜风通络，加威灵仙以通经活络；手部色紫暗、指甲无华而暗者，属瘀血较重，加用川牛膝、桃仁、鸡血藤等加重活血之力，以活血通经；若手部胀大紧绷，皮色光亮，痰湿之象较重者，可加用狼毒、芒硝等燥湿化痰，以消除在局部之湿痰。

3. 康复训练

脑出血患者的康复训练在病情相对平稳后即可进行，可在病后 7 ~ 14 日开始。包括运动功能、感觉障碍、痉挛、失语症、构音障碍、吞咽障碍等的康复。方案的选择包括良肢位的设定、被动关节活动度维持训练、体位变化的适应性训练、平衡反应诱发训练和抑制痉挛等。在康复中贯彻"松"和"静"的原则和方法。"松"是精神的放松和肢体的放松。"静"是心静气宁，克服焦躁、压抑的情绪，而且要避免误动、盲动。在"动"中强调动作的质量，而不强求动作的次数。

4. 耳针

选穴：心、交感、神门、降压沟。每日按压 2 ~ 3 次，每次 1 ~ 2 分钟，夏季每 3 天更换 1 次，冬季 7 天更换 1 次，双耳交替。

5. 艾灸

选穴：涌泉、足三里、曲池，距离皮肤 2 ~ 3 cm，每次 10 ~ 15 分钟。每日 1 次。

6. 穴位贴敷

本病采用干性贴敷法，对痰瘀互结及阴虚阳亢的患者采用此法。药剂为科内自制方剂并制成一次性穴位贴敷，遵医嘱贴于患者中脘或神阙穴，每 1 ~ 3 天换药 1 次。

三、高血压性脑出血的中西医现代研究进展

（一）高血压脑出血西医研究进展

1. 血肿扩大的预测

随着时间推移，近 1/3 的脑出血患者会出现血肿扩大。血肿扩大的定义在不同的文献中有所不同，较为常用的判断标准为扫描时血肿体积与首次影像学检查体积相比，相对体积增加 >33% 或绝对体积增加 >12.5 mL，但也有大型临床研究将绝对体积增加定义为 >6 mL。近年来，有不少关于 CT 检查预测血肿扩大的报道。Brouwers 等首先报道"斑点征"与血肿扩大的关系，"斑点征"是 CTA 上血肿内 1 ~ 2 mm 的增强信号影。其预测血肿扩大的敏感度为 91%，特异度为 89%。"斑点征"的评分与临床预后密切相关。"渗漏征"是在首次 CTA 扫描 5 min 后行延迟二次扫描，计算病变兴趣区 CT-HU 值变化，若延迟扫描中 HU 值较前 >10%，则"渗漏"阳性。一项前瞻性研究显示，"渗漏征"预测血肿扩大的敏感度为 93.3%，特异度为 88.9%，且与不良预后显著相关。由于"斑点征"和"渗漏征"的检出需要行增强 CT 扫描，操作相对烦琐，故从平扫 CT 上的血肿征象预测血肿扩大的研究不断涌现，如"黑洞征""混杂征"及"岛征"，"黑洞征"定义为在平扫 CT 上血肿内相对高密度区域完全包裹着相对低密度区域。"混杂征"定义为血肿内混杂着界限清楚的相邻低密度和高密度区域，CT-HU 值至少相差 18 HU，且相对低密度区域不能包裹在高密度区域内。"岛征"定义为存在与主要血肿分开的、≥3 个散在的小血肿，或部分或全部与主血肿相连的小血肿≥4 个。但上述影像征象预测血肿扩大的敏感度和特异度需要进一步前瞻性研究加以证实。

2. 颅内压的监测与治疗

颅内高压是高血压性脑出血重症监护及治疗的重点内容。2019 年的一项系统评价发现，

高血压脑出血后颅内高压的发生率高达 67%，与颅内高压相关的总体病死率为 50%。近来研究显示，颅内高压发生频率与高血压脑出血后病死率及不良功能预后独立相关，但颅内压监测及降颅压治疗是否能改善预后尚不明确。脑出血种族差异研究是一项关于高血压脑出血流行病学调查的多中心前瞻性病例对照研究。

一项基于 ERICH 的回顾性研究发现，高血压脑出血后常规监测颅内压并不能改善预后。相反，2020 年的国内一项回顾性对照研究显示，在颅内压监测下的治疗能够改善高血压脑出血患者短期及长期神经功能缺损症状，并降低病死率，特别是对发病时 GCS 9~12 分患者效果显著。参考颅脑创伤颅内压监测指南，结合多家医院对高血压脑出血的监测治疗经验，建议有条件时可对 GCS 3~8 分重症高血压脑出血患者监测颅内压，对 GCS 9~12 分患者应根据具体的临床表现、影像学资料和全面治疗的需求综合评估颅内压监测的必要性。在不具备有创颅内压监测条件时，应结合临床表现（如头痛进行性加重，伴恶心、呕吐、意识下降等）及影像学情况（脑沟、脑池、脑室受压及中线偏移等）判断患者是否存在颅内高压的可能。

积极控制脑水肿、降低颅内压是高血压脑出血急性期治疗的重要环节。对颅内压持续 ≥ 20 mmHg 或临床及影像学提示颅内高压的患者，应采取降颅压措施，除抬高头位、镇痛镇静、保持气道通畅、避免膀胱过度充盈等措施外，使用甘露醇或高钠盐水行高渗脱水治疗是最常用的降颅压方法。目前高渗性脱水在降低高血压脑出血后颅内高压方面疗效较确切，但基于急性脑出血强化降血压研究及 ERICH 的倾向性评分配对研究显示，甘露醇及其他高渗治疗并不能显著改善患者预后。

（二）高血压脑出血中医研究进展

对于出血，王肯堂《证治准绳》"离经之血便为瘀血"；唐容川《血证论》"此血在身不能加于好血而反阻新血生化之机，故凡血证总以去瘀为要""瘀血不去，则出血不止，新血不生"为活血化瘀方法治疗高血压性脑出血奠定了理论基础。众所周知，脑血管破裂出血后刺激机体自身调节的第一项内容就是血管收缩，目的是使破裂的动脉瓣关闭而阻止出血，要使破裂的动脉瓣严密封实，血小板等有形物质迅速在此处黏附，无形之中使得局部或全脑血液变得黏稠，另外血液快速从破裂的动脉瓣流到临近脑组织中，对周围脑组织造成物理性挤压，造成血肿周边组织缺血缺氧，形成缺血半暗带等，这均为血瘀证的形成提供了现代临床医学依据。

近年来，有文献对活血化瘀药的药理学进行研究，发现此类药物可促进吞噬细胞功能、代谢产物排出、脑水肿消退，还可使脑部血运充足，从而维持神经元代谢。多项临床研究发现，对中小量高血压脑出血患者在 3~5 天内用活血化瘀中药治疗能促进颅内血肿吸收、提高疗效、降低致残率，有效改善患者的远期预后，我们在临床上既要早期考虑活血化瘀治疗，又要考虑再出血或血肿扩大的可能，要结合患者个体的具体病情而定。

第二节　高血压合并脑梗死

一、脑梗死的西医诊疗

（一）概述

脑梗死又称缺血性卒中，本病系由各种原因所致的局部脑组织区域血液供应障碍，导致脑组织缺血缺氧性病变坏死，进而产生临床上对应的神经功能缺失表现。脑梗死依据发病机制的不同分为脑血栓形成、脑栓塞和腔隙性脑梗死等主要类型。其中脑血栓形成是脑梗死最常见的类型，约占全部脑梗死的 60%，因而通常所说的"脑梗死"实际上指的是脑血栓形成。

《中国心血管健康与疾病报告 2019》报道，中国心血管病患病率处于持续上升阶段，推算心血管病现患人数 3.30 亿，其中脑卒中 1300 万，2017 年，中国居民脑血管病死亡率为 147.04/10 万，占总死亡人数的 22.4%。就脑卒中而言，发病率为 345.1/10 万，平均发病年龄为（66.4±12.0）岁；农村高于城市，男性高于女性。其中，东北地区脑卒中发病率最高，华南地区最低。脑卒中患病率为 1596.0/10 万，男性高于女性。住院费用，据《中国卫生健康统计年鉴 2018》，2017 年出血性脑卒中患者平均住院日为 14.5 d，人均医药费为 18524.6 元；缺血性脑卒中患者平均住院日为 10.7 d，人均医药费为 9607.0 元。

动脉粥样硬化是本病基本病因，导致动脉粥样硬化性脑梗死，常伴有高血压病，与动脉粥样硬化互为因果，糖尿病和高脂血症也可加速动脉粥样硬化的进程。红细胞增多症、血小板增多症、血栓性血小板减少性紫癜、弥漫性血管内凝血、镰状细胞贫血等血液系统疾病引起者少见；脑淀粉样血管病、Moyamoya 病、肌纤维发育不良和颅内外（颈动脉、颅内动脉和椎动脉）夹层动脉瘤等罕见。某些脑梗死病例虽经影像学检查证实，但很难找到确切病因，可能的病因包括脑血管痉挛、来源不明的微栓子、抗磷脂抗体综合征蛋白 C 和蛋白 S 异常、抗凝血酶 Ⅲ 缺乏、纤溶酶原激活物不全释放伴发高凝状态等。

（二）脑血栓形成

脑血栓形成是脑梗死最常见的类型，是脑动脉主干或皮质支动脉粥样硬化导致血管增厚、管腔狭窄闭塞和血栓形成，引起脑局部血流减少或供血中断，脑组织缺血缺氧导致软化坏死出现局灶性神经系统症状。

脑血栓形成多在安静或睡眠中发病，部分病例有短暂性脑缺血发作前驱症状如肢体麻木无力等，突然出现偏侧上下肢麻木无力、口眼歪斜、言语不清等症状。不同脑血管闭塞的临床特点。

1. 颈内动脉闭塞的表现

严重程度差异颇大，取决于侧支循环状况。颈内动脉卒中可无症状，症状性闭塞出现单眼一过性黑蒙，偶见永久性失明（视网膜动脉缺血）或 Horner 征（颈上交感神经节节后纤维受损），伴对侧偏瘫、偏深感觉障碍或同向性偏盲等（大脑中动脉缺血），优势半球受累伴失语症，非优势半球可有体象障碍。颈动脉搏动减弱或血管杂音，亦可出现晕厥发作或痴呆。

2. 大脑中动脉闭塞的表现

主干闭塞导致病灶对侧中枢性面舌瘫与偏瘫（基本均等性）、偏身感觉障碍及偏盲（三偏）；优势半球受累出现完全性失语症，非优势半球出现体象障碍。皮质支闭塞：①上部分支卒中：包括眶额、额部、中央前回及顶前部分支，导致病灶对侧面部、手及上肢轻偏瘫和感觉缺失，下肢不受累，伴 Broca 失语（优势半球）和体象障碍（非优势半球），无同向性偏盲；②下部分支卒中：包括颞极、颞枕部和颞叶前中后部分支，较少单独出现，导致对侧同向性偏盲，下部视野受损严重；对侧皮质感觉如图形觉和实体辨别觉明显受损，病觉缺失、穿衣失用和结构性失用等，无偏瘫；优势半球受累出现 Wernicke 失语，非优势半球出现急性意识模糊状态。深穿支闭塞导致病变出现皮质下失语。

3. 大脑前动脉闭塞表现

分出前交通动脉前主干闭塞，可因对侧代偿不出现症状；分出前交通动脉后闭塞导致对侧中枢性面舌瘫与下肢瘫；尿失禁（旁中央小叶受损）、淡漠、反应迟钝、欣快和缄默等（额极与胼胝体受损），强握及吸吮反射（额叶受损）；优势半球病变可出现 Broca 失语和上肢失用。皮质支闭塞的导致对侧中枢性下肢瘫，可伴感觉障碍（胼周和胼缘动脉闭塞）；对侧肢体短暂性共济失调、强握反射及精神症状（眶动脉及额极动脉闭塞）。深穿支闭塞引起对侧中枢性面舌瘫、上肢近端轻瘫（累及内囊膝部及部分前肢）。

4. 大脑后动脉闭塞表现

深穿支闭塞：丘脑穿通动脉产生红核丘脑综合征：病侧小脑性共济失调、意向性震颤、舞蹈样不自主运动，对侧感觉障碍；丘脑膝状体动脉出现丘脑综合征：对侧深感觉障碍、自发性疼痛、感觉过度、轻偏瘫、共济失调和舞蹈—手足徐动症等。闭塞时引起枕叶皮层闭塞，可有对侧偏盲（黄斑回避）；中央支闭塞可导致丘脑梗死，表现为丘脑综合征：对侧偏身感觉减退，感觉异常和丘脑性疼痛和锥体外系症状。

5. 椎—基底动脉闭塞的表现

基底动脉或双侧椎动脉闭塞是危及生命的严重脑血管事件，引起脑干梗死，出现眩晕、呕吐、四肢瘫痪、共济失调、肺水肿、消化道出血、昏迷和高热等。脑桥病变出现针尖样瞳孔。

（1）闭锁综合征：意识清楚，能听懂别人讲话，明白问话，可用睁、闭眼或眼球活动示意回答。四肢全瘫，双侧病理反射阳性。对疼痛刺激及声音能感知，听力正常，偶有偏身感觉障碍，刺激肢体可出现去脑强直。预后差，多在数小时或数日内死亡，能存活数日者少见。

（2）脑桥腹外侧综合征：病灶侧外展神经麻痹；对侧中枢性偏瘫；可出现对侧偏身感觉障碍。

（3）脑桥腹内侧综合征：病灶侧眼球不能外展及周围性面神经麻痹；两眼向病灶对侧凝视；对侧中枢性偏瘫。

（4）基底动脉尖综合征：表现为眼球运动障碍，瞳孔异常，觉醒和行为障碍，伴有记忆力丧失，及对侧偏盲或皮质盲，少数患者出现大脑脚幻觉。

（5）延髓背外侧综合征：表现为眩晕、恶心、呕吐及眼震；病灶侧软腭、咽喉肌瘫痪，表现为吞咽困难、构音障碍、同侧软腭低垂及咽反射消失；病灶侧共济失调；霍纳综合征；交叉性偏身感觉障碍，即同侧面部痛、温觉缺失，对侧偏身痛、温觉减退或丧失。

（三）脑栓塞

脑栓塞是指血液中的各种栓子（如心脏内的附壁血栓、动脉粥样硬化的斑块、脂肪、肿瘤细胞、纤维软骨或空气等）随血流进入脑动脉而阻塞血管，当侧支循环不能代偿时，引起该动脉供血区脑组织缺血性坏死，出现局灶性神经功能缺损。脑栓塞常发生于颈内动脉系统，椎－基底动脉系统相对少见。脑栓塞占缺血性脑卒中的15%~20%。任何年龄均可发病，患者发病前多有风湿性心脏病、心房颤动，或大动脉粥样硬化等病史；一般发病无明显诱因，也很少有前驱症状，急性起病，症状常在数秒或数分钟之内达高峰，多为完全性卒中，偶尔病情在数小时内逐渐进展，症状加重，可能是脑栓塞后有逆行性的血栓形成；根据栓塞部位不同，临床表现也不完全相同。

1. 大脑中动脉的栓塞最常见，主干闭塞时引起病灶对侧偏瘫、偏身感觉障碍和偏盲，优势半球主干栓塞可有失语、失写、失读。如梗死面积大时，病情严重者可引起颅内压增高、昏迷、脑疝、甚至死亡；大脑中动脉深穿支或豆纹动脉栓塞可引起病灶对侧偏瘫，一般无感觉障碍或同向偏盲，优势半球受损，可有失语。大脑中动脉各皮质支栓塞可引起病灶对侧偏瘫，以面部和上肢为重，优势半球可引起运动性失语、感觉性失语、失读、失写、失用；非优势半球可引起对侧偏身忽略症等体象障碍。少数半球栓塞可出现局灶性癫痫。

2. 大脑前动脉栓塞时可产生病灶对侧下肢的感觉和运动障碍，对侧中枢性面瘫、舌肌瘫及上肢瘫痪，亦可发生情感淡漠、欣快等精神障碍及强握反射，可伴有尿潴留。

3. 大脑后动脉栓塞可引起病灶对侧同向偏盲或上象限盲，病灶对侧半身感觉减退伴丘脑性疼痛，病灶对侧肢体舞蹈样徐动症，各种眼肌麻痹等。

4. 基底动脉栓塞最常见症状为眩晕、眼球震颤、复视、交叉性瘫痪或交叉性感觉障碍，肢体共济失调。若基底动脉主干栓塞可出现四肢瘫痪、眼肌麻痹、瞳孔缩小，常伴有面神经、外展神经、三叉神经、迷走神经及舌下神经的麻痹及小脑症状等，严重者可迅速昏迷、四肢瘫痪、中枢性高热、消化道出血甚至死亡。

（四）腔隙性脑梗死

腔隙性脑梗死（lacunar infarction，LI）是指大脑半球或脑干深部的小穿通动脉，在长期高血压的基础上，血管壁发生病变，导致管腔闭塞，形成小的梗死灶。高血压在腔隙性脑梗死患者的发病率为45%~90%。长期高血压造成脑内小动脉血管壁变性，使得管腔变窄，在某种血流动力学因素或血液成分变化的诱因下发生小动脉的闭塞。腔隙性脑梗死最常见的原因是高血压动脉硬化，尤其是慢性高血压超过21.3/12.7 kPa（160/95 mmHg）时。且舒张压升高对本病的影响作用更明显。据统计其发病率相当高，占脑梗死的20%~30%。常见的发病部位有壳核、尾状核、内囊、丘脑及脑桥，少数位于放射冠及脑室管膜下区。在这些部位的动脉多是一些称为深穿支的小动脉，它们实际上是脑动脉的末梢支，又称终末支。由于深穿支动脉供血范围有限，所以单一支的阻塞只引起很小范围脑组织的缺血坏死，即形成所谓的腔隙。腔隙性脑梗死为直径0.2~15毫米的囊性病灶，呈多发性，小梗死灶仅稍大于血管管径。坏死组织被吸收后，可残留小囊腔。腔隙性脑梗死是脑梗死的一种。只是因为发生闭塞的血管较小，如穿支动脉，限于其较小的供血区，病灶较小，所以一般危害较小。大脑深部的基底节区和脑干是许多神经纤维束走行的重要通路，是实现大脑与躯体神经联系的桥梁。如果腔隙性脑梗死发生在这些通路上，就会造成某些神经传导的阻断，产生运动、感觉或语言障碍等方面的症状。由于腔隙很小，有时单纯影响运动纤维或感觉纤维，而出现纯运动性偏瘫，或者仅出现没有偏瘫的半身感觉障碍。但是，并不是所有发生的腔隙都会产生症状，只有那些累及重要神经通路或神经结构的腔隙才会有表现，否则也可以没有任何症状。一般症状有头晕头痛、肢体麻木、眩晕、记忆力减退、反应迟钝、抽搐、痴呆，无意识障碍，精神症状少见。主要临床体征为舌僵、说话速度减慢，语调语音变化，轻度的中枢性面瘫，偏侧肢体轻瘫或感觉障碍，部分锥体束征阳性，而共济失调少见。

（五）脑梗死的诊断与鉴别诊断

1. 诊断标准

（1）脑血栓形成诊断标准

①患者多为中老年，多有高血压病及动脉粥样硬化；

②发病前可有 TIA 前驱症状如肢体麻木、无力等；

③安静休息时发病较多，常在睡醒后出现症状；

④症状多在几小时或更长时间内逐渐加重；

⑤多数患者意识清楚，而偏瘫、失语等神经系统局灶体征明显；

⑥CT 检查早期多正常，24～48 小时后出现低密度灶。颅脑 MRI 可显示早期缺血。

（2）脑栓塞的诊断标准

①患者多为青壮年，有心脏病或有明显的动脉粥样硬化（栓子来源）。

②多在活动中突然发病，数秒至数分钟达高峰；

③突然偏瘫，一过性意识障碍可伴有抽搐发作或有其他部位栓塞，具有明显的神经系统局限体征；

④对临床症状像脑栓塞又无心脏病患者，应注意查找非心源性栓子来源，以明确诊断。

⑤心电图应作为常规检查，头颅 CT 扫描在发病 24～48 小时后可见低密度梗死灶，MRI 能更早发现梗死灶，对脑干及小脑扫描明显优于 CT。

（3）腔隙性梗死的诊断标准

①患者多为中老年人，常伴高血压；

②起病突然，急性发病，多在白天活动中发病；

③临床表现多样，症状较轻，体征单一，预后好；

④无头痛、呕吐、意识障碍及高级神经功能障碍；

⑤头颅 CT/MRI 有助于诊断。

2. 鉴别诊断

脑出血或蛛网膜下腔出血：脑梗死有时有颇似小量脑出血的临床表现，但活动中起病、病情进展快、高血压史、头痛等常提示脑出血或蛛网膜下腔出血，CT 检查一般可以区分。而有时小量的蛛网膜下腔出血 CT 也无明显异常，需要进行腰椎穿刺检查进行鉴别。

（六）脑梗死的西医治疗

1. 治疗原则

（1）超早期治疗：尽早选用最佳治疗方案，挽救缺血半暗带。

（2）个体化治疗：根据患者年龄、缺血性卒中类型、病情严重程度和基础疾病等采取最适当的治疗。

（3）整体化治疗：采取针对性治疗同时，进行支持疗法、对症治疗和早期康复治疗，对卒中危险因素及时采取预防性干预。

2. 急性期治疗

（1）一般治疗：主要为对症治疗，包括维持生命体征和处理并发症。主要针对以下情况进行处理。

①血压：急性缺血性卒中高血压的调控应遵循个体化、慎重、适度原则。在发病 24 小时内，为改善缺血脑组织的灌注，维持较高的血压是非常重要的，通常只有当收缩压 > 200 mmHg 或舒张压 >110 mmHg 时，才需要降低血压。卒中早期降压 24 小时内不应超过原有血压水平的 15%，首选容易静脉点滴和对脑血管影响小的药物（如拉贝洛尔），避免舌下含服短效钙离子拮抗剂（如硝苯地平）。如果出现持续性的低血压，需首先补充血容量和增加心输出量，上述措施无效时可应用升压药。

②吸氧和通气支持：轻症、无低氧血症的卒中患者无须常规吸氧，对脑干卒中和大面积梗死等病情危重患者或有气道受累者，需要气道支持和辅助通气。

③血糖：脑卒中急性期高血糖较常见，可以是原有糖尿病的表现或应激反应。应常规检查血糖，当超过 10 mmol/L 时应立即予以胰岛素治疗，将血糖控制在 7.8～10 mmol/L 开始使用胰岛素时应 1～2 小时监测血糖一次，注意避免低血糖。

④脑水肿：多见于大面积脑梗死，脑水肿常于发病后 3～5 天达高峰。治疗目标是降低颅内压、维持足够脑灌注和预防脑疝发生。可应用 20% 甘露醇每次 125～250 mL 静点，6～8 小时 1 次；对心肾功能不全患者可改用呋塞米 20～40 mg 静脉注射，6～8 小时 1 次；可酌情同时应用甘油果糖每次 250～500 mL 静点，1～2 次/日。

⑤感染：脑卒中患者（尤其存在意识障碍者）急性期容易发生呼吸道、泌尿系等感染，感染是导致病情加重的重要原因。患者采用适当的体位，经常翻身叩背及防止误吸是预防肺炎的重要措施，肺炎的治疗主要包括呼吸支持（如氧疗）和抗生素治疗；尿路感染主要继发于尿失禁和留置导尿，尽可能避免插管和留置导尿，间歇导尿和酸化尿液可减少尿路感染，一旦发生应及时根据细菌培养和药敏试验应用敏感抗生素。

⑥上消化道出血：高龄和重症脑卒中患者急性期容易发生应激性溃疡，建议常规应用静脉抗溃疡药；对已发生消化道出血患者，应进行冰盐水洗胃、局部应用止血药（如口服或鼻饲云南白药、凝血酶等）；出血量多引起休克者，必要时输注新鲜全血或红细胞成分输血。

⑦发热：主要源于下丘脑体温调节中枢受损、并发感染或吸收热、脱水。体温升高可以增加脑代谢耗氧及自由基产生，从而增加卒中患者死亡率及致残率。对中枢性发热患者，应以物理降温为主（冰帽、冰毯或酒精擦浴），必要时予以人工亚冬眠。

⑧深静脉血栓形成（deep vein thrombosis，DVT）：高龄、严重瘫痪和心房颤动均增加深静脉血栓形成的危险性，同时 DVT 增加了发生肺栓塞（pulmonary embolism，PE）的风险。应鼓励患者尽早活动，下肢抬高，避免下肢静脉输液（尤其是瘫痪侧）。对有发生 DVT 和 PE 风险的患有可给予较低剂量的抗凝药物进行预防性抗凝治疗，首选低分子肝素。

⑨水电解质平衡紊乱：脑卒中时由于神经内分泌功能紊乱、进食减少、呕吐及脱水治疗常并发水电解质紊乱，主要包括低钾血症、低钠血症和高钠血症。应对脑卒中患者常规进行水电解质监测并及时加以纠正，纠正低钠和高钠血症均不宜过快，以防止脑桥中央髓鞘溶解症和加重脑水肿。

⑩癫痫：一般不使用预防性抗癫痫治疗，如有癫痫发作或癫痫持续状态时可给予相应处理。

（2）特殊治疗：包括超早期溶栓治疗、抗血小板治疗、抗凝治疗、血管内治疗、细胞保护治疗和外科治疗等。

①静脉溶栓：适应证：①年龄 18～80 岁；②临床诊断急性缺血性卒中；③发病至静脉溶栓治疗开始时间 <4.5 小时；④脑 CT 等影像学检查已排除颅内出血；⑤患者或其家属签署知情同意书。

禁忌证：①有活动性内出血或外伤骨折的证据，不能除外颅内出血，包括可疑蛛网膜下腔出血；②神经功能障碍非常轻微或迅速改善；③发病时间无法确定，发病至静脉溶栓治疗开始的最大可能时间超过 4.5 小时；④神经功能缺损考虑癫痫发作所致；⑤既往有颅内出血、动静脉畸形或颅内动脉瘤病史；⑥最近 3 个月内有颅内手术、头外伤或症状性缺血性卒中史；最近 21 天内有消化道、泌尿系等内脏器官出血史；最近 14 天内有外科手术史；最近 7 天内有腰穿或不宜压迫止血部位的动脉穿刺史；妊娠；⑦有明显出血倾向：血小板计数 <100×10⁹/L；APTT 高于正常值上限；INR >1.5；⑧血糖 <2.7 mmol/L；⑨严重高血压未能很好控制，其溶栓治疗前收缩压 >180 mmHg 或舒张压 >100 mmHg；⑩CT 已显示早期脑梗死低密度 >1/3 大脑中动脉供血区（大脑中动脉区脑梗死患者）。

常用溶栓药物包括：①尿激酶：常用 100 万～150 万 IU 加入 0.9% 生理盐水 100～200 mL，持续静点 30 分钟；②重组组织型纤溶酶原激活物：一次用量 0.9 mg/kg，最大剂量 <90 mg，先予 10% 的剂量静脉推注，其余剂量持续静脉滴注，共 60 分钟。

溶栓并发症：溶栓治疗的主要危险是并发症状性脑出血，且约 1/3 症状性脑出血是致死性的。

②动脉溶栓：对大脑中动脉等大动脉闭塞引起的严重卒中患者，如果发病时间在 6 小时内（椎-基底动脉血栓可适当放宽治疗时间窗），经慎重选择后可进行动脉溶栓治疗。常用药物为 UK 和 rt-PA，与静脉溶栓相比，可减少用药剂量，需要在 DSA 的监测下进行。动脉溶栓的适应证、禁忌证及并发症与静脉溶栓基本相同。

③抗血小板治疗：常用抗血小板聚集剂包括阿司匹林和氯吡格雷。未行溶栓的急性脑梗死患者应在 48 小时之内尽早服用阿司匹林（150～325 mg/d）。2 周后按二级预防方案选择抗栓治疗药物和剂量。由于目前安全性还没有确定。一般不在溶栓后 24 小时内使用抗血小板或抗凝治疗，以免增加脑出血风险。对阿司匹林过敏或不能使用时，可用氯吡格雷替代。

④抗凝治疗：主要包括肝素、低分子肝素和华法林。一般不推荐急性期应用抗凝药来预防卒中复发、阻止病情恶化或改善预后。但对于合并高凝状态有形成深静脉血栓和肺栓塞的高危患者，可以使用预防性抗凝治疗。

⑤脑保护治疗：脑保护剂包括自由基清除剂、阿片受体阻断剂、电压门控性钙通道阻断剂、兴奋性氨基酸受体阻断剂和镁离子等，可通过降低脑代谢、干预缺血引发细胞毒性机制减轻缺血性脑损伤。

⑥紧急血管内治疗：机械取栓治疗的时间窗为 8 小时，一般在动脉溶栓无效时使用，也可合并其他血管内治疗包括经皮腔内血管成形术和血管内支架置入术等。

⑦外科治疗：幕上大面积脑梗死伴有严重脑水肿、占位效应和脑疝形成征象者，可行去骨瓣减压术；小脑梗死使脑干受压导致病情恶化时，可行抽吸梗死小脑组织和后颅窝减压术以挽救患者生命。

⑧其他药物治疗：降纤治疗：可选药物有巴曲酶、降纤酶和安克洛酶等。中药制剂：丹参、川芎嗪、三七和葛根素。

⑨康复治疗：应早期进行，并遵循个体化原则，制订短期和长期治疗计划，分阶段、因地制宜地选择治疗方法。

3. 恢复期治疗

不同病情患者卒中急性期长短有所不同，通常规定卒中发病 2 周后即进入复期。

（1）控制卒中危险因素。

（2）抗血小板治疗：非心源性卒中推荐抗血小板治疗。推荐单独应用阿司匹林（50～325 mg/d），或氯吡格雷（75 mg/d）。

（3）抗凝治疗：大动脉粥样硬化性脑梗死，不推荐抗凝治疗。颅内外（颈动脉和椎动脉）夹层动脉瘤目前一般采用抗凝治疗，但没有证据显示其疗效较抗血小板治疗更好。

（4）康复治疗：卒中发病一年内有条件时应持续进行康复治疗，并适当增加每次康复治疗的时间和强度。

二、脑梗死的中医诊疗

（一）中医对脑梗死的认识

中医属于中风病范畴，中风是以猝然昏仆，不省人事，半身不遂，口眼歪斜，语言不利为主症的病证。病轻者可无昏仆而仅见半身不遂及口眼歪斜等症状。由于本病发生突然，起病急骤，"如矢石之中的，若暴风之疾速"。临床见症不一，变化多端而速疾，有晕仆、抽搐，与自然界"风性善行而数变"的特征相似，故古代医家取类比象而名为"中风"；又因其发病突然，亦称为"卒中"。

（二）病因病机

病因以正衰积损、劳倦内伤、痰浊阻络、情志过极、外邪侵袭为主。

1. 正衰积损

"年四十而阴气自半，起居衰矣"。年老体弱，或久病气血亏损，元气耗任脑脉失养。气虚则运血无力，血流不畅，而致脑脉瘀滞不通，阴血亏虚则阴不制阳，内风动起携痰浊、瘀血上扰清窍，突发本病。正如《景岳全书·非风》说："卒倒多由昏愦，本皆内伤积损颓败而然。"

2. 劳倦内伤

"阳气者，劳则张。"顿劳过度，易使阳气升张，引动风阳，内风旋动，气火俱浮，或兼挟痰浊、瘀血上扰清窍脉络。因肝阳暴张，血气上涌骤然而脑梗死者，病情多重。

3. 脾失健运，痰浊阻络

过食肥甘醇酒，致使脾胃受伤。脾失运化，痰浊内生，郁久内热，痰热互结，壅滞经脉，上蒙清窍；或素体肝旺，气机郁结，克伐脾土，痰浊内生；或肝郁化火，炼津成痰，痰郁互结，携风阳之邪，窜扰经脉，发为本病。此即《丹溪心法·中风》所谓"土生痰，痰生热，热生风也。"

4. 五志所伤，情志过极

七情失调，肝失条达，气机郁滞，血行不畅，结脑脉，暴怒伤肝，肝阳暴张，或心火暴盛，风火相煽，血随气逆，上冲犯脑。凡此种种，均易引起气血逆行，上扰脑窍而发为脑梗死。尤以暴怒引发本病者最为多见。

另外，部分学者认为脑梗死病有因外邪侵袭而引发者。如风邪乘虚而中经络，气血痹阻，肉筋脉失于濡养；或外因引动痰湿，痹阻经络，而致喎僻不遂，此即古人所谓"卒中"。

本病基本病机总属阴阳失调，气血逆乱。病位在心脑，与肝肾密切相关。

病理基础则为肝肾阴虚。因肝之阴下虚，则肝阳易上亢复加饮食起居不当，情志刺激或感受外邪，气血上冲于脑，神窍闭阻，故猝然昏仆，不省人事。

病理因素主要为风，火，痰、瘀，其形成与脏腑功能失调有关。病理性质多属本虚标实。肝阴虚，气血衰少为致病之本，风、火、痰、气、瘀为发病之标，两者可互为因果。发病之初，邪气张，风阳痰火炽盛，气血上菀，故以标实为主；如病情剧变，在病邪的猛烈攻击下，正气急速溃败，可以正虚为主，甚则出现正气虚脱。后期因正气未复而邪气独留，可留后遗症。

(三) 辨证论治

1. 中经络

(1) 肝阳暴亢证：半身不遂，舌强语謇，口舌歪斜，头痛，面红目赤，心烦易怒，口苦咽干，便秘尿黄。舌红或绛，苔黄或燥，脉弦有力。

治法：平肝泻火通络。

方药：天麻钩藤饮加减。

(2) 风痰阻络证：半身不遂，口舌歪斜，舌强言謇，肢体麻木或手足拘急，头晕目眩。舌苔白腻或黄，脉弦滑。

治法：祛风化痰通络。

方药：真方白丸子加减。

(3) 痰热腑实证：半身不遂，舌强不语，口舌歪斜，口黏痰多，腹胀便秘，午后面红烦热。舌红，苔黄或灰黑，脉弦滑大。

治法：化痰通腑。

方药：大承气汤加减。

（4）气虚血瘀证：半身不遂，肢体软弱，偏身麻木，舌歪语謇，手足肿胀，面色淡白，气短乏力，心悸自汗。舌质暗淡，苔薄白或白腻，脉细缓或细涩。

治法：益气活血。

方药：补阳还五汤加减。

（5）阴虚风动证：半身不遂，肢体麻木，舌强语塞，心烦失眠，眩晕耳鸣，手足拘挛或蠕动。舌红或暗淡，苔少或光剥，脉细弦或数。

治法：滋阴息风。

方药：镇肝熄风汤加减。

2. 中脏腑

（1）风火蔽窍证：突然昏倒，不省人事，两目斜视或直视。面红目赤，肢体强直，口噤，项强，两手握紧拘急，甚则抽搐，角弓反张。舌红或绛，苔黄而燥或焦黑，脉弦数。

治法：通腑泄热、祛风化痰。

方药：桃仁承气汤加减。

（2）痰火闭窍证：突然昏倒，昏愦不语，躁扰不宁，肢体强直。痰多息促，两目直视，鼻鼾身热，大便秘结，舌红，苔黄厚，脉滑数有力。

治法：息风清火、豁痰开窍。

方药：天麻钩藤饮加减。

（3）痰湿蒙窍证：突然神昏嗜睡，半身不遂，肢体瘫痪不收。面色晦暗，痰涎壅盛，四肢逆冷。舌暗淡苔白腻，脉沉滑或缓。

治法：化痰息风，豁痰开窍。

方药：涤痰汤加减。

（4）元气衰败证：神昏，面色苍白，瞳神散大，手撒肢逆，二便失禁，气息短促，多汗肤凉。舌淡紫或萎缩，苔白腻，脉散或微。

治法：回阳救阴，益气固脱。

方药：参附汤合生脉饮加减。

（四）中成药治疗

1. 急性期

（1）口服安宫牛黄丸、牛黄清心丸等中成药。

（2）可静点具有醒脑开窍作用的中药注射剂，如醒脑静注射液、清开灵注射液等。

2. 恢复期

（1）口服丹芪偏瘫胶囊、心脑舒通胶囊、脉血康、银杏叶片、银杏蜜环口服液、脑心通胶囊、天丹通络胶囊、偏瘫复原丸等。

（2）可静点具有活血化瘀作用的中药注射剂，如血塞通注射液、丹参川芎嗪注射液、黄芪注射液、葛根素注射液等。

（五）中医外治法

1. 针灸疗法

（1）治则：醒脑开窍针法为主，根据中风的不同症状，使用不同穴位配伍。

①中经络：醒脑开窍、滋补肝肾、疏通经络。

②中脏腑（闭证）：开窍启闭。

③中脏腑（脱证）：回阳固脱、醒神开窍。

④中风并发症：疏通经络、通关利窍。

（2）配穴：合谷、百会、曲池、足三里、风市、颊车、肩髃、地仓、人中、阳陵泉、血海、三阴交、太冲、外关、风池、手三里、臂臑、下关、丰隆、悬钟、三阳络。

（3）对症取穴

①半身不遂：肩髃、曲池、合谷、外关、环跳、阳陵泉、足三里、解溪、昆仑等。

随症加减：手肿胀者加液门；手拘挛者加后溪、三间、八邪；腕部拘挛者加大陵；肘部拘挛者加曲池、尺泽；膝部拘挛者加曲泉；踝部拘挛者加太溪；足趾拘挛者加八风；足内翻加照海、申脉。

②语言謇涩：内关、人中、哑门、廉泉、通里、中冲、金津、玉液等。

③口眼歪斜：地仓、颊车、内庭、合谷、承泣、下关、攒竹、迎香、瞳子髎、上关等。流涎者加承浆。

④吞咽困难：廉泉（舍三针）、天突、人迎、内关、照海等。

（4）辨证取穴

①肝阳上亢——水不涵木——肾俞、肝俞、太冲、太溪。

②肝阳暴张——太冲、太溪、三阴交、四神聪。

③风痰阻络——丰隆、阳陵泉。

④痰热腑实——天枢、丰隆、中脘、上巨虚。

⑤气虚血虚——气海、关元、血海。

⑥脾虚痰恋——丰隆、公孙、三阴交。

（5）大接经法

是按照静脉流注次序取井穴针刺。分两种：

①从阴到阳：从手太阴经开始（少商—商阳—历兑—隐白—少冲—少泽—至阴—涌泉—中冲—关冲—足窍阴—大敦）。

②从阳到阴：从足阳明经开始（至阴—涌泉—中冲—关冲—足窍阴—大敦—少商—商阳—历兑—隐白—少冲—少泽）。

操作方法：用0.3细针1寸针，一般每日或两日一次，十次为一个疗程。不要求出血，捻转10秒，出针后按压，每次取一侧穴位，两侧交替使用。

（6）分期论治法

①急性期（发病2周内）：人中、内关、健侧曲池、合谷、足三里、委中。

②痉期（发病2周到4周）：极泉、尺泽、间使、臑会、天井、四渎、外关、八邪、殷门、承筋、照海、三阴交、伏兔、津丘、申脉、解溪、八风。

③相对恢复期（发病5周到半年）：同痉挛期后期可加鱼际、阳池、大陵、髀关、血海。

④后遗症期配合扶正固本。

（7）中风恢复期并发症的治疗

①中风后抑郁

处方一：百会、印堂、内关、三阴交、太冲。

处方二：四神聪、神庭、本神、神门、太冲、膻中。

②手综合症

温针灸

阿是穴—蜡疗—推拿—康复中药外敷。

体针

取穴：主穴：分二组。

甲组：内关、水沟、极泉、委中、三阴交、尺泽。

乙组：肩髃、曲池、外关、合谷、环跳、阳陵泉、足三里、太冲、悬钟。

配穴：分二组。

甲组：吞咽困难加风池、翳风；手指屈曲不能加合谷；失语加金津、玉液；

乙组：肢瘫加肩贞、后溪、风市、秩边、昆仑、丰隆；面瘫加颊车、地仓；失语加哑门、廉泉。

操作：每次取一组，主、配穴对应选用。内关直刺1~1.5寸，用提插捻转手法（泻法）1分钟；继刺人中，向鼻中隔下斜刺5分，用雀啄法（泻法），至流泪或眼球湿润为度。三阴交，成45度角进针1~1.5寸采用提插补法，以患者下肢抽动为度。极泉宜直刺进针1~1.5寸，提插泻法，至肢体连续动3次为度。尺泽、委中针法与极泉同。风池、翳风，用快速捻转手法半分钟。合谷用提插泻法。金津、玉液以三棱针点刺。第2组穴，针刺得气后，持续捻转提插2分钟，留针15~20分钟每5分钟运针一次。亦可接通电针仪，以断续波，强度以患者肢体抽动并感舒适为度。每日1次，10~15次为一个疗程。

③半身不遂

治则：滋养肝肾，通经活络。一般刺病侧穴，病程较久者"补健侧，泻患侧"，先刺健侧，后刺患侧，补虚泻实。

处方：上肢：肩髃—曲池—手三里—外关—合谷。

下肢：环跳—阳陵泉—足三里—解溪—昆仑。

方义：随证配穴：半身不遂：患侧井穴点刺出血以接续经气。上肢：肩井阳池、后溪，病程日久：大椎、肩外俞。下肢：风市、悬钟，病程日久：腰阳关、白环俞。经筋屈曲拘挛：肘部取曲泽，腕部取大陵，膝部取曲泉，踝部取太溪，阳病取阴，语言謇涩—哑门、廉泉、通里。肌肤不仁：皮肤针叩刺患部。

操作：毫针刺，每日1次，每次留针20~30分钟，10次为一个疗程。

④口角歪斜

治则：疏调阳明，通经活络。处方：地仓—颊车—合谷—内庭—太冲。

方义：手足阳明和足厥阴经脉均上达头面，取地仓、颊车穴疏调局部经气，远取合谷、内庭、太冲乃循经取穴，以调本经经气。随证配穴按病位酌配牵正、水沟、下关等穴。

操作：毫针刺，平补平泻，每日1次，每次留针20～30分钟，10次为一个疗程。

⑤闭证

治则：平肝息风，清心豁痰，醒脑开窍。

处方：十二井穴—水沟—太冲—丰隆。

方义：肝阳化火生风，气血上逆，痰浊而升，蒙蔽清窍，取十二井穴，接逸十二经气，调和阴阳；水沟醒脑开窍；太冲潜阳降逆，平肝息风；丰隆通脾胃气机，蠲化痰浊。

随证配穴：牙关紧闭配下关、颊车；两手握固配合谷；语言不利配哑门、上廉泉。

操作：十二井穴点刺放血，水沟向上斜刺泻法、太冲、丰隆泻法，每日1次，每次留针30分钟。

⑥脱证

治则：回阳固脱。

处方：关元—神阙。

方义：关元为任脉和足三阴经交会穴，可扶助元阳；神阙为生命之根蒂，真气所系，以回阳固脱。

随证配穴：汗出不止配阴郄、复溜，小便失禁配三阴交。

操作：关元穴用大炷艾灸，神阙隔盐艾灸，直至四肢转温为止。

三、高血压性脑梗死的中西医现代研究进展

（一）急性缺血性脑卒中机械取栓治疗研究进展

急性缺血性脑卒中是卒中的主要类型，其治疗关键在于进行急性期血管再通，治疗方法包括静脉溶栓、动脉溶栓、静脉—动脉序贯溶栓、机械取栓等。静脉溶栓应用广泛，但治疗时间窗较短，对于大血管闭塞的溶栓效果不佳，再通率较低。作为一种较新的方法，机械取栓具有较宽的时间窗，而且可提高大血管闭塞的再通率。2015年，《新英格兰杂志》连续发表了5篇比较血管内治疗和静脉溶栓治疗的临床研究，这5项临床研究均证实了对于特定的缺血性脑卒中患者，相比于单一的静脉溶栓等标准内科治疗，联合机械取栓等血管内治疗和标准内科治疗，可显著改善患者的远期预后。直接吸引一次性通过技术（A direct aspiration first pass technique，ADAPT）是近几年来得到广泛关注的血管内治疗技术。该技术利用大孔径抽吸导管进行取栓，操作迅速，对血管损伤小。有Meta分析发现，相比支架取栓，ADAPT技术的血管再通率显著增高（89.4% vs. 71.7%，$P < 0.001$），从穿刺到血管再通时间有下降趋势（44.77 min vs. 61.46 min，$P = 0.088$），但临床结局无统计学差异。仍需足够有效的大型临床研究对ADAPT技术和支架取栓技术进行比较。2017年11月，《新英格兰杂志》发表了DAWN研究，DAWN的研究结果显示对于发病6～24小时、有前循环大血管闭塞且存在梗死面积和临床功能障碍不匹配的急性缺血性脑卒中患者，机械取栓和保守药物的联合治疗方案比单纯的保守药物治疗，临床获益更大。每个个体存在差异，简单地用一个指标，比如时间窗，而不考虑患者自身的情况，就去评判一项治疗是否应该使用是不合理的。

DAWN 研究的成功显示了利用多模态影像学结合临床表现去精准筛选患者的重要性。如何更加精准地挑选患者使更多的患者获益，是未来机械取栓临床研究的重要方向。

（二）急性中度缺血性卒中的双抗研究

双抗治疗对小卒中的有效性已确立，那能否推进一步，双抗治疗是否对中度卒中同样有效呢？2019 年有一篇韩国的研究发表在 STROKE 杂志，观察双抗对急性、中度、非心源性卒中的安全性与有效性。纳入研究对象是急性（发病时间 24 小时以内）、非心源性、中度（NIHSS 评分 4～15 分）脑梗死患者，分为服用阿司匹林和氯吡格雷与单用阿司匹林两组。共计筛选 8301 例急性梗死患者，最终 4461 例纳入研究，单抗组 2340 例，双抗组 2121 例。观察指标包括：主要研究终点：3 个月内各型卒中（缺血性与出血性）、心肌梗死和全因死亡的复合事件。次要研究终点：①所有卒中事件（缺血与出血）发生率；②心肌梗死发生率；③全因死亡率。随访时间 3 个月。采用逆概率加权法和倾向性评分匹配法降低选择偏倚。研究结果显示：对于主要终点事件，双抗治疗组发生率有所下降，但未达到统计学差异；对于次要终点事件，双抗治疗不能降低卒中和心肌梗死发生率，但却显著降低全因死亡率。亚组分析则显示，对于合并责任血管重度狭窄或者 NIHSS 评分 12～15 分患者，双抗治疗显著降低主要终点事件该研究没有进行安全性评估，仅评估出血性卒中发生率，双抗组出血性卒中绝对值略高一点，但没有达到统计学差异。该回顾性研究总的结论是，双抗治疗并不能降低急性、中度脑梗死的主要终点事件，但双抗治疗组的全因死亡率显著低于单抗治疗组；对于责任血管中 - 重度狭窄或较严重的卒中人群中（NIHSS 评分 12～15 分），双抗治疗有潜在获益。这项研究带给我们诸多启示。首先，在真实世界中，尽管指南并没有推荐，急性、中型脑梗死双抗治疗很常见，尤其是对于危险因素多、血管病变严重的患者，本研究中近 25% 患者接受双抗治疗，似乎并没有增加出血转化的风险；其二，双抗治疗未能降低 3 个月内卒中复发和死亡的复合终点事件，但可降低全因死亡率风险；其三，对于责任血管中 - 重度狭窄或较重（NIHSS 评分 12～15 分）的急性卒中人群，双抗治疗可能增加患者获益；第四，该没有涉及初始负荷治疗和双抗时程对结局的影响；可以设想，如果采用 CHANCE 或 THALES 的短疗程方案，尤其是初始的负荷及短时程（如 2 周或 3 周），是否可能带来更多获益，值得进一步研究。

（三）脑梗死根据其症状和体征，在祖国传统医学中将其归属"中风"范畴

古代中医对其病因病机也存在较大争议：唐宋以前认为"外风致病"，宋以后以"内风论证"。现代中医则普遍认为，该病的发生是由于气虚血虚达到一定程度后，受情志、饮食、劳累、气候等因素刺激，"内虚邪中"，导致气血逆乱、脏腑功能失调。《素问·生气通天论》云："阳气者，大怒则形气绝，而血菀于上，使人薄厥。"脑梗死发病快、加重恶化、难治愈，并且易产生后遗症，不仅要考虑气虚血虚，还须考虑在其发生发展过程中，有内生之邪或感受外邪与内邪相互兼夹致病。"瘀毒互结"可能是其重要的病因病理机制。脑梗死发病过程中的血栓形成归于中医病因学说中的"血脉瘀阻"，但炎症反应、脑组织坏死等病理改变不能用单一的"血脉瘀阻"学说解释，应存在毒邪致病或"瘀""毒"互结联合致病的病因病机。立足于瘀阻、毒邪致病病机，从中发现瘀毒互阻或体内瘀阻蕴久生毒与脑梗死相关性，以求充分认识脑梗死的病因病机，为治疗带来新的思路。

1. 中医对瘀的认识

早在《内经》中就有"瘀"的萌芽，散在提出了"血脉凝泣""留血""血凝泣""脉不通"等。瘀阻主要是指瘀血和血瘀。血瘀是指血液运行不畅或血液瘀滞不通的病理状态；而瘀血指血液运行不畅，血液停积经脉或脏腑组织内。瘀血既是病理产物又是致病因素，血瘀和瘀血可相互转化。血液的生成是水谷精微、精髓、津液等作为物质基础，通过脾胃、心、肺、肝、肾等脏器的功能活动而完成。血液生成以后，在经脉中周流不息，循环往复地营运于阴阳经脉，起着营养脏器的重要作用，以维持机体各种正常机能并供给各脏腑组织生长的物质资料，所以说血液的生化过程和生理功能一旦发生障碍，即可引起瘀血。一般认为血瘀证主要因气滞、气虚、痰浊、阳虚、血热、外伤等原因而导致，然而在临床诊疗过程中，远远不止上述这些致瘀因素，还存在风、寒、暑、湿、燥、火、疫疠等外感之邪致瘀；跌仆、闪挫、外伤及其他物理刺激致瘀；七情内伤致瘀，在七情内伤中多数是因七情过极或过激，影响气血周流而导致血瘀不行；还有气、血、阴、阳虚损、痰饮、饮食失调、劳力过度及各种出血致瘀。张仲景、王清任、张锡纯皆有论述血瘀证，经过后世的不断探索和前人的经验，血瘀证形成了完备的理、法、方药体系，为我们继续探索血瘀证奠定了基础。

2. 中医对毒的认识

《内经》对于"毒"的论述亦较多，它首次提出了寒毒、热毒、湿毒、清毒、燥毒、大风苛毒的概念。毒有诸多含义，但其分类不外内毒和外毒，针对毒邪致病已形成了完备治疗体系，并在原有的理论基础上，学者不断探索毒邪致病或毒邪兼夹他邪致病的病因病机，王永炎院士首创"毒损脑络"学说，认为外毒指在体外感受"毒邪"而引起脏腑功能失调，其中"毒邪"包括：①六淫之邪暴烈过盛化为风毒、寒毒、暑毒、湿毒、燥毒、火（热）毒；②具有致病力强、发病快、病情变化多端、有传染性和流行性的传染性之毒，如瘟毒、疫疠毒邪；③《诸病源候论》列述了兽毒、蛇毒、水毒、饮酒中毒等；④结合现代社会，还应该包括工业和制造产业产生的环境毒和食物毒。所谓内毒，其来源多因脏腑功能失调、久病体虚或年老体弱，感受七情、饮食、劳逸和先天等因素的刺激，而导致机体某些功能失常，代谢障碍，不能将代谢产物排出体外，进而滋生毒邪。刘超等认为在生命过程中原本不存在机体内的物质或超出机体需求多出的部分或脱离原本部位致使其他部位产生病变的物质统称为"内毒"，内毒可导致病情恶化加重或呈沉疴状态并难以干预的一类特殊的致病因素。朱爱松等提到当七情或五志过极超出人体正常调节范围时会引起相关脏腑功能失调，产生相应的病理产物，病理产物相互影响日积月累，郁蓄转化为邪毒，从而致病。综上所述，瘀毒阻络学说所言之"毒"，应属内毒范畴，即瘀阻日久生毒。

3. 瘀毒互结的机制

在病因学说中"瘀""毒"的共同点是兼夹性和依附性，两者既可单独致病或成为病理产物，也可瘀毒相互依附致病，甚或兼夹他邪致病，如瘀毒可导致湿毒、热毒、痰毒。同时瘀毒存在互化，如毒邪煎熬血液、伤络、伤津耗阴、壅塞气机及毒邪损脏均可形成瘀；各种因素导致血行不畅或血液瘀滞，产生瘀血，瘀血阻滞脏腑经络，脏腑经络功能失调，不能将瘀血排出体外或消散，瘀血成为致病因素存在于体内，损伤组织器官，引起组织器官变性、坏死，日久蕴化成瘀毒。由此可知，在疾病发生发展过程中瘀毒可相互从化，互为因果，形成恶性循环，毒可致瘀，瘀可生毒，日久成瘀毒。其中，"瘀"为有形之灶，"毒"为病情转变和恶化的关键。瘀毒互结致病症状、体征表现更加明显，病程较久，病势较急，病情较重，预后不良。在治疗方面，因瘀毒致病的前提是体内正气亏虚，其本质属于本虚标实，因此在清化瘀毒的同时务必兼顾正气。

4. 瘀毒互结与脑梗死

现代医学认为脑梗死发病机制为血管狭窄或完全闭塞，导致血供不足而使相应的脑组织缺血、坏死，一般来说脑梗死多发生于中老年人或有"三高"等慢性疾病的患者，其体质特点多为虚弱或既往有瘀血存内，加之外邪侵袭，内虚邪中。体内瘀血日久，蕴化成毒，毒邪在体内又可煎熬血液，血凝成瘀；或损伤经络，血溢成瘀；或伤津耗阴，阴伤血滞为瘀；或壅塞气机，血脉凝滞；或损伤各脏腑，血行失司形成血瘀。在此过程中，瘀可生毒，毒可致瘀，瘀毒相互转化，恶性循环，致病急骤，传变迅速。根据发病速度可辨别出瘀毒出现的先后顺序，也可分别出临床类型。结合脑梗死的病理损害有组织损伤坏死、炎症瀑布反应、氧化脂质沉积和细胞凋亡等，与中医"毒"邪致病起病急骤、传变迅速、直中脏腑和腐肌伤肉等特点多有相似之处。在临床上，应着重瘀毒辨证，对于脑梗死早期的有效治疗与预后有着重要意义。所以早期认识到瘀毒致病，运用活血化瘀配伍清热解毒药物，可降低脑梗死的死亡率、致残率。

四、预防与调护

脑梗死的预防分为一级预防、二级预防、三级预防，一级预防是指患者没有发病前就进行预防，二级预防，是指患者发病后防止复发，三级预防是防止脑梗死并发症，其中二级预防的意义重大，我国脑梗死 5 年复发率高达 40%，是国际水平的 3 倍多，主要原因是对二级预防观念的普及不够，脑梗死容易复发，而且一般一次比一次严重，目前已经得到国家有关部门的重视。

关于中风的调护，急性期，病情危重，患者不能自理，应严密观察，精心护理，是提高临床治愈率、减少并发症、降低死亡率和病残率的重要环节。中风急性期要卧床休息，注意患者神志、眼神、气息、脉象的变化，并警惕抽搐、呃逆、呕血及虚脱等重证的发生。保持呼吸道通畅，防止肺部感染。中风患者饮食以清淡为宜，切忌肥甘辛辣厚味。中风患者肢体偏瘫，活动不便，易发生褥疮，故须勤翻身或配以按摩，以促进局部血液的循环，从而防止褥疮的发生。中风恢复期或后遗期的护理工作，其重点是鼓励及辅导患者进行功能锻炼，促进患肢功能的恢复。对语言不利或不语按循序渐进的原则，用心帮助患者进行语言训练，逐步恢复语言能力。

第三节　高血压脑病

一、高血压脑病的西医诊疗

(一) 概述

高血压脑病 (hypertensive encephalopathy, HEP) 是内科较为常见且危及生命的急症之一, 如处理不当可导致严重后果, 甚至死亡。高血压脑病是指脑部细小动脉发生持久而严重的痉挛或广泛微血管栓塞, 脑部供血发生急性障碍, 也可能脑内小动脉因血压极度升高而被迫扩张, 从而使大脑过度灌注, 导致脑水肿和颅内压增高, 引起全面性脑功能障碍。

无论是原发性高血压, 还是继发性高血压, 血压的突然升高均可引起本病的发生。常见于急进型高血压、急慢性肾炎、妊娠高血压综合征等, 偶见于嗜铬细胞瘤等。原有高血压病史者, 血压突然升高至 200 ~ 250/120 ~ 150 mmHg 以上 (平均动脉压 120 ~ 150 mmHg, 1 mmHg = 0.133 kPa), 少数原来血压正常者 (如药物性、急性肾炎、妊娠高血压综合征) 血压稍高于正常也可发病, 尤其舒张压 >120 mmHg 者。

(二) 临床表现

高血压脑病发病年龄与基础病因有关, 子痫发生常见于年轻妊娠妇女, 在生育期早期最常见; 恶性高血压多见于 30 ~ 50 岁, 急性肾小球肾炎患者多为儿童和青少年, 慢性肾小球肾炎多见于 10 ~ 30 岁。临床上主要表现为, 血压急剧升高、头痛、头晕、恶心、呕吐、视物模糊、肢体麻木、抽搐、意识障碍等。眼底检查可见视网膜血管痉挛、渗出、出血、视盘水肿等变化。脑电图可显示为广泛性弥散慢波, 提示有脑组织水肿, 有时也可见癫痫性放电, 意识障碍越重, 脑电图异常越明显。经积极降血压和颅内压及控制抽搐等治疗后, 症状常可迅速好转或大部分缓解。

1. 血压增高

新近出现的高血压达 160/100 mmHg 即可出现症状。急性肾炎、妊娠高血压综合征者脑病发作时血压可升高至 180/120 mmHg, 慢性高血压者血压升高至 200 ~ 250/120 ~ 150 mmHg。原来有高血压者, 血压可因一定诱因存在而再度增高, 出现高血压脑病时血压可高达 200 ~ 260/140 ~ 180 mmHg。

2. 颅内压增高症状

表现为严重的头痛、头晕、恶心、呕吐和视盘水肿等。剧烈的头痛是最早症状, 头痛可限于后枕部或全头痛, 紧张、咳嗽、用力时加重, 与血压和颅内压升高有关, 和舒张压、视盘水肿相平行, 头痛过后可很快出现脑功能损害症状。呕吐为喷射状, 较为剧烈。视盘水肿是颅内压增高的主要体征。眼底镜检查可见视盘边界模糊, 视盘充血及生理凹陷消失, 严重者可见视盘明显隆起、渗血和点片状出血, 视网膜静脉怒张, 动脉痉挛变窄等。与此病理改变伴随的相应临床症状为视物模糊、黑蒙等视力障碍。

3. 癫痫样抽搐或肢体肌肉强直

高血压脑病程中可出现脑组织局灶性坏死, 脑神经异常放电可导致患者常出现全身性或局限性抽搐发作，可发作一次或几次，严重者也可出现癫痫持续状态。HEP 的癫痫发作常可表现为全面强直阵挛发作，即存在意识丧失和全身对称性抽搐。

4. 意识障碍

包括昏睡、谵妄、精神错乱甚至昏迷。

5. 神经系统局灶性症状

高血压脑病尚可出现局部脑组织坏死而产生肢体麻木、偏瘫、失语、偏盲等局灶性神经障碍。此外还可存在精神症状，如定向和判断力障碍、谵妄和痴呆等症状。

6. 眼底改变

随病情的不同可有不同的严重程度，可见视盘边缘模糊。视网膜小动脉弥散性或局限性强烈痉挛，甚至视网膜出血、渗出和视盘水肿。视盘水肿可在颅内压增高几小时内形成，可作为高血压脑病的早期诊断指征之一。

高血压脑病起病急骤，病情发展十分迅速，一般出现高血压脑病需经 12～48 小时，短则数分钟。主要临床表现为剧烈头痛、呕吐、黑蒙、烦躁等先兆症状。发病后以脑水肿症状为主，大多数患者具有头痛、抽搐和意识障碍的高血压脑病三联征。

（三）辅助检查

1. 脑脊液检查

压力显著增高，有少数红细胞或白细胞，蛋白质轻度增高。但如诊断已明确，禁做此项检查。

2. 脑电图检查

可见局灶性异常或两侧同步的尖慢波，以枕叶的节律性尖波和慢活动常见，有时出现弥散性慢波者，提示严重的脑组织水肿。意识障碍越重，脑电图异常越明显。

3. 影像学检查

高血压脑病的头颅 CT 和（或）MRI 表现为两侧大脑半球局部或弥漫性的白质水肿，可以有占位效应；病变以顶、枕叶白质为主，呈对称或非对称分布，边界不清，较少累及灰质，病变广泛时可累及颞叶、额叶、基底节、小脑和脑干，并可伴有点状出血征象。MRI 对较小病变的显示优于 CT，在确定病灶范围及皮质的显示上比 CT 敏感清楚；弥散加权成像对血管源性脑水肿和细胞毒性脑水肿的鉴别有独到之处，血管源性脑水肿表现为等或稍高信号，而细胞毒性脑水肿为高信号，出现细胞毒性脑水肿信号意味病情加重。MRI 可以动态观察病变的发展过程，有助于 HEP 的早期诊断、治疗及预后判断。

CT 与 MRI 具有特征性表现总结如下：①部位：常为双侧性及对称性或不对称分布，后循环供血区为主，可累及额叶、基底节、小脑、脑干。②形态：常双侧对称发病，多为斑片状，少数融合呈大片状，界限不清。脑室与脑沟缩小，脑回肿胀。③CT 平扫呈弥漫性低密度，有时有斑点状高密度影。无强化或轻度斑片状及斑点状强化。CTA 显示血管正常或痉挛。④MRI 对本病显示敏感。T1WI 呈边缘模糊的斑片状低信号，T2WI/FLAIR 呈斑片状及多灶性高信号，T2WI 及 SWI 可显示出血所致的斑点状或斑片状低信号。DWI 无或有轻度扩散异常，ADC 值增高，表明为血管源性水肿。DTI 显示各向异性减小。增强 T1WI 示斑片状强化。⑤其他。CTP 与 PWI 局部灌注增加。MRS 可见 Cho 与肌酸增高及 NAA 下降。⑥治疗后病变可完全吸收，也可遗留脑萎缩及脑软化。

高血压脑病的影像学改变需与急性脑梗死、基底动脉尖综合征、癫痫持续状态、低血糖、血栓性微血管病、脑过度灌注综合征、脑胶质瘤病等相鉴别，因为 HEP 需积极降压治疗，而急性脑梗死时过分降血压却会加重脑缺血损害。急性期脑梗死位于脑动脉分布区，急性期脑梗死在 DWI 上表现为扩散受限，高血压脑病通常在 DWI 上扩散不受限。基底动脉尖综合征也可以双侧枕叶为主，但常累及枕叶的旁正中部位，而 HEP 常累及枕叶外侧。基底动脉尖综合征常合并小脑、脑干的异常，而 HEP 较少累及脑干和小脑，即便影像学发现脑干和小脑受累，也往往无临床症状，呈现出"临床与影像分离"的特点。

癫痫持续状态可引起一过性脑回水肿，在影像上易误认为高血压脑病，癫痫持续状态引起的水肿通常位于脑的一侧，而高血压脑病通常位于双侧。低血糖脑病可引起严重的顶枕叶脑水肿，易误认为高血压脑病，需结合低血糖病史予以鉴别。脑过度灌注综合征可由颈动脉内膜切除、血管成形术、血管内支架术后引起，上述情况中的 5%~9% 病例可发生过度灌注综合征，在 MR 灌注成像或 CT 灌注成像可显示 rCBF 增高。脑胶质瘤病表现为整个脑叶受累，而非皮质、皮质下斑片状病变，枕叶受累不是很常见。血栓性微血管病可由恶性高血压、弥散性血管内凝血病、溶血尿毒综合征、血栓性血小板减少性紫癜引起，在影像学表现上常与高血压脑病重叠，需密切结合临床病史。高血压脑病发病急促，常表现为突发的剧烈头痛、呕吐、意识障碍等症状；体检可有血压增高、神经系统阳性体征等；患者常有急进性高血压、急性和慢性肾小球肾炎、妊娠高血压综合征等既往史，偶有嗜铬细胞瘤、库欣综合征等，可资鉴别。

肾上腺素能交感神经在脑血流量的自动调节机制中占有重要的作用。HEP 患者头部影像学异常部位的选择可能与椎基底动脉系统，尤其是供应枕叶的血管缺少交感神经支配及自动调节能力相对较弱有关，上述这些影像学改变是可逆的，即在积极控制血压后影像学异常在短期内完全消失，即所谓可逆性脑后部白质脑病。

（四）高血压脑病的诊断与鉴别诊断

1. 高血压脑病诊断要点

（1）血压突然显著升高，收缩压 >200 mmHg 和（或）舒张压 >120 mmHg。

（2）急性或亚急性起病，严重头痛、恶心、呕吐、抽搐、意识及精神障碍，可伴有肢体麻木、偏瘫、失语、偏盲等一过性局灶性神经障碍。

（3）经积极降压治疗，待血压降至正常或一定水平，症状可迅速好转或大部分缓解，不遗留脑损害后遗症。

（4）患者可有急进性高血压、急性和慢性肾小球肾炎、妊娠高血压综合征等既往史，偶有嗜铬细胞瘤、库欣综合征等。

（5）眼底检查可见高血压视网膜病的改变；脑电图有弥散性慢性波或癫痫性放电的改变；脑 CT 可见白质密度降低，亦可无明显异常。

（6）排除高血压性脑出血，蛛网膜下腔出血及颅内占位性病变等。

2. 鉴别诊断

（1）高血压危象：临床表现有头痛、胸闷、鼻出血、烦躁等症状，颅内压增高不明显，短暂局灶性神经体征少见；以收缩压升高为主，血压突然和显著升高一般超过 180/120 mmHg。

（2）蛛网膜下腔出血：表现为头痛、呕吐等颅内压增高的症状和脑膜刺激征阳性体征，蛛网膜下腔出血头痛典型者多为后枕部及颈项部痛伴腰痛。神经系统局灶性体征不明显，有时可因继发性血管痉挛亦可出现轻偏瘫等体征。眼底检查可有视盘水肿而无小动脉痉挛；可表现为血性脑脊液；脑 CT 扫描可见蛛网膜下腔高密度影，有助确诊。

（3）高血压性脑出血：往往有明确的神经系统定位体征。脑 CT 扫描可见脑实质内高密度出血灶。

（4）脑梗死：好发年龄为 50 岁以上的人群，常有动脉粥样硬化、高血压、冠心病或糖尿病，以及吸烟、饮酒等不良嗜好的患者。起病一般较缓慢，多在安静和睡眠中起病。梗死面积较小时，颅内压增高症状可不明显，且多无意识障碍、偏瘫、偏身感觉障碍及失语等局灶性神经功能缺损症状及体征明显，眼底检查多无异常，发病 24 ~ 48 小时后脑 CT 扫描可见相应部位低密度灶，边界欠清晰。脑 MRI 检查最早可于梗死后 6 小时在 T2 加权成像上可见高信号灶。

（5）脑栓塞：脑栓塞起病更急，绝大多数在数秒钟或数分钟病情发展到最高峰。大多数患者病前无任何前驱症状，活动中突然起病。神经系统定位体征较明显，以颈内动脉系统尤其是大脑中动脉栓塞局灶体征最常见。约半数患者起病时有意识障碍，但持续时间短暂。常有引起栓子来源的原发病的症状和体征，如风湿性心脏病合并心房颤动、脂肪栓子的长骨骨折表现等；可伴有脑以外器官栓塞的征象，如视网膜、皮肤、黏膜、脾、肾等栓塞的临床表现等。

（6）TIA：一般无颅内压增高症状，常反复发作出现一过性局灶性神经功能缺损症状，可持续数分钟至数小时，且常在 24 小时内异常症状体征完全恢复正常。

（7）偏头痛：与高血压脑病之头痛同属于血管性头痛，但偏头痛多见于青年女性，易反复发作，血压多为正常范围，无意识障碍，无抽搐，入睡休息后可减轻，降血压药物不能使偏头痛症状缓解。

（8）癫痫：癫痫发作可来源于各种性质的大脑疾病，高血压脑病时的抽搐实质是症状性癫痫，需与其他原因导致的癫痫发作鉴别，可根据既往病史、血压增高的表现及降血压、降低颅内压治疗的疗效等方面明确诊断。

（9）青光眼：常为单侧剧烈头痛，无意识障碍、无抽搐，一般无高血压。眼科检查可发现其发作时眼压很高。

（10）颅内肿瘤：颅内压增高症状及局灶性神经症状存在进行性加重的过程，血压一般正常水平，视盘水肿较突出，但无小动脉痉挛存在，头部 CT、MRI 等辅助检查可确诊。

（五）治疗

高血压脑病治疗原则包括：尽快降低血压，控制抽搐，减轻脑水肿，降低颅内压和病因治疗等。治疗的中心环节是迅速降低血压，根据不同病因选择合适的降压药，以达到预期疗效及对症处理。

1. 一般治疗

立即使患者平卧，抬高床头 15° ~ 30°，以促进颅内静脉回流，降低颅内压；松解衣领、纽扣、腰带，头偏向一侧，及时清除呼吸道分泌物及口腔内呕吐物，保持气道通畅；给予吸氧，氧流量 2L/min；患者发生躁动不安、抽搐时，置牙垫于上、下磨牙之间，以防舌咬伤；有活动义齿应取下，以防咽下。

2. 迅速降低血压

在不可逆性脑损害出现之前，应紧急降压治疗。

（1）降压治疗原则包括：选用静脉给药方法，特别是危重患者，血压控制后，改为口服维持，注意不应突然取代；严密观察血压，在用药过程中以防血压骤然下降，甚至发生休克，导致心、脑、肾等重要器官缺血或功能障碍；在抢救开始及治疗过程中，合用排钠利尿药，以防止水钠潴留，影响疗效。肾性高血压引起的高血压脑病，首选肼苯达嗪；原发性高血压引起者，首选硝普钠、卡托普利；妊高征引起者，首选肼苯达嗪为宜，且不致影响胎盘血供应，卡托普利酌情应用。

血压降低程度应根据患者原有基础血压而定，首先了解有无高血压病史，即以往脑血管自动调节处于较高水平或正常水平者，这两种情况平均血压下降 25%～30% 时脑血管自动调节不会受影响，如下降基线水平的 40% 则可出现脑血流灌注不足的症状。一般使血压降至 160/100 mmHg 左右或接近患者平时血压水平，原有高血压者，舒张压降至 110 mmHg 以下。

（2）常用的降压药物有：硝普钠：为目前最强的外周血管扩张药，能减轻心脏前后负荷，不增加心率和心排出量，降压起效快、作用强、持续时间短，对合并心力衰竭者效果满意。用药 >72 小时，应测硫氰酸盐浓度，若 >129 mg/L，应停药。此药作用快，但失效亦快，必须缓慢静脉滴注，通过调节静滴速度来控制血压使血压维持于合适水平。药液超过 6 小时应重新配制，持续静滴不超过 48 小时，以免氰化物中毒；该药停用 5 分钟后降压作用消失，为了维持降压，在停药前尽早使用口服降压药。

降压嗪（氯苯甲噻二嗪或二氮嗪）：降压嗪能直接扩张血管，松弛血管平滑肌，降低周围血管阻力，使血压迅速下降，降压的同时心率增加，心排出量不降低。降压作用强且迅速，又不明显降低心、脑、肾灌注，故适用于高血压危象的急救。降压嗪化学结构和噻嗪类利尿药相似，但无利尿作用，反而可引起水钠潴留。用法：快速静注，50～75 毫克/次，在 15～20 秒内注完。临用时将本品溶于专用溶剂内快速静注，症状缓解后再改以口服降压药维持。一次快速静注本品 300 mg，可在 5 分钟内使血压降至正常水平，降压作用可维持 6～8 小时或更长时间。

注意事项：二氮嗪无利尿作用，且可引起水钠潴留，多次重复使用可能引起水肿、充血性心力衰竭，过量可引起严重低血压，均应及时予以处理，可考虑加用呋塞米以降低血浆容量，同时为避免发生直立性低血压，患者应保持仰卧位；降压嗪尚可致血糖升高，抑制胰岛素分泌。对糖尿病患者或多次注射本品的患者，为防止血糖上升，可同时使用胰岛素或口服降血糖药以控制血糖。可出现一过性脑或心肌缺血、头痛、恶心、失眠、便秘、腹痛、听觉异常、静脉炎、皮疹、白细胞及血小板减少、白内障、神志丧失或抽搐等。充血性心力衰竭、糖尿病、肾功能不全、心肌梗死、颅内出血、主动脉夹层的高血压患者及哺乳期妇女忌用。妊娠子痫高血压时使用本品可松弛子宫平滑肌而致产程终止。

酚妥拉明：为 α 受体阻断药，降低外周阻力而降血压，最适用于嗜铬细胞瘤或高血压患者停用单胺氧化酶抑制剂引起血中儿茶酚胺升高所致的高血压脑病。一次肌内注射或静脉注射 5～10 mg，其降压作用分别在肌内注射后 20 分钟及静注后 2 分钟产生。静脉注射后降压作用时间短暂，故常用 5～10 mg 首剂静注使高血压得到控制后，继以 20～50 mg 静滴，以保持血压在稳定的安全水平。副作用包括有：心动过速、心律失常、胃肠道症状，应注意心率增加和低血压的发生。对冠心病、低血压、溃疡病者要慎用，肾功能不全者禁用。

硫酸镁：有镇静、止痉及解除血管痉挛而降血压。适用各种原因所致的高血压脑病，是妊娠高血压综合征首选的药物，25% 硫酸镁 10 mL，加入 50% 葡萄糖溶液 40 mL，静脉推注，根据需要间隔 2 h，再推注 1 次；或者 25% 硫酸镁 10 mL 溶于 500 mL 液体中静脉滴注。硫酸镁有抑制呼吸的副作用。

肼苯达嗪：能直接松弛血管平滑肌，降低周围血管阻力，使血压下降，同时心排出量增加，心率增快。其降压作用迅速，一般多以小剂量与其他降压药如利血平类或噻嗪类利尿药等合用，疗效较好，不良反应小。因其对降低舒张压较显著，并能增加肾血流量，故主要用于肾性高血压及舒张压较高的患者，亦可用于妊高征和急性肾小球肾炎所致高血压。肌内注射或静脉注射：1 次 10～40 mg，可 4～6 小时重复注射 1 次；不良反应常见有心悸、心动过速、头痛、眩晕、恶心、呕吐、食欲减退、直立性低血压、发热等，严重时可引起类风湿性关节炎和红斑性狼疮样综合征等。因肼苯达嗪会增加心脏的工作量，故心动过速、冠状动脉硬化、脑血管硬化及心力衰竭患者禁用；本品易产生耐受性，故可与其他降压药合用。

（3）应用降压药物时应注意：根据患者病情及心、肾功能选用降压药物，选用作用快、有可逆性、无中枢抑制作用，毒性小者，原则上静脉给药。用药过程中，严密观察血压变化，以防血压骤降而出现休克，导致心、脑、肾等重要器官缺血或功能障碍如失明、昏迷、心绞痛、心肌梗死、脑梗死或肾小管坏死。通常血压降至 160/100～110 mmHg 或接近病前水平。重症高血压者，脑血流的自动调节一般需要 18～24 小时，降压时注意脑血流恢复时间。降压至一定程度时，出现新的脑神经症状或已存在的神经症状加重，要考虑到脑缺血的可能，应将血压适当升高。老年人或有高血压病史者，应降至较高水平，因老年人个体差异大，血压易波动，用药应从小剂量开始，逐渐加大剂量，使血压缓慢下降，避免血压下降过快、过低。注意血压、意识状态、尿量及尿素氮变化，如降压后出现意识障碍加重、尿少、尿素氮升高，提示降压不当，应加以调整。降压先静脉注射后改为口服。选用强而快的降压药静脉注入，能迅速发挥降压效应，按病情调整滴速，降至适当水平后，尽量保持恒定 2～3 天，渐改为口服以巩固疗效。

3. 治疗脑水肿降低颅内压

高血压脑病发生后多可产生脑水肿，甚至引起脑疝。在降压的同时应用脱水利尿药，减轻脑水肿，尤其血压达适当水平颅内压仍高者，选用 20% 甘露醇 125～250 mL 静脉注射，1 次/4～6 小时或甘油果糖注射液 250 mL 静脉注射，1～2 次/天，静滴，注意滴注速度不宜过快。心、肾功能不全者慎用或禁用。必要时呋塞米 20～40 mg 静脉注射，1～2 次/天，同时密切观察尿量及血压变化，地塞米松 10 mg 加入液体中静滴，以维持毛细血管的完整性，减少蛋白质和液体的渗出，减轻脑水肿。亦可口服氢氯噻嗪等。

4. 制止抽搐

用地西泮 10~20 mg 缓慢静脉注射，必要时 30 分钟后再注射 1 次或用地西泮 40~50 mg 加入 5% 葡萄糖溶液 500 mL 中，静滴，直至抽搐停止，24 小时总量控制在 100~150 mg；抽搐停止后可用苯巴比妥钠 0.1~0.29 肌内注射，每隔 8~12 小时 1 次，控制发作。

5. 恢复期的治疗

高血压脑病经过有效的降压治疗，大多数患者在数小时或 1~2 天内可完全恢复，不留任何后遗症。少数有头晕、头胀及记忆力减退等症状，应积极治疗，使患者完全康复。①血压控制后，应口服降压药维持；②限制钠盐的摄入并避免服用某些药物及食物如麻黄碱、含酪胺食物等以防诱发高血压脑病；③进一步查明病因，尤其是继发性高血压者；④在降压过程中可能出现脑梗死、心肌梗死、肾功能不全等，应早期发现。

二、高血压脑病的中医诊疗

（一）中医对高血压性脑病的认识

中医学中并无高血压脑病名称，根据其临床表现，当属于"头痛"范畴，我国对头痛病认识很早，"头痛"一词作为症状最早见于《阴阳十一脉灸经》，《内经》称本病为"脑风""首风"，六经病变皆可导致头痛。《素问·风论》认为其病因乃外在风邪寒气犯于头脑而致。《伤寒论》较详细地论述了太阳、阳明、少阳、厥阴病头痛的临床表现，并在厥阴篇中，提及治疗"干呕、吐沫，头痛，吴茱萸汤主之"。《诸病源候论》已认识到"风痰相结，上冲于头"可致头痛。金元以后，逐渐完善了对头痛病的认识。《东垣十书》指出外感与内伤均可引起头痛，据病因和症状不同而有伤寒头痛、湿热头痛、偏头痛、真头痛、气虚头痛、血虚头痛、气血俱虚头痛、厥逆头痛等，还补充了太阴头痛和少阴头痛，从而为头痛分经用药创造了条件。《丹溪心法》认为头痛多因痰与火，提出了痰厥头痛和气滞头痛，同时提出头痛治疗如效果欠佳加入引经药物。到了明代，《古今医统大全·头痛大法分内外之因》对头痛病进行了总结："头痛自内而致者，气血痰饮、五脏气郁之病，东垣论气虚、血虚、痰厥头痛之类是也；自外而致者，风寒暑湿之病，仲景伤寒、东垣六经之类是也。"《证治准绳·头痛》所说："医书多分头痛、头风为二门，然一病也，但有新久去留之分耳。浅而近者名头痛，其痛卒然而至，易于解散速安也；深而远者为头风，其痛作止不常，愈后遇触复发也。皆当验其邪所从来而治之。"但瘀血作为病因病机，至王清任论述血府逐瘀汤证时完善。

（二）病因病机

1. 感受外邪

多因起居不慎，坐卧当风，感受风寒湿热等外邪上犯于头，清阳之气受阻，气血不畅，阻遏络道而发为头痛。外邪中以风邪为主，因风为阳邪，"伤于风者，上先受之"，且"风为百病之长"、六淫之首，常挟寒、湿、热邪上袭。

若风挟寒，寒为阴邪伤阳，清阳受阻，寒凝血滞，络脉绌急而痛；若挟热邪，风热上炎，侵扰清空，气血逆乱而痛；若挟湿邪，湿性黏滞，湿蒙清阳，头为"清阳之府"，清阳不布，气血不畅而疼痛。外邪所致头痛，其病机如《医碥·头痛》所说："六淫外邪，惟风寒湿三者最能郁遏阳气，火暑燥三者皆属热，受其热则汗泄，非有风寒湿袭之，不为害也。然热甚亦气壅脉满，而为痛矣。"

2. 情志失调

精神紧张，忧郁恼怒，肝失疏泄，肝气郁结，络脉失于条达拘急而头痛；或平素性情易怒，肝郁化火，日久肝阴被耗，肝阳失敛而上亢，气壅脉满，清阳受扰而头痛。

3. 饮食不节

脾胃为气血生化之源。若平素嗜肥甘厚味，暴饮暴食，或劳伤脾胃，以致脾阳不振，运化转输水津失常，痰湿内生，以致清阳不升，浊阴下降，清窍为痰湿所蒙；或痰阻脑脉，痰瘀痹阻，气血不畅，均可致脑失清阳、精血之充，脉络失养而痛。如丹溪所言"头痛多主于痰"。若饮食伤脾，气血化生不足，无以上充脑海，亦为头痛之病因病机。

4. 内伤不足或久病入络

先天禀赋不足，或劳欲伤肾，阴精耗损，或年老体弱，气血衰败，或久病不愈，营血亏损，气血不能上营于脑，髓海不充则可致头痛。此外，外伤跌仆，或久病入络则络行不畅，血瘀气滞，脉络失养而易致头痛。病位虽在头，但与肝脾肾密切相关。风、火、痰、瘀、虚为致病之主要因素。邪阻脉络，清窍不利；精血不足，脑失所养，为头痛之基本病机。

（三）辨证论治

1. 辨证要点

（1）辨外感内伤

可根据起病急缓、病势、病程长短、疼痛性质等特点进行辨证。外感头痛，一般发病较急，病势较剧，多表现掣痛、跳痛、胀痛、重痛、痛无休止，每因外邪所致。内伤头痛，一般起病缓慢，痛势较缓，多表现隐痛、空痛、昏痛、痛势悠悠，遇劳则剧，时作时止。

（2）辨疼痛性质

辨疼痛性质有助于分析病因。掣痛、跳痛多为阳亢、火热所致；重痛多为痰湿；冷感而刺痛，为寒厥；刺痛固定，常为瘀血；痛而胀者，多为阳亢；隐痛绵绵或空痛者，多精血亏虚；痛而昏晕者，多气血不足。

（3）辨疼痛部位

辨疼痛部位有助于分析病因及脏腑经络。一般气血、肝肾阴虚者，多以全头作痛；阳亢者痛在枕部，多连颈肌；寒厥者痛在巅顶；肝火者痛在两颞。就经络而言，前额部及眉棱骨为阳明经，头后部下连于项为太阳经，两侧为少阳经，巅顶为厥阴经，或连目系。

（4）辨诱发因素

因劳倦而发，多为内伤，气血阴精不足；因气候变化而发，常为外邪、寒湿所致；因情志波动而加重，与肝火有关；因饮酒或暴食而加重，多为阳亢；外伤之后而痛，考虑瘀血。

2. 治疗原则

外感所致属实，以风邪为主，故治疗以疏风为主，兼以散寒、化湿、清热等法。内伤所致多虚或虚实夹杂证，治疗以补虚为要，视其所虚，分别采用滋阴养血、益肾填精，若实证，则平肝、化痰、行瘀。虚实夹杂，扶正祛邪并举，酌情兼顾并治。

3. 分证论治

（1）外感头痛

①风寒头痛

症状：头痛起病较急，痛连项背，常有拘急收紧感，或伴恶风畏寒，遇风尤剧，口不渴，苔薄白，脉多浮紧。

治法：疏风散寒。

方药：川芎茶调散。

方中川芎、羌活、白芷、细辛发散风寒，通络止痛，其中川芎可行血中之气，祛血中之风，上行头目，为外感头痛要药；薄荷、荆芥、防风上行升散，助芎、羌、芷、辛疏风止痛；茶水调服，取其苦寒之性，协调诸风药温燥之性，共奏疏风散寒，通络止痛之功。

若鼻塞流清涕，加苍耳、辛夷散寒通窍。项背强痛，加葛根疏风解肌。呕恶苔腻，加藿香、半夏和胃降逆。巅顶痛加藁本祛风止痛，若巅顶痛甚，干呕，吐涎，甚则四肢厥冷，苔白，脉弦，为寒犯厥阴，治当温散厥阴寒邪，方用吴茱萸汤加半夏、藁本、川芎之类，以吴茱萸暖肝温胃，人参、姜、枣助阳补土，使阴寒不得上干，全方协同以收温散降逆之功。

②风热头痛

症状：起病急，头痛而胀，甚则头痛如裂，发热或恶风，口渴欲饮，面红目赤，便秘溲黄，舌红苔黄，脉浮数。

治法：疏风清热。

方药：芎芷石膏汤。

方中以川芎、白芷、菊花、石膏为主药，以疏风清热；川芎、白芷、羌活、藁本善止头痛，但偏于辛温，故伍以菊花、石膏校正其温性，变辛温为辛凉，疏风清热而止头痛。

应用时若风热较甚者，可去羌活、藁本，改用黄芩、山栀、薄荷辛凉清解。发热甚，加银花、连翘清热解毒。若热盛津伤，症见舌红少津，可加知母、石斛、花粉清热生津。若大便秘结，口鼻生疮，腑气不通者，可合用黄连上清丸，苦寒降火，通腑泄热。

③风湿头痛

症状：头痛如裹，肢体困重，胸闷纳呆，小便不利，大便或溏，苔白腻，脉濡。

治法：祛风胜湿。

方药：羌活胜湿汤。

该方治湿气在表，真头痛头重证。因湿邪在表，故以羌活、独活、防风、川芎、藁本、蔓荆子等祛风以胜湿，湿去表解，清阳之气得布，则头痛身困可解；甘草助诸药辛甘发散，并调和诸药。若湿浊中阻，症见胸闷纳呆、便溏，可加苍术、厚朴、陈皮等燥湿宽中。若恶心呕吐者，可加生姜、半夏、藿香等芳香化浊，降逆止呕。若见身热汗出不畅，胸闷口渴者，为暑湿所致，宜清暑化湿，用黄连香薷饮加藿香、佩兰等。

（2）内伤头痛

①肝阳头痛

症状：头昏，胀痛而眩，心烦易怒，面赤口苦，或兼耳鸣胁痛，夜眠不宁，舌红苔薄黄，脉弦数。

治法：平肝潜阳。

方药：天麻钩藤饮。

本方重在于平肝潜阳息风，对肝阳上亢，甚至肝风内动所致的头痛证均可获效。本方中以天麻、钩藤、石决明平肝潜阳；黄芩、山栀、丹皮苦寒清泄肝热；杜仲、桑寄生补肝肾；牛膝、益母草、白芍活血调血，引血下行；夜交藤、茯神养心安神。临床应用时可再加龙骨、牡蛎以增强重镇潜阳之力。若见肝肾阴虚，症见朝轻暮重，或遇劳加重，脉弦细，舌红苔薄少津者，酌加生地、何首乌、女贞子、枸杞子、旱莲草等滋养肝肾。若头痛甚，口苦、胁痛，肝火偏旺者，加郁金、龙胆草、夏枯草以清肝泻火，火热较甚，亦可用龙胆泻肝汤清降肝火。

②血虚头痛

症状：头痛隐隐，时时昏晕，心悸失眠，面色少华，神疲乏力，遇劳加重，舌淡苔薄白，脉细而弱。

治法：养血滋阴，和络止痛。

方药：加味四物汤。

方中以当归、生地、白芍、首乌养血滋阴；川芎、菊花、蔓荆子清利头目、平肝止痛；五味子、远志、枣仁养心安神。

若因血虚气弱者，兼见乏力气短，神疲懒言，汗出恶风等，可选加党参、黄芪、白术；若阴血亏虚，阴不敛阳，肝阳上扰者，可加入天麻、钩藤、石决明、菊花等。

③痰浊头痛

症状：头痛昏蒙，胸脘满闷，纳呆呕恶，苔白腻，或舌胖大有齿痕，脉滑或弦滑。

治法：健脾燥湿，化痰降逆。

方药：半夏白术天麻汤。

本方具有健脾化痰，降逆止呕，平肝息风之功。以半夏、陈皮和中化痰；生白术、茯苓健脾化湿；天麻、白蒺藜、蔓荆子平肝息风止痛。

若痰郁化热显著者，口苦便秘，舌红苔黄腻，脉滑数者，可加竹茹、枳实、黄芩清热燥湿；若胸闷、呕恶明显加厚朴、枳壳、生姜和中降逆。

④肾虚头痛

症状：头痛而空，眩晕耳鸣，腰膝酸软，神疲乏力，遗精带下，少寐健忘，舌红少苔，脉细无力。

治法：滋阴补肾。

方药：大补元煎。

本方重在滋补肾阴，以熟地、枸杞子、女贞子滋补肝肾之阴；人参、当归、山药、白芍气血双补；杜仲、川断益肾强腰；龟板滋阴益肾潜阳；山茱萸养肝涩精。

若头痛而晕，头面烘热，面颊赤红，时伴汗出，证属肾阴亏虚，虚火上炎者，去人参，加知母、黄柏，以滋阴泄火，或方用知柏地黄丸。若头痛畏寒，面白，四肢不温，舌淡，脉沉细而缓，证属肾阳不足，可用右归丸或金匮肾气丸温补肾阳，填精补髓。若兼见外感寒邪者，可投麻黄附子细辛汤散寒温里，表里兼治。

⑤瘀血头痛

症状：头痛经久不愈，其痛如刺，入夜尤甚，固定不移，或头部有外伤史，舌紫或有瘀斑、瘀点，苔薄白，脉沉细或细涩。

治法：活血通窍止痛。

方药：通窍活血汤。

方药麝香、生姜、葱白温通窍络；桃仁、红花、川芎、赤芍、益母草活血化瘀止痛；当归活血养血；大枣一味甘缓扶正，防化瘀伤正；细辛、白芷辛散通窍止痛。头痛甚者，可加全蝎、蜈蚣、地鳖虫等虫类药以收逐风邪，活络止痛。久病气血不足，可加黄芪、当归以助活络化瘀之力。

治疗上述各证，均可根据经络循行在相应的方药中加入引经药，能显著地提高疗效。一般太阳头痛选用羌活、防风；阳明头痛选用白芷、葛根；少阳头痛选用川芎、柴胡；太阴头痛选用苍术；少阴头痛选用细辛；厥阴头痛选用吴茱萸、藁本等。

此外，临床可见头痛如雷鸣，头面起核或憎寒壮热，名曰"雷头风"，多为湿热毒邪上冲，扰乱清窍所致，可用清震汤加薄荷、黄芩、黄连、板蓝根、僵蚕等以清宣升散、除湿解毒治之。

还有偏头风，又称偏头痛，其病暴发，痛势甚剧，或左或右，或连及眼、齿，痛止如常人，不定期地反复发作，此多肝经风火所致，治宜平肝息风为主，可用天麻钩藤饮或羚角钩藤汤治之。

（四）中成药治疗

头痛的中成药治疗主要是根据患者具体临床表现，通过辨证论治，合理选择用药，如外感头痛，风邪袭络，辨证风寒头痛的，可以选用川芎茶调颗粒；风热头痛的，可以选用芎菊上清片；如辨证瘀血导致的头痛，痛处固定不移，可以选择血府逐瘀胶囊或正天丸；如辨证肝阳上扰清窍，气血运行不畅而发为头痛者，可予养血清脑颗粒、头痛宁胶囊、镇脑宁胶囊等；临证多杂如痰瘀相挟，可予清脑复神液。

（五）中医外治法

目前临床中，头痛的外治法集中于针灸、推拿、耳穴疗法、刺络放血、浮针、埋线、针刀等方法，结合患者病情和身体素质情况，选择合适的治疗方法。

三、高血压脑病的中西医研究进展

（一）西医研究进展

孟凡爽、贺娜、杨海霞等在吡拉西坦与乌拉地尔联合甘露醇在高血压脑病中的降压效果临床研究中，选取某院接诊的高血压脑病患者 102 例，随机分为治疗组与参照组，每组 51 例。参照组静脉滴注吡拉西坦注射液，治疗组给予乌拉地尔治疗。比较两组治疗前后的心率及血压。结果两组患者治疗前后心率改善不显著（$P > 0.05$）；各组不同时间点的血压较治疗前相比均降低，治疗组患者的血压降低尤为显著（$P < 0.05$）。结论：吡拉西坦与乌拉地尔均能有效的控制血压，而乌拉地尔在控制血压方面的效果更为显著。陈冲、王大伟在高压氧治疗条件下硝酸甘油联合银杏莫达对老年高血压脑病的治疗效果临床研究中，老年高血压

脑病患者 136 例随机分为联合治疗组和对照组，对照组给予面罩吸氧加硝普钠微量泵治疗，联合治疗组在高压氧治疗基础上采用硝酸甘油联合银杏达莫治疗，观察两组药物不良反应、痊愈率及血压恢复程度，结果：联合治疗组较对照组不良反应如头痛、肾功能改变、低血压反应、心律不齐、恶心及呕吐及总不良反应率明显降低；联合治疗组痊愈率及总有效率明显高于对照组，无效率明显高于对照组；对照组及联合治疗组治疗后 48 小时及 120 小时后收缩压和舒张压都明显降低，联合治疗组治疗 120 小时后，收缩压及舒张压均较对照组显著减低（$P < 0.05$），结论：对老年高血压脑病患者给予高压氧治疗的基础上，采用硝酸甘油联合银杏达莫治疗，在降低和稳定血压、减少不良反应的发生率、增加痊愈率方面取得了较好疗效。陈敬在硝普钠、硝酸甘油联合银杏达莫注射液治疗高血压脑病的临床疗效观察研究中选取 135 例高血压脑病患者随机分组，将 45 例患者设为参照 1 组予以硝普钠治疗，将 45 例患者设为参照 2 组予以硝酸甘油治疗，将 45 例患者设为试验组予以硝酸甘油联合银杏达莫注射液治疗。结果：治疗 3 天及 1 周后试验组的治疗总有效率高于参照 1 组和参照 2 组，组间比较差异有统计学意义（$P < 0.05$），三组头晕头疼、面红、恶心等不良反应相比较，无统计学差异（$P > 0.05$），结论应用硝酸甘油联合银杏达莫注射液治疗高血压脑病疗效比硝普钠更具优势。

（二）中医研究进展

1. 中医研究文献记载

高血压脑病中医属头痛范畴，中医学对头痛已经有上千年的历史，"头痛"一词作为症状最早见于《阴阳十一脉灸经》，头痛又称"头项痛""脑风"等，头痛主要因风寒湿邪外袭、瘀血痰浊阻滞、肝阳瘀血上攻或气虚血虚等所致的具有反复发作特点的疾病。《古今医统大全·头痛大法分内外之因》对头痛病进行系统性总结："头痛自内而致者，气血痰饮，五脏气郁之病，东垣论气虚、血虚、痰厥头痛之类也；自外而致者，风寒暑湿之病，仲景伤寒、东本垣六经之类是也。"所以头痛分类无外乎外感性和内伤性两大类。中医对头痛的治疗有独特的方法，可以明显减轻患者发病的次数、程度等，现今中医治疗已得到了大家的广泛认可。《伤寒论》中运用六经辨证法论治三阳及厥阴头痛，《东垣十书》补充了太阴及少阴头痛。另有《灵枢终始第九》记载："病在上者，下取之；病在头者，取之足"等外治法。

2. 外治法

（1）针灸治疗

赖新生教授以通元法治疗少阴证头痛，当阳气不足，病邪内入出现少阴寒化证时，采用通督养神针，选穴百会、神道、命门及背俞穴心俞、肾俞。当少阴阴虚阳亢出现少阴热化证时，采用引气归元针，穴位取关元、气海、归来、天枢。寒化证体针取太溪、列缺，少阴热化证体针取曲泉、地机、阴陵泉、太溪、列缺，其中天枢、归来、曲泉、地机、阴陵泉、心俞、肾俞、太溪、列缺取双侧穴位，治疗取得良好效果。

刘娜用腕踝针法治疗紧张型头痛患者的疗效，将 64 例符合标准的患者随机分为观察组和对照组，各 32 例，对照组给予常规止痛药物治疗，观察组在对照组基础上在腕踝处根据患者疼痛点进行分区选穴针刺，并留针 1 小时以上，应用疼痛评分对两组患者进行评价，结果观察组 32 例患者中显效 15 例，有效 13 例，总有效率为 87.5%，对照组显效 12 例，有效 14 例，总有效率为 81.3%，对照组疼痛程度大于观察组，说明腕踝针法对治疗紧张型头痛有效。

（2）推拿治疗

祖明旭用单手拇指指腹压紧患者患侧的疼痛区域—太阳穴的竖线区，并从前向后沿着足少阳胆经在头侧区域进行缓慢的压推移动，先推至耳后再至风池穴，操作者将两手十指交叉，并将手心朝外，拇指按压住患者双侧的风池穴，从上到下压推至大椎穴的平行线，并在双侧的风池、太阳、悬钟、合谷等穴进行点、揉、按、压等操作，治疗头痛的效果良好。

（3）耳穴治疗

杨佃会等曾阐述过耳郭上分布有丰富的神经，诸如第Ⅶ、Ⅸ、Ⅹ对脑神经的分支、交感神经等。当刺激耳郭的某些特定穴位时，会加快清除脑组织乳酸的堆积，抑制自由基反应，调节脑内兴奋性氨基酸递质的代谢，从而对脑神经起到保护作用。多次验证均证实耳穴综合治疗头痛有效，各期头痛耳穴综合疗法疗效均良好。

仙晋等运用耳穴综合疗法治疗血瘀型偏头痛，亦取得良好的临床疗效，且证明该疗法可明显改善全血低切黏度、全血高切黏度、血小板聚集率及血浆黏度，从而缓解头痛的症状。

（4）放血治疗

吴中朝等治疗偏头痛别具一格，认为头痛与肝有关，故从肝论治头痛。并提出查血脉、探瘀血、找横络、刺其血、务求畅的五步法以探查瘀血，治疗上强调脏腑辨证与经脉辨证相结合。

张倩如等研究发现针刺法及点刺金津、玉液穴放血法均能起到缓解头痛发作的作用，能够起到快速镇痛的效果，且点刺放血的镇痛疗效明显优于针刺法。

（5）腹针疗法

吕善广观察腹针疗法治疗颈源性头痛的临床疗效。结论：腹针疗法治疗颈源性头痛疗效优于普通针刺，是临床治疗颈源性头痛的一种新型有效治疗方法。

（6）浮针疗法

官陈迎探究浮针治疗血管紧张性头痛的疗效。结果：浮针组患者的治愈率为 64.52% 明显高于常规组 38.71%，$P < 0.05$。结论在治疗血管紧张性头痛时，选择浮针治疗法，能对治疗效果提升，疼痛指数下降有积极影响，为该疾病的治疗提供了新的思路。

中医对于头痛的治疗不论是内治法还是外治法，都离不开辨证论治及整体观念。对于一些顽固性头痛要辨证施治，内治法与外治法相结合，近几年来许多新型疗法也为头痛的治疗注入了新的思路，取得良好的临床疗效。

第十章　高血压相关肾脏疾病

第一节　高血压性肾脏病的西医诊疗

一、概述

高血压肾病系原发性高血压引起的肾脏结构和功能损害，分为良性高血压肾硬化症和恶性高血压肾硬化症。良性高血压肾硬化症是高血压长期作用于肾脏所致，恶性高血压肾硬化症指在原发性高血压基础上，发展为恶性高血压后引起的肾脏损害。高血压和肾损害同时存在会互为因果、互相加重，需积极控制患者血压水平，避免持续高压对于人体，包括肾脏在内的靶器官的损伤，缓解患者病情。该疾病又称为高血压性肾损害、高血压肾小动脉硬化、高血压性肾病。

（一）疾病分类

Ⅰ期：即微量白蛋白尿期，以尿中白蛋白排泄率异常为特征，肾功能正常，尿常规蛋白阴性。

Ⅱ期：即临床蛋白尿期，以尿常规蛋白阳性、24 小时尿蛋白定量 1 ~ 2 g 为特征，肾功能正常。

Ⅲ期：即肾功能不全期，以 Ccr 下降、SCr 升高为特征，分非透析期和透析期。

（二）主要病因

肾脏本身用于过滤体内毒素，通过尿液排出多余的水和钠盐，同时防止蛋白、血细胞等漏出血管，高血压使血管内血液压力增高，导致蛋白漏出至尿液里，蛋白一旦漏出会对肾脏的滤网系统造成破坏。高血压长期控制不佳，造成肾脏结构破坏难以逆转，就会逐渐出现肾功能损害，甚至慢性肾衰竭，最后严重阶段为尿毒症。

（三）流行病学

高血压肾病患病年龄多在 40 ~ 50 岁以上，有 5 ~ 10 年高血压病史。其中有一小部分患者（1% ~ 8%）可转为恶性高血压肾硬化症，此类患者若不及时治疗，死亡率极高。

二、高血压性肾脏病的诊断与鉴别诊断

（一）临床中高血压肾损害的诊断标准

1. 高血压病史

患者可能表现为数年或数十年血压持续 > 140/90 mmHg。

2. 尿检查异常

患者进行尿常规检查，通常会提示尿液中存在微量或少量的蛋白质。

3. 肾功能损害

患者可通过血液检查判断肾功能，如血液中的肌酐、尿素氮水平升高，控制血压的同时需通过肾功能保护的排毒药物进行治疗。

（二）肾性高血压与高血压肾损害，其鉴别要点

1. 根据病史

高血压肾损害的患者往往有长期的高血压病史，之后才出现蛋白尿、肾功能不全等肾脏的损害。而肾性高血压的患者往往先有急性或者慢性肾炎、肾病综合征的病史，之后才会出现血压的升高。

2. 其他靶器官的损害

高血压引起的肾损害往往合并有其他靶器官的损害，如视网膜病变，左心室肥厚，外周血管疾病。而肾性高血压的患者如果病史不是很长，一般不会出现多个靶器官的损害。

（三）原发性高血压肾损害与慢性肾小球肾炎的鉴别

原发性高血压肾损害属于一种继发于高血压的肾脏损伤，与慢性肾小球肾炎相对，首先，原发性高血压肾损害患者首先会出现高血压，然后才会出现肾脏的损伤，主要表现为肾脏对尿液浓缩功能的减退，即以肾小管功能的损伤为主，表现为多尿、夜尿增多等症状；而慢性肾小球肾炎首先出现的特征性表现在肾小球，患者不会出现以肾小管损伤为主的表现。

三、高血压性肾脏病的治疗

（一）高血压性肾脏病的一般治疗

1. 合理膳食

首先要控制钠盐摄入量，正常成年人应控制在 5 ~ 6 g/d，部分肾脏病者甚至要控制在 3 g/d 以内。我国膳食中钠盐的来源主要是食物烹调，所以限盐要减少烹调用盐及含盐高的调料，尽量不吃或者是少食腌制食品。蛋白质的摄入以容易被机体消化吸收的动物蛋白为主，肾功能异常的患者需要根据体重控制蛋白质摄入量。绿色青菜水果富含维生素及微量元素，高血压患者可以适当摄入。但是需要提醒肾功能异常的患者，尤其是高钾血症的患者，避免橘子、香蕉、新鲜的大枣等含钾高的蔬果，青菜可以用热水焯一下去掉部分钾离子。

2. 戒烟戒酒

吸烟饮酒与动脉粥样硬化、高血压有密切关系，饮酒还会降低降压药疗效，故高血压患者要戒烟戒酒。

3. 适量运动，控制体重

高血压患者可以参加游泳、骑自行车、慢跑、太极拳等有氧运动，中医传统保健操八段锦能够调节气机，疏通经络，对高血压患者大有裨益。超重与高血压密切相关，将体重控制在合理范围内，对改善高血压患者胰岛素抵抗，高脂血症和左心室肥厚等均有益。一般将体重指数控制在 24 以下。控制体重的方法，一方面是减少总热量摄入，另一方面是根据年龄

及身体状况进行合适的体育锻炼。

（二）高血压性肾脏病的药物治疗

1. 降压目的及目标

积极有效地控制血压是预防靶器官损害的根本措施，是降低并发症的发生和病死率的关键。血压每增加 20/10 mmHg，心脑肾等重要器官的危害便增加一倍。对于没有并发症的高血压患者，治疗目标是将血压控制在 140/90 mmHg 以下；已经出现肾损害的需要根据蛋白尿水平来确定不同的降压目标：24 小时尿蛋白定量小于 1 克时，血压应控制在 130/80 mmHg，平均动脉压达 97 mmHg；24 小时尿蛋白定量大于 1 克时血压最好控制在 125/75 mmHg，平均动脉压达 92 mmHg。血压达标时不仅心脑血管并发症不容易发生，而且对于已经发生的肾脏损害如蛋白尿，还能够减少尿蛋白延缓终末期肾病的发生。然而需要注意的是，并不是血压控制的越低越好，如果血压太低容易影响重要脏器的供血，反而会增加死亡率。在有条件的情况下，还可以监测 24 小时动态血压，避免血压波动太大。

2. 降压药物

临床常用的降压药包括以下几大类：钙离子拮抗剂、血管紧张素转化酶抑制剂、血管紧张素 Ⅱ 受体拮抗剂、利尿剂、β 受体阻滞剂、α 受体阻滞剂。

（1）钙离子拮抗剂：此类药物的作用机制主要是阻滞钙离子 L 型通道，抑制血管平滑肌及心肌钙离子内流，从而使血管平滑肌松弛，心肌收缩力下降，血压下降。钙离子拮抗剂是临床应用比较广泛的一类降压药，在没有明确电解质水平及肾功能血肌酐水平的情况下，高血压肾损害患者可以优先选择此类降压药。可适用于各个年龄，各种程度的高血压及肾功能不全的各个时期，起效迅速，降压力较强，同时能够增加心脑血液灌注，可用于合并糖尿病冠心病或外周血管病变的患者。其不良反应有头痛，面色潮红，心率增快，下肢脚踝部水肿，牙龈增生等。常用的药物包括硝苯地平、氨氯地平、非洛地平、维拉帕米、地尔硫䓬等。

（2）血管紧张素转化酶抑制剂：抑制周围和组织的血管紧张素转化酶，使血管紧张素 Ⅱ 生成减少，同时抑制激肽酶，使缓激肽降解减少。对高血压肾损害的患者肾脏起保护作用，主要表现在扩张出球小动脉大于扩张入球小动脉，所以能够有效降低肾小球囊内压，改善高灌注高滤过，从而降低尿蛋白。血管紧张素转化酶抑制剂能够改善高血压患者的胰岛素抵抗和糖代谢异常，能够使心室重构，临床适用于糖尿病、心力衰竭患者。常见的不良反应是干咳，其发生与体内缓激肽被抑制有关，不能耐受者需停用。一过性的血肌酐升高，高钾血症，血管神经性水肿，也是此类药物常见的不良反应。临床常用的药物包括卡托普利、培哚普利、贝那普利、依那普利、福辛普利、赖诺普利、雷米普利。

（3）血管紧张素受体 Ⅱ 拮抗剂：通过阻滞组织中的血管紧张素受体 Ⅱ 亚型，更充分有效地阻断血管紧张素受体 Ⅱ 的水钠潴留、血管收缩与组织重建。治疗特点与注意事项和血管紧张素转化酶抑制剂类似，但此类药物不会出现刺激性干咳，临床应用依从性较好。这一类药物包括氯沙坦、缬沙坦、厄贝沙坦、替米沙坦、奥美沙坦酯，以及与利尿剂联合的复方制剂，如厄贝沙坦氢氯噻嗪、缬沙坦氢氯噻嗪等。

临床应用 ACEI、ARB 时应注意：①血肌酐小于 265 μmol/L 时，可以继续应用这两类药物，但是需要密切监测肾功能。如果用药后2~4周内血肌酐升高小于30%，肾小球滤过率下降小于30%，可以在密切随访的情况下继续应用，如果升高大于30%或者是血钾大于5.5 mmol/L需要尽快停用。②双侧肾动脉狭窄或者是孤立肾伴有肾动脉狭窄的患者禁用，单侧肾动脉狭窄的慎用。③妇女妊娠期间禁用，避免影响胎儿发育。④脱水患者禁用，在与利尿剂联合时，应注意避免过度利尿脱水导致血肌酐升高。⑤与大剂量非甾体类抗炎药（阿司匹林大于300 mg/d）合用时有可能会影响疗效，导致血肌酐升高。

（4）利尿剂：主要通过排钠利水，减少血容量，降低外周阻力，达到降压效果。降压作用平稳缓慢，持续时间相对较长，适用于轻中度高血压。用药过程中应注意监测电解质，同时会影响血尿酸的代谢，容易出现糖耐量异常，并可导致脂质代谢异常，用药过程中应监测血糖、血脂及电解质，血尿酸。常用药物包括呋塞米、托拉塞米、氢氯噻嗪、螺内酯、布美他尼、氨苯蝶啶、吲达帕胺等。

（5）β受体阻滞剂：抑制心脏肾上腺素能受体的兴奋性，降低血浆肾素活性，抗心肌缺血和抗动脉硬化，抗心律失常，减少高血压患者的心脏猝死。在降压的同时，能够保护靶器官，减少高血压并发的心脑血管疾病，可用于不同程度的高血压。尤其是伴有心率较快的患者，或者是合并有心绞痛的患者，老年人高血压一般降压效果稍差。因为其特殊的作用机制，临床急性心功能衰竭，支气管哮喘，病态窦房结综合征，房室传导阻滞和外周血管病的患者禁用。糖尿病患者在用该药时容易掩盖低血糖反应，故临床应注意。常用药物包括美托洛尔、阿普洛尔、普奈洛尔、拉贝洛尔、卡维地洛、索他洛尔、比索洛尔等。

（6）α受体阻滞剂：非选择性α受体阻滞剂，如酚妥拉明，临床主要用于嗜铬细胞瘤，一般不单纯用于治疗高血压。选择性α受体阻滞剂主要是通过对突触后受体阻滞，对抗去甲肾上腺素的动静脉收缩作用使血管扩张，血压下降。它的降压作用明显，临床多用于恶性高血压。不良反应主要是体位性低血压和耐药性，临床不作为首选降压药物。常用药包括可乐定、特拉唑嗪、乌拉地尔、丁咯地尔等。含有α受体阻滞剂的复方制剂如复方降压片临床仍在应用。

（三）降压药药物选择方面要注意以下几点

1. 血压应逐渐下降，避免血压下降过快过猛。

2. 可以选择常规剂量联合治疗，避免单药剂量过大，减少不良反应的发生。

3. 尽可能选择长效的降压药，以减少血压的波动。

4. 血管紧张素转化酶抑制剂和血管紧张素受体Ⅱ拮抗剂是高血压肾损害的首选药物，具有非血压依赖性的肾脏保护作用。

（四）血液透析患者的降压药物选择

通过调整透析血压仍无法满意控制的终末期肾病患者，降压药首选ACEI、ARB类和交感神经活性阻滞剂。尽量选择不被透析清除的药物。应用被透析清除的药物时，应在透析过程中或者是透析后追加剂量。钙离子拮抗剂不会被透析清除。β受体阻滞剂可被透析清除，容易出现透析后血压反跳。血管紧张素受体Ⅱ拮抗剂可被透析清除。血管紧张素转化酶抑制剂中，除了福辛普利和贝那普利，其他药物大多数可被透析清除。

（五）高血压性肾脏病的手术治疗

高血压患者的手术治疗一般不作为常规治疗方式，应在药物治疗基础上进行。常用的是血管重建术，包括介入治疗或者是肾动脉搭桥。介入治疗，包括经皮腔内肾动脉支架成形术和经皮腔内肾动脉球囊成形术。两者再狭窄的发生率分别为 16% 和 40%，所以置入支架是最主要的介入治疗方式。

外科手术肾动脉搭桥，一般可以选择肾血管旁路移植，肾动脉内膜切除，肾动脉再移植，肾动脉狭窄段切除，离体肾动脉成形术，自体肾动脉移植术，或者是肾切除术。这种治疗一般是在介入治疗失败，肾动脉畸形，伴有腹主动脉瘤，肾动脉阻塞，孤立肾伴严重肾动脉狭窄的情况下选择应用。手术应权衡利弊，个体化选择治疗方案。

第二节　高血压性肾脏病的中医诊疗

一、中医对高血压肾损害的认识

中医学历代古医籍并无高血压肾损害病名的明确记载，根据临床症候表现，多将高血压肾损害归属于"眩晕""腰痛""水肿""虚劳""肾劳""关格"等范畴。《素问·阴阳应象大论篇》云："年四十，而阴气自半也，起居衰矣。年五十，体重，耳目不聪明矣。年六十，阴痿，气大衰，九窍不利，下虚上实，涕泣俱出矣……"《黄帝内经太素》对"年五十，体重，耳目不聪明矣"的注解是："人年五十，脾气衰，故体重，肝气衰，故目不明，肾气衰，故听不聪也"。

二、高血压性肾脏病中医病因病机

高血压肾损害与饮食不节、先天不足、七情失调、劳伤过度及年老体衰等有关。高血压病患者以中老年人为多，高血压所导致的肾损害又需要一个大于 5 年以上的进程，患者本身处于机体逐渐衰退的阶段，又加之长期疾病的销铄，是以虚证多见。病位主要在肝、肾，涉及脾，气虚运化推动无力，又可兼有湿热、瘀血等，具体到每个患者又有偏阴偏阳、偏虚偏实的不同，但总的来讲，虚实夹杂是该病的一个特点。

三、高血压性肾脏病中医辨证论治

（一）虚证

1. 肝肾阴虚型

《素问·至真要大论篇》有云"诸风掉眩，皆属于肝"。肝肾阴虚是高血压肾病重要的病理基础。大多数高血压肾病患者在早期均以肝肾阴虚为主要表现。多因年老体虚，饮食不节，情志失调，房事不节及消渴等久病迁延致肝肾阴亏，肝阳偏亢。肾虚精亏，腰府失养，肾失气化，分清泌浊失职，精微下注，故可见蛋白尿。

症状：腰膝酸软，眩晕耳鸣，失眠多梦，潮热盗汗，五心烦热，咽干颧红，溲黄便干，舌红少津，脉弦细数等。

治法：滋补肝肾。

方药：杞菊地黄汤加减，枸杞 15 g、菊花 15 g、熟地 15 g、山药 15 g、山萸肉 10 g、茯苓 15 g、泽泻 12 g、白芍 30 g、珍珠母 30 g。方中熟地、山药、山萸肉滋阴补肾，枸杞、白芍滋补肝肾，茯苓、泽泻补中有泻、利浊泻火，菊花清利肝目，珍珠母滋阴潜阳。目视昏涩者加石斛，或者合用一贯煎加减；失眠多梦者加生龙牡、炒枣仁；肝阳上亢甚者，有风动之象者加钩藤、石决明、夏枯草。

2. 气阴两虚

《景岳全书》云："无虚不作眩。"《素问·金匮真言论》云："夫精者，生之本也。"因年高精亏，体虚久病，肾气亏耗，或房劳过度，阴精亏虚，或肝肾阴亏，阴不养气，病延日久，均可导致肾气阴两虚，肾失封藏摄纳，精微不固，随小溲而下。脾为后天之本，气血生化之源，肾为先天之本，元阴元阳之首，肾虚日久，累及于脾，故临床上高血压肾病中期多继发脾肾两虚，脾虚则清阳不升，肾失滋源，肾虚亦甚，封藏失职，故可见蛋白尿。

症状：夜尿频多，腰膝酸软，疲乏无力，动则尤甚；纳呆便溏，心烦不舒，口干咽燥，舌质红胖，边有齿痕，脉沉细等。

治法：益气养阴。

方药：生脉饮加减，太子参 15 g、黄芪 15 g、麦冬 15 g、石斛 10 g、玉竹 10 g、五味子 10 g。方中太子参、黄芪补气，麦冬、石斛、玉竹滋阴，五味子滋阴敛气。头晕甚者加黄精、熟地；腹胀纳呆加神曲、鸡内金；浮肿者加猪苓、车前子。

3. 阴阳两虚

阴阳互根互用，一方受损，日久必累及另一方。高血压肾病其病程长，日久阴损及阳，阴阳俱伤，主要以脾肾阳虚为主。《诸病源候论》提出："肾者主水，脾胃俱主土，土性克水，脾与胃合，相为表里，胃为水谷之海，今胃虚不能传化水气，使水气渗溢经络，浸渍府脏……故水气溢于皮肤而另肿也。"

症状：肾精不足多见眩晕耳鸣，失眠多梦，腰膝酸软。偏于阳虚者，四肢不温，形寒怯冷，纳差便溏，舌质淡，脉沉细无力；偏于阴虚者，五心烦热，头晕耳鸣，舌红少苔，脉沉细数。

治法：滋阴助阳。

方药：偏于阴虚者予左归丸加减，熟地 20 g、山药 12 g、山萸肉 12 g、菟丝子 15 g、枸杞 12 g、怀牛膝 12 g、鹿角胶 15 g、龟板胶 15 g。方中熟地、山药、山萸肉、枸杞补益肝肾；菟丝子、怀牛膝健补腰膝、强壮筋骨；鹿角胶、龟板胶增补精髓。偏于阳虚者予右归丸加减，熟地 15 g、山药 12 g、山萸肉 12 g、枸杞子 10 g、杜仲 12 g、菟丝子 12 g、怀牛膝 12 g、附子 10 g、肉桂 6 g、鹿角胶 10 g。方中肉桂、附子、鹿角胶温补肾阳，熟地、山萸肉、山药、菟丝子、枸杞子填补肾阴，杜仲、牛膝甘温补肾，强壮筋骨。阴虚内热明显者，加鳖甲、知母；阴阳两虚明显者，加龙骨、牡蛎。

（二）实证

1. 瘀血

气者，周流全身，无处不到，既推动血液正常循行于脉中，又固摄血液防止其溢于脉外；若气虚，气的功能失调或生化不足，可导致气机不畅，血行迟滞，留而成为瘀血，瘀血就是人体受某种致病因素作用后所形成的病理产物。气的虚衰造成气的推动不足，气为血之帅，气虚推动无力则血行缓慢而成血瘀。内伤七情，气滞不行，而失推动。气的运行不畅，血的运行亦受到影响，血因气瘀。另外，阳失温运。阳主温、主动、主行，阳气不足，虚寒内生，无以温通、推动、运行，则血因寒（虚寒）而凝，从而产生血瘀。此三者皆可导致血行的动力不足，而使血流缓慢成瘀。

症状：眩晕伴头胀痛，痛处固定，经久不愈，面色晦暗，舌淡伴有瘀斑，脉弦涩。

治法：活血化瘀。

方药：血府逐瘀汤加减，当归10 g、川芎10 g、赤芍12 g、熟地12 g、桃仁10 g、红花10 g、柴胡10 g、枳壳10 g、益母草10 g。方中当归、川芎、赤芍、熟地、桃仁、红花养血活血、祛瘀通络；柴胡疏肝理气，枳壳行气宽中，益母草活血利水。瘀血重者加三棱、土鳖虫；浮肿者，加白茅根、车前子。

2. 湿热

脾肾气虚、运化失司，不能运化水湿至水湿内停，阴虚则生虚热，两邪相搏，致生湿热，或外感湿热，由表入里，内困脏腑。

症状：头晕重着，胸闷恶心，浮肿，小便不利，口渴不欲饮，舌红苔黄腻，脉濡滑。

治法：清热利湿。

方药：黄连温胆汤加减，黄连10 g、清半夏9 g、陈皮10 g、茯苓10 g、竹茹12 g。方中清半夏、陈皮、茯苓祛湿化饮，黄连清热燥湿，竹茹清热化痰。痰浊甚者，加石菖蒲12 g、胆南星10 g；呕吐明显者，加藿香10 g、干姜10 g。

（三）中成药治疗

1. 黄葵胶囊

主要成分：黄蜀葵花；功效：清利湿热，解毒消肿；适用于高血压肾损害，辨证属于湿热证。

2. 尿毒清颗粒

主要成分：黄芪、党参、制首乌、生大黄、白术、茯苓、车前草、姜半夏；功效：健脾利湿、通腑降浊、活血化瘀；适用于高血压肾损害肾衰竭肾气亏虚、湿浊瘀血壅塞证。

3. 肾康灵（济南市中医医院自制剂）

主要成分：黄芪、红参、枸杞、淫羊藿、丹参、当归、川芎、生大黄；功效：健脾补肾、祛湿活血；适用于高血压肾损害肾衰竭脾肾亏虚、湿浊水毒瘀血证。

四、高血压性肾脏病中医外治法

（一）足浴

主要成分：黄芪、当归、桑枝、威灵仙、杜仲、桂枝、红花、丹参、夏枯草、六月雪、透骨草、甘松、虎杖、牛膝、白花蛇舌草、川芎；功效：补气祛湿活血；适用于高血压肾损害补肾气虚、湿浊瘀血证。

（二）穴位贴敷

主要成分：黄芪、肉桂、吴茱萸、生大黄、莱菔子、川芎、远志；功效：补气温阳祛湿活血；适用于高血压肾损害阳虚湿浊、瘀血浸淫证。

第三节　高血压性肾脏病的中西医现代研究进展

一、高血压肾病西医研究新进展

高血压肾病根据肾小动脉病理类型，可分为良性高血压肾硬化症和恶性高血压肾硬化症，临床上以良性小动脉硬化症多见。最新研究表明，高血压引起的肾功能不全高达18%，而28%的终末期肾脏病与高血压有关，高血压肾病已成为引起终末期肾脏病（end stage renal disease，ESRD）的重要原因，现总结近十年来关于高血压肾病发病机制及治疗的研究新进展，或许能为未来疾病治疗提供思路。

（一）高血压肾病发生机制研究进展

1. 血流动力学改变

长期高动力循环状态认为是高血压肾损害的始动因素，长期高血压引起血管内压力的改变超过了"肾血管自身调节"范围，将会出现肾小动脉结构和功能受损，导致肾组织缺血性病变（肾小管比肾小球对缺血更为敏感）。

2. 肾素—血管紧张素—醛固酮系统

高血压肾损害患者肾脏RAAS系统显著激活，引起血管紧张素Ⅱ分泌增多，直接作用于肾血管平滑肌细胞，导致出球及入球动脉收缩，加重肾脏缺血及肾小球高滤过。肾脏的缺血加重肾脏缺氧。肾脏缺氧可以加重肾间质纤维化和肾小管周围毛细血管损伤。醛固酮本身亦可引起肾小动脉硬化，是导致肾损害的独立危险因素之一。

3. 氧化应激及炎症反应

血管紧张素Ⅱ可以通过AT1受体发挥促炎症反应、促纤维化效应和氧化应激等反应，诱导小管上皮发生上皮细胞－肌成纤维细胞转分化，发生肾小球硬化和肾间质纤维化，最终进展为ESRD。Landgraf等研究显示，AT1受体表达增加、AT2受体表达减少和AT1/AT2受体比例发生改变，大量巨噬细胞浸润在肾小球和小管间质，肾皮质出现胶原沉积，小动脉和中型动脉发生增殖性改变。同时Ang Ⅱ及AT1受体的上调、肌动蛋白细胞骨架的重组，TGF-β增加和氧化应激可引起足细胞丢失，有研究显示当足细胞数减少到总数的10%～20%，即开始出现肾小球硬化。血管紧张素Ⅱ使得活性氧生成增加，ROS增加肾血管紧张度和对血管收缩剂的敏感性，造成血管内皮受损，使得肾小球基底膜降解，同时通过脂质氧化，致使血管重塑，造成肾损害。肠道菌群失调诱导的异常免疫反应也被认为是高血压肾损害发生的影响因素之一。

4. 代谢相关因素

胰岛素抵抗可通过以下途径导致血管内皮损伤：胰岛素的保钠作用可加强高血压患者的盐敏感性。胰岛素抵抗可刺激交感神经，促进肾上腺素分泌，导致血压升高、刺激血管平滑肌细胞的增殖，并使内皮型一氧化氮合酶（endothelial nitric oxide synthase，eNOS）表达及一氧化氮（nitric oxide，NO）生物活性降低。胰岛素同时可以通过对肾素—血管紧张素系统的干预加强对肾脏的损伤作用。肥胖加重高血压肾损害可能机制是肥胖引起蛋白尿增加，导致足细胞结构和功能的改变、肾小球毛细血管高压和脂肪因子增加，后两者增加肾小球毛细血管对蛋白的通透性，加重肾纤维化。还有研究表明，铁的代谢也可能参与高血压肾损害的病理生理过程。

5. 遗传因素

近来大量研究表明，miRNA 在高血压肾损害进程中有特异性的表达。APOL1 基因变异、HLA-DRB1 等基因表达及环境因素及环境与基因交互作用也可能对疾病的易感性具有重要影响。以上为高血压肾损害的机制研究和治疗靶点提供了新的思路。

6. 其他

出生时低体重、饮食、环境污染、阻塞性呼吸睡眠暂停综合征等因素也是导致疾病发生发展的重要因素。

（二）高血压肾病诊断的新进展

肾活检病理诊断仍是本病确诊的"金标准"。微量白蛋白尿是高血压肾损害早期敏感指标，随机尿微量白蛋白与肌酐比值、血清胱抑素 C、尿 α1 - 微球蛋白和尿 β2 - 微球蛋白、NAG、视黄醇结合蛋白、尿中性粒细胞明胶酶相关载脂蛋白、尿足细胞标志蛋白水平、转铁蛋白、尿肾损伤分子 -1 等生化检查、肾动脉彩色多普勒超声血流成像术可以检测肾动脉血流阻力指数（RI），以发现早期高血压肾损害。

（三）高血压肾病治疗新进展

对于除血压升高外无其他异常代谢因素的患者，现各指南均推荐针对抑制肾素—血管紧张素系统的药物，如血管紧张素转化酶抑制剂、血管紧张素 Ⅱ 受体阻滞剂等。钙离子拮抗剂可以有效地降低循环血压，改善肾血流动力学异常，从而减轻高血压所致肾损害。目前研究发现他汀类药物能够通过改善高血压肾病患者血脂水平、抑制炎性反应、改善血管内皮功能、降低血管紧张素转换酶水平而起到降低患者心脑血管事件发生风险的作用。

二、高血压肾病中医研究新进展

高血压肾病在中医并没有准确的病名及认识，临床上根据症状及体征多归于"眩晕""腰痛""水肿""关格""癃闭""虚劳"等。对本病病机的认识上，还处于探索阶段。在综合研究大量文献后，可大体分为本虚标实学说、络病学说及邪毒损害学说。

（一）病因病机

1. 本虚标实、虚实夹杂

朱辟疆认为本病病机主要是肾络瘀阻和肾元亏虚。长年高血压引起肝肾阴阳失调，气血逆乱，血行不畅，形成血瘀；肥甘厚味则损伤脾胃，脾虚失运则聚湿或痰阻血脉形成血瘀；肝肾阴虚，阴虚则津亏，煎熬营血，而成瘀血。瘀阻脉络，血行不畅，影响心、脑、肾等脏腑功能，肾络瘀阻，则发生高血压性肾病。加之高血压多有瘀血证，肾络瘀阻，加重肾元亏虚。

王波等认为本病虚实夹杂，虚证为病机之本，以肾虚为主，兼及肝脾亏虚，阴阳失调；实证为病机之标，以痰瘀为主，兼及风火；虚实夹杂为病理之常，多见肾虚痰瘀阻络；热毒损络为病理之甚，多见于各种危急表象。

严萍等总结提示气虚是高血压肾损害的始动因素，且以肾气虚为主要因素。在此基础上并发气虚痰浊、气虚血瘀等实证，最终导致虚实夹杂，瘀阻肾络，是疾病发展的必然趋势。

李伟等对139例高血压肾损害患者进行积分统计，发现高血压肾损害早期病位主要在肝肾，病机主要为肝肾阴虚，瘀血内阻；中晚期，病位主要在脾肾，主要病机为脾肾虚衰，浊瘀阻络。且女性阴虚证候为主，而男性阳亢及痰浊证候较突出。

2. 邪毒损害

张晓岚认为瘀毒损害是高血压肾损害的重要病机，其早中期以瘀为主，晚期以毒为主。该病为虚实夹杂证，本虚标实，以痰、浊、瘀、毒为标，以肝、脾、肾三脏阴阳气血虚为主。虚实夹杂，血瘀浊毒，胶结难解，日久变为瘀毒，壅遏血络，损伤脏腑。

金明柱将血清游离脂肪酸增加称为脂毒，而脂质代谢紊乱促使肾小球硬化的重要病因。毒邪损伤肾络则可引起肾脏自身功能失调，影响肾络的津血输布、互换的代谢，而致使肾络的脉络之组织损伤，最终形成肾体受伤，肾用失职。

3. 络病学说

王强等认为络脉病变是贯穿于高血压肾损害不同阶段的关键，高血压期以毒损心络为主；高血压肾损害期以肾络郁结为主；高血压肾衰竭期以癥积肾络为主。

（二）中药治疗的新进展

中药在降低血压，保护肾功能的同时，也从整体改善患者的临床症状，其主要在通过改善肾脏微循环、降低血液黏度，减少肾小球、肾小管缺血，改善肾脏血管内皮功能，减轻肾功能损害和蛋白尿产生，延缓甚至逆转肾损害的发展等多方面发挥作用。

单味中药或有效提取物，如丹参、黄芪、灯盏花素、银杏叶提取物，中成药如养肝益水颗粒、麝香保心丸等均已被证实可以改善高血压肾病症状或实验室指标。

1. 中药注射液

（1）阿魏酸钠：葛铸锋对110例高血压肾病患者进行临床观察，在常规的西医治疗上加用了注射用阿魏酸钠，联合组尿蛋白、血肌酐改善较对照组显著。提示阿魏酸钠可有效保护患者的肾功能。

（2）肾康注射液：刘雪辉、王慧敏对60例高血压性肾病患者进行临床观察，观察发现在常规西医对照组上加用肾康注射液的治疗组，治疗组疗效优于对照组。临床研究表明，肾康注射液具有改善肾脏微循环、降低尿蛋白、改善贫血、抑制肾小球纤维化、改善肾功能、延缓慢性肾功能不全进展等作用。

2. 中药复方

（1）益肾平肝方：益肾平肝方由熟地黄、杜仲、桑寄生、钩藤、罗布麻、葛根、川牛膝等组方而成。全方共奏调补益肝肾、平肝潜阳、息风和血之功。用益肾平肝方治疗高血压早期肾损害患者90例，连续3个月，治疗后患者动态血压显著下降，尿mAlb及β2-MG水平下降，血液ET、NO水平治疗前后比较有显著差异性。梁贤栋等用益肾平肝方治疗SHR12

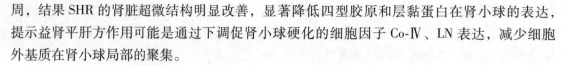

周，结果 SHR 的肾脏超微结构明显改善，显著降低四型胶原和层黏蛋白在肾小球的表达，提示益肾平肝方作用可能是通过下调促肾小球硬化的细胞因子 Co-Ⅳ、LN 表达，减少细胞外基质在肾小球局部的聚集。

（2）滋水清肝饮：滋水清肝饮出自清代名医高鼓峰《医宗己任编》，由生地黄、山茱萸、茯苓、当归、山药、丹皮、泽泻、白芍、柴胡、酸枣仁、山栀组成，滋补肝肾，平肝潜阳。69 例原发性高血压早期肾脏损害患者随机分为治疗组 35 例和对照组 34 例，两组均予洛汀新常规治疗，治疗组加用滋水清肝饮，疗程 2 个月。结果治疗组肾功能损害较对照组明显降低，并能改善症状、纠正脂质代谢紊乱、降低血黏度。

（3）天麻钩藤汤：天麻钩藤汤由天麻、钩藤、石决明、山栀、黄芩、川牛膝、杜仲等组成，该方出自《杂病证治新义》，具有平肝息风、清热泻火、益肾活血的功用。60 例原发性高血压早期肾损害患者随机分为对照组与治疗组，各 30 例。对照物予口服福辛普利及对症支持治疗，治疗组另加服天麻钩藤饮加减治疗，给药 4 周。结果治疗组不仅能明显降低血压，而且能显著降低尿 mAlb 与 β2-MG 的排出量，疗效明显优于对照组。

（三）中医辨证治疗的新进展

研习近几年关于中医药治疗高血压性肾病的文献报导，多涉及辨证分型分期论治，主方辨证加减、专方验方论治及其他疗法等，众多医家从肾虚、血瘀及络病学入手，拟定活血化瘀利水法、活血化瘀法、补肾活血法、补肾化瘀泄浊法、滋肾潜阳活血法等治疗原则，均取得了很好的疗效，概括如下。

1. 主方经方

张英杰等运用半夏白术天麻汤治疗脾肾亏虚、痰湿中阻型高血压肾病，水肿显著者半夏白术天麻汤合防己黄芪汤加减；肾功能损害、肌酐升高显著者用半夏白术天麻汤合四叶汤加减疗效显著。

高红勤等以健脾补肾，化湿祛瘀为治法。拟方为：生黄芪、穿山龙、薏苡仁、山萸肉、金樱子、玉米须、炙水蛭。阴虚阳亢加煅龙骨、煅牡蛎；气阴两虚加太子参、地黄；脾肾气（阳）虚加党参、菟丝子；湿热下注加白茅根、通草等；瘀热互结加丹皮、赤芍。治疗本病 147 例，显效 105 例，有效 13 例，总有效率为 80.27%，患者尿蛋白及临床症状均得到不同程度改善。

王健平等用补阳还五汤加味治疗高血压性肾病早、中及肾功能不全代偿期患者 32 例，头痛者加菊花、钩藤，口干舌燥、舌红少津者加知母，下肢浮肿者加汉防己、茯苓，大便干结者加火麻仁。结果治疗组患者蛋白定量、尿 α1-MG，尿 β2-MG，尿 NAG，及血 BUN、Scr 得到显著改善。

2. 专方验方

任爱英等补肝益肾、活血通络为基本原则，以六味地黄合活血化瘀之品为基本方，药用：生地、山药、茯苓、白芍、玄参、丹参、红花、益母草、枸杞、菟丝子、水蛭等。水肿甚者，酌选白茅根、石韦、萹蓄、泽泻等；蛋白尿甚者，重用黄芪、芡实；血压高显著者加天麻、钩藤、草决明等，治疗本病 67 例，显效 40 例，有效 14 例，无效 13 例，总有效率达 90%。

刘雯等自拟化瘀降浊方（川芎 12 g，桃仁 10 g，丹参 15 g，大黄 6 g，水蛭 10 g，山萸肉 10 g，黄芪 20 g，泽泻 15 g，半夏 12 g）治疗高血压性肾病 60 例，与西药基础治疗组相对比能显著改善高血压肾损害，降低患者尿蛋白、血肌酐等指标，效果明确。

施志琴等运用名老中医赵国达的滋肾平肝息风汤（天麻 15 g，钩藤 15 g，牛膝 15 g，仙灵脾 15 g，黄芪 30 g，丹参 30 g，六月雪 30 g，半夏 9 g）治疗高血压肾病（肝肾阴虚型）42 例，临床总有效率为 83.33% 优于对照组 64.29%，患者血压、肾功能、血 β2-MG 及 24 h 尿蛋白量均较治疗前显著下降（$P < 0.05$ 或 $P < 0.01$），Hb 均显著上升。

马海燕自拟连蛭保肾汤（熟地黄 15 g，山茱萸 10 g，何首乌 15 g，枸杞子 15 g，杜仲 15 g，丹参 15 g，水蛭 10 g，川芎 10 g，川黄连 10 g，当归 12 g，绞股蓝 18 g）联合卡托普利治疗高血压病早期肾损害，与单用卡托普利对比，患者尿 mAlb、和 24 h 尿蛋白降低更为显著，提示连蛭保肾汤联合卡托普利对高血压早期肾损害有明显的肾保护作用，改善肾功能，延缓肾损害进程，疗效优于单用。

（四）其他治疗进展

董宏伟等运用中频脉冲疗法治疗高血压早期肾损害 200 例，对照组 100 例予常规降压及对症治疗，治疗组 100 例加用肾俞、命门、关元穴中频脉冲穴位治疗，治疗 20 d 后与对照组相比治疗组尿 mAlb、血管紧张素 II 下降更明显。结果表明中频脉冲穴位治疗对早期肾损害指标有改善作用。

近年来中医在防治高血压肾病方面取得了显著的成果，但也应看到存在的不足：①多数临床报导缺乏大样本随机对照试验，缺乏长期随访；②中医药逆转肾损害的相关机制有待结合现代医学阐释；③中药传统剂型存在服用、携带等不便之处，长期服用患者依从性差。今后有待加强远期疗效随访，同时，对中医作用机制进行深入研究，为其提供更多的理论与实验依据；研究全新的中药剂型，为广大患者减轻痛苦，提高患者生活质量。

第四节　高血压性肾脏病的预防与调护

高血压分为原发性和继发性，原发性高血压肾损害根据病理改变分为良性小动脉肾硬化症和恶性小动脉肾硬化症。良性小动脉肾硬化症的治疗关键是能有效地控制血压，充分地控制血压能够预防、减轻、甚至逆转高血压肾损害。高血压的良好控制可有效地防止老年病患者发生高血压肾损害和良性小动脉肾硬化症所致的终末期肾衰的发生率。同时戒除一些不良生活习惯，治疗高尿酸及高脂血症。

高血压良性小动脉肾硬化症的饮食方面主要注意有限盐、限酒、适当充分的碳水化合物，合并高脂血症者应适当限制脂肪摄入。尤其应限制含有大量饱和脂肪酸肉类的摄入。出现肾功能不全患者应根据肾功能损害程度控制蛋白质及磷的摄入量，必要时优质低蛋白加必需氨基酸（α-酮酸）治疗。另外减轻体重也十分重要，体重增高与高血压密切相关，高血压患者体重降低对改善胰岛素抵抗、糖尿病、高脂血症和左心室肥厚均有益。建议体重指数（kg/m^2）应控制在 24 以下。

恶性小动脉肾硬化症，急性期严格卧床休息，限盐限酒，合并高脂血症者应低脂饮食，适当补充碳水化合物等。

血压控制并不意味着治疗的结束，仍需长期有效降压治疗。此外还需要适当休息，适当低盐、低脂、限酒饮食，培养良好生活习惯。应每天测量血压，调整降压药。至少定期每月检查血、尿常规、电解质及肝肾功能。及时对症治疗和坚持原发病治疗，防治心、脑并发症及注意药物的不良反应。

避免风邪外袭，患者应注意保暖。

感冒流行季节，外出戴口罩，避免去公共场所。

居室宜通风。

平时应避免冒雨涉水，或湿衣久穿不脱，以免湿邪外侵。

注意调摄饮食。水肿患者中肿势重者，应予无盐饮食，轻者予低盐饮食（每日食盐量3~4克），若因营养障碍而至水肿者，不必过于忌盐，饮食应富含蛋白质，清淡易消化；眩晕患者应饮食有节，防止暴饮暴食，过食肥甘醇酒及过咸伤肾之品，尽量戒烟戒酒。

劳逸结合，调畅情志。

树立战胜疾病的信心。

第十一章　高血压与眼底病变

眼底病变包括了视网膜，脉络膜，视神经及玻璃体的炎症，肿瘤，各类血管的病变，各种变性疾病及多系统疾病引起的眼部病变。眼底病变种类繁多，本节主要介绍高血压相关的眼底病变。

高血压患者中约70%有眼底病变，且眼底病变阳性率与患者年龄大小、病程长短呈正比，但与性别无关。血压增高程度与眼底病变阳性率基本平行，尤以舒张压增高为著。眼的屈光状态对高血压眼底改变有一定影响，远视眼高于正视眼，近视眼则低于正视眼。

一、高血压视网膜病变（hypertensive retinopathy，HR）

HR是由动脉血压升高引起的，以视网膜动脉收缩乃至视网膜、视盘病变为主要表现。多发生于40岁以后。眼底病变的程度与高血压时间长短及其严重程度密切相关。其病理生理改变随血压持续升高可分为4阶段，首先视网膜血管痉挛，临床表现为广泛的小动脉狭窄。然后视网膜血管出现动脉硬化样改变，临床表现为弥漫或局限的小动脉狭窄、小动脉反光增强以及动静脉压迫征。进而血－视网膜屏障破坏，出现视网膜出血、渗出和棉絮斑。最终，血压若持续升高，则颅内压升高，引起视盘水肿。

（一）视网膜病变主要分三级

Ⅰ级：表现为广泛或局限的小动脉狭窄、小动脉反光增强和动静脉轻度交叉压迫征。

Ⅱ级：视网膜上有火焰状或点状出血、棉絮斑、硬性渗出和微动脉瘤，且动静脉交叉压迫征加重。

Ⅲ级：则在Ⅱ级基础上出现视盘水肿。

HR的患病率和发病率与血压升高有关。各类高血压防治指南均推荐依据视网膜病变对高血压危险度进行分层。

（二）高血压视网膜病变的处理

Ⅰ级HR只需要常规随诊，Ⅱ级HR患者需要接受血压水平评价和危险因素评价，必要时接受治疗。对于临界高血压或者白大衣高血压患者，可将HR体征作为靶器官损害的证据和降压治疗的指征。对于高血压患者，HR则提示需要密切观察血压，并适当补充降压治疗药物。研究显示，控制血压后HR体征可以消退。

二、高血压与眼部疾病

除了与高血压直接相关的HR，高血压可增加多种眼部疾病的风险，其中最常见的是糖尿病视网膜病变（diabetic retinopathy，DR）、视网膜静脉阻塞（retinal vein occlusion，RVO）、视网膜动脉阻塞（retinal artery occlusion，RAO）、视网膜小动脉栓子、视网膜大动脉瘤和缺血性视神经病变（ischemic optic neuropathy，ION）。高血压也可能会增加年龄相关性黄斑变性（age-related macular degeneration，AMD）和青光眼的发生风险。

（一）DR

DR 是常见的糖尿病慢性并发症之一，是指糖尿病导致的视网膜微血管损害所引起的一系列典型病变，是一种影响视力甚至致盲的慢性进行性疾病。按照严重程度可分为非增生型 DR 与增生型 DR。患者主要症状为视力下降。患者在 DR 的早期阶段通常没有症状，随着病情的发展，可能出现飞蚊症、视野模糊、复视、视野缺失、视力下降等症状，晚期患者会出现失明。

糖尿病病程、高血糖、高血压是 DR 最相关的危险因素。其中高血压是 DR 发生和发展的独立危险因素。高血压导致糖尿病患者视网膜血管自我调节功能受损，视网膜血管内皮损伤及血管内皮生长因子表达增多。即使在正常血压范围内，降低血压仍然可能减小发生 DR 的危险。收缩压每降低 10 mmHg，发生 DR 的危险降低 10%。控制 2 型糖尿病患者的血压有助于预防 DR 和其他微血管并发症。

研究显示，对于血压正常且无微量蛋白尿的 1 型糖尿病患者，在控制血糖的情况下，使用血管紧张素转化酶抑制药治疗可以使 DR 的进展减 50%，发展为增生型 DR 的概率减小80%。该研究表明，血管紧张素转化酶抑制药可能在降低血压之外还有防治 DR 的效果，推测机制为：改善了视网膜血流动力学环境，增加了一氧化碳产物，减轻了内皮功能障碍，阻断了血管内皮生长因子的作用，以及降低了细胞金属蛋白酶的活性。

（二）RVO

RVO 是指血栓阻塞视网膜静脉系统，患者可突发视力下降、视物变形，或部分视野缺损，或仅有少许黑影。本病病因复杂，与高血压、高血脂、高血糖等密切相关。高血压患者易患 RVO。本病分为视网膜中央静脉阻塞（central retinal vein occlusion，CRVO）和视网膜分支静脉阻塞（branch retinal vein occlusion，BRVO）。

CRVO 又分为缺血型和非缺血型。非缺血型又称部分性阻塞。患者病情较轻，未累及黄斑时，患者自觉症状轻微或仅有轻度视力下降。但病程较长者可出现黄斑囊样水肿，导致视力明显下降、视物变形。约 1/3 患者可能病情恶化，转变为缺血型。缺血型，又称完全性阻塞。患者视力明显下降，严重者可表现为相对传入性瞳孔阻滞（光照射患眼时，瞳孔不缩小，反而增大），合并动脉阻塞者可降至仅有光感。患者视力预后差，且有继发新生血管性青光眼的危险。

BRVO 视力减退的状况与受累分支供血的部位有关，若阻塞发生在黄斑分支，视力有不同程度的减退，若不发生在黄斑分支，视力多不受影响。研究表明，高血压病患者 BRVO 患病率比非高血压病患者高 5 倍。Ⅰ级 HR 与 BRVO 强相关。治疗高血压病能降低 RVO 的发生率，并防止对侧眼发病。因此，对于 RVO 患者，应密切监测血压，并依据监测结果开始或调整血压治疗。

（三）RAO

RAO 俗称"眼中风"，是眼部血管发生病变引起的疾病，多为单眼发病，双眼发病者少见，左右眼的发病率无差别。本病多发生在有高血压、糖尿病、心脏病、颈动脉粥样硬化的老年人，青年患者比较少见。导致视网膜血管阻塞的直接原因主要为血管栓塞、血管痉挛、血管壁的改变和血栓形成，以及从外部压迫血管等。

视网膜动脉阻塞的特征有：

1. 视力无痛性突然丧失。

2. 后极部视网膜呈乳白色混浊。

3. 黄斑区有樱桃红点。

临床类型根据视网膜动脉阻塞部位分为视网膜中央动脉阻塞（central retinal artery occlusion，CRAO）、视网膜分支动脉阻塞（branch retinal artery occlusion，BRAO）、前毛细血管小动脉阻塞（precapillary arteriole occlusion，PAO）、睫状视网膜动脉阻塞（cilioretinal artery occlusion，CAO）。

CRAO 常突然无痛性单眼视力下降，典型眼底表现为黄斑区樱桃红。BRAO 中心视力影响可能轻，视力受损程度和眼底表现根据阻塞部位和程度而定，可以仅表现为视野缺损。PAO 视力可正常或下降，视野正常或有暗点。CAO 临床偶见，大多数位于视网膜乳头黄斑区，如果睫状视网膜动脉走行长可供应黄斑，则视力受损严重，如不供应黄斑则中心视力影响不大。RAO 在高血压病患者中很常见，与高血压病、心血管病危险因素（如吸烟）、血液异常及亚临床和临床脑卒中相关。RAO 与心脑血管疾病及其致死的危险性增加有关。对发病时间较短者应按急诊处理，发病 90 min 内处理最好，否则治疗效果不佳。

（四）视网膜小动脉栓子

视网膜小动脉栓子是位于视网膜小动脉层的散在斑块样病变。可见于单眼或双眼。本病的主要危险因素是高血压、糖尿病和吸烟。高血压患者患视网膜小动脉栓子的危险性比非高血压患者高出 2 倍，吸烟的高血压患者其危验性高出 6 倍。该病有两个主要并发症：RAO 和栓塞性心血管病。研究表明，本病患者患冠心病的可能性比对照组高 2 倍，出现颈动脉斑块的可能性高 4 倍，脑卒中致死的危险性高出 2 倍。故本病患者应做全身检查，重点是高血压的控制情况和可治疗性血管危险因素的评价。

（五）视网膜大动脉瘤

视网膜大动脉瘤是一种视网膜动脉的纺锤样或囊样扩张，在高血压患者中很常见。血管瘤多数位于颞侧视网膜动脉二、三级分支静脉交叉处。圆形或梭形囊样，橘红色。早期因患者无任何感觉很少发现，待发生出血、视力下降后才就诊，所以初诊时大多均有出血，而且靠近黄斑。出血多为视网膜前出血，亦可穿破内界膜进入玻璃体，血管瘤周围有环状黄白色渗出斑。有的还有盘状浆液性视网膜神经上皮层浅脱离。本病患者 75% 患高血压，且女性多于男性，大多单眼受害。未得到控制的高血压患者可能以大动脉瘤导致的视力下降为首发表现。随大动脉瘤血栓形成，出血和渗出吸收，视力通常自行恢复。然而慢性黄斑水肿和硬性渗出沉积造成的视网膜损害可能导致永久的低视力。

（六）ION

ION 为供应视神经的动脉血供急性障碍引起视神经缺血、缺氧，造成视神经的损害，分为前部缺血性视神经病变（anterior ischaemic optical neuropathy，AION）和后部缺血性病变，单眼或双眼发病，双眼发病时间可有间隔。多见于 60 岁以上老年人，女性较男性多见。

ION 是 50 岁以上成人中最常见的急性视神经病变。AION 占 90%，典型表现为突然视力下降和视盘水肿。AION 又分动脉炎型和非动脉炎型，动脉炎型一般由巨细胞颞动脉炎造成，与高血压无关。而非动脉炎型 AION 与高血压及其他心血管危险因素强相关。研究显示，50% 的动脉炎型 AION 患者患有高血压，25% 患有糖尿病。高血压、糖尿病和高胆固醇血症在增加患 AION 危险性方面对年轻人的影响较年长者更明显。

（七）AMD

AMD 是一种随年龄增加而发病率上升并可导致中心视力下降、视物变形的疾病。多发于 50 岁以上老年人，双眼先后发病或同时发病，且视力损害逐渐加重。主要表现为脉络膜新生血管形成或视网膜地图样萎缩。研究提示，高血压患者中并发 AMD 的发病率明显高于血压正常人 AMD 发病率，而且高血压程度与 AMD 的发病率呈正相关。表明高血压是 AMD 发病的危险因素。然而，特异的抗高血压药物和降低血压的治疗是否有助于防治 AMD 还有待证实。已有研究表明，抗高血压药物与患 AMD 的危险度无关。

（八）青光眼

青光眼是一组进行性视神经损害、最终损伤视力的疾病统称，主要与病理性的眼压升高有关。其主要临床表现因不同类型而异。

原发性急性闭角型青光眼多发于中老年人，40 岁以上占 90%，女性发病率较高，症状急剧。急性发病前可有一过性或反复多次的小发作，表现为突感雾视、虹视，伴额部疼痛或鼻根部酸胀。发病时前房狭窄或完全关闭，表现突然发作的剧烈眼胀、眼痛、畏光、流泪、头痛、视力锐减、眼球坚硬如石、结膜充血，伴有恶心呕吐等全身症状。急性发作后可进入视神经持续损害的慢性期，直至视神经遭到严重破坏，视力降至无光感且无法挽回的绝对期。

原发性慢性闭角型青光眼发病年龄 30 岁以上，表现为眼部干涩、疲劳不适、胀痛、视物模糊或视力下降、虹视、头昏痛、失眠、血压升高，休息后可缓解。有的患者无任何症状即可失明。

原发性开角型青光眼多发生于 40 岁以上的人，25% 的患者有家族史，绝大多数患者无明显症状，常常是疾病发展到晚期，视功能严重受损时才发觉。

研究表明，长期高血压会增加罹患青光眼的风险。然而，研究并未证实高血压与青光眼之间存在稳定的相关性。降血压治疗是否可以防止青光眼进展尚无定论，研究表明使用 β-受体阻滞剂而不是其他类型的抗高血压药物治疗高血压，可降低青光眼的风险。控制好眼压的同时更合理的调节控制血压可能有助于稳定青光眼的病情。

高血压患病率逐年升高，长期的高血压状态可引起眼底病变。因此建议高血压患者常规检查眼底，监测眼底病变，做到早发现早治疗。

第十二章　垂体瘤与高血压

第一节　垂体瘤相关性高血压的西医诊疗

一、概述

（一）定义

垂体瘤（pituitary tumors）是一组来自腺垂体和神经垂体及胚胎期颅咽管囊残余鳞状上皮肿瘤，以来自腺垂体的肿瘤占大多数。临床上有明显症状者约占颅内肿瘤的 10%。男性略多于女性，垂体瘤通常发生于青壮年时期，常常会影响患者的生长发育、生育功能、学习和工作能力。临床表现为激素分泌异常症群、肿瘤压迫垂体周围组织的症群、垂体卒中和其他垂体前叶功能减退表现。

（二）分类

按激素分泌功能分类：分为功能性垂体瘤和无功能性垂体瘤，临床上，无功能性垂体瘤最为常见，约占 50%。功能性垂体瘤一般按肿瘤分泌的激素命名，如 PRL 瘤、GH 瘤、ACTH 瘤、TSH 瘤、LH/FSH 瘤及混合瘤。PRL 瘤约占 30%，GH 瘤占 10%~22%，ACTH 瘤占 5%~8%，TSH 瘤、LH/FSH 瘤及混合瘤少见。

（三）流行病学

垂体瘤可发生于任何年龄，以 40~50 岁居多，根据北京协和医院的统计，男女两性比例为 1.2∶1，81.2% 的患者在 30~50 岁。

二、垂体瘤相关性高血压的诊断与鉴别诊断

（一）确定高血压的诊断是否成立（表 12-1）

表 12-1　高血压的分期

	收缩压（mmHg）	舒张压（mmHg）	
正常血压	<130	<85	
临界高血压	130~149	85~89	血压介于正常血压和高血压之间
Ⅰ期高血压（轻型）	140~159	90~99	仅血压高，无心、脑、肾等重要器官损坏的表现

	收缩压 （mmHg）	舒张压 （mmHg）	
Ⅱ期高血压（中型）	160~179	100~109	可能出现下列任何一项症状：1. 左心室肥厚或劳损；2. 视网膜动脉出现狭窄；3. 蛋白尿或血肌酐水平升高
Ⅲ期高血压（重型）	≥180	≥110	可能出现下列任何一项症状：1. 左心衰竭；2. 肾功能衰竭；3. 视网膜出血、渗出，合并或不合并视盘水肿
单纯收缩期高血压	≥140	<90	

（二）积极寻找内分泌性高血压的病因

根据病史、临床表现及实验室检查，利用定性、定位和功能检查的手段，寻找内分泌特异性高血压的病因。继发性高血压的病因分类见表12-2。

表12-2　继发性高血压的病因

继发性高血压		病因
中枢神经系统疾病引起的高血压		各种肿瘤、创伤、炎症所致颅内压升高
肾性高血压	肾血管性高血压	各种原因所致肾动脉狭窄
	肾实质性高血压	慢性肾小球肾炎、慢性肾盂肾炎、肾素瘤、肾结核、全身性疾病如系统性红斑狼疮的肾脏损害等
内分泌性高血压	其他内分泌代谢性疾病所致高血压	糖尿病、甲亢、甲旁亢、垂体瘤
	肾上腺性高血压	库欣综合征、原发性醛固酮增多症、嗜铬细胞瘤、先天性肾上腺皮质增生症
大血管性高血压		主动脉缩窄、大动脉炎或动脉粥样硬化
其他		妊娠高血压综合征、药物，如甘草、抗利尿激素等

（三）寻找靶器官损害及相关临床情况

在确认了原发性或继发性高血压以后，很重要的一项任务就是明确靶器官功能状态，以更好地指导治疗，判断疗效及预后。

三、垂体瘤相关性高血压的临床特点

（一）高血压及腺垂体功能亢进症群

腺垂体内分泌激素分泌腺瘤产生激素过多，引起高血压及相应的疾病，常见功能性垂体瘤有：①因生长激素分泌过多引起的肢端肥大症及巨人症；②因泌乳素分泌过多所致的泌乳

素瘤；③因促肾上腺皮质激素或促肾上腺皮质激素释放激素分泌增多所致的库欣病；④促性腺激素瘤；⑤促甲状腺激素瘤；上述各类垂体瘤除出现局部压迫症状外还伴有明显的相应靶腺功能异常或亢进的临床表现。

（二）垂体前叶（腺垂体）受压症群

由于垂体腺瘤体积增大，瘤体外的垂体组织受压而萎缩，导致垂体促激素分泌不足和相应周围靶腺体萎缩。临床可表现为垂体性甲减、低促性腺激素型性腺功能低下症、继发性肾上腺皮质功能低下症等，可以呈单一靶腺体功能不全，也可以呈复合性多靶腺体功能不全；有时肿瘤压迫垂体后叶或下丘脑，还可发生垂体性尿崩症。

（三）垂体周围组织压迫症群

由于垂体瘤肿大压迫周围组织，出现头痛、视力低下或减退、视野缺损，有患者因下丘脑受累引起下丘脑综合征，累及海绵窦时，可引起眼球运动障碍和突眼。

四、垂体瘤相关性高血压的辅助检查

（一）垂体激素及其相应靶腺激素测定

功能性垂体瘤应做垂体激素及其相应靶腺激素测定，并做相应的动态试验。如 PRL 瘤检测基础 PRL，GH 瘤检测基础 GH 和口服葡萄糖后血糖、GH 及胰岛素样生长因子 IGF-I，TSH 瘤检测 TSH，甲状腺激素 T3、T4，Gn 瘤检测 FSH、LH、睾酮（T）、雌二醇（E2），ACTH 瘤检测 ACTH、皮质醇（F）、尿游离皮质醇和地塞米松抑制试验等。

（二）影像学检查

1. 头颅平片及分层摄片

垂体瘤发展至一定程度，可以引起轻度局限性骨质改变，在薄层分层片上可见蝶鞍局限性骨壁膨隆、吸收或破坏，继之蝶鞍扩大呈杯形、球形或扁平形。向鞍旁、鞍上发展也出现相应改变，病理钙化斑占 1.2%~6.0%。

2. CT 扫描检查及 MRI 影像检查

高分辨率的 CT、MRI，可以观察并分辨鞍区结构和病变的性质、范围及位置。而血管造影、气脑造影等创伤性检查已基本不用。

五、垂体瘤相关性高血压的鉴别诊断

（一）嗜铬细胞瘤

1. 临床特点

（1）高血压：高血压是嗜铬细胞瘤最常见的临床表现，有阵发性、持续性或持续性阵发性加剧几种形式。阵发性高血压常在精神刺激、寒冷、饥饿、疲劳、腹部受挤压、大小便等情况下诱发。发作时血压一般在 200~300/100~180 mmHg 之间，常伴随有心悸、多汗、头痛三联征。严重者可并发急性左心衰、心律失常、高血压危象、脑血管意外等。发作历时数十秒到几小时，多在 15 分钟左右自行缓解。持续性高血压发展快者类似急进型高血压病，短期内可出现氮质血症或尿毒症、心力衰竭、高血压脑病、视盘水肿等。

（2）消化系统症状：高浓度儿茶酚胺可使肠蠕动及张力降低，引起便秘、腹胀、腹痛；

使胃肠道黏膜血管强烈收缩，引起肠坏死、出血、穿孔等；抑制胆囊收缩，引起胆汁潴留和胆石症的发生。

（3）腹部肿块：约15%的患者可有腹部肿块，有的患者按摩肿块可引起高血压发作，是重要的诊断依据之一。

（4）代谢紊乱：代谢紊乱多见于肾上腺髓质的嗜铬细胞瘤，可使体内耗氧量增加，基础代谢率上升30%～100%。患者可表现为不耐热、多汗、低热等类似甲亢症状；肾上腺素可促进糖原分解，糖异生增强，使血糖增高，甚至发生临床糖尿病；此外，因其促进脂肪分解，可引起消瘦。

（5）内分泌系统：由于嗜铬细胞瘤可为多发性内分泌腺瘤Ⅱ型的一部分，可同时或先后发生甲状腺髓样癌、甲状旁腺功能亢进或合并 MEN-1 型疾病，表现相应的临床症状。

（6）特殊临床表现：少数患者可表现为阵发性低血压、直立性低血压或出现高血压与低血压相交替的症状。其原因可能与循环血容量减少、肾上腺素受体下调、自主神经功能受损及反射性外周血管收缩障碍等有关。此外，亦有患者于排尿时或排尿后诱发高血压发作，甚至排尿晕厥。

2. 实验室检查

因交感神经兴奋可出现血钾降低，也可出现低血糖或高血糖；血、尿儿茶酚胺及其代谢产物的测定可显著升高，正常人血去甲肾上腺素为 100～500 pg/mL，肾上腺素为 10～100 pg/mL，嗜铬细胞瘤可高出 5～10 倍。正常人尿甲氧基肾上腺素和甲氧基去甲肾上腺素排出总量分别低于 1.3 mg/d 或 0.35～0.36 μg/mg 肌酐，本病常在正常高限的 2～3 倍以上。尿儿茶酚胺测定亦可超过正常的 2～3 倍。

3. 功能试验

（1）酚妥拉明试验：此试验适于血压持续在 170/110 mmHg 或更高者。试验前一周停用降压药。试验时患者平卧，待血压平稳并≥170/110 mmHg 时快速静注酚妥拉明 1～5 mg，每 30 秒 1 次血压至 3 分钟，以后每 1 分钟测 1 次至 10 分钟，于 15、20 分钟再各测 1 次血压。如注射酚妥拉明 2 分钟内血压下降大于 35/25 mmHg 且维持 3～5 分钟以上为阳性。原发性高血压患者用药后血压下降不明显。若注射酚妥拉明后出现低血压休克，应静注氢化可的松及 NE，积极抢救。

（2）胰高血糖素试验：对于血压不高或无临床发作的可疑患者可用胰高血糖素诱发试验。试验前一周停服降压药，受试者空腹 10 小时以上，先行冷加压试验做对照，待血压稳定后快速静注胰高血糖素 0.5～1 mg，10 分钟内每分钟测 1 次血压，血压较冷加压试验时最高值增高 20/10 mmHg，或血压上升大于 60/40 mmHg 并持续 5 分钟为阳性。试验中若血压过高应立即静注酚妥拉明 5 mg 中止反应。注射胰高血糖素后若结果阳性留 4 小时尿，测尿儿茶酚胺及 VMA 将对诊断很有帮助。若有心绞痛、视力障碍或血压超过 170/110 mmHg 则不宜采用。

（3）可乐宁抑制试验：口服 0.3 mg 可乐宁，3 小时后嗜铬细胞瘤患者血尿儿茶酚胺无改变，正常人或原发性高血压患者血 NE 下降至 500 pg/mL 以下。

4. 影像学检查

（1）肾上腺薄层 CT 断层扫描及增强检查：可发现肾上腺特异性占位。此外，应注意排除肾上腺外嗜铬细胞瘤可能。

（2）^{131}I – 间碘苄胍扫描：是目前用于嗜铬细胞瘤定位中最新且较有效的方法，能鉴别肾上腺或其他部位的肿瘤是否为嗜铬细胞瘤。

（3）经皮静脉插管分段取血测儿茶酚胺水平：对于小肿瘤和异位肿瘤的定位诊断有一定价值。

（二）原发性醛固酮增多症

1. 临床特点

（1）高血压：为最常见症状，高血压表现为渐进性增高过程，多数为中等程度高血压，少数表现为恶性进展。高血压症状明显时可出现头痛、头晕、耳鸣，病程长者伴高血压心脑肾损害，但眼底改变与高血压程度不一致。

（2）高尿钾、低血钾：患者肾小管排钾过多，80%~90% 患者可发生自发性低血钾，也有患者虽然血钾正常，但高钠饮食或服用利尿剂后可诱发低血钾。因为低血钾，临床上可表现为肌无力、软瘫、周期性麻痹、肢端麻木，手足搐搦、心律失常。长期低血钾可导致肾小管空泡变性、尿浓缩功能差，患者出现多尿，夜尿增多，继发口渴、多饮，且易并发尿路感染。

（3）其他表现：儿童可伴有生长发育障碍，缺钾可出现糖耐量减低。

2. 辅助检查

（1）心电图：心电图可呈低血钾图形，Q-T 间期延长，T 波增宽，降低或倒置，U 波明显，T、U 波相连呈驼峰状。

（2）血尿生化检查：须停用利尿剂 2~4 周，维持膳食钠盐含量 160 mmol/d，钾 60 mmol/d。①低血钾，可持续性、间歇性，血钾也可正常。②高血钠，血钠一般在正常高限或略升高。③轻度碱血症。④高尿钾，在低血钾条件下（低于 3.5 mmol/L），每日尿钾仍在 25 mmol/L 以上。⑤尿钠排出量较摄入少或接近平衡。⑥尿液一般检查：尿 pH 为中性或偏碱性；尿常规检查可有少量蛋白质；尿比重多在 1.010~1.018 之间。⑦24 小时尿 17-OH 和 17-KS 正常。

（3）唾液钠/钾比值：正常唾液钠/钾比值 >1。如比值 <1 为可疑，比值 <0.4 有支持诊断意义。

3. 功能检查

（1）肾素—血管紧张素—醛固酮系统检查：尿醛固酮排出量高于正常，补钾到正常后测定更有意义；血浆醛固酮：在普食条件（含钠 160 mmol/d，钾 60 mmol/d）平衡 7 天后，上午 8 时卧位血浆醛固酮较正常人明显升高；肾素—血管紧张素 II 测定较正常人降低或明显降低，且在用利尿剂（呋塞米 0.7 mg/kg）和直立位兴奋后升高也不明显，此为原醛症的特征之一，醛固酮瘤者肾素—血管紧张素受抑程度较特醛症更显著。继发性醛固酮增多症则以肾素—血管紧张素活性升高为特征；血浆醛固酮/肾素活性比值则明显升高。

（2）安体舒通（螺内酯）实验：每日 320~400 mg（微粒型）分 3~4 次口服，1~2 周后，原醛症患者电解质紊乱纠正，血压下降。对继发性醛固酮增多症也有一定效果，肾脏疾病引起的高肾素型高血压无效。

（3）低钠、高钠实验：疑有肾脏病变者，可做限钠实验（每日钠摄入量在 20 mmol），本症患者数日内尿钠下降到接近摄入量，同时低血钾、高血压减轻，而肾脏患者可出现失钠、脱水，低血钾、高血压不易纠正；病情轻、低血钾不明显者，可做高钠实验，每日摄入钠 240 mmol。轻型原醛，低血钾更明显。对血钾明显降低的患者，不宜行此实验。

（4）卡托普利实验：服用卡托普利 25 mg，测定服药前及 2 h 后血醛固酮不被抑制。

4. 影像学检查

（1）肾上腺 B 超：直径大于 1.3 cm 以上的醛固酮瘤可显示出来，肿瘤体积特大，直径达 5 cm 或以上者，提示肾上腺癌。

（2）肾上腺 CT 和 MRI：CT 可检出直径小于 5 mm 的肿瘤，肾上腺增生伴大结节者易被误诊为肿瘤。特醛症者 CT 表现为正常或双侧弥漫性增大。MRI 也可用于醛固酮瘤的定位诊断，其敏感性较 CT 高，特异性低于 CT。

（3）放射性碘化胆固醇肾上腺扫描或照相：一侧肾上腺有放射性浓集，提示该侧有腺瘤。腺瘤直径在 1 cm 以上者多能正确定位。如两侧放射性浓集，提示双侧增生。

（4）肾上腺静脉造影和肾上腺静脉血激素测定：肾上腺静脉导管术采取双肾上腺静脉血测定醛固酮/皮质醇比值，有助于确定单侧或双侧醛固酮分泌过多。静脉插管时还可同时行 ACTH 兴奋实验，在醛固酮瘤的患者，ACTH 兴奋后，腺瘤侧静脉血中醛固酮/皮质醇比值显著增加，而对侧及外周静脉血中无明显变化。

（三）皮质醇增多症（库欣综合征，Cushing 综合征）

1. 临床特点

Cushing 综合征的临床表现取决于皮质醇、ACTH 和其他肾上腺皮质激素异常分泌的水平，不同类型之间临床表现差异较大，典型临床表现有高血压伴向心性肥胖、满月脸、多毛、痤疮和多血质，女性可出现月经稀少，男女都有性欲减退；部分患者出现糖耐量异常或继发性糖尿病。

患者常有结膜水肿，约 6% 的 Cushing 综合征患者有轻度突眼，可能由于眶后脂肪沉积引起。异位 ACTH 综合征患者因肿瘤产生大量 ACTH、β-LPH 和 N-POMC 等，可有明显的皮肤色素沉着，具有鉴别意义。

2. 辅助检查

（1）红细胞计数和血红蛋白含量升高：大量皮质醇使白细胞总数及中性粒细胞增多，但促进淋巴细胞凋亡，使得淋巴细胞和嗜酸性粒细胞再分布，这两种细胞在外周血中的绝对值和白细胞分类中的百分率均减少。

（2）血液高凝状态：可能与红细胞增多、血管内皮细胞代谢增强、血液中Ⅷ因子及 VWF 浓度升高，易形成血栓等因素有关。

（3）尿 17-OH、17-KS、UFC 测定：24 小时 UFC 测定被广泛用于 Cushing 综合征的筛查。正常情况下，人体约有 10% 的皮质醇处于非结合状态，具有生物活性。正常游离皮质醇可通过肾小球滤过，大部分在肾小管被重吸收，而通过肾脏的排泄量较恒定。当血中过量的皮质醇使循环皮质醇结合蛋白处于饱和状态时，尿中游离皮质醇的排泄量即增加。RIA 测定 24 小时 UFC 可反映机体的皮质醇分泌状态，其升高程度与 Cushing 综合征病情平行。正常上限波动范围为 220 ~ 330 nmol/24 h（80 ~ 120 μg/24 h）。当排泄量超过 304 nmol/24 h（110 μg/24 h）即可判断为升高。可通过测定尿肌酐排泄率来判断标本是否收集完全，从而排除假阴性结果。

（4）血、唾液皮质醇的测定及其昼夜节律变化：采血测定皮质醇浓度是确诊 Cushing 综合征的较简便方法，正常人基础值正常，皮质醇昼夜分泌节律正常。由于皮质醇呈脉冲式分泌，而且皮质醇水平极易受情绪、静脉穿刺是否顺利等因素影响，所以单次血皮质醇的测定对 Cushing 综合征诊断价值有限。唾液中皮质醇的浓度与血游离皮质醇平行，且不受唾液分泌量的影响，故测定午夜 0：00（谷）和早上 8：00（峰）唾液中皮质醇浓度也可以用于 Cushing 综合征的诊断。午夜唾液皮质醇浓度增高，结合 24 小时 UFC 排泄增加，其诊断 Cushing 综合征敏感性可达 100%。

（5）血 ACTH 测定：肾上腺皮质肿瘤不论良性还是恶性，其血 ACTH 水平均低于正常低限，因肾上腺肿瘤自主分泌的大量皮质醇，严重地抑制了垂体 ACTH 的分泌。ACTH 依赖性的 Cushing 病及异位 ACTH 综合征患者血 ACTH 水平均有不同程度的升高。

（6）小剂量地塞米松抑制试验：①标准小剂量地塞米松抑制试验：正常人在应用标准地塞米松抑制的第二天，尿 17-OHCS 下降至 6.9 μmol/24 h（2.5 mg/24 h）或以下，UFC 下降至 27 nmol/24 h（10 μg/24 h）以下。Cushing 综合征者此项检查不被抑制。②午夜小剂量地塞米松抑制试验：午夜地塞米松 1 mg 抑制后测定血皮质醇水平被抑制到 140 nmol/L（5 μg/dL）以下，则可排除 Cushing 综合征。

（7）CRH 兴奋试验：垂体性 Cushing 病患者在静脉推注羊 CRH1-41 100IU 或 1IU/Kg 体重后血 ACTH 及皮质醇水平均显著上升，上升幅度比正常人还高，而多数异位 ACTH 综合征患者无反应。本试验对这两种 ACTH 依赖性 Cushing 综合征的鉴别诊断有重要价值。

（8）静脉导管分段取血测 ACTH 或 ACTH 相关肽：对异位 ACTH 综合征和垂体性 Cushing 病的鉴别及对异位 ACTH 分泌瘤的定位有意义。如将导管插入垂体的引流静脉——双侧岩下静脉，双侧同时取血或静脉注射 CRH 后双侧同时取血测 ACTH，对垂体 ACTH 瘤的识别定位（确定肿瘤在左侧还是右侧）有重要意义。

（9）影像学检查有益于鉴别病因和肿瘤定位：①首先应确定肾上腺是否存在肿瘤。目前肾上腺 CT 及 B 型超声检查已为首选；②肾上腺放射性核素^{131}I - 胆固醇扫描对区别双侧肾上腺增生还是单侧肾上腺肿瘤有益；③蝶鞍 CT 冠状位、薄层、矢状位及冠状位重建及造影剂加强等方法，可以提高垂体微腺瘤的发现率。目前分辨率最好的 CT 的微腺瘤发现率为 60%；④蝶鞍磁共振检查优于 CT。为发现异位 ACTH 分泌瘤，胸腺应列入常规；⑤如有可疑，应进一步做体层或胸部 CT。位于胸部的异位 ACTH 分泌瘤约占异位 ACTH 综合征的 60%。其他应注意的部位是胰腺、肝、肾上腺、性腺等，但异位 ACTH 瘤的原发部位远不止这些，应结合临床决定检查部位；⑥为了解患者骨质疏松的情况，应做腰椎和肋骨等 X 线检查。如为恶性的肾上腺肿瘤或异位 ACTH 分泌瘤，还应注意是否有其他脏器的转移。

（四）CAH

CAH 中 11-β 羟化酶缺乏和 17α - 羟化酶缺乏症可引起血压升高及两性畸形。

1. 11-β 羟化酶缺乏

（1）临床表现：①皮质醇生成减少：临床可出现慢性肾上腺功能不全。但由于去氧皮质酮具有弱盐皮质激素的作用，其在血液中的堆积可以保护患者不出现失盐倾向，且由于潴钠过多，体钠增加，血容量增加，患者常在数年后发生高血压。尿钠排泄减少，致使尿钾排泄增多，患者常伴有低血钾；②由于 ACTH 反馈增加，患者可出现皮肤色素沉着；③血中 17 - 羟孕酮增多，雄性激素的合成增多，患者可表现为多毛症，男性性早熟及女性假两性畸形，但女性患者仍可有月经。

（2）实验室检查：①血 11 - 去氧皮质酮及其代谢产物四氢去氧皮质醇明显升高，血醛固酮及血浆肾素水平降低；②血 17 - 羟孕酮升高，雄烯二酮及睾酮水平升高；③尿 17 - 羟类固醇、17 - 酮类固醇及 17 - 生酮类固醇均增加；④尿中雌三醇排出增多。

（3）鉴别诊断：本病主要与 21 - 羟化酶缺乏症相鉴别，根据临床有无高血压、低血钾及血中 11 - 去氧皮质醇的堆积可以鉴别。

2. 17α - 羟化酶缺乏症

17α - 羟化酶缺乏，使皮质醇的合成受阻，皮质醇生成障碍，而去氧皮质酮、去氧皮质醇合成正常，使 11 - 去氧皮质酮、11 - 去氧皮质醇分泌增多，皮质醇分泌减少，同时雄激素和雌激素合成均受阻，睾酮、雌三醇分泌均减少，而对 ACTH 的反馈抑制减弱，合成增多。

（1）临床表现：①由于皮质醇减少，患者可表现为慢性肾上腺皮质功能不全。②性腺合成性激素亦需要 17α - 羟化酶，酶的缺陷使性激素合成明显受阻，睾酮和雌三醇合成均减少，患者男女性别分化均差，女性患者表现为原发性闭经、幼女体形、第二性征不发育，男性患者因无睾酮分泌其外生殖器呈女性型。③由于皮质酮、去氧皮质酮增多，引起潴钠排钾，导致高血压和低钾碱中毒。由于去氧皮质酮的潴钠作用，抑制肾素和醛固酮的正常分泌，使尿中醛固酮分泌减少。

（2）实验室检查：①血 11 - 去氧皮质酮、皮质酮增多，皮质醇减少；②血睾酮及雌三醇均减少；③尿 17 - 羟类固醇、17 - 酮类固醇及 17 - 生酮类固醇均减少，而四氢皮质酮、四氢去氧皮质酮明显增加；④尿中黄体酮、雌二醇增多，而 17 - 羟孕酮、雌三醇减少；⑤尿钠减少，尿钾增多，尿醛固酮减少，同时有低钾碱中毒。

原发性闭经患者同时合并有高血压、低血钾等醛固醇增多症状，而尿中醛固酮排泄减少，宜首先考虑此病。化验尿 17 - 羟类固醇、17 - 酮类固醇、17 - 生酮类固醇减少，四氢去氧皮质酮和四氢皮质酮明显增多可确诊。

（五）甲状腺功能亢进症

1. 临床特点

本病多数起病缓慢，可在精神创伤或感染等应激后急性发病。临床表现不一，典型患者有高代谢症候群、甲状腺肿及突眼等。老年和儿童患者常常无典型的症状和体征。

（1）甲状腺激素分泌过多症候群

①高代谢症候群：由于甲状腺激素 T3、T4 分泌过多和交感神经兴奋性增高，促进物质代谢，氧化加速使产热、散热明显增多。患者常有怕热多汗，皮肤温暖而潮湿，有些病例出现低热。此外，甲状腺激素可促进肠道糖的吸收，加速糖的氧化利用和肝糖原分解，由此导致糖耐量减低或使糖尿病加重。甲状腺激素还可促进脂肪合成、分解与氧化，使胆固醇合成、转化及排泄均加速，引起低胆固醇血症。蛋白质分解增强致负氮平衡，使体重下降和尿肌酸排出增多。

②神经精神症状：患者兴奋多动，失眠不安，急躁易激动甚至躁狂，或焦虑抑郁，也有无欲淡漠者。可伴有手、舌细颤和腱反射亢进。

③心血管系统：患者有收缩压上升和舒张压下降，导致脉压差增大，有时出现周围血管征。少数患者伴有二尖瓣脱垂。可有心悸、胸闷、气短，多数有心动过速，休息和睡眠时心率仍明显增快。严重病例可发生甲亢性心脏病。甲亢者常见心尖区第一心音亢进，有Ⅰ～Ⅱ级收缩期杂音。有时出现心律失常，尤以房性期前收缩和心房纤颤多见，偶有房室传导阻滞者。部分患者有心脏增大，甚至心力衰竭。

④消化系统：常有食欲亢进，多食消瘦。老年患者可有食欲减退、厌食。患者大便频繁，不成形，但无黏液和脓血。重症或病程迁延者可伴肝功能异常和肝大，甚至以黄疸为突出表现。

⑤血液系统：贫血较常见。粒细胞可减少，淋巴细胞相对增加，血小板低，有时有血小板减少性紫癜。

⑥泌尿生殖系统：甲状腺激素异常导致血泌乳素及雌激素增高。性激素代谢加快，性激素结合球蛋白常增高。临床上，女性出现月经稀发或闭经，男性则可有乳房发育或阳痿等。

⑦肌肉骨骼系统：肌肉软弱无力，甚至发生甲亢性肌病，包括急性肌病、慢性肌病、眼肌病、周期性麻痹及重症肌无力等。周期性麻痹多见于青年男性患者，原因不明，可能系钾向细胞内异常转移所致。重症肌无力与 GD 同属于自身免疫性疾病，先后或同时起病。本病可致骨质疏松，亦可发生增生性骨膜下骨炎（Graves 肢端病）。

⑧内分泌系统：早期血 ACTH 及皮质醇升高，继而受过高 T3、T4 抑制而下降。皮质醇半衰期缩短。也可有生长激素和泌乳素的变化。

（2）甲状腺肿：90% 患者有轻、中度弥漫性对称性甲状腺肿大。甲状腺质软、无压痛。两侧上下极可听到收缩期吹风样动脉血管杂音，重时能扪及震颤。甲状腺肿大程度与甲亢轻重无明显关系。极少数无甲状腺肿大或甲状腺位于胸骨后纵隔内，需用放射性核素扫描或 X 线检查方可确定。

（3）突眼：大部分 GD 患者有眼部受累，25%～50% 的病例出现眼征，此为重要而较特异的体征之一。突眼一般与甲亢同时发生，但亦可在甲亢症状出现前或甲亢经药物治疗后出现，极少数仅有突眼而缺少其他临床表现。

2. 辅助检查

（1）血清甲状腺激素谱：血清 FT4 与 FT3 不受血甲状腺激素结合球蛋白的影响，能够直接反映甲状腺功能状态，其敏感性和特异性均明显高于总 T3 和总 T4。GD 甲亢者血清

FT3、FT4 显著升高。甲状腺功能检查结果除固有的实验误差外，还因地区、患者年龄及测定方法等的不同而有差异。

（2）血清 TSH：甲状腺功能改变时，TSH 的波动较甲状腺激素更迅速而显著，故血中 TSH 是反映下丘脑—垂体—甲状腺轴功能的敏感指标。随着检测方法的改进，血清 TSH 在甲亢诊断中的价值得到进一步确认。无论是典型甲亢，还是亚临床甲亢，血清 TSH 均显著降低。但垂体性甲亢及某些非内分泌系统肿瘤所致甲亢 TSH 明显升高。

（3）甲状腺摄碘率：典型 GD 甲亢者 RAIU 增高，伴峰值前移，且不被甲状腺激素抑制试验所抑制。但甲状腺炎所致甲亢，RAIU 往往降低，碘甲亢及药物性甲亢亦见 RAIU 低于正常。因此，所有甲亢患者均应常规接受 RAIU 检查。

（4）甲状腺特异性抗体：80%～100% 的 Graves 病初发患者促甲状腺激素受体抗体，尤其是甲状腺刺激抗体为阳性。50%～90% 的患者甲状腺球蛋白抗体和（或）甲状腺过氧化酶抗体为阳性，但滴度不如慢性淋巴细胞性甲状腺炎高。

（5）甲状腺影像学检查：B 超及核素扫描可确定甲状腺位置、大小及有无结节，对异位甲状腺的诊断有重要价值。GD 甲状腺一般表现为弥漫性肿大，无明显结节。MRI 和 CT 检查不作为常规，仅仅在甲状腺肿大压迫气管、食管、喉返神经出现相应症状，或胸骨后甲状腺肿及怀疑有恶变且发生局部转移时考虑选择。

（六）甲状旁腺功能亢进症

1. 临床特点

（1）高血钙症状：血钙增高所引起的症状可影响多个系统，如淡漠、消沉、性格改变、智力迟钝、记忆力减退、烦躁、过敏、多疑多虑、失眠、情绪不稳定和突然衰老等。偶见幻觉、狂躁，严重者甚至昏迷；四肢肌肉软弱，近端肌肉尤甚，重者发生肌肉萎缩。可伴有肌电图异常；高血钙可伴有胃肠道平滑肌张力降低，胃肠蠕动缓慢，引起食欲不振、腹胀、便秘，可有恶心呕吐、反酸、上腹痛。高血钙症可刺激胃泌素分泌，胃酸增多，10%～24% 患者有溃疡病。钙离子易沉着于有碱性胰液的胰管内，激活胰蛋白酶原，5%～10% 患者有急性或慢性胰腺炎。临床上慢性胰腺炎为甲旁亢的一个重要诊断线索，一般急性胰腺炎时血钙降低，如患者血钙正常或增高，应追查有否甲旁亢存在；高血钙持续存在时患者可出现血压升高，心悸、心动过速及各型心律失常。

（2）骨骼病变：国内的患者多数有骨骼损害。主要表现为广泛的骨关节疼痛，伴明显压痛。骨吸收和骨形成都增强，但骨吸收超过骨形成，骨质发生普遍疏松。重者有骨畸形，如胸廓塌陷变窄、椎体变形、骨盆畸形、四肢弯曲和身材变矮。约 50% 以上的患者有自发性病理性骨折和纤维性囊性骨炎，有囊样改变的骨常局限性膨隆并有压痛，易误诊为巨细胞瘤，该处常易发生骨折。病程长、肿瘤体积大、发病后仍生长发育的儿童或妊娠哺乳者，骨病变更为严重。骨髓被纤维结缔组织填充而出现继发性贫血和白细胞减少等。国外诊断的患者多在早期，不易见到骨骼损害。

（3）泌尿系症状：长期高钙血症可影响肾小管的浓缩功能，同时尿钙和磷排量增多，因此患者有烦渴、多饮和多尿。可发生反复的肾脏或输尿管结石，表现为肾绞痛或输尿管痉挛的症状，血尿、乳糜尿或尿砂石等，也可有肾钙盐沉着症。容易并有泌尿系感染，晚期则发生肾功能不全和尿毒症。

（4）其他：软组织钙化影响肌腱，软骨等处，可引起非特异性关节痛，累及手指关节，有时主要在近端指间关节。新生儿出现低钙性手足抽搐要追查其母有无甲旁亢的可能。

2. 辅助检查

（1）血钙浓度升高，尤其是游离钙浓度波动性或持续性升高。

（2）血清磷浓度降低。

（3）血清总碱性磷酸酶升高，特别是骨源性碱性磷酸酶值升高。

（4）血甲状旁腺素浓度升高，特别是全分子 PTH 浓度升高。

（5）钙负荷 PTH 抑制试验显示血 PTH 浓度不被明显抑制。

（6）甲状旁腺 ECT 有阳性发现。

（7）X 线片广泛骨质疏松，特别是伴有纤维囊性骨炎、指骨骨膜下骨吸收、颅骨沙粒样改变或棕色瘤等。

六、垂体瘤相关性高血压的治疗

（一）治疗原发病

1. 综合治疗

垂体瘤的治疗主要包括手术、药物及放射治疗三种。正是由于没有一种方法可以达到完全治愈的目的，所以各种治疗方法各有利弊，应该根据患者垂体瘤的大小、激素分泌的情况、并发症及共患疾病的情况、患者的年龄、是否有生育要求及患者的经济情况制定个体化的治疗方案。

垂体瘤的治疗是一个多科室协作的综合治疗过程。

2. 放疗

由于垂体瘤属于腺瘤，本身对放疗的敏感性较差，放疗后 70%～80% 的患者出现垂体功能降低，降低了患者的生活质量，所以放疗只适用于手术残余、不能耐受手术、对药物不敏感、有共患疾病不能够接受手术或药物治疗的患者。

3. 药物治疗

对于垂体泌乳素分泌型肿瘤，90% 以上的患者（无论是微腺瘤还是大腺瘤）都可以用多巴胺激动剂（短效制剂溴隐亭，长效制剂卡麦角林）控制 PRL 水平，使肿瘤的体积缩小。只有那些对该类药物过敏或不耐受、肿瘤压迫导致的急性症状需要急诊手术解压或患者不愿意接受手术治疗的泌乳素瘤患者，才选择手术治疗。在服用溴隐亭治疗期间，应该逐渐增加溴隐亭的剂量，直到血清 PRL 水平降至正常水平以后，调整剂量长期维持治疗。

生长激素分泌型肿瘤的患者不论接受何种治疗，都应该达到以下几个治疗目标：消除肿瘤，减少肿瘤的复发，GH 达标，缓解临床症状，尽量保全垂体功能，提高患者的生活质量，延长患者的寿命。

对于生长激素分泌型垂体瘤，近 20 年的主要进展是生长抑素类似物的应用。该药物的临床应用，使得 GH 分泌型肿瘤的治愈率明显提高。近几年生长抑素类似物长效制剂如长效奥曲肽、索马杜林等用于临床，使得患者的依从性大为提高。术前应用该类药物可以迅速降低患者的血清 GH 水平、减轻患者的症状、缩小肿瘤的体积，为手术彻底切除肿瘤创造良好的术前条件。生长抑素类似物用于 GH 分泌型肿瘤的另外的适应证包括：术后残余患者、放疗后 GH 尚未降低至正常的患者的过渡治疗。应用生长激素类似物后，对于那些因伴有心衰、呼吸睡眠暂停、控制不良的高血糖、高血压的患者，因不能耐受麻醉的患者，提供了术前准备治疗的机会。生长抑素类似物用于促甲状腺激素分泌型肿瘤也取得了满意的治疗效果。

4. 手术治疗

目前对垂体瘤的治疗还是以手术为主，辅以药物治疗、放射治疗。垂体瘤的位置在鞍区，周围有视神经、颈内动脉、下丘脑等重要神经结构，所以手术还是有一定风险的。目前手术方法有经蝶窦、开颅和伽玛刀。瘤体直径大于 3 厘米与视神经粘连或视力受损的肿瘤可先行手术治疗，手术必须达到视神经充分减压，术后再行伽玛刀治疗，但是术后仍旧有可能复发，因此需定期复查。

（二）降压

1. 非药物治疗

主要指生活方式干预，即去除不利于身体和心理健康的行为和习惯。改善生活方式的主要措施包括：减少钠盐摄入，增加钾盐摄入；控制体重；不吸烟；不过量饮酒；体育运动；减轻精神压力，保持心理平衡。

2. 药物治疗

高危、很高危或 3 级高血压患者，应立即开始降压药物治疗。确诊的 2 级高血压患者，应考虑开始药物治疗；1 级高血压患者，可在生活方式干预数周后，血压仍≥140/90 mmHg 时，再开始降压药物治疗。

常用降压药物包括钙通道阻滞剂、血管紧张素转换酶抑制剂、血管紧张素 Ⅱ 受体阻滞剂、利尿剂和 β 受体阻滞剂五类，以及由上述药物组成的固定配比复方制剂。此外，螺内酯可用于控制原发性醛固酮增多症的高血压、低血钾，改善临床症状；α 肾上腺素能受体阻滞剂和（或）β 肾上腺素能受体阻滞剂可用于控制嗜铬细胞瘤的血压、心动过速、心律失常等。钙通道阻滞剂、ACEI、ARB、利尿剂和 β 受体阻滞剂及其低剂量固定复方制剂，均可作为降压治疗的初始用药或长期维持用药，单药或联合治疗。

降压治疗的药物应用应遵循以下 4 项原则，即小剂量开始，优先选择长效制剂，联合应用及个体化。

（1）小剂量：初始治疗时通常应采用较小的有效治疗剂量，并根据需要，逐步增加剂量。降压药物需要长期或终身应用，药物的安全性和患者的耐受性，重要性不亚于或甚至更胜过药物的疗效。

（2）尽量应用长效制剂：尽可能使用一天一次给药而有持续 24 小时降压作用的长效药物，以有效控制夜间血压与晨峰血压，更有效预防心脑血管并发症发生。如使用中、短效制剂，则需每天 2~3 次用药，以达到平稳控制血压。

（3）联合用药：以增加降压效果又不增加不良反应，在低剂量单药治疗疗效不满意时，可以采用两种或多种降压药物联合治疗。事实上，2 级以上高血压为达到目标血压常需联合治疗。对血压≥160/100 mmHg 或中危及以上患者，起始即可采用小剂量两种药联合治疗，或用小剂量固定复方制剂。

（4）个体化：根据患者具体情况和耐受性及个人意愿或长期承受能力，选择适合患者的降压药物。

第二节　垂体瘤相关性高血压的中医诊疗

一、中医对垂体瘤相关性高血压认识

垂体瘤相关性高血压当归属中医学"眩晕"范畴。眩晕是由于情志、饮食内伤、体虚久病、失血劳倦及外伤、手术等病因，引起风、火、痰、瘀上扰清空或精亏血少，清窍失养为基本病机，以头晕、眼花为主要临床表现的一类病证。眩即眼花，晕是头晕，两者常同时并见，故统称为"眩晕"，其轻者闭目可止，重者如坐车船，旋转不定，不能站立，或伴有恶心、呕吐、汗出、面色苍白等症状。

眩晕病证，历代医籍记载颇多。《内经》对其涉及脏腑、病性归属方面均有记述，如《素问·至真要大论》认为："诸风掉眩，皆属于肝"，指出眩晕与肝关系密切。《灵枢·卫气》认为"上虚则眩"，《灵枢·口问》说："上气不足，脑为之不满，耳为之苦鸣，头为之苦倾，目为之眩"，《灵枢·海论》认为"脑为髓海"，而"髓海不足，则脑转耳鸣"，认为眩晕一病以虚为主。汉代张仲景认为痰饮是眩晕发病的原因之一，为后世"无痰不作眩"的论述提供了理论基础，并且用泽泻汤及小半夏加茯苓汤治疗眩晕。宋代以后，进一步丰富了对眩晕的认识。严用和《重订严氏济生方·眩晕门》中指出："所谓眩晕者，眼花屋转，起则眩倒是也，由此观之，六淫外感，七情内伤，皆能导致"，第一次提出外感六淫和七情内伤致眩说，补前人之未备，但外感风、寒、暑、湿致眩晕，实为外感病的一个症状，而非主要证候。元代朱丹溪倡导痰火致眩学说，《丹溪心法·头眩》说："头眩，痰挟气虚并火，治痰为主，挟补气药及降火药。无痰不作眩，痰因火动，又有湿痰者，有火痰者。"明代张景岳在《内经》"上虚则眩"的理论基础上，对下虚致眩作了详尽论述，他在《景岳全书·眩晕》中说："头眩虽属上虚，然不能无涉于下。盖上虚者，阳中之阳虚也；下虚者，阴中之阳虚也。阳中之阳虚者，宜治其气，如四君子汤……归脾汤、补中益气汤……阴中之阳虚者，宜补其精，如……左归饮、右归饮、四物汤之类是也。然伐下者必枯其上，滋苗者必灌其根。所以凡治上虚者，犹当以兼补气血为最，如大补元煎、十全大补汤诸补阴补阳等剂，俱当酌宜用之。"张氏从阴阳互根及人体是一有机整体的观点，认识与治疗眩晕，实是难能可贵，并认为眩晕的病因病机"虚者居其八九，而兼火兼痰者，不过十中一二耳"。详细论述了劳倦过度、饥饱失宜、呕吐伤上、泄泻伤下、大汗亡阳、晌目惊心、焦思不释、被殴被辱气夺等皆伤阳中之阳，吐血、衄血、便血、纵欲、崩淋等皆伤阴中之阳而致眩晕。秦景明在《症因脉治·眩晕总论》中认为阳气虚是本病发病的主要病理环节。徐春甫《古今医统·眩晕宜审三虚》认为："肥人眩运，气虚有痰；瘦人眩运，血虚有火；伤寒吐下后，必是阳虚。"龚廷贤《寿世保元·眩晕》集前贤之大成，对眩晕的病因、脉象都有详细论述，

并分证论治眩晕，如半夏白术汤证（痰涎致眩）、补中益气汤证（劳役致眩）、清离滋饮汤证（虚火致眩）、十全大补汤证（气血两虚致眩）等，至今仍值得临床借鉴。至清代，对本病的认识更加全面，直到形成了一套完整的理论体系。

二、病因病机

（一）情志内伤

素体阳盛，加之恼怒过度，肝阳上亢，阳升风动，发为眩晕；或因长期忧郁恼怒，气郁化火，使肝阴暗耗，肝阳上亢，阳升风动，上扰清空，发为眩晕。

（二）饮食不节

饮食不节，损伤脾胃，脾胃虚弱，气血生化无源，清窍失养而作眩晕；或嗜酒肥甘，饥饱劳倦，伤于脾胃，健运失司，以致水谷不化精微，聚湿生痰，痰湿中阻，浊阴不降，引起眩晕。

（三）外伤、手术

头部外伤或手术后，气滞血瘀，痹阻清窍，发为眩晕。

（四）体虚、久病、失血、劳倦过度

肾为先天之本，藏精生髓，若先天不足，肾精不充，或者年老肾亏，或久病伤肾，或房劳过度，导致肾精亏虚，不能生髓，而脑为髓之海，髓海不足，上下俱虚，而发生眩晕。或肾阴素亏，肝失所养，以致肝阴不足，阴不制阳，肝阳上亢，发为眩晕。大病久病或失血之后，虚而不复，或劳倦过度，气血衰少，气血两虚，气虚则清阳不展，血虚则脑失所养，皆能发生眩晕。

三、辨证论治

（一）辨证要点

1. 辨脏腑

眩晕病位虽在清窍，但与肝、脾、肾三脏功能失常关系密切。肝阴不足，肝郁化火，均可导致肝阳上亢，其眩晕兼见头胀痛，面潮红等症状。脾虚气血生化乏源，眩晕兼有纳呆，乏力，面色㿠白等；脾失健运，痰湿中阻，眩晕兼见纳呆，呕恶，头重，耳鸣等；肾精不足之眩晕，多兼腰酸腿软，耳鸣如蝉等。

2. 辨虚实

眩晕以虚证居多，挟痰挟火亦兼有之；一般新病多实，久病多虚，体壮者多实，体弱者多虚，呕恶、面赤、头胀痛者多实，体倦乏力、耳鸣如蝉者多虚；发作期多实，缓解期多虚。病久常虚中夹实，虚实夹杂。

3. 辨体质

面白而肥多为气虚多痰，面黑而瘦多为血虚有火。

4. 辨标本

眩晕以肝肾阴虚、气血不足为本，风、火、痰、瘀为标。其中阴虚多见咽干口燥，五心烦热，潮热盗汗，舌红少苔，脉弦细数；气血不足则见神疲倦怠，面色不华，爪甲不荣，纳

差食少，舌淡嫩，脉细弱。标实又有风性主动，火性上炎，痰性黏滞，瘀性留著之不同，要注意辨别。

（二）分型论治

1. 风痰上扰证

治法：祛风化痰，健脾和胃。

推荐方药：半夏白术天麻汤加减。制半夏、白术、天麻、茯苓、生姜、橘红、大枣等。或具有同类功效的中成药（包括中药注射剂）。

针灸治疗：取穴风池、足三里、中脘、丰隆等穴，用针刺或艾灸刺激穴位，以平补平泻手法为主，每次留针或艾灸 20～30 分钟，每日 1 次，连续治疗 10～14 天。

饮食疗法：宜食清淡，忌油腻辛辣食物。宜清热化痰醒脑之品，如荷叶、薏苡仁、山楂、白扁豆、薄荷、菊花、决明子等。可选菊花茶、决明子茶等。

2. 肝火上炎证

治法：平肝潜阳，清火息风。

推荐方药：天麻钩藤饮加减。天麻、钩藤、石决明、川牛膝、益母草、黄芩、栀子、杜仲、桑寄生、夜交藤、茯神等。或具有同类功效的中成药（包括中药注射剂）。

针刺治疗：取穴太冲、曲池、足三里、中脘、丰隆等穴，用针刺刺激穴位，以泻法为主，留针 20～30 分钟，每日 1 次，连续治疗 10～14 天。

饮食疗法：宜食辛甘寒，忌食辛辣、油腻、温燥、动火之食物。宜平肝潜阳、清肝泻火之品，如槐花、决明子、菊花、芹菜、玉米须等。

3. 气血亏虚证

治法：补益气血，健运脾胃。

推荐方药：八珍汤加减。人参（或党参）、炒白术、茯苓、熟地黄、生白芍、当归、川芎、黄芪、肉桂、枸杞子、怀牛膝、炙甘草等。或具有同类功效的中成药（包括中药注射剂）。

针灸治疗：取穴脾俞、胃俞、足三里、百会等穴，用针刺或艾灸刺激穴位，以补法为主要，留针或艾灸 20～30 分钟，每日 1 次，连续治疗 10～14 天。

饮食疗法：宜食甘温，忌生冷、油腻之食物。宜补养气血、健运脾胃之品，如红枣、阿胶、桂圆、枸杞、茯苓、莲子、当归、白木耳、糯米等。可选红枣莲子粥等。

4. 痰瘀阻窍证

治法：活血化痰，通络开窍。

推荐方药：涤痰汤合通窍活血汤加减。胆南星、半夏、枳实、茯苓、陈皮、石菖蒲、竹茹、麝香（冲服，或白芷代）、丹参、赤芍、桃仁、川芎、红花、牛膝、葱白、生姜、大枣等。或具有同类功效的中成药（包括中药注射剂）。

针灸治疗：取穴合谷、三阴交、血海、中脘、丰隆等穴，用针刺或艾灸刺激穴位，以泻法为主，留针或艾灸 20～30 分钟，每日 1 次，连续治疗 10～14 天。

饮食疗法：宜食清淡，忌油腻肥甘食物。宜燥湿祛痰、健脾活血之品，如西洋参、山楂、薏苡仁、三七、丹参等。可选薏米党参粥、三七粉等。

5. 阴虚阳亢证

治法：镇肝息风，滋阴潜阳。

推荐方药：镇肝熄风汤加减。怀牛膝、代赭石、生龙骨、生牡蛎、生龟板、生白芍、元参、天冬、川楝子、生麦芽、茵陈、甘草等。或具有同类功效的中成药（包括中药注射剂）。

针灸治疗：取穴风池、肝俞、肾俞、行间、侠溪等穴，用针刺或艾灸刺激穴位，以平补平泻手法为主，留针或艾灸 20~30 分钟，每日 1 次，连续治疗 10~14 天。

饮食疗法：宜食甘凉，忌食辛辣、油腻、温燥、动火之食物。宜平肝潜阳、滋养肝肾之品，如麦冬、百合、桑寄生、黑豆、山茱萸等。

6. 肾精不足证

治法：补肾填精，充养脑髓。

推荐方药：地黄饮子加减。熟地黄、巴戟天、山茱萸、肉苁蓉、石斛、制附子、五味子、肉桂、白茯苓、麦门冬、石菖蒲、远志、生姜、大枣、薄荷等。或具有同类功效的中成药（包括中药注射剂）。

针灸治疗：取穴百会、悬钟、肾俞、太溪等穴，用针刺或艾灸刺激穴位，以补法为主，留针或艾灸 20~30 分钟，每日 1 次，连续治疗 10~14 天。

饮食疗法：宜食甘温，忌生冷、寒凉之食物。宜滋补肝肾之品，如龟板、龟甲、枸杞、何首乌、桑椹、山药、黑豆等。可选甲鱼汤等。

四、预后

根据患者的不同需求，制定出个性化的治疗方案。最终使患者的肿瘤得以切除，在终身随诊中，避免肿瘤的复发，尽量保全患者的垂体功能，使升高的分泌激素降至正常范围，使降低的垂体激素替代至与年龄相匹配的正常范围，提高患者的生存质量，延长患者的寿命。

第十三章 库欣综合征

第一节 库欣综合征的西医诊疗

一、概述

库欣综合征（Cushing syndrome，CS）是由各种病因导致的皮质醇过高，引起的以向心性肥胖、高血压、糖代谢异常、低钾血症和骨质疏松为典型表现的一种综合征。该病80%的患者会出现高血压，而40%会死于心血管并发症。从病因上分类，CS可以分为ACTH依赖性和ACTH非依赖性，前者包括垂体分泌ACTH的腺瘤和异位分泌ACTH的肿瘤，占病因的70%~80%；后者是肾上腺肿瘤（腺瘤和腺癌）或增生自主地分泌过量皮质醇所致，占病因的20%~30%。而垂体性CS，又称为库欣病（Cushing's disease，CD），是CS中最常见的病因，占患者总数的70%左右。

二、病因

（一）ACTH依赖性（库欣病）

1. 垂体分泌ACTH过多

垂体瘤或下丘脑－垂体功能紊乱导致的ACTH分泌过多，刺激双侧肾上腺皮质增生，至皮质醇分泌增多，产生相应的临床症状，是库欣综合征最常见的原因，占60%~70%，又称为库欣病。

2. 垂体外肿瘤分泌过多ACTH

部分垂体—肾上腺外的肿瘤，可分泌类似ACTH活性的物质，进而引起本病。常见的有燕麦细胞或小细胞肺癌、胸腺癌、胰腺或胰岛细胞癌、嗜铬细胞瘤、神经母细胞瘤、甲状腺髓样癌、神经节及副神经节瘤、支气管腺癌及类癌、卵巢癌、前列腺癌等。

3. 其他

异位CRH综合征也是较为罕见的引起库欣综合征的疾病。

（二）ACTH非依赖性

1. 原发性肾上腺皮质肿瘤

大多为良性的肾上腺皮质腺瘤，少数为恶性的腺癌。肿瘤的生长和分泌肾上腺皮质激素是自主性的，不受ACTH的控制。由于肿瘤分泌了大量的皮质激素，反馈抑制了垂体的分泌功能，使血浆ACTH浓度降低，非肿瘤部分的正常肾上腺皮质明显萎缩。

2. 其他

原发性色素结节性肾上腺病、ACTH 非依赖性大结节增生等疾病。

三、临床表现

（一）高血压

为本病常见的症状，80% 库欣综合征患者有血压升高。高血压通常为持续性，收缩压与舒张压均有中等以上升高。而在服用外源性糖皮质激素或注射 ACTH 的患者中，高血压的发生率相对较低，据报道仅 20%。

（二）向心性肥胖

为本病特征，发生率约为 88%。多数为轻至中度肥胖，常呈满月脸、面部红润、水牛背、垂悬腹，而四肢相对瘦小，有时呈肌肉萎缩。

（三）糖尿病和糖耐量低减

约有半数患者有糖耐量低减，约 20% 有显性糖尿病。发生原因与高皮质醇血症使糖原异生作用加强和胰岛素抵抗有关。

（四）骨质疏松

约 50% 的患者可出现骨质疏松，其中大约 70% 表现为腰背痛和脊椎压缩性骨折。

（五）神经精神障碍

表现为欣快感、失眠、抑郁、烦躁易怒、记忆力减退等。少数患者会出现类似躁狂、抑郁或精神分裂症样的表现。

（六）感染的易感性增加

皮肤和指甲等处的霉菌感染多见。原有的已经稳定的结核病灶有可能活动。同时感染不易控制，可发展为败血症和毒血症。

（七）其他表现

皮肤紫纹、皮肤色素沉着、痤疮、多毛；男性可性欲减退、阳痿、睾丸变软、前列腺缩小。女性表现为月经紊乱，继发闭经；高尿钙和肾结石，低钾低氯性碱中毒，水肿等。

四、库欣综合征造成高血压的机制

（一）高浓度的皮质醇的水钠潴留作用

尽管盐皮质激素的强度仅为醛固酮的 1/300，但皮质醇的分泌量却较醛固酮大 200 倍以上。皮质醇分泌量增加时高浓度的皮质醇可能与高血压的形成有一定的因果关系。

（二）盐皮质激素产生过多

肾上腺肿瘤或异位 ACTH 综合征中去氧皮质酮浓度增高，醛固酮也常增高。

（三）肾素—血管紧张素浓度和活性增加

患者血浆肾素底物增加与糖皮质激素产生过多有关。血浆肾素底物在本病患者中也显著增高，这种肾素底物的增高导致血管紧张素的产生过多。后者的浓度增高在库欣综合征患者的高血压发病机理中可能具有一定作用。

（四）交感神经系统活性增强

糖皮质激素可使苯乙醇胺 – N – 甲基转换酶增加，后者可使肾上腺素和脑部的去甲肾上腺素转换成肾上腺素。在用糖皮质激素造成高血压的大鼠中，这种酶的抑制剂明显降低血压，可能由于在中枢部位阻断肾上腺素的合成。此外，糖皮质激素还可增强血管对去甲肾上腺素的反应性。

（五）影响高血压的其他因素

高血压的发生与心身促发倾向有关，可能通过至今尚未被发现的脑神经传导剂或垂体激素所引起。

库欣综合征患者红细胞的 Na^+-K^+-ATP 酶活性增高，糖皮质激素可能抑制前列腺素（有扩张血管作用）的作用。前列腺素可能对血压的升高有调节作用。

五、治疗

（一）治疗目的

治疗原发病、降低皮质醇水平、缓解临床症状体征、治疗相关系统的并发症、保护垂体功能、提高生活质量。

（二）手术治疗

库欣病多为微腺瘤，根据肿瘤的大小、质地、生长方式等选择经蝶窦入路或经颅入路。侵袭性垂体腺瘤常向鞍外、鞍旁生长，传统经蝶窦入路显露不够充分。近年来神经内镜技术的进步，尤其是成角镜头的运用，对侵犯海绵窦及鞍旁结构的垂体腺瘤有较好的显露，提高了肿瘤的切除率。库欣病经蝶窦入路手术早期术后缓解率为 65% ~ 98%，长期随访中肿瘤复发率为 2% ~ 35%。

（三）垂体放射治疗

大约 20% 病例可获持久疗效。但大多数病例疗效差且易复发，故一般不作首选。

（四）药物治疗

国内治疗库欣病的有效药物不多，临床证据多数来源于小样本、回顾性、单中心研究，总体疗效不佳，因此药物治疗处于辅助地位，适应证为：不适合手术、已经接受了放疗但尚未起效的患者，且一般情况不适宜行双侧肾上腺切除者；严重高皮质醇血症、出现急性精神病、高血压、严重感染等情况时需要及时降低皮质醇水平，为进一步手术创造机会的患者。

药物包括：①类固醇合成抑制剂，可抑制皮质醇合成，常用药物米托坦（双氯苯二氯乙烷）、氨鲁米特、米替拉酮（甲吡酮）、酮康唑、依托咪酯。用药期间需严密监测。②糖皮质激素受体拮抗剂米非司酮，可缓解临床症状，但对垂体和肾上腺病变几乎无作用，适用于无法手术的患者。

第二节 库欣综合征的中医辨证治疗

库欣综合征性高血压除高血压眩晕、头痛等症状以外，特征性表现是中心性肥胖，中医属于眩晕病范畴，因多数患者会出现满月脸、面部红润、水牛背、垂悬腹，中医认为肥胖多是痰湿内盛的表现，所以中医多辨证为痰浊上蒙、脾虚湿盛两型。

一、痰浊上蒙型

症状：形体肥胖，眩晕，头重如蒙，视物旋转，胸闷作恶，呕吐痰涎，多寐，苔白腻，脉弦滑。

治法：燥湿祛痰，健脾和胃。

方药：二陈汤合半夏白术天麻汤。

方中陈皮、半夏理气调中，燥湿祛痰；配白术补脾除湿，天麻养肝息风；甘草、生姜、大枣健脾和胃，调和诸药。头晕头胀，多寐，苔腻者，加藿香、佩兰、石菖蒲等醒脾化湿开窍；呕吐频繁，加代赭石、竹茹和胃降逆止呕；脘闷、纳呆、腹胀者，加厚朴、白蔻仁、砂仁等理气化湿健脾；耳鸣、重听者，加葱白、郁金、石菖蒲等通阳开窍。

二、脾虚湿盛型

症状：眩晕，身体困重，肥胖臃肿，神疲乏力，胸闷脘胀，劳累后明显，小便不利，便溏或便秘。舌淡胖边有齿印，苔薄白或白腻，脉濡细。

治法：健脾益气，渗利水湿。

方药：参苓白术散合防己黄芪汤加减。

人参、茯苓、白术、甘草、黄芪、大枣健脾益气，桔梗性上浮，协助补益脾气；山药、扁豆、薏苡仁、莲子肉燥湿健脾；陈皮、砂仁理气和胃燥湿；防己、猪苓、泽泻、车前子利水渗湿。脾虚水停、肢体肿胀明显者，加大腹皮、桑白皮，或加入五皮饮；腹胀便溏者，加厚朴、陈皮、广木香以理气消胀；中阳不振、腹中畏寒者，加肉桂、干姜等以温中散寒。

第十四章　醛固酮增多性高血压

第一节　醛固酮相关性高血压的西医诊疗

一、概述

（一）定义

醛固酮增多症，又称为原发性醛固酮增多症，简称原醛症、Conn 综合征，是由肾上腺皮质分泌过多的醛固酮，而引起的高血压和低血钾综合征。临床上以高血压伴（或不伴）低血钾、高醛固酮血症和低肾素血症为主要表现的临床综合征。

（二）流行病学

醛固酮增多症患者的发病年龄高峰集中在 30~50 岁，并且是女性比男性多见。其中高血压患者中醛固酮增多症的患病率为 5%~10%。而在难治性高血压中接近 7%~23%。但是近些年发现有超过半数以上的醛固酮增多症无低血钾发生。

（三）疾病分类

1. 肾上腺醛固酮瘤

肾上腺醛固酮瘤占原醛症的 70~80%，以单侧肾上腺腺瘤最为常见，双侧或多发性腺瘤仅占 10%，个别患者可为一侧腺瘤伴另一侧增生。腺瘤同侧和对侧肾上腺组织可以正常、增生或伴结节形成，亦可发生萎缩。有一种变异型醛固酮对肾素有反应，称为肾素反应性醛固酮瘤，其特点是立位时肾素和醛固酮升高。肾素反应性醛固酮瘤是醛固酮瘤的特殊类型，17α 羟化酶和 17，20 - 裂链酶突变导致肿瘤生成过量的醛固酮。醛固酮瘤体积一般较小，直径多 <2.0 cm，边界清楚，切面呈金黄色。

2. 特发性醛固酮增多症

特醛症即双侧肾上腺球状带增生症，占成人原醛症的 10%~20%，居第一位，病理特征为双侧肾上腺球状带增生（弥漫性或局灶性）。也有说法认为特醛症的发生可能是由于一种异常的醛固酮刺激因子所致或由于肾上腺对血管紧张素 Ⅱ 的敏感性作用增强所致，其升高的醛固酮水平可被 ACEI 及血清素拮抗剂抑制。

3. 糖皮质激素可抑制性醛固酮增多症

多见于儿童，明显家族发病倾向，属常染色体显性遗传，正常情况下，球状带有醛固酮合成酶，束状带分泌 11β - 羟化酶；醛固酮合成酶和 11β - 羟化酶基因同在第 8 号染色体。DNA 编码区有 95% 相同。GRA 患者上述同源染色体之间遗传物质发生不对等交换。醛固酮合成酶基因与 11 - 羟化酶基因 5′端调控序列（均在 8 号染色体）的编码序列融合形成嵌合体。其基因产物具有醛固酮合成酶活性，在束状带表达且受 ACTH 控制。该类患者血醛固酮水平轻度升高，血钾常正常，血醛固酮分泌受 ACTH 调节，可被小剂量地塞米松抑制，因此 GRA 可采用小剂量糖皮质激素治疗。

4. 醛固酮癌

少见，为分泌大量醛固酮的肾上腺皮质癌，往往还分泌糖皮质激素、雄激素。肿瘤体积大，直径多在 5 cm 以上，切面常显示出血、坏死。

5. 迷走的分泌醛固酮组织

少见，可发生于肾内的肾上腺残余或卵巢、睾丸肿瘤。

（四）醛固酮增多性高血压特点

高血压主要与大量醛固酮的潴钠作用有关：①钠潴留使细胞外液扩张，血容量增多。②血液和血管壁细胞内钠浓度增加，使管壁对去甲肾上腺素等加压物质反应增强。由于高血容量和高血钠的存在，对肾素—血管紧张素系统产生抑制，不仅基础肾素—血管紧张素活性低，而且在站立、利尿、低盐饮食等刺激因素作用后也不能如正常人那样升高。然而，血钠浓度增高和血容量扩张到一定程度时，心房内压力感受器受刺激，心房肌分泌心钠素，后者为一种排钠、利尿、降压的循环激素，它抑制肾近曲小管钠重吸收，使远曲小管的钠离子浓度增加，超过醛固酮作用下的重吸收钠能力，尿钠排泄增加，这是本症较少出现水肿及恶性高血压的重要原因。

原醛症引起的高血压有 4 种类型：①缓慢进展型高血压：随病程持续性升高，或略呈波动性上升，但一般呈良性经过，血压约 170/100 mmHg。②急性进展型高血压：较少见，血压呈进行性升高，严重者可达 210/130 mmHg。患者因高血压长期未被控制而引起冠状动脉瘤/主动脉夹层动脉瘤。③轻度高血压：血压仅轻度升高，酷似早期的原发性高血压，且有一定波动性。④正常血压型原醛症：血压始终在正常范围内，但术后发生低血压，说明术前仍存在相对性高血压。

原醛症所致的高血压为继发性高血压，用一般降压药治疗的疗效差，但血压仍存在昼夜节律，夜间血压较低。患者常诉头昏、头痛。病因去除后，原醛症引起的继发性高血压可被完全治愈，早期治疗的疗效满意，不遗留高血压并发症。但如未予治疗或治疗过晚，长期高血压可导致各种靶器官损害，出现各种并发症，如急性心脑血管事件、慢性心衰、慢性肾功能不全等。

二、临床表现

（一）高血压

高血压是醛固酮增多症患者最主要和最早期的表现，并且随着病程进展，血压可逐渐增高，呈中度及重度高血压，且对一般降压药物治疗抵抗。在晚期病例则更有肾小动脉硬化和慢性肾盂肾炎等因素加入，致使肿瘤摘除后血压仍不易完全恢复正常。高血压历时久者常引起心脏扩大，甚至心力衰竭。

（二）神经肌肉软弱和麻痹

可表现为肌肉软弱无力或典型的周期性麻痹，常见于下肢，可累及四肢，重者可有呼吸困难。阵发性手足搐搦及肌肉痉挛可见于约 1/3 的患者，伴有束臂加压征（Trousseau 征）及面神经叩击征（Chvostek 征）阳性。该症状与失钾、失氯使细胞外液及血循环中氢离子减低（碱中毒）后钙离子浓度降低、镁负平衡有关。严重低钾血症时，神经肌肉应激性降低，手足搐搦不明显，补钾后反而可加重。

（三）肾脏表现

慢性失钾可导致肾小管上皮细胞空泡变性，肾脏浓缩功能下降，表现为多尿、夜尿增加，继发口渴、多饮。常易并发尿路感染，尿蛋白增多，少数发生肾功能不全。

（四）心脏表现

伴有低血钾的原醛患者可有如下心脏改变：①心电图表现为低血钾表现：QT 延长、T 波增宽、减低、倒置，U 波明显。②心律失常：可见期前收缩，多见于室性早搏、室上性心动过速。

（五）其他症状

如果是儿童患者，可能会呈现生长发育障碍，与长期低钾等代谢紊乱有关系。出现低血钾的时候，胰岛素的释放会减少，作用减弱。可出现糖耐量减低，表现为口干、多饮等。

三、辅助检查与诊断标准

（一）在临床上，遇有下列情况时要列为筛选原醛症的对象

1. 年龄较轻（≤50 岁）、病情较重（收缩压≥160 mmHg 或舒张压≥100 mmHg）或疗效较差的高血压。

2. 用降压药治疗无效或效果很差的高血压。

3. 高血压伴低血钾，或伴明显的肌无力与周期性瘫痪。

4. 低肾素活性型高血压伴高醛固酮血症。

5. 高血压伴多尿或碱血症。

6. 肾上腺意外瘤（尤其是伴高血压者）。

（二）确诊条件如能证实患者具备下述三个条件，则醛固酮增多症可以确诊

1. 低血钾及不适当的尿钾排泄增多

实验室检查，大多数患者血钾在 2 ~ 3 mmol/L，或略低于 3.5 mmol/L，但病程短且病情较轻者，血钾可在正常范围内。如将血钾筛选标准定在低于 4.0 mmol/L，则可使诊断敏感性增至 100%，而特异性下降至 64%；血钠多处于正常范围或略高于正常；血氯化物正常或偏低。血钙、磷多正常，有手足搐搦症者游离钙常偏低，但总钙正常；血镁常轻度下降。

2. 醛固酮分泌增高及不受抑制

由于醛固酮分泌易受体位、血容量及钠浓度的影响，因此单独测定基础醛固酮水平对原醛症的诊断价值有限，需采用抑制试验，以证实醛固酮分泌增多且不受抑制，则具有较大诊断价值。

3. 血浆肾素活性降低及不受兴奋

血、尿醛固酮水平增加和肾素活性的降低是醛固酮增多症的特征性改变。但肾素活性易受多种因素影响，立位、血容量降低及低钠等均能刺激其增高，因此单凭基础肾素活性或血

浆醛固酮浓度（ng/dL）与血浆肾素活性［ng/(mL·h)］的比值（A/PRA）的单次测定结果正常，仍不足排除醛固酮增多症，需动态观察血浆肾素活性变化，体位刺激试验、低钠试验，是目前较常使用的方法，它们不仅为醛固酮增多症诊断提出依据，也是醛固酮增多症患者的病因分型诊断的方法之一。

（三）常见原发性醛固酮增多症确诊试验

1. 口服盐负荷试验

受试者增加每天的钠盐摄入 >6 g/d，持续 3 天，可口服适量的氯化钾以维持血钾水平。收集 d3 ~ d4 的 24 小时尿，测量尿醛固酮。肾功能正常情况下，若尿醛固酮 < 10 μg/24 h，则 PA 可能性小，若醛固酮 > 12 ~ 24 μg/24 h，PA 可能性大。

2. 生理盐水抑制试验

试验开始前须卧床休息 1 小时，试验在上午 8 点至 9 点之间开始，4 小时输注 2 L 生理盐水，输注前和输注后分别采血测定醛固酮和血钾；整个试验过程监测患者血压、心率变化。试验后 PAC < 5 ng/dL，则 PA 可能性小，若 PAC > 10 ng/dL，PA 可能性大。PAC 介于 5 ~ 10 ng/dL，可疑。

3. 氟氢可的松抑制试验

受试者口服氟氢可的松 0.1 mg，q6h，共 4 天，同时随三餐口服氯化钠（30 mmol，tid），监测受试者每日的血钾及血压。第 4 天上午 10 点立位收集血样，测 PAC 及 PRA（血浆肾素活性），同时测同日上午 7 点及 10 点的血皮质醇。若受试者第 4 天 PRA 降低，PAC 不被抑制到 6 ng/dL，且 10 点血皮质醇低于 7 点的值，则提示 PA。

4. 卡托普利激发试验

受试者站立位或坐位 1 小时后口服卡托普利 25 ~ 50 mg。在 0、1 小时、2 小时点取血样测 PRA、PAC 及皮质醇，试验期间保持坐位。正常人或原发性高血压患者 PAC 可被抑制 > 30%，而 PA 患者，PAC 不被抑制，PRA 则被抑制。

四、病因诊断

（一）卧立位试验

鉴别醛固酮瘤和特醛症。

正常人上午 8 时卧位至中午 12 时，血 ALD 下降，与 ACTH 节律一致，如果立位 4 小时，因肾血流量减少，激活 RAS 系统，ALD 分泌增加。

（二）影像学检查

肾上腺 B 超检查、肾上腺 CT 和 MRI 可协助鉴别肾上腺腺瘤与增生，并可确定腺瘤的部位。

（三）肾上腺静脉血激素测定

如上述方法不能确定病因，可用肾上腺静脉导管术采双侧肾上腺静脉血测定醛固酮/皮质醇比值，有助于确定单侧或双侧肾上腺醛固酮分泌过多。

五、鉴别诊断

（一）原发性高血压

该疾病使用排钾利尿剂，又未及时补钾，或因腹泻、呕吐等病因出现低血钾，尤其是低肾素型患者，需做鉴别。但原发性高血压患者，血、尿醛固酮不高，普通降压药治疗有效。由利尿剂引起低血钾，停药后血钾可恢复正常，必要时结合上述一些检查不难鉴别。

（二）继发性醛固酮增多症

是指由于肾素—血管紧张素系统激活所致的醛固酮增多，并出现低血钾。

（三）肾动脉狭窄及恶性高血压

此类患者一般血压比醛固酮增多症更高，病情进展快，常伴有明显的视网膜损害。恶性高血压患者往往于短期内发展为肾功能不全。肾动脉狭窄的患者约 1/3 在上腹正中、脐两侧或肋脊角区可听到肾血管杂音、放射性肾图、静脉肾盂造影及分侧肾功能检查，可显示病侧肾功能减退、肾脏缩小。肾动脉造影可证实狭窄部位、程度和性质。另外，患者肾素—血管紧张素系统活性增高，可与醛固酮增多症相鉴别。

（四）失盐性肾炎或肾盂肾炎晚期

常有高血压伴低血钾有时与本症不易区别，尤其是醛固酮增多症后期有上述并发症者。但肾炎或肾盂肾炎晚期往往肾功能损害严重，伴酸中毒和低血钠。低钠试验不能减少尿钾，血钾不升，血压不降。螺内酯试验不能纠正失钾与高血压。血浆肾素活性增高证实为继发性醛固酮增多症。

（五）皮质醇增多症

尤其是腺癌或异位 ACTH 综合征所致者，但有其原发病的各种症状、体征及恶病质可以鉴别。

（六）先天性肾上腺皮质增生症

如 11β - 羟化酶和 17α - 羟化酶缺陷者都有高血压和低血钾。前者高血压、低血钾系大量去氧皮质酮引起，于女性引起男性化，于男性引起性早熟，后者雌雄激素、皮质醇均降低，女性性发育不全，男性呈假两性畸形，临床上不难鉴别。

（七）其他

假性醛固酮增多症（Liddle 综合征）、肾素分泌瘤、Batter 综合征、服甘草制剂、甘珀酸（生胃酮）及避孕药等均可引起高血压和低血钾。血浆肾素—血管紧张素Ⅱ—醛固酮系统检查，现病史和家族史有助于鉴别。

六、西医治疗

（一）手术治疗

如果是已经确诊了单侧醛固酮瘤或者是单侧优势分泌醛固酮，则建议接受腹腔镜单侧肾上腺切除术。但是注意术前准备包括补钾，应用安体舒通控制血压，纠正电解质紊乱和酸碱平衡。术后血钾多在 1 周内恢复。大多数患者的血压可以恢复正常，如血压仍轻度升高，可加用安体舒通及其他降压药控制。血压改善不理想者，可能与长期高血压致肾损害及动脉硬化有关。术前及后一周，可加用氢化可的松，一周后逐渐停药。

（二）药物治疗

对于不能手术的肿瘤患者及特发性增生型患者，用螺内酯治疗。长期应用螺内酯可出现男子乳腺发育、阳痿，女子月经不调等不良反应，可改为氨苯蝶啶或阿米洛利，以助排钠潴钾，必要时加用降血压药物。

钙通道阻滞药可抑制醛固酮分泌，并能抑制血管平滑肌的收缩，减少血管阻力，降低血压。注意如果是肾功能不全 3 期的患者要慎用，肾功能不全 4 期及以上的患者应该完全禁止服用。

糖皮质激素药物仅仅适合家族性醛固酮增多症 I 型患者。适宜剂量可长期服用。必要时可加用一般降压药。用药后可使血压、血钾、肾素和醛固酮恢复正常，使患者长期维持正常状态。用药期间需定期测血电解质、注意血钾变化及药物不良反应。

醛固酮癌预后不良，发现时往往已失去手术根治机会，化疗药物如米托坦、安鲁米特、酮康唑等可暂时减轻醛固酮分泌过多所致的临床症状，但对病程演进无明显改善。

第二节　醛固酮相关性高血压的中医诊疗

高血压临床可归属于中医学"眩晕"、"头痛"等范畴。结合原发性醛固酮临床症状，主要应辨明标本虚实，病发早期以实为主，病位在肝，多属肝风、肝火为患；后期以虚为主，病位在肝、肾，多属肝肾阴虚、肾阴阳两虚等，但其总病机以虚为主，乃肝肾虚损所致，虚多实少。在治疗上应采取"虚者补之"和"平调阴阳"的原则，以平肝潜阳、健脾补肾为主法。

一、肝气动风

表现为头痛，眩晕，耳鸣，面部潮红，性情抑郁或烦躁易怒，口苦，口干喜饮，胸胁胀闷，皮肤麻木有蚁行感、得揉按稍舒，甚则手足痉挛、抽搐，舌边红、苔薄白或薄黄，脉弦或弦数。治法疏肝解郁，平肝息风。用丹栀逍遥散加味。丹皮、山栀、柴胡、当归、白芍、白术、茯苓、甘草、天麻、钩藤、生石决明。

加减：若手足抽搐、痉挛频发者，可以加龟板、磁石、生牡蛎以助平肝息风；或者肢体麻木、疼痛者，加入川芎、牛膝、桃仁、红花，以活血行瘀通络；若症状表现头胀痛明显，以头晕目眩为主者，可以天麻钩藤汤加减，以平肝潜阳。

二、肝肾不足，虚风内生

表现为头晕目眩，耳鸣，视力模糊，腰膝酸软，下肢萎弱无力，甚至痿痹不用，肌肤麻木或筋脉拘急，挛缩，惊惕心慌，小便赤涩或尿道涩痛，月经不调，或量少，色淡，舌淡红，苔少，脉细弦或细涩。治法滋养肝肾，平息肝风。用镇肝熄风汤加减。怀牛膝、生赭石、生龙骨、生牡蛎、生龟板、芍药、玄参、天冬、川楝子、生麦芽、茵陈、甘草。

加减：若原发性醛固酮增多症患者眩晕目花，可酌加菊花、夏枯草；若腰膝酸软无力明显者，可加用二至丸；若心慌惊惕者，可加用茯神、远志等，以养心安神。

三、心肾阳虚

表现为心慌，心悸，呼吸喘促，胸闷，失眠健忘，头昏头痛，腰膝酸软，四肢软弱无力，甚则瘫痪，小便清长，夜尿多，口渴欲饮，饮不解渴，舌淡，苔薄白，脉软弱无力或虚弱有间歇。治法温补心肾以通阳。用金匮肾气丸加味。熟附子、肉桂、熟地黄、山药、山茱萸、丹皮、茯苓、泽泻。

加减：若肾阳虚明显的原发性醛固酮增多症患者，可以肉桂、桂枝同用；若原发性醛固酮增多症患者表现夜尿多、烦渴多饮、饮后不舒、心悸等阳虚水道不调，可以五苓散加减，通调水道，恢复正常的水液气化功能；若患者以心悸、脉结代等心阳虚症状为主要表现，可以炙甘草汤加减治疗，以通阳复脉。

四、预后

通常情况下，接受单侧肾上腺腺瘤或者增生手术治疗的患者，治愈率可达 70% ~ 90%。大部分患者在术后的低血钾情况可以被纠正，症状表现可以消失，血压水平可以下降。但如果是特发性增生的患者，手术治疗的效果会比较差，则建议采用药物治疗。但是如果难以确定是腺瘤还是特发性增生的时候，可以先进行药物治疗。总之，本病及时早期治疗，大部分的患者可以获得较好的预后。

五、调护

醛固酮增多症患者的护理以术后护理和饮食护理为主。术后护理要注意监测血钾、血钠水平，建议持续监测 4 周，避免高钾低钠情况的发生。并且要注意术后生活护理，避免血压下降。同时注意饮食护理，注意低盐低脂低胆固醇，且定量均衡。

第十五章　嗜铬细胞瘤与高血压

嗜铬细胞瘤（pheochromocytoma）是由神经嵴起源的嗜铬细胞肿瘤，肿瘤细胞主要合成和分泌大量的儿茶酚胺（catecholamine，CA），故又称为 CA 分泌瘤。肿瘤大多来源于肾上腺髓质的嗜铬细胞，另一部分来源于肾上腺外的嗜铬组织，称为肾上腺外的嗜铬细胞瘤，根据其分布的解剖部位不同分别可称为副神经节瘤、化学感受器瘤、颈动脉体瘤和膀胱嗜铬细胞瘤等。由于瘤细胞阵发性或持续性地分泌大量的 CA，临床上表现为阵发性或持续性高血压及代谢紊乱症群。

嗜铬细胞瘤的发病率较低，在初诊的高血压患者中所占比例为 0.1%~0.5%。各年龄段均可发病，其发病高峰为 30~50 岁，男性和女性的发病率基本上相同，儿童少见。80%~90% 的嗜铬细胞瘤是良性的，恶性占 10%~16%。嗜铬细胞瘤能造成心、脑、肾等重要脏器血管的严重损害，甚至危及生命。如能早期诊断，手术切除后大多数可治愈。

第一节　嗜铬细胞瘤的临床表现

一、高血压

高血压是嗜铬细胞瘤患者最常见的临床表现，由于肿瘤分泌 E 和 NE 的比例不同，高血压可表现为阵发性、持续性或在持续性高血压的基础上有阵发性加重。约 50% 的患者表现为持续性高血压，其中半数有阵发性加重。有 25%~40% 患者的高血压是发作性的，间歇期血压完全正常，发作持续时间短则数秒、数分或数时，长则可达十几小时甚至数天。发作期血压骤升，收缩压可达 300 mmHg，舒张压亦明显增高（可达 180 mmHg），一般在 200~250/100~150 mmHg 之间；可因精神刺激、剧烈运动、体位变换、大、小便，肿瘤被挤摸压迫按摩而诱发；一般早期发作较少、随病程的延长越发越频，由数月或数周发作一次逐渐缩短为每天发作数次或十余次，最后可转化为持续性高血压伴阵发性加剧。有些患者病情进展较快，表现为严重高血压甚至是恶性高血压，可伴有视网膜血管病变、出血、渗出、视盘水肿、大量蛋白尿和继发性 ALD 增多症，严重时可有心、肾功能衰竭，甚至危及生命。

嗜铬细胞瘤患者的高血压一般为常规抗高血压药物治疗无效的难治性高血压，但其有时对钙通道阻滞剂和硝酸酯类降压药有反应，对 α-肾上腺能阻滞剂反应良好。其高血压的发作认为主要是由于分泌释放增多的 CA 对循环系统的直接作用所致。E 作用于心肌，心输出量增加、收缩压上升，而其对于除皮肤外的周围血管均有扩张作用，故舒张压未必增高；而NE 作用于周围血管引起收缩，使收缩压和舒张压均增高。另外嗜铬细胞瘤患者的交感神经系统敏感性增加，可能与肿瘤释放的一些引起血管收缩的神经肽类如内皮素、神经肽-γ 等有关。手术时挤压、牵拉肿瘤组织，使 NE 及神经肽 γ 等大量释放入血，可导致严重高血压。

二、头痛、心悸、多汗三联征

头痛、心悸、多汗是嗜铬细胞瘤高血压发作时最常见的三个症状，80% 以上的患者有头痛，表现为严重的前额痛或枕部持续性或搏动性头痛，常较剧烈，呈炸裂样，多由高血压引起；心悸常伴有胸闷、胸痛、心前区压榨感或濒死感；有些患者平时即怕热多汗，发作时表现为大汗淋漓、面色苍白、四肢发冷，但有时也可表现为面色潮红伴有潮热感，多为肿瘤分泌 E 所致。高血压发作时的头痛、心悸、多汗三联征对嗜铬细胞瘤的诊断有重要意义。

三、嗜铬细胞瘤高血压危象

嗜铬细胞瘤高血压危象的特点表现为血压骤升达超警戒水平或高、低血压反复交替发作，血压大幅度波动，时而急剧升高，时而突然下降，甚至出现低血压休克。发作时多伴有全身大汗、四肢厥冷、肢体抽搐、神智障碍及意识丧失。有的患者在高血压危象时发生脑溢血或急性心肌梗死。其发病机制可能是肿瘤在原有的高 CA 血症的基础上再阵发性地大量分泌释放 CA，作用于血管中枢影响血管的收缩反射。

四、其他临床表现

（一）体位性低血压和休克

在未经治疗的高血压患者中，明显的体位性低血压可以提示诊断。体位性低血压可能与循环血容量减少、E 能受体降调节、自主神经功能受损等导致反射性外周血管收缩障碍等有关。

（二）心脏改变

其表现是在没有冠心病的患者常出现胸痛、心绞痛甚至急性心肌梗死。并且可伴多种心律失常，如窦律过速、窦律过缓、室上性心动过速、室性早搏、左或右束支传导阻滞。也可有充血性或肥厚性心肌病，充血性心力衰竭。另外由于肺毛细血管内皮损害、肺动脉压力增加及细胞内液渗出可引起非心源性肺水肿。其发病机制是由于高浓度的 CA 长期作用于心肌引起心肌细胞灶性坏死、变性、心肌纤维化；并且 CA 可使心肌耗 O_2 增加并引起冠状动脉痉挛，有时酷似心肌梗死，甚至有心肌梗死样心电图异常，必须注意鉴别。长期的高 CA 血症可直接损害心肌细胞，导致所谓的 CA 性心肌病（catecholamine-induced cardiomyopathy），组织病理形态上可见心肌细胞变性、坏死和纤维化，残留的心肌细胞呈代偿性增生、肥大、心室壁增厚、心肌收缩力下降，直至出现充血性心衰。瘤细胞还可分泌多量的 VIP、ANP、PACAP、AM 等肽类激素，这些激素对心肌也有毒性作用。

（三）代谢紊乱

1. 基础代谢增高

肾上腺素可作用于中枢神经及交感神经系统控制下的代谢过程，使患者耗氧量增加。代谢亢进可引起发热、消瘦。

2. 糖代谢紊乱

肝糖原分解加速及胰岛素分泌受抑制而肝糖异生加强，可引起血糖过高，糖耐量减低。

3. 脂代谢紊乱

脂肪分解加速、血游离脂肪酸增高。

4. 电解质代谢紊乱

少数患者可出现低钾血症，可能与儿茶酚胺促使 K^+ 进入细胞内及促进肾素、醛固酮分泌有关。也可出现高钙血症，可能为肿瘤分泌甲状旁腺激素相关蛋白。

（四）消化系统症状

CA 可抑制内脏平滑肌的收缩，使肠蠕动减弱，可引起腹胀、腹痛、便秘、甚至结肠扩张；有时还可有恶心、呕吐。另外 CA 还可引起胃肠壁血管增殖性及闭塞性动脉内膜炎，以致发生肠梗死、溃疡出血、穿孔等，此时有剧烈腹痛、休克、出血等急腹症表现。CA 还可使胆囊收缩减弱，Oddi 括约肌张力增高，引起胆汁潴留。分泌的 VIP 过多可导致严重腹泻和水电解质平衡紊乱。

（五）泌尿系统

长期持续性高血压可使肾血管受损，引起大量蛋白尿，甚至肾功能不全。如嗜铬细胞瘤位于膀胱壁，则表现为排尿期或排尿后高血压危象发作，一半以上的患者可有无痛性血尿。这类肿瘤的症状往往出现较其他部位的嗜铬细胞瘤早，但 CA 增加的生化依据则不足，故诊断也较为困难，膀胱镜检查可以发现肿瘤，但未用肾上腺能阻滞剂时禁止活检，以免引起致死性高血压危象的发作。

（六）神经系统

患者多有精神紧张、焦虑、烦躁，严重者有恐惧感或濒死感。有的患者可出现晕厥、抽搐、症状性癫痫发作等精神、神经症状。

（七）血液系统

在大量肾上腺素作用下，血容量减少，血细胞重新分布，周围血中白细胞增多，有时红细胞也可增多。

（八）腹部肿块

约 15% 嗜铬细胞瘤的患者可扪及腹部肿块，少数患者在左或右侧中上腹部可触及肿块，个别肿块可很大，扪诊时可诱发高血压的发作，如瘤体内出现出血和坏死时，相应部位可出现疼痛或压痛。恶性嗜铬细胞瘤可转移到肝，引起肝大。

（九）药物的影响

鸦片制剂、组胺、ACTH、胰高血糖素、甲氧氯普胺（灭吐灵）、沙拉新（saralasin）和泮库溴铵（pancuronium）等均可引起严重的甚至是致死性的危象发作。吗啡类药物或胰高血糖素也可诱发危象。甲基多巴通过增加释放储存于神经末梢的 CA 而使血压增高，感冒药和缓解充血的药物常含有拟交感药物，可以引起发作；阻滞神经末梢摄取 CA 的药物如胍乙啶或三环类抗抑郁药可以增加循环中 CA 的生理作用，使血压增高；故在怀疑或已诊断的嗜铬细胞瘤患者，应避免使用这些药物。另在未诊断嗜铬细胞瘤的患者在急诊手术时，芬太尼和肌松剂诱导麻醉也可导致危象发作；拟诊嗜铬细胞瘤的患者在未用肾上腺能受体阻滞剂前，禁止做动脉插管造影。

（十）静止型嗜铬细胞瘤

指临床无任何症状，常在其他疾病检查或健康体检时偶尔被发现，在特殊情况下（如手术刺激）可诱发嗜铬细胞瘤性高血压。

第二节　嗜铬细胞瘤的鉴别诊断

一、高血压

一方面，某些原发性高血压患者伴有交感神经功能亢进的特征，如心悸、多汗、焦虑和心输出量增加。另一方面，由于交感神经系统活动的增加又可以导致某些个体发生高血压，所以部分患者血和尿 CA 水平可稍升高，此时应做可乐定试验以鉴别 CA 增高是由于交感兴奋引起的，还是嗜铬细胞瘤分泌释放 CA 所致，一般高血压交感兴奋所致的 CA 增高可被可乐定抑制，嗜铬细胞瘤所致的 CA 增高则不被抑制。某些原发性高血压患者血压波动较大，也难于与早期嗜铬细胞瘤鉴别，可测定血尿的 CA 及代谢产物，必要时可做药理试验。

肾源性高血压一般有蛋白尿、血尿、浮肿及肾功能障碍等肾脏损害的依据，并可有继发性贫血。肾血管性高血压在患者腹部可闻及血管杂音，动脉多普勒检查和肾动脉造影可发现狭窄的肾动脉。以上二者一般无明显的交感兴奋表现，血尿 CA 及代谢产物正常。

皮质醇增多症和原发性 ALD 增多症均可引起高血压，并且二者都可发现肾上腺肿块，必须与嗜铬细胞瘤相鉴别。皮质醇增多症患者多有向心性肥胖、满月脸、水牛背、皮肤紫纹及痤疮等。尿 17－羟皮质类固醇及血、尿皮质醇均增加，并不被小剂量地塞米松抑制。原发性 ALD 增多症有低血钾、高血钠、浮肿、碱血症、多尿等水、电解质酸碱平衡紊乱的表现，血 ALD 增高，而尿 CA 及代谢产物水平正常。

神经系统疾病所致的高血压多由颅内损害导致颅内压增高引起。特别是后颅窝肿瘤、蛛网膜下腔出血、间脑性或自发性癫痫均可使颅内压升高而导致血压升高和 CA 释放增多，需与嗜铬细胞瘤鉴别。这些患者往往有神经系统的临床表现及异常脑电图，一般不难鉴别。但不能忽视的是，嗜铬细胞瘤的患者在高血压发作时可出现蛛网膜下腔出血和颅内出血，血及尿 CA 及代谢测定有助鉴别。

二、甲亢

嗜铬细胞瘤患者基础代谢率上升，可出现怕热、多汗、体重下降等高代谢症候群，应与甲亢相鉴别，少数嗜铬细胞瘤患者在高血压发作时可因甲状腺充血致甲状腺增大而误诊为甲亢。甲亢患者有明显的高代谢症候群，并且也可有高血压，但甲亢时血压往往是轻度增高，以收缩压升高为主，舒张压正常或下降，而嗜铬细胞瘤患者的收缩压和舒张压均明显增高。鉴别困难时可测定 FT_3、FT_4、TSH、TSAb 及血与尿的 CA 与代谢产物等。

三、精神性疾病

精神病患者在焦虑发作时，常伴有过度换气，特别是伴有高血压的患者易与嗜铬细胞瘤混淆，这时应多次收集 24 h 尿液测定 CA 及其代谢产物。

四、更年期综合征

更年期妇女在绝经前后常有心悸、多汗、发热、焦虑、血压波动等类似嗜铬细胞瘤的症状，仔细询问病史，特别是月经史，血压高时查血和尿 CA 及代谢产物水平，必要时可借药理试验鉴别。

五、冠心病

冠心病患者心绞痛发作时，血压可以突然急剧上升，且可伴有心悸、心动过速，大汗淋漓等交感兴奋的症状，而嗜铬细胞瘤的患者高血压发作时也可有心绞痛，ECG 可表现为心肌缺血，并可有心律失常，此时应观察其对硝酸甘油等药物的反应，并做心脏 B 超、血及尿 CA 测定鉴别，冠脉造影可明确诊断。

六、肾上腺髓质增生

在临床表现上肾上腺髓质增生与嗜铬细胞瘤相似，发作时血、尿 CA 及代谢产物水平均升高，但定位检查无肾上腺肿瘤，其确诊须经病理检查证实。

第三节　嗜铬细胞瘤的治疗

一、手术切除

手术切除是嗜铬细胞瘤最终的治疗手段，一经确诊，应争取尽早手术，以免因高血压危象反复发作而危及生命。但在手术前必须进行一段时间（一般为 2 周）的肾上腺能受体阻滞治疗，以抑制过度受刺激的交感神经系统，恢复有效血容量，提高患者的手术耐受力。

（一）手术前治疗

手术成功的关键是充分的术前准备，术前应常规给予药物治疗。

1. α-肾上腺能受体阻滞剂

嗜铬细胞瘤的诊断一旦成立，患者应立即接受 α-肾上腺能受体阻滞剂治疗。酚苄明（氧苯苄胺）是首选的 α-受体阻滞剂。酚苄明（氧苯苄胺）是长效的、非选择性的、非竞争性的 α-受体阻滞剂。口服作用可以累积，并可持续数天，常用于手术前准备。起始剂量为 10 mg 每 12 h 一次，然后每数天增加 10 mg，直到发作停止，血压控制。大部分患者须 40~80 mg/d 才能控制血压，少数患者需要 200 mg/d 或更多大剂量。术前使用酚苄明一般应在二周以上。控制满意的标准是：持续性高血压患者血压控制到正常或大致正常，高代谢症群改善，体重增加，出汗减少、血容量恢复；阵发性高血压发作停止。间歇性高血压的患者，剂量应在发作间歇期确定。服药期间应每天多次观察立、卧位血压。本药的不良反应有鼻黏膜充血、鼻塞、心动过速、体位性低血压等。

酚妥拉明是短效的非选择性的 α-肾上腺能受体阻滞剂，对 α_1 和 α_2 受体的阻断作用相等，其作用迅速，半衰期短，需反复静脉注射或静脉滴注，用于高血压危象发作时，手术中控制血压，不适用长期治疗和术前准备。

哌唑嗪、特拉唑嗪、多沙唑嗪都是选择性 α_1 - 受体阻滞剂，也可用于嗜铬细胞瘤的术前准备。哌唑嗪半衰期 $2 \sim 3\ h$，作用时间 $6 \sim 10\ h$，起始剂量 1 毫克/次，逐渐增加到 $2 \sim 5$ 毫克/次，$4 \sim 6$ 次/天；特拉唑嗪半衰期为 $12\ h$，起始剂量 $1\ mg$，逐渐增至 $2 \sim 5\ mg$，1 次/天；多沙唑嗪半衰期为 $11\ h$，起始剂量 $0.5\ mg$，逐渐增至 $2 \sim 8\ mg$，1 次/天。乌拉地尔（亚宁定）也是一种 α - 受体阻滞剂，其不仅阻断突触后 α_1 受体，还阻断外周 α_2 受体，而且可降低延髓心血管中枢的交感反馈作用，对心率无明显影响，也可作术前准备。

α - 肾上腺能受体阻滞剂本身还可增加血容量，用 α - 受体阻滞剂后红细胞压积降低，并且能改善充血性心衰和心绞痛，使心脏后负荷降低，这些都是肿瘤切除手术成功的重要保证。嗜铬细胞瘤患者在手术前或接受侵入性诊断和治疗前，应接受满负荷的酚苄明治疗。

2. β - 肾上腺能受体阻滞剂

用 α - 受体阻滞剂治疗后，β 肾上腺能活动相对增强，可以导致心动过速，心肌收缩力增强，心肌耗 O_2 增加，此时可加用 β - 肾上腺能受体阻滞剂阻断心肌 β 受体，使心率减慢，心输出量减少，血压下降。但 β - 受体阻滞剂必须在 α - 受体阻滞剂起作用以后使用，如果在不用 α - 受体阻滞剂时使用，β - 受体阻滞剂可以阻断 β - 受体所介导的骨骼肌血管舒张作用，导致血压升高，并能导致高血压危象的发作。当肿瘤分泌的主要是 E 时，这种现象更加明显，故强调在使用 α - 受体阻滞剂后出现心动过速时开始使用 β - 受体阻滞剂。通常以小剂量开始，然后根据心率调整剂量。β - 受体阻滞剂除控制心率外，还可以阻止产热、减少出汗、缓解心绞痛，但有时可诱发心衰。常用的 β - 受体阻滞剂有普萘洛尔、阿替洛尔（氨酰心安）、美托洛尔（美多心安）等，后两者为选择性 β_1 - 受体阻滞剂，无明显的抑制心肌收缩力的作用。并非所有的嗜铬细胞瘤患者都需加用 β - 受体阻滞剂，一般仅在 α - 受体阻滞剂使用后出现心动过速和室上性心律失常时使用。

3. CA 合成抑制剂

甲基酪氨酸（metyrosine）是酪氨酸羟化酶的竞争性抑制剂，可阻断 CA 合成过程中的限速反应，使 CA 合成减少。在嗜铬细胞瘤的患者，可降低术前及术中血压，减少术中血量丢失和输血量。起始剂量为 $0.25\ g$，1 次/$6 \sim 8\ h$，根据血压及血、尿 CA 的水平来调整剂量，一般使用剂量为 $1.5 \sim 4\ g/d$，可抑制 CA 合成量的 $50\% \sim 80\%$。此药目前已用于术前准备和非手术患者的长期治疗。其不良反应为嗜睡、抑郁、消化道症状，少数老年人可有锥体外系症状，停药或减量后以上症状可消失。

4. 补充血容量

血压基本控制后，患者可食用高钠饮食，必要时在手术前静脉输注血浆或其他胶体溶液，血容量恢复正常后，发生体位性低血压的频率和程度可明显减轻。如考虑使用氟烷麻醉，术前应输血或红细胞 $300 \sim 400\ mL$。

5. 其他降压药治疗

由于钙离子参与 CA 释放的调节，钙通道阻滞剂可以通过阻断钙离子内流而抑制肿瘤细胞 CA 的释放；并且钙通道阻滞剂还可以直接扩张小动脉降低外周阻力，从而降低血压、增加冠脉血流量，预防 CA 引起的冠脉痉挛和心肌损伤，适用于伴有冠心病和 CA 心肌病的嗜铬细胞病患者。

增高的 NE 直接作用于肾小球入球小动脉的肾上腺能受体，刺激肾小球旁细胞的肾素分泌，低血容量和体位性低血压又进一步使血浆肾素增高，因此 ACEI 对嗜铬细胞瘤高血压也有一定的降低作用。硝普钠是扩张周围血管、降低外周阻力使血压下降，可用于嗜铬细胞瘤高血压危象发作时或手术中血压持续增高时的抢救。

（二）手术过程注意事项

切除嗜铬细胞瘤有一定危险性，必须在有经验的外科医师和麻醉师主持下施行。在麻醉诱导期，手术过程中，尤其在接触肿瘤时，可出现急骤血压升高和（或）心律失常。对血压骤增者，可采用速效的 α 受体阻断药酚妥拉明静脉推注，继之以静滴或用硝普钠静滴。对心律失常者，可用 β 受体阻断药或其他抗心律失常药，如利多卡因等。瘤被切除后，血压一般降至 90/60 mmHg。如血压低，周围循环不良，表示血容量不足，应补充适量全血或血浆，必要时也可静脉滴注适量去甲肾上腺素，但不可用缩血管药来代替补充血容量。

（三）手术后治疗

手术后一周内，患者交感神经末梢仍有过量的 CA 储存，故在这段时间内应避免使用促使 CA 释放的药物。应测定血浆和尿 CA 及代谢产物水平，以确定所有有功能的嗜铬细胞瘤是否被全部切除。如手术后仍有血压增高，可能为输液过量和自主神经系统调节功能不稳定引起，但一般发生在手术后 24 h 内，如血压持续不降，则应考虑是否还有未切除的肿瘤，应再做生化检查和影像学检查，必要时再次手术探查。

二、嗜铬细胞瘤高血压危象的治疗

嗜铬细胞瘤高血压危象发作时应进行紧急治疗；取半卧位，立即建立静脉通道，迅速静脉注射酚妥拉明，首剂用 1 mg，然后每 5 min 静脉注射 2~5 mg，直到血压控制，再静滴酚妥拉明以维持血压；也可在注射首剂酚妥拉明后持续静脉滴注以控制血压，必要时可加用硝普钠静滴；如用酚妥拉明后心率加快，可静脉注射 1~2 mg 普萘洛尔控制；用肾上腺能阻滞剂的同时应注意补充血容量，以免发生低血压休克。高血压危象一旦被控制后，即应改为口服 α–受体阻滞剂直到手术前。

三、嗜铬细胞瘤的中医认识

嗜铬细胞瘤与中医学积聚、癥瘕之腹内结块的描述相符，积聚之病名首见于《内经》，而在历代医籍的描述中亦称为癥瘕，嗜铬细胞瘤的病机为正气亏虚，气滞、血瘀、痰浊蕴结于腹，脏腑失和，引动肝阳、肝风而成。治疗应以协调脏腑功能，平肝潜阳，息风清热。

第四节　嗜铬细胞瘤的护理及预后

一、嗜铬细胞瘤的护理

（一）生活护理

在持续性与阵发性高血压发作时，患者有头痛剧烈，大汗淋漓，心动过速，心前区疼痛，恶心、呕吐、视力模糊等；发作特别严重者，可并发急性左心衰竭甚至脑血管意外，致患者活动的耐受力下降，患者的生活不能自理，故要有护理人员照顾，了解和满足患者的基本生活需要。

（二）活动与休息

患者的自我控制力下降，易发生跌倒、摔跤等意外。眼底损害严重者，可出现一过性视神经水肿甚至失明，导致活动受限。持续性高血压型患者，站立时易发生低血压，不宜站立过久，不宜蹲式大小便。起立时动作宜缓慢，起床时，宜先缓慢坐起，移向床边适应稍许后再起立，避免体位性低血压的发生。对于高血压危象发作频繁者，应绝对卧床休息，避免用力和劳累。嗜铬细胞瘤切除手术后，要尽量少搬动患者，防止血压下降。术后恢复期可逐渐增加活动量，尽快恢复患者的活动能力。

（三）营养护理

患者宜进食高热量、高蛋白质、高脂肪、低糖、低盐、富含维生素和易消化的食物。由于 CA 使胃肠蠕动减弱，患者常出现便秘、肠胀气，故应减少摄入产气的食物，如牛奶、土豆、红薯、芋头。鼓励患者适当增加含钾多的水果与蔬菜，如香蕉、橘子、橙汁等。

二、预后

由于嗜铬细胞瘤有可能为多发性或复发性，故术后应随访观察。良性嗜铬细胞瘤患者的 5 年存活率在95%以上，手术后复发率小于10%，手术死亡率常低于2%～3%。恶性嗜铬细胞瘤的 5 年存活率小于50%。因此所有患者术后都需定期复查，特别是儿童及有嗜铬细胞瘤家族史的患者。

肿瘤切除后75%患者的血压可恢复正常，约25%的患者仍保持高血压状态，但血压较手术前低且较稳定，并且使用常规降压药可以很好地控制。这部分血压较高的患者可能是合并原发性高血压，或由于 CA 长期增高引起了不可逆的血管损害所致，有效的降压治疗是改善术后预后的重要措施之一。

恶性嗜铬细胞瘤的治疗较困难，一般对放疗和化疗不敏感，可用抗肾上腺素药作对症治疗。链佐星（链脲霉素）治疗的效果不一。也可用酪氨酸羟化酶抑制剂 α－甲基间酪氨酸阻碍儿茶酚胺的生物合成。[131]I-MIBG 治疗可获一定效果，用后血压可下降，儿茶酚胺的排出量减少。已发生转移的恶性嗜铬瘤的预后不一，重者在数月内死亡，少数可活 10 年以上，5 年生存率约为45%。转移最常见的部位为骨骼、肝、淋巴结、肺，其次为脑、胸膜、肾等。

第十六章　高血压的西医预防

高血压目前患病率逐年升高，但控制率和达标率仍处于较低水平，严重影响患者的生活质量，给患者造成极大的痛苦。因此，高血压的预防极为重要。高血压主要分为三级预防：一级预防，是指对尚未发生高血压的个体或人群采取的预防措施，以预防或延缓高血压的发生；二级预防，是指对已经发生高血压的患者采取措施，预防高血压病情进一步发展和并发症的发生；三级预防，是指对已经发生高血压并发症的患者采取措施，预防进一步恶化，促进康复。

一、情绪预防

保持平和的心境，学会释放压力，遇事积极乐观面对，及时消除不良情绪。不良情绪使人易患高血压、动脉硬化、冠心病等疾病。从事精神紧张度高职业的人，更容易罹患高血压。紧张因素若不能及时祛除，将持续影响血压，使高血压成为常态。而平和的心境是健康的保障，可使机体的各项生理机能处于平衡状态，从而避免疾病的发生。

二、起居预防

规律的生活起居可以预防高血压，不熬夜，按时睡眠，劳逸结合，适当休息。保证充足的睡眠，睡前不做剧烈的活动，可喝一杯温牛奶，温水泡脚，起到安神助眠的作用。良好的睡眠有利于控制血压。早晨起床不要过急，可先在床上闭目养神片刻，轻轻活动四肢，再缓慢坐起，有利于血压的稳定，避免波动过大。中午可适当午休半小时至一小时，放松身心，有利于降压。

三、饮食预防

（一）预防原则

1. 减少钠盐的摄入

大量研究表明，限盐可有效降低血压及高血压的发病率和死亡率。世界卫生组织建议每日盐的适宜摄入量为 3~5 克。我国高血压防治指南建议每人每日食盐的摄入量以不超过 6 克为宜，因为膳食中约 80% 的钠盐来自烹调用盐和各种腌制品，因此在控制钠盐的同时，还要注意减少各种腌制品的食用量。

2. 补充钾盐

钾盐可以促进胆固醇的排泄，增加血管弹性，有利尿作用，具有对抗钠盐升血压和损伤血管的有害作用，同时可预防脑卒中。通过补充钾盐，不仅可降低高血压的发病率，同时可降低血压，减少降压药的用量。新鲜的蔬菜水果中钾盐含量较高，建议每日食用。平时多摄入含钾多的食物，如香蕉、橙子、海带、紫菜、木耳、西红柿、香菇、菠菜、马铃薯等。

3. 增加镁、钙的摄入量

镁盐可通过舒张血管达到降压的作用，平时多摄入含镁丰富的食物，如绿叶蔬菜、豆类及豆制品、香菇、桂圆、荞麦面等。钙对心血管有保护作用，可减少高血压及其他心血管病的发病危险，平时建议多摄入含钙丰富的食物，如牛奶、酸奶、虾皮、绿叶蔬菜、坚果等。

4. 增加优质蛋白摄入量

建议每周吃 2～3 次鱼类蛋白质，鱼类蛋白质富含蛋氨酸和牛磺酸，可改善血管弹性和通透性，增加尿、钠排除，帮助降压和卒中的发生。适量食用大豆及豆制品，其含有的优质蛋白可预防卒中。还应多食用富含酪氨酸的食物，如脱脂牛奶、酸奶、豆腐、海鱼等。

5. 补充叶酸

近年最新研究发现，人体中有种不健康的氨基酸——同型半胱氨酸，是高血压的帮凶，可明显损害血管内皮功能，当其含量增加时，容易引起高血压和卒中。我国高血压患者中约75% 伴有高同型半胱氨酸血症，而补充叶酸可以降低同型半胱氨酸，起到防治高血压的作用。建议多食用富含叶酸的食物，如绿叶蔬菜、坚果、香蕉、橘子等。但叶酸遇热、遇光易氧化失活，人体天然叶酸吸收率较低，可根据情况适当服用叶酸补充剂。

6. 减少脂肪的摄入量

脂肪的基本单位是脂肪酸，脂肪酸分为饱和脂肪酸和不饱和脂肪酸。饱和脂肪酸摄入过多会导致肥胖和高脂血症，高血压患者要减少饱和脂肪酸摄入，尽量少吃或不吃高脂肪、高胆固醇食物如动物内脏、肥肉、油炸食品等。

7. 戒烟限酒

吸烟是高血压的危险因素，烟草中的尼古丁可以兴奋血管运动中枢，使小动脉收缩，增加外周血管阻力，导致血压升高。吸烟产生的烟碱和一氧化碳可加速动脉粥样硬化和血栓形成，使儿茶酚胺和加压素分泌增加引起血压升高和心律失常。因此高血压患者要戒烟。大量饮酒可引起高血压，少量饮酒对血压无明显影响。建议高血压患者限制性饮酒：男性每天酒精量不超过 25 g（相当于啤酒 750 mL，葡萄酒 250 mL，50°白酒 50 mL，38°白酒 75 mL）；女性每天酒精量不超过 15 g（相当于啤酒 450 mL，葡萄酒 150 mL，50°白酒 30 mL，38°白酒 40 mL）。

（二）预防高血压常见推荐食物

1. 芹菜

芹菜中蛋白质和钙、磷、铁、维生素的含量较高，具有降血压和降血脂的作用。

2. 洋葱

洋葱含有的前列腺素能直接作用于血管，使血管舒张，减少外周血管和心脏冠状动脉的阻力，并且对儿茶酚胺等升压物质有拮抗作用，使血压下降。

3. 冬瓜

冬瓜含有丰富的钙、铁、钾、维生素 C，且钠盐含量较低，尤其适合高血压的预防。

4. 胡萝卜

萝卜中含有丰富的烟酸，烟酸可以降低血液中的胆固醇与三酰甘油，帮助血管扩张，使血液流通顺畅，进而稳定血压。而且胡萝卜中的钾盐可降血脂、降低血黏度，增加血管弹性。

5. 黑木耳

黑木耳属高钾低钠食品，而且其中的一类核酸物质有降血脂的作用，可延缓动脉粥样硬化形成，适合高血压的预防。

6. 海带

海带中含有丰富的蛋白质、钙、铁、镁，有降脂、防止动脉硬化的作用。而且海带的提取物褐藻氨酸是降压的有效成分。因此很适合高血压的预防。

7. 绿豆

绿豆属高钾低钠食物，且脂肪含量很低，同时具有利水消肿的作用，尤其适合高血压的预防。

8. 赤小豆

赤小豆含较多的膳食纤维，具有润肠通便，降血压、降血脂、调节血糖的作用，同时可利水消肿，可预防高血压。

9. 荞麦

荞麦中含有的烟酸和芸香苷具有降血脂的作用，且镁含量丰富，有利于高血压的预防。

10. 马铃薯

马铃薯富含钾，具有抗动脉硬化、防止心脑血管疾病的功效。而且土豆中还含有类似转换酶的物质，可阻断血管紧张素 I 转化为紧张素 II，使具有血管活性作用的血管紧张素 II 的血浆水平下降，舒张周围血管，降低血压。

11. 苹果

苹果钾含量丰富，可调节钾钠平衡，有利于降低血压。

12. 梨

梨具有降压清热、镇静的作用，而且含有丰富的膳食纤维，可润肠通便，有利于高血压的预防。

13. 香蕉

香蕉钾含量丰富，同时有清热利尿、通便、降压的作用，适宜高血压的预防。

14. 山楂

山楂具有降压、降脂作用，还可抗动脉粥样硬化，对防治高血压等心血管疾病有益。

15. 橘子

橘子营养成分丰富，有降血脂、抗动脉粥样硬化的作用，对防治高血压等心血管疾病有益。

四、运动预防

世界高血压联盟调查发现，经常参加体育活动者的血压普遍低于不常参加体育活动者。心血管病专家也一致认为体育活动对高血压的控制和治疗是有益的，而缺少体育活动是高血压发病的危险因素之一。运动可以降低血管的张力，调节血液循环，降低血压。因此要养成经常运动的习惯，建议每周锻炼 3 ~ 5 次，如体力允许，坚持每天多做一些消耗能量的活动，以锻炼全身体力和耐力的运动为主，如散步、慢跑、乒乓球、羽毛球等，配合太极拳、八段锦等中医导引术。高血压患者在运动前要注意检查身体，完成系统的运动风险、体适能等方面的筛查和评估，拟定可行的运动计划。身体活动强度、时间、频率、活动量等应量力而行、逐渐达标。一天中选择运动的时间应避开清晨和晚间，最好选在上午 9 ~ 11 点或下午 4 ~ 6 点。建议成年人每天进行累计相当于步行 6000 步以上的身体活动，最好进行 30 分钟中等强度的运动，以达到运动靶心率为宜［通过 Karvonen 运动心率计算法：靶心率 =（最大心率 − 静息心率）× 运动强度% + 静息心率，最大心率 = 220 − 年龄，静息心率 = 连续 5 日静息心率之和 ÷ 5，运动强度% = 60% ~ 80%］。安静时血压未能很好控制或超过 180/110 mmHg 的患者暂时禁止中度及以上的运动。预防高血压推荐运动如下：

（一）散步

散步可扩张全身微循环，减少外周血管阻力，降低血压。可增加心率和心脏输出量，加速血液循环，预防心绞痛和脑卒中。同时，散步还可加快机体的新陈代谢，降低血脂，减轻体重，防治高血压、高血脂。通过散步，可释放压力，缓解紧张情绪，有利于降低血压。散步可在早晨、黄昏进行，早晨不要早于 8 点，持续时间一般为 15 ~ 30 分钟，每天 1 ~ 2 次，以自然呼吸为主，以活动后自我感觉舒适、精力充沛为宜。

（二）慢跑

慢跑的运动量比散步要大，主要适用于健康人，临界高血压和 1 级高血压的患者。慢跑时间适宜逐渐增加，以 15 ~ 30 分钟为宜，长期坚持锻炼，可防止血压升高。慢跑强度以运动后呼吸不急促，精力充沛为度。

（三）太极拳

太极拳动作柔和，可使全身肌肉放松，心境宁静，可消除精神紧张因素，有利于降压。适用于健康人和各级高血压的患者。研究表明，太极拳对防治高血压有显著作用，长期练习太极拳的老人，安静时平均收缩压低于同年龄组老人。太极拳种类繁多，可根据自身情况选择。

（四）游泳

游泳是全身运动，可提高人的心肺功能，缓解大脑的紧张程度，有防治高血压的作用。适合健康人，临界高血压和 1 级高血压的患者。游泳时水的浮力可减轻身体的负担，尤其适合肥胖者采用。游泳时间不宜过长，以免运动量过大发生意外。

五、体重管理

体重超过标准体重的 20% 以上就称为肥胖。肥胖，尤其是腹型肥胖，可引起高血压，减少体重可以增强降压药的降压作用。因此高血压患者应将体质指数控制在 18.5 ~ 23.9 kg/m^2，腰围男性控制在 90 cm 以内，女性控制在 85 cm 以内。

六、血压管理

首先要做好血压的监测，建议高血压患者在早中晚各测量一次血压，掌握自己的血压变化规律，了解病情。测量血压时要注意活动后至少休息 5 分钟以上，保持环境安静，手臂与心脏位置等高。其次要遵医嘱服药，不要擅自减药、停药和换药。最后，要时刻注意保持健康的生活方式。

第十七章 高血压的中医预防

第一节 高血压中医非药物预防

多研究表明，中医非药物疗法在针对不同血压水平的高血压病患者进行干预时取得了理想的疗效，起居调护、心身调摄、修身健体及中医外治法调理（经络腧穴调理）是"中医健康管理"的重要方面，是中医"治未病"非药物疗法的主要方法。

一、起居调护

《素问·上古天真论》曰："法于阴阳，和于术数，食饮有节，起居有常，不妄作劳，故能形与神俱。"故应顺应四时阴阳变化，寒热有时、起居有常、饮食有节、劳动有度，进而身体康健。即指南中生活方式干预的内容：低钠盐饮食；控制体重；戒烟酒；保证充足的睡眠；保持大便通畅。

二、心身调摄

孙思邈《备急千金要方》曰："善养性者则治未病之病。"中医理论强调人体是一个整体，注重从自然、社会，特别是精神情志等因素全面考虑疾病，形成了"七情致病"的理论，指出以调摄精神意志为宗旨，思想上要保持安闲清静，没有杂念。精与神守持于内，避免过度的情志变动，心胸开朗，乐观愉快，才能达到补养真气，强身防病的目的。即指南所指"减轻精神压力，保持心理平衡"防治高血压病的发生与发展。

三、修身健体

孙思邈《千金翼方》曰："动则不衰，用则不退"，适当的运动促进全身气血运行，肝气条达，脾气健运，无痰湿之阻，从而达到调节脏腑，祛病延年的目的。生活中选择合适自己的运动项目，锻炼身体，并持之以恒，如太极拳、八段锦、五禽戏等。但若劳欲过度，则反而耗伤阴液，引发疾病。高血压指南中建议进行适量的运动：每天进行30分钟左右的运动，每周应有3次以上的有氧体育锻炼。

四、中医外治法调理

中医外治是在中医基础理论的指导下，通过外治手段激发人体脏腑经络之气，平调阴阳，使人体恢复健康的一类治疗方法。《素问·刺法论》云："故刺法有全神养真之旨，亦法有修真之道，非治疾也，故要修养和神也。"明确指出针刺有保全精神，调养真气，维护机体自然状态的养生作用，并非为单一治疗疾病而设。中医外治法历史悠久、疗效独特、作用迅速，包括针灸、按摩推拿、刺络放血、拔罐刮痧、熏洗、药浴、敷贴、膏药等百余种疗法，具有简、便、效、廉之特点，可以很好地辅助现代医疗手段对患者进行干预治疗以及补充现代医疗的不足。在治疗疾病本身的同时，调和气血、协同增效，从而减少医疗投入，节约社会公共资源。高血压是一种"心血管综合征"，其脑卒中、心肌梗死、心力衰竭及慢性肾病等主要并发症及致残、致死率高，严重消耗医疗资源，加重社会负担。因此，将高血压防治的阵线前移，充分利用中医"治未病"非药物疗法的优势可减少高血压的发生，降低患者的血压水平并减少心血管事件，是我国高血压防治的重要手段。

近些年患者对中医治疗的接受程度越来越多，而中医的优点也逐渐凸现出来，高血压中医治疗方法较多，不良反应小，可以选择使用上述疗法中的一、两种或者更多种疗法，而且中医非药物疗法治疗发展前景非常广阔。

第二节　高血压中医食疗保健

在高血压病程期间，饮食因素与其发生发展密切相关，因此除药物治疗外，饮食疗法对控制高血压的发生发展也有一定的作用。合理饮食及纠正不良生活方式可以控制患者血压水平。采取有效合理的中医饮食疗法能够预防高血压的发生和促进高血压病的康复。高血压的食疗原则应依据食物的性味、归经和功效，辨证施食，辨体施膳，依据食物的营养成分及患者的饮食习惯选择食物。"减肥、戒烟、限盐、运动、放松（戒生气动怒）"十字经，是预防高血压的法宝。

一、高血压病的食疗原则

1. 控制总热量

高血压患者饮食宜清淡，食物多样，谷类为主，粗细搭配，宜高维生素、高纤维素、高钙、低脂肪、低胆固醇饮食。总脂肪小于总热量的30%，蛋白质占总热量15%左右。提倡多吃粗粮、杂粮、新鲜蔬菜、水果、豆制品、瘦肉、鱼、鸡等食物，提倡植物油，少吃猪油、油腻食品及白糖、辛辣、浓茶、咖啡等。对于高血压患者来说，应该注意通过饮食来限制热能的摄入量，控制自己的体质量在标准的体质量范围之内，根据亚洲标准，应将BMI控制在 $18.5 \sim 22.9 \ kg/m^2$；在腰围控制上，男性最好可以将腰围控制在 85 cm 以下，女性最好可以将腰围控制在 80 cm 以下。对于肥胖者来说，更应通过科学的节食减肥的方法来进行调整，在这个过程中，每周体质量的减轻幅度，以每周 $1 \sim 1.5 \ kg$ 最佳。

2. 要注意限制脂肪的摄入量

对于高血压患者来说，要取得良好的食疗成效的另外一个重要原则就是要注意限制脂肪类的摄入量。脂肪类的摄入量最好控制在总热能的 25% 以下，且最好以植物脂肪为主，但也不宜食用过多，同时应该减少含饱和脂肪酸的肥肉或肉类制品，少吃或不吃动物脂肪与动物内脏；而且与此同时，胆固醇每日的摄入量也最好控制在 300 mg 以下，并注意适当的进食有助于降脂的食物种类。如山楂、木耳、大蒜及洋葱和绿豆等，以此来辅助降低患者体内的脂肪含量。

3. 限制钠盐摄入量

对于高血压患者来说，钠是引发病情和导致病情严重的一个重要元凶，高钠盐对体内有遗传性钠运转缺陷的患者有致高血压的作用。人体摄入的食盐量越多，高血压病患病率越高，血压也就更难以控制。因此，在通过中医食疗来治疗高血压的过程中，一定要注意控制患者钠盐的摄入量，轻度的高血压患者，每日钠盐摄入量宜限制在 5 g 之内，中度的高血压患者，每日的钠盐摄入量则最好控制在 3 g 以下，包括熟食中的盐与酱油的盐。与此同时，高血压患者应尽量少吃腌、熏制食品等含钠较高的食物。小苏打、味精等其他的化学调味品及加工食品和速食食品中的钠含量均比较高，对于高血压患者来说，同样应注意控制食用量。

4. 要注意增加钾、镁、钙的摄入量

钙、镁含量及代谢异常与高血压有关，钾、钙、镁可对抗高钠盐的升压和血管损伤作用，因此，在通过中医饮食对高血压患者进行治疗时，一定要注意在膳食中增加含钾丰富的食物，可多进食含钾较多的新鲜蔬菜中的绿叶菜、豆类及根茎类，如马铃薯、黄豆、茄子、胡萝卜、黄瓜、南瓜、大白菜、冬瓜、卷心菜等，水果类中的香蕉、杏、梅、柑橘、西瓜及家禽、鱼、瘦肉等，以此来促进患者血压的降低、增强低钠饮食的降压效果。除此之外，由于钙的摄入，能够使人体细胞膜外钙的增加，不但具有明显的扩展血管的功效，而且还具有镇静的作用。临床实践也已经证明，高血压患者饮食中钙含量的摄入量与血压呈现负相关的关系，如果患者能够在控制钠盐摄入量的同时，增加钙的摄入量，能够起到很好的控制血压的疗效。因此，在利用中医食疗的方法来辅助治疗高血压时，一定要注意增加含钙较高的事物的摄入量，如黄豆及其制品，以及葵花籽、核桃、牛奶、花生、鱼虾、芹菜、紫菜、红枣、韭菜和乳类食品等。

5. 要注意蛋白质的适量摄入

现代营养学通过研究证实，蛋白质中的脂蛋白和蛋氨酸具有降低血压的功效。因此，在利用中医食疗来防治高血压时，同样也应注意蛋白质，尤其是优质蛋白的适量摄入，如海产类的鱼虾及鸡肉、牛肉、牛奶等。

6. 要注意增加粗纤维食物的摄入量

在利用中医食疗的方法来治疗高血压时，注意增加含热量和脂肪较低，而含纤维素较多的粗纤维食物的摄入量，不但能够起到控制患者热能和脂肪摄入的目的，同时还能够增加饱腹感，促进患者的肠胃蠕动，防止便秘，对于高血压的治疗具有积极的促进作用。可适当多吃绿叶蔬菜与新鲜水果，如芹菜、菠菜、小白菜、番茄等。

7. 要注意戒烟戒酒

烟、酒是导致血压升高，诱发高血压的一个重要因素。嗜烟、酒有增加高血压并发心、脑血管病的可能，酒还能降低患者对抗高血压药物的反应性。因此，高血压患者必须要注意戒酒。戒酒有困难的人也应限制饮酒，男性每日饮用酒精量不超过 25 克，女性减半。吸烟是一种不健康行为，是心血管病和癌症的主要危险因素之一。被动吸烟也会显著增加心血管疾病危险。吸烟可导致血管内皮损害，显著增加高血压患者发生动脉粥样硬化性疾病的风险。戒烟的益处十分肯定，而且任何年龄戒烟均能获益。同时还要注意少喝咖啡。但是，可以适量饮茶，如绿茶、花茶，尤其是绿茶，但不宜喝浓茶。之所以这样讲是因为，茶尤其是绿茶中含有大量的活性物质——茶多酚，茶多酚能够抗氧化、清除患者体内的氧自由基，从而发挥保护血管、降低血脂的功能，对于高血压的治疗具有很好的辅助作用。

8. 饮食有节

做到一日三餐饮食定时定量，不可过饥过饱，不暴饮暴食。每天食谱可做以下安排：碳水化合物250~350克（相当主食6~8两），新鲜蔬菜400~500克，水果100克，食油20~25克，牛奶250克（毫升），高蛋白食物3份（每份指：瘦肉50~100克，或鸡蛋1个，或豆腐100克，或鸡、鸭100克，或鱼虾100克。其中鸡蛋每周4~5个即可）。

9. 科学饮水

水的硬度与高血压的发生有密切的联系。研究证明，硬水中含有较多的钙、镁离子，它们是参与血管平滑肌细胞舒缩功能的重要调节物质，如果缺乏，易使血管发生痉挛，最终导致血压升高，因此对高血压患者，要尽量饮用硬水，如泉水、深井水、天然矿泉水等。

总的来说，高血压患者饮食要节制，要少吃多餐，忌暴饮暴食。采用低盐、低脂、低胆固醇、高纤维素、适量蛋白质和能量饮食的原则进行食疗保健。

二、高血压病的中医辨证施食原则及推荐食材

孙思邈在《千金药方食治》中所说："食能驱邪而安脏腑，悦神爽志，以资气血。""若能用食平疴，适性遣疾，可谓良工。"究其原因在于饮食"贵不伤其脏腑也"。食药结合是中医药生活化的具体表现，在日常饮食中就能起到养生防病的作用。中医理论认为"药食同源"，食物与药物一样也具有"四气五味"、升降沉浮和归经的不同，以此适应临床的不同需要。所谓"四气"又称四性，是指食物寒、凉、温、热（平）；"五味"是指辛、甘（淡）、酸（涩）、苦、咸。食物由于其性味的不同，表现的升降沉浮、归经和功效也不同。中医的体质食疗强调"辨体施膳"，根据人体体质类型的不同，采用"热则寒之，寒则热之；虚则补之，实则泻之；燥则润之，湿则祛之"的食疗原则。

针对高血压肝阳上亢型体质的患者，在应用中医食疗的方法时，应注意饮食清淡，日常饮食可多食用淡菜、莲子及莲藕和芹菜、海蜇等，以起到养肝阴、清肝热的目的。同时，还要注意多食用苹果、梨、李子等有助于生津除烦，和广柑、金橘、萝卜等有助于理气化滞解郁的食物、富含粗纤维的蔬果等。

针对肾精亏损型的高血压患者，在应用中医食疗的方法时，应注意食用营养丰富、容易消化且具有补益作用的食物。其中阳虚甚者应注意多食用胡桃、韭菜及黑芝麻和红枣、羊肉等有助于补肾助阳的食物，同时注意禁止生冷瓜果和凉性食物的摄入；而阴虚甚者，则应注意多食用百合、茄子及扁豆、银耳、鸭肉等有助于滋阴的食品，同时注意禁食刺激性的、辛辣温燥的，常会导致动火伤阴的食物。

针对高血压阴虚体质患者，应选择既可以作用于阴虚体质又具有降血压作用的食物。因此，阴虚体质患者因其体内精、津、液亏损，治则应为滋阴生津、壮水制火，增其津液而清其内热，而达到阴阳寒热的平衡。饮食宜选用性凉或寒，味甘或苦的食物，归经为肝或肾或

脾心，具有清热、生津、滋阴、平肝潜阳作用的食物，禁忌温热性食品。如芹菜、西红柿。而洋葱、大蒜等虽具有降压作用，但因其性温味辛，不适合于高血压阴虚体质患者。

针对气血两虚型的高血压患者，在应用中医食疗的方法时，应注意少食多餐，多食用细软滋补的食物，例如：黑芝麻、香菇及黄花菜和山药、葡萄干及蜂蜜等，以起到益气补血、健脾和胃的作用，来提高疗效。

针对痰浊中阻型的高血压患者，在应用中医食疗的方法时，应注意少食多餐，多食用清淡，且容易消化的食物，例如：薏米、红小豆、白萝卜及洋葱和橘子等，以发挥理气化痰的作用，同时，还要注意禁食肥甘厚味和油腻煎炸的食物，以避免助热生痰。

三、中医辨证施食推荐食疗方

高血压是以动脉压升高为主要临床表现的慢性全身性血管疾病，属中医"眩晕""头痛"范畴。高血压除药物治疗外，饮食疗法是一个重要方面，根据证型不同，采取辨证施食。

1. 痰瘀互结型（含痰湿壅盛）

此型多见于高血压合并脑血栓形成。饮食以清淡易消化、少食多餐为主，推荐常用食物有白萝卜、紫菜、白薯、玉米、花生、洋葱、木耳、山楂、核桃、桃仁、杏仁、海带、海蜇、大蒜、冬瓜、苡米、红小豆、广柑、白萝卜、洋葱、橘子等具有化痰活血之功效的食品。禁食肥甘厚味、油腻黏滑之品，以免助热生痰。

（1）降脂益寿茶：荷叶、山楂、丹参、菊花、绿茶各适量，开水冲泡饮服。

（2）陈山乌龙茶：陈皮、山楂、乌龙茶各适量，开水冲泡饮服。

（3）菊花10克，生山楂15克，草决明15克，冰糖适量，三药煎，去渣取汁，调入冰糖，代茶饮。可清肝疏风，活血化瘀。对阴虚阳亢之眩晕兼大便秘结有效。

（4）鲜荷叶一张，粳米100克，白糖适量。先将荷叶洗净煎汤，将汤与粳米同煮成粥，调入白糖，每日1次，可清热生津止渴。有降压、调脂、减肥功效，适用于高血压、高血脂、肥胖患者。

（5）马兰头拌海带：马兰头洗净，用沸水烫至色泽泛青，取出后沥水，切成丝备用。海带用温水浸泡12小时洗净，用沸水烫10分钟，取出切成丝，与马兰头同拌，加盐、味精、糖、麻油拌和均匀，佐餐用。

（6）绿豆海带粥：绿豆、海带、大米适量。将海带切碎与其他2味同煮成粥，可当晚餐食用。

（7）天麻10克，鲜橘皮20克。两药水煎，代茶饮，可燥湿化痰，平肝息风。对痰浊内蕴之眩晕有效。

2. 肝阳上亢型

推荐食物有马蹄、苹果、李子、梨、广柑、金橘、莲子、藕、芹菜、禽蛋、猪肉、鱼类（有鳞）、黄豆、豆腐、龟肉、燕窝、海蜇、淡菜、鲍鱼等。

（1）可用夏枯草、玉米须、罗布麻、桑叶、菊花、钩藤、石决明、山楂、枸杞子、桑寄生、五味子等1~2种中药与绿茶一起泡服。如玉米须钩藤饮：配方：新鲜玉米须15克，钩藤 6 克，菊花 5 克。

（2）夏枯草 20 克，瘦猪肉 50 克。将猪肉洗净切片与夏枯草一起，文火煲汤，每次饮汤约 250 毫升，每日 2 次，可清肝泻火明目。适用于肝火上炎、痰火郁结所致的头痛、眩晕等。

（3）海带 20 克，决明子 15 克。用适量水煎煮，食海带饮汤，可消痰散结利水，清肝明目润肠。适用于肝阳上亢伴高脂血症的高血压患者。

（4）鲜芹菜汁。将鲜芹菜 250 克洗净，用沸水烫 2 分钟，切碎绞汁，每次服 100 毫升，每日 2 次。有平肝镇静，降压利尿的作用。

（5）荠菜 250 克，粳米 100 克。将荠菜洗净切碎与粳米同煮粥，每日 1 次，有清热解毒，养肝明目，利水消肿之功。适用于高血压属肝火上炎者。

（6）车前子 20 克，粳米 100 克。将车前子装入布袋，加水浓煎取汁，入粳米同煮成粥，可利水消肿，养肝明目。适用于高血压、肥胖患者。

3. 阴虚阳亢证（含肝肾阴虚证）

此型多见于高血压第二期代偿阶段。

推荐食物有芹菜、绿豆、绿豆芽、莴苣、西红柿、菊花、海蜇、山楂、荠菜、西瓜、茭白、茄子、柿子、胡萝卜、香蕉、黄瓜、苦瓜、紫菜、芦笋。

（1）葛根粥：葛根、粳米、花生米，加适量水，用武火烧沸后，转用文火煮 1 小时，分次食用。

（2）菊花粥：菊花摘去蒂，上笼蒸后，取出晒干或阴干，然后磨成细末，备用。粳米淘净放入锅内，加清水适量，用武火烧沸后，转用文火煮至半成熟，再加菊花细末，继续用文火煮至米烂成粥。每日两次，晚餐食用。

4. 阴阳两虚证（含气血两虚证、气阴两虚证、肾精亏损证）

此型多见于高血压第二期失代偿阶段。

推荐常用食物有银耳、枸杞子、黑枣、核桃仁、海参、淡菜、芝麻、大枣、银耳、芝麻、桑椹。饮食以营养丰富易消化，有补益作用的食物为主，阳虚甚者多食胡桃、韭菜、黑芝麻、肉桂、龙眼、红枣、荔枝、羊肉等补肾助阳之品，禁食生冷瓜果和凉性食物；阴虚甚者多食百合、茄子、扁豆、莲子、银耳、甲鱼、鸭肉、鹅肉、李子等补肾滋阴之品，禁烟酒及辛辣温燥、动火伤阴食物。饮食以少食多餐、细软滋补为主，可食黑木耳、香菇、芝麻、黄花菜、莲子、山药、牛肉、海参、桂圆、荔枝、葡萄干、山楂、蜂蜜等以益气补血，健脾和胃。

（1）龙眼红枣茶：龙眼肉，红枣，白糖适量。开水冲泡饮服。

（2）党参红枣茶：党参，红枣，茶叶各适量。开水冲泡饮服。亦可将党参、红枣、茶叶加水煎沸 3 分钟后饮用。

（3）当归炖猪蹄：将猪蹄洗净切成大块，在开水中煮两分钟，去其腥味，捞出。然后再在锅内加水烧开放入猪蹄，加入当归及调料适量，用旺火烧开，改用文火煮至猪蹄熟烂。

（4）归芪蒸鸡：炙黄芪，当归，嫩母鸡 1 只。将黄芪、当归装入纱布袋，口扎紧。将鸡放入沸水锅内余透、捞出，用凉水冲洗干净。将药袋装入鸡腹，置于蒸盆内，加入葱、姜、盐、黄酒、陈皮、胡椒粉及适量清水，上笼隔水蒸约 1 小时，食时弃去药袋，调味即成，佐餐食用。

四、高血压常用食疗方

适用于高血压病药膳的药物有：山楂、黄芪、何首乌、玉米须、菊花、钩藤、荷叶、夏枯草、决明子、车前子、罗布麻、桑叶、银耳、燕窝、白花蛇、杜仲、草决明、大蒜等。

适用于高血压病药膳的食物有：芹菜、菠菜、红萝卜、香菇、平菇、黑木耳、银耳、洋葱、黄瓜、荸荠、番茄、荠菜、茼蒿菜、茭白、菊花、西瓜、苹果、橘子、豌豆、海参、蜂王浆、黄瓜、木耳、香蕉、草菇、干贝、海螺、墨鱼、鲍鱼、海蜇、海带、紫菜、黄鳝、龟肉、鸡、鸭、鸽、猪肉、牛肉等。

根据以上常用的降血压药物及食物，可以分为以下几类高血压食疗方。

（一）代茶饮

1. 菊花茶

白菊花 15 克，沸水冲泡，代茶饮。

菊花有清热解毒、平肝降压之效，对早期或轻症高血压出现头痛、眩晕、耳鸣的患者，疗效较好。

2. 钩藤茶

钩藤 12 克，天麻 10 克，水煎 15 分钟左右，代茶饮。

二药均有较好的降压功效，头痛眩晕者服之最宜。

3. 山楂茶

取生山楂 30 克，泽泻 15 克，水煎，代茶饮。

山楂活血化瘀、健胃消食，有改善动脉供血、促进消化、降低血脂和血压等功效；泽泻是良好的降脂药物，二者相配，高血压、冠心病患者长期服用，疗效较好。

4. 荷叶茶

鲜荷叶 100 克（干品 30 克），水煎，代茶饮。

荷叶有清热消暑之功，可降低血脂、血压及减肥，对肥胖兼有高血压者最为适宜。

5. 夏枯草茶

取夏枯草 30 克，芹菜根 50 克，水煎，代茶饮。

可降血压、平肝阳，对血压升高、头痛眩晕有良效。

6. 决明子茶

决明子（微炒）20 克，水煎，代茶饮。

决明子有祛风散热、清肝明目、利尿通便之良效，是防治高血压的良药，特别是对高血压兼有便秘的患者最为适宜。此方若加枸杞子 15 克同煎，则清肝明目之效更佳；若同时冲服三七粉 3 克，则活血化瘀、改善心肌供血之效更好，高血压兼有冠心病患者服之最有效。

7. 车前子茶

取车前子 12 克，白茅根 30 克，水煎，代茶饮。

有利尿降压之良效，适用于高血压、急慢性肾炎水肿的治疗。

8. 罗布麻茶

罗布麻 15 克，用沸水冲泡，代茶饮，可连续用药半个月。治疗高血压，疗效显著。

9. 桑叶菊花茶

霜桑叶 6 克（搓碎），菊花 10 克。沸水冲泡，代茶饮。有疏风清热、清肝明目之效，可降压。

（二）药粥疗法

1. 萝卜粥

组方：白萝卜 250 克，粳米 100 克。

制法：白萝卜切碎，与粳米共煮粥。

功效：有健脾消食、化痰利膈、止咳补虚之效，对高血压、高血脂有防治作用。

2. 番茄山药粥

组方：番茄 100 克，山药 20 克，山楂 10 克，大米 100 克。

制法：把山药润透、洗净、切片；番茄洗净，切牙状；山楂洗净、去核、切片；大米淘洗干净，待用。把大米、山药片、山楂片同放锅内，加水 800 毫升。把锅置武火上烧沸，再用文火煮 30 分钟，加入番茄块，再煮 10 分钟即成。每日 1 次，每次吃粥 100 克。

功效：补脾胃、益气血、降血压。

3. 葛根粥

组方：鲜葛根 100 克，粳米 100 克。

制法：取鲜葛根，洗净切片，水磨沉淀，取淀粉与粳米同煮粥（或取葛根 30 克，水煎取汁，与粳米共煮粥）。

功效：可防治因高血压引起的头痛、头晕。

4. 山楂粥

组方：山楂 30 克（鲜者 60 克），粳米 80 克，冰糖适量。

制法：山楂在砂锅中煎 20 分钟，去渣取汁，与粳米共煮粥，待粥熟软，加冰糖适量，食粥。

功效：有健脾和胃之功，可降脂、降压、护心，适合高血脂、高血压、冠心病患者食用。

5. 芹菜粥

组方：芹菜根、叶 100 克，粳米 100 克，芝麻、盐适量。

制法：芹菜根、叶洗净切碎，同粳米共煮粥，粥熟软，加芝麻、盐适量，食粥。

功效：芹菜有降压、降脂、保护血管（因含有较多的维生素）等作用，适合高血压、高血脂患者食用。

6. 菠菜芹菜粥

组方：菠菜 250 克，芹菜 250 克，大米 100 克。

制法：把菠菜、芹菜洗净，切约 4 厘米长的段；大米淘洗干净，待用。将大米放入锅内，加清水 800 毫升。将锅置武火上烧沸，再用文火煮 20 分钟后，加入芹菜段、菠菜段，烧沸，打开盖，煮 10 分钟即成。每日 1 次，每次吃粥 100 克。

功效：养血润燥、降低血压。适用于高血压、便秘、小便不利等症患者。

7. 决明子粥

组方：决明子 15 克，白菊花 10 克，粳米 100 克，冰糖适量。

制法：决明子炒至微香，与白菊花加水适量同煎，去渣取汁，加粳米，煮粥，粥熟软时加冰糖适量，再煮片刻，食粥。

功效：有清肝、明目、降压之良效，适用于高血压、高血脂有眩晕、目赤、耳鸣表现的患者。

8. 首乌大枣粥

组方：何首乌 60 克，粳米 100 克，大枣 3~5 枚，冰糖适量。

制法：何首乌加水煎浓汁，去渣后加粳米、大枣、冰糖适量，同煮为粥。每日早、晚食用。

9. 黑米党参山楂粥

组方：党参 15 克，山楂 10 克，黑米 100 克。

制法：把党参洗净、切片；山楂洗净，去核切片；黑米淘洗干净。把黑米放锅内，加入山楂片、党参片，加水 800 毫升。把锅置武火上烧沸，再用文火煮 50 分钟即成。每日 1 次，每次吃 100 克，早餐食用。

功效：补气血、降血压。适用于高血压病患者，四季常服膳食。

10. 菊花核桃粥

组方：菊花 15 克，核桃仁 15 克，大米 100 克。

制法：菊花洗净，去杂质；核桃仁洗净；大米淘洗干净，待用。把大米、菊花、核桃仁同放锅内，加入清水 800 毫升。把锅置武火上烧沸，再用文火煮 45 分钟即成。每日 1 次，每次吃 100 克粥。

功效：散风热、补肝肾、降血压。

（三）其他食疗方

1. 海蜇皮荸荠汤

组方：海蜇皮 50 克，荸荠 100 克。

制法：海蜇皮切断，荸荠去皮，共煲汤，喝汤，吃海蜇、荸荠。

功效：清热去火、化痰、滋阴润肺、降压。

2. 黑白木耳汤

组方：黑木耳、白木耳各 10 克。

制法：黑木耳、白木耳用冷水泡发，洗净去杂质，放入砂锅中，加水适量，小火炖煮至软烂，加葱、姜和盐少许，调味后食用。

功效：滋阴、补肾、润肺、养血、润燥。

3. 冬瓜降压汤

组方：海带 25 克，薏苡仁 20 克，冬瓜 100 克。

制法：海带洗净切丝，加水适量煮 20 分钟。加薏苡仁（洗净用清水浸泡一小时）、冬瓜（去皮洗净切块），共煮 30 分钟。可根据个人的口味加冰糖或盐，适量调味。

功效：三者共用，有较好的平肝潜阳、利尿降压之效。

4. 海带冬瓜瘦肉汤

组方：海带丝 30 克，冬瓜 100 克、瘦肉 50 克。

制法：海带丝温水泡 30 分钟，与冬瓜（去皮切片）、瘦肉（瘦肉应先加芝麻油、盐、芡粉、水适量，勾芡），加水适量共煲汤，加葱、姜、盐适量，调味后食用。

功效：清除体内胆固醇、利水降压。

5. 海带冬瓜薏苡仁汤

组方：海带 30 克，冬瓜 100 克，薏苡仁 10 克，调料少许。

制法：将冬瓜去皮，洗净，切成块。海带洗净，切成丝，入锅中，加适量水先煮 20 分钟后再放入冬瓜、薏苡仁，共煮成汤，用调料调味即可。吃菜喝汤，每日 1 次。

功效：利水健脾降压。

6. 荠菜芹菜根汤

组方：鲜荠菜 60 克，芹菜根 20 克。

制法：鲜荠菜、芹菜根洗净加水，煎汤服用。用调料调味即可。吃菜喝汤，每日 1 次。

功效：有和胃健脾、利尿明目、解热降压之效。

7. 西瓜翠衣汤

组方：鲜西瓜翠衣 100 克，蜂蜜适量。

制法：鲜西瓜翠衣（去西瓜硬皮），加水适量，煎 10 分钟，加蜂蜜适量服食，每日 1 次。

功效：有清热消暑、利尿降压之功效。

8. 醋泡花生米

组方：连红皮花生 250 克，米醋适量。

制法：连红皮花生加米醋适量（没过花生即可），浸泡 1 周后，于每日睡前吃五六粒。

功效：长期应用有助于降血压。

9. 杜仲炒腰花

组方：猪肾 1 个，杜仲 20 克。

制法：猪肾从中间剖成两半，除去脂膜后，切成片，用刀切成小方格（不切断），再切成条；杜仲（去粗皮）洗净切条，加水 80 毫升左右，浸泡 2 小时，文火煎煮 30 分钟去渣，取汁 50 毫升备用；取淀粉 10 克左右，与杜仲汁 25 毫升、香油、盐、料酒适量，与腰花拌匀。另取一碗，放白糖、酱油、醋、余下的杜仲汁，共拌匀。将炒锅置武火上，加油烧热，加入腰花与葱、蒜片、姜，快速翻炒约半分钟，倒入调好的汁，再翻炒数下，出锅。

功效：有补肝肾、强筋骨、降血压等功效。

10. 枸杞炒青笋

组方：枸杞 100 克，青笋 150 克，猪瘦肉 150 克。

制法：将瘦猪肉洗净，切丝，加精盐、生粉拌匀，青笋洗净，切丝，枸杞子择洗干净。锅中放适量植物油烧热后，下肉丝滑散，烹入青笋丝、料酒，加白糖 1 克、精盐 3 克、味精 2 克，炒匀勾芡，再下枸杞翻炒数次，淋入芝麻油，炒熟，起锅即成。

功效：滋阴补血降压。

在针对高血压患者应用中医食疗的方法时，除了上述应遵循的基本原则和选择标准，还应注意如下几点问题。首先，要注意平衡饮食。也就是说，要注意饮食的种类齐全、数量充足、比例适当。要实现平衡饮食：一是饮食的种类要全；二是饮食要注意寒热、温凉、阴阳之间的平衡；三是要注意酸、苦、甘、辛、咸五味之间的平衡；四是，要注意不同食物之间的合理搭配。如食物之间的相须相使、相畏相杀及相恶相反等。其次，饮食要注意因人而异、因时而异、因地制宜。只有这样才能够确保对症下药，确保疗效。最后，要注意饮食有利无害的原则，尤其是任何饮食都要确保不要损害脾胃的功能，而且还要注意病中的饮食禁忌，如皮肤病患者注意忌食公鸡、鲫鱼及辛辣的食物等。只有这样才能真正发挥中医食疗的功效。

第三节　高血压的中医适宜技术预防

一、针刺疗法

（一）主穴

颈部夹脊穴、风池、百会、四神聪。

1. 辨证取穴

（1）肝火亢盛证：加曲池、大椎、合谷、肝俞、行间、侠溪等，针用泻法，留针30分钟，每日一次。

（2）痰瘀互结证：足三里、丰隆、血海、三阴交、合谷、太冲、膈俞、膻中、太阳、阿是穴等，针用泻法，留针30分钟，每日一次。

（3）阴虚阳亢证：加太溪、太冲、三阴交、血海等，针用平补平泻法，留针30分钟，每日一次。

（4）肾气亏虚证：加用太溪、太冲、足三里、三阴交、肝俞、肾俞、照海、神门等，针用补法，留针30分钟，每日一次。

疗程：10日为一个疗程。

2. 耳穴疗法

（1）选穴：降压沟、降压点、心、肝、脾、皮质下、内分泌、神门、交感等。

（2）操作方法：将生王不留行籽置于相应耳穴处，用胶布固定，每穴用拇、食指对捏，以中等力量和速度按压30~40次，达到使耳郭轻度发热、发痛。

（3）疗程：两耳穴交替贴压，2天一换，14天为一个疗程。

3. 穴位贴敷

（1）选穴：①肝火亢盛证：曲池、大椎、合谷、太冲、肝俞、行间、侠溪等。

②痰瘀互结证：足三里、丰隆、血海、三阴交、合谷、太冲、膈俞、膻中、太阳、阿是穴等。

③阴虚阳亢证：太溪、太冲、三阴交、血海等。

④肾气亏虚证：太溪、太冲、足三里、三阴交、肝俞、肾俞、照海、神门等。

（2）操作方法：将药物打粉混匀，调成糊状，均匀涂于自黏性无菌敷料上，贴于双侧穴位上。

（3）疗程：每日1次，每次贴6小时，次日更换，14天为一个疗程。

4. 中药足浴

（1）肝火亢盛证：方药组成：夏枯草30 g、钩藤20 g、桑叶15 g、菊花20 g。

加水4000 mL，水煎取汁2000 mL，放入足浴盆中，待温时足浴。每日1次，每次20～30分钟。

（2）痰瘀互结证：方药组成：法半夏30 g、陈皮30 g、丹参30 g、红花9 g、大腹皮30 g、茯苓皮30 g。

加水4000 mL，水煎取汁2000 mL，放入足浴盆中，待温时足浴。每日1次，每次20～30分钟。

（3）阴虚阳亢证：方药组成：磁石30 g、石决明30 g、当归15 g、桑枝30 g、石斛15 g、女贞子30 g、蔓荆子9 g、白蒺藜12 g、白芍15 g、桑寄生15 g、牛膝15 g。

加水4000 mL，水煎取汁2000 mL，放入足浴盆中，待温时足浴。每日1次，每次20～30分钟。

（4）肾气亏虚证：方药组成：杜仲30 g、桑寄生30 g、黄精30 g、淫羊藿15 g、怀牛膝15 g、生黄芪15 g、木瓜15 g。

加水4000 mL，水煎取汁2000 mL，放入足浴盆中，待温时足浴。每日1次，每次20～30分钟。

第四节　高血压的养生功法

运动训练一向被人们认为是防治高血压非常重要的有效手段。早在1989年，WHO和国际高血压学会就推荐运动疗法为高血压综合治疗的方法之一。运动疗法可有效地协助降低血压、调整神经系统的功能、改善血液循环、提高体力活动能力和生活质量，是高血压病治疗的必要组成部分。治疗高血压所采用的运动方式主要是有氧运动和力量训练。中强度有氧耐力运动能够给高血压患者带来最大限度的好处和最低限度的不良影响，对于轻度高血压患者，运动疗法的降压效果较为明显。有氧运动是治疗高血压病的一种重要的非药物疗法，故高血压病的运动类型选择要以有氧代谢运动为原则。应该选择有全身性的、有节奏的、容易放松、便于全面监视的运动项目，除了慢跑、游泳、自行车运动和健身操等常规大众体育运动外，传统的养生功法如太极拳、八段锦、五禽戏、易筋经、导引术等，在防治高血压病的辅助手段中也有着不凡的功效。

一、运动疗法

在非药物疗法防治高血压病的手段中，运动疗法对早期初发高血压患者具有明显降压效果，对高血压高危因素如血糖、血脂和胆固醇等也有明显降低作用。功法是我国传统医学的重要组成部分，具有独特的医疗保健作用，是运动疗法的特殊形式，其降压效果优于一般运动疗法，且与单纯西药降压相比，功法锻炼具有无副作用、简便易行、疗效确切的特点，易于为广大患者所接受。传统功法如太极拳、八段锦、五禽戏和易筋经等是我国传统医学的重要组成部分，具有独特的医疗保健作用，这些功法均属有氧运动，通过功法的练习和精神的放松，能较好地消除造成血压升高的精神紧张因素，调动生理潜力，使机体的机能恢复正常，收到较好的疗效。

（一）传统功法

1. 太极拳

太极拳是综合了历代各家拳法、结合了古代的导引术和吐纳术、吸取了古典哲学和传统的中医理论而形成的一种内外兼练，以动养形，以静养神，动静兼练，形神共养，修身养性，陶冶情操，防病的中国传统拳种，也是我国宝贵的体育遗产之一。现代医学也证明，太极拳对人体有特殊的保健医疗作用，是一项理想的养生手段。太极拳就顺从阴阳变化之理，在一招一式动作之中，阴中含阳，阳中具阴，阴阳互变，相辅而生。太极拳把拳术招式的形体运动与吐故纳新相结合，首先，保证形体运动不能妨碍人体的肺脏呼吸运动，以保障肺脏机能正常发挥，新陈代谢自然进行。其次，通过拳术招式的形体运动来促进人体内部宗气的形成。第三，通过拳术招式的形体运动来促进人体宗气的分布，在心脏、肺脏的协同下，将上气海中之宗气通过血脉分别送入全身各个脏腑组织器官，达到全身表里上下，肌肤内脏，发挥其滋润营养之作用。拳术与经络学说的结合，使太极拳术独创了顺应经络变化的缠绕螺旋运动方式而滋生的缠丝劲，旋转发力，增大出拳发劲的威力，令人难以提防。

太极拳的特点是"心静体松、心意导体"，在肢体放松运动下，培养"内劲""内气"，作为一种低强度运动，太极拳的供能方式为有氧代谢。太极拳运动的松、缓特点决定了人的中枢神经系统发放的是低频和放松的指令，因此可以传递给大脑皮层良好的刺激，此时大脑皮层接受外来的紧张、抑郁等信息的刺激干扰被低频、放松的指令所替代，大脑皮层的紧张得到调节，能够调整中枢神经系统机能活动，提高血浆一氧化氮浓度，促进一氧化氮的合成与释放，达到防止血小板在血管内皮黏附，抑制血管平滑肌增殖，增加血液循环系统功能。同时躯体接受来自于中枢神经的放松信息后，血管平滑肌放松，血管壁的紧张程度降低，细小动脉开始放松，血压升高得到缓解。在全身肌肉放松引起血管壁反射性放松的协同作用下，最大限量地同步开启了在一般情况下轮换开放的毛细血管网，毛细血管扩张使得包括微循环在内的血液循环得到改善，降低了血管总外周阻力，致使血压下降。

2. 八段锦

八段锦形成于12世纪，后在历代流传中形成许多练法和风格各具特色的流派。此功法历史悠久，简单易学，节省时间，作用功效显著，适合老年人群，共八节，又分武八段与文八段两种。八段锦的体势有坐势和站势两种，坐势恬静，运动量小，适于起床前或睡觉前穿内衣锻炼。八段锦属于有氧运动范畴，其功法特点是"柔和缓慢，圆活连贯；松紧结合，动静相兼；神与形合，气寓其中"，是一套针对一定脏腑、病症而设计的形体活动与呼吸运动相结合的健身法，在强度上属于有氧运动，能够减少体脂，降低血糖，生成三酰甘油减少，同时降低血浆中胆固醇，降低血脂，调节体重，能够有效地治疗 I 级高血压病。

3. 坐式八段锦练法

（1）宁神静坐：采用盘膝坐式，正头竖颈，两目平视，松肩虚腋，腰脊正直，两手轻握，置于小腹前的大腿根部。要求静坐 3~5 分钟。

（2）手抱昆仑：牙齿轻叩二三十下，口水增多时即咽下，谓之"吞津"。随后将两手交叉，自身体前方缓缓上起，经头顶上方将两手掌心紧贴在枕骨处，手抱枕骨向前用力，同时枕骨后用力，使后头部肌肉产生一张一弛的运动。如此行十数次呼吸。

（3）指敲玉枕：接上式，以两手掩位双耳，两手的食指相对，贴于两侧的玉枕穴上，随即将食指搭于中指的指背上，然后将食指滑下，以食指的弹力缓缓地叩击玉枕穴，使两耳有咚咚之声。如此指敲玉枕穴十数次。

（4）微摆天柱：头部略低，使头部肌肉保持相对紧张，以左右"头角"的颈，将头向左右频频转动。如此一左一右地缓缓摆撼天柱穴 20 次左右。

（5）手摩精门：做自然深呼吸数次后，闭息片刻，随后将两手搓热，以双手掌推摩两侧肾俞穴二十次左右。

（6）左右辘轳：接上式，两手自腰部顺势移向前方，两脚平伸，手指分开，稍作屈曲，双手自胁部向上划弧如车轮形，像摇辘轳那样自后向前做数次运动，随后再按相反的方向前向后做数次环形运动。

（7）托按攀足：接上式，双手十指交叉，掌心向上，双手作上托劲；稍停片刻，翻转掌心朝前，双手作向前按推劲。稍作停顿，即松开交叉的双手，顺热作弯腰攀足的动作，用双手攀两足的涌泉穴，两膝关节不要弯曲。如此锻炼数次。

（8）任督运转：正身端坐，鼓漱吞津，意守丹田，以意引导内气自中丹田沿任脉下行至会阴穴接督脉沿脊柱上行，至督脉终结处再循任脉下行。

4. 立式八段锦练法

（1）两手托天理三焦：自然站立，两足平开，与肩同宽，含胸收腹，腰脊放松。正头平视，口齿轻闭，宁神调息，气沉丹田。双手自体侧缓缓举至头顶，转掌心向上，用力向上托举，足跟亦随双手的托举而起落。托举六次后，双手转掌心朝下，沿体前缓缓按至小腹，还原。

（2）左右开弓似射雕：自然站立，左脚向左侧横开一步，身体下蹲成骑马步，双手虚握于两髋之外侧，随后自胸前向上划弧提于与乳平高处。右手向右拉至与右乳平高，与乳距约两拳许，意如拉紧弓弦，开弓如满月；左手捏箭诀，向左侧伸出，顺势转头向左，视线通过左手食指凝视远方，意如弓箭在手，等机而射。稍作停顿后，随即将身体上起，顺势将两手向下划弧收回胸前，并同时收回左腿，还原成自然站立。此为左式，右式反之。左右调换练习六次。

（3）调理脾胃须单举：自然站立，左手缓缓自体侧上举至头，翻转掌心向上，并向左外方用力举托，同时右手下按附应。举按数次后，左手沿体前缓缓下落，还原至体侧。右手举按动作同左手，惟方向相反。

（4）五劳七伤往后瞧：自然站立，双脚与肩同宽，双手自然下垂，宁神调息，气沉丹田。头部微微向左转动，两眼目视左后方，稍停顿后，缓缓转正，再缓缓转向右侧，目视右后方稍停顿，转正。如此六次。

（5）摇头摆尾去心火：两足横开，双膝下蹲，成"骑马步"。上体正下，稍向前探，两目平视，双手反按在膝盖上，双肘外撑。以腰为轴，头脊要正，将躯干划弧摇转至左前方，左臂弯曲，右臂绷直，肘臂外撑，臀部向右下方撑劲，目视右足尖；稍停顿后，随即向相反方向，划弧摇至右前方。反复六次。

（6）两手攀足固肾腰：松静站立，两足平开，与肩同宽。两臂平举自体侧缓缓抬起至头顶上方转掌心朝上，向上作托举劲。稍停顿，两腿绷直，以腰为轴，身体前俯，双手顺势攀足，稍作停顿，将身体缓缓直起，双手右势起于头顶之上，两臂伸直，掌心向前，再自身体两侧缓缓下落于体侧。

（7）攒拳怒目增力气：两足横开，两膝下蹲，呈"骑马步"。双手握拳，拳眼向下。顺势头稍向左转，两眼通过左拳凝视远方，右拳同时后拉。与左拳出击形成一种"争力"。随后，收回左拳，击出右拳，要领同前。反复六次。

（8）背后七颠百病消：两足并拢，两腿直立、身体放松，两手臂自然下垂，手指并拢，掌指向前。随后双手平掌下按，顺势将两脚跟向上提起，稍作停顿，将两脚跟下落着地。反复练习六次。

5. 五禽戏

一千多年前东汉医学家华佗（公元145—208年）创制的华佗五禽戏，是我国优秀民族地方非物质文化遗产中的瑰宝，也是中国民间广为流传的、流传时间最长的健身方法之一。五禽戏由5种动作组成，分别是虎戏、鹿戏、熊戏、猿戏和鸟戏，每种动作都是模仿了相应的动物动作。五禽戏将动静有机结合，相互交替，动作简捷，可全套练习，也可单独练习某戏，是一种中等强度的有氧运动。通过在不同意境下的心理调节转换，运用前俯、后仰、侧屈、拧转等不同方式的运动，牵拉上、下肢各关节韧带和肌肉，使周身形、气、神浑然一体，协调健康发展，对包括高血压病的亚健康状态都有明显的调节效果。习练五禽戏可以减慢运动后的即时心率，而且有减慢静息状态心律的趋势，有利于高血压患者的康复，保护靶器官。

（1）起势调息：动作一：两脚并拢，自然伸直；两手自然垂于体侧；胸腹放松，头项正直，下颌微收，舌抵上腭；目视前方。

动作二：左脚向左平开一步，稍宽于肩，两膝微屈，松静站立；调息数次，意守丹田。

动作三：肘微屈，两臂在体前向上、向前平托，与胸同高。

动作四：两肘下垂外展，两掌向内翻转，并缓慢下按于腹前；目视前方。

重复三、四动作两遍后，两手自然垂于体侧。

（2）虎戏者，四肢距地，前三掷，却二掷，长引腰，侧脚仰天，即返距行，前、却各七过也。

①虎举：动作一：两手掌心向下，十指撑开，再弯曲成虎爪状；目视两掌。

动作二：随后，两手外旋，由小指先弯曲，其余四指依次弯曲握拳，两拳沿体前缓慢上提。至肩前时，十指撑开，举至头上方再弯曲成虎爪状；目视两掌。

动作三：两掌外旋握拳，拳心相对；目视两拳。

动作四：两拳下拉至肩前时，变掌下按。沿体前下落至腹前，十指撑开，掌心向下；目视两掌。

重复一至四动作三遍后，两手自然垂于体侧；目视前方。

②虎扑：动作一：两手握空拳，沿身体两侧上提至肩前上方。

动作二：两手向上、向前划弧，十指弯曲成"虎爪"，掌心向下；同时上体前俯，挺胸塌腰；目视前方。

动作三：两腿屈膝下蹲，收腹含胸；同时，两手向下划弧至两膝侧，掌心向下；目视前下方。随后，两腿伸膝，送髋，挺腹，后仰；同时，两掌握空拳，沿体侧向上提至胸侧；目视前上方。

动作四：左腿屈膝提起，两手上举。左脚向前迈出一步，脚跟着地，右腿屈膝下蹲，成左虚步；同时上体前倾，两拳变"虎爪"向前、向下扑至膝前两侧，掌心向下；目视前下方。随后上体抬起，左脚收回，开步站立；两手自然下落于体侧；目视前方。

动作五至动作八：同动作一至动作四，惟左右相反。

重复一至八动作一遍后，两掌向身体侧前方举起，与胸同高，掌心向上；目视前方。两臂屈肘，两掌内合下按，自然垂于体侧；目视前方。

（3）鹿戏者，四肢距地，引项反顾，左三右二，左右伸脚，伸缩亦三亦二也。

①鹿抵：动作一：两腿微屈，身体重心移至右腿，左脚经右脚内侧向左前方迈步，脚跟着地；同时，身体稍右转；两掌握空拳，向右侧摆起，拳心向下，高与肩平；目随手动，视右拳。

动作二：身体重心前移；左腿屈膝，脚尖外展踏实；右腿伸直蹬实；同时，身体左转，两掌成"鹿角"，向上、向左、向后划弧，掌心向外，指尖朝后，左臂弯曲外展平伸，肘抵靠左腰侧；右臂举至头前，向左后方伸抵，掌心向外，指尖朝后；目视右脚跟。随后，身体右转，左脚收回，开步站立；同时两手向上、向右、向下划弧，两掌握空拳下落于体前；目视前下方。

动作三、四：同动作一、二，惟左右相反。

动作五至动作八：同动作一至动作四。

重复一至八动作一遍。

②鹿奔：动作一：接上式。左脚向前跨一步，屈膝，右腿伸直成左弓步；同时，两手握空拳，向上、向前划弧至体前，屈腕，高与肩平，与肩同宽，拳心向下；目视前方。

动作二：身体重心后移；左膝伸直，全脚掌着地；右腿屈膝；低头，弓背，收腹；同时，两臂内旋，两掌前伸，掌背相对，拳变"鹿角"。

动作三：身体重心前移，上体抬起；右腿伸直，左腿屈膝，成左弓步；松肩沉肘，两臂外旋，"鹿角"变空拳，高与肩平，拳心向下；目视前方。

动作四：左脚收回，开步直立；两拳变掌，回落于体侧；目视前方。

动作五至动作八：同动作一至动作四，惟左右相反。

重复一至八动作一遍后，两掌向身体侧前方举起，与胸同高，掌心向上；目视前方。屈肘，两掌内合下按，自然垂于体侧；目视前方。

（4）熊戏者，正仰以两手抱膝下，举头，左擗地七，右亦七，蹲地，以手左右托地。

①熊运：动作一：接上式。两掌握空拳成"熊掌"，拳眼相对，垂手下腹部；目视两拳。

动作二：以腰、腹为轴，上体做顺时针摇晃；同时，两拳随之沿右肋部、上腹部、左肋部、下腹部划圆；目随上体摇晃环视。

动作三、四：同动作一、二。

动作五至动作八：同动作一至动作四，惟左右相反，上体做逆时针摇晃，两拳随之划圆。

做完最后一个动作，两拳变掌下落，自然垂于体侧；目视前方。

②熊晃：动作一：接上式。身体重心右移；左髋上提，牵动左脚离地，再微屈左膝；两掌握空拳成"熊掌"；目视左前方。

动作二：身体重心前移；左脚向左前方落地，全脚掌踏实，脚尖朝前，右腿伸直；身体右转，左臂内旋前靠，左拳摆至左膝前上方，拳心朝左；右掌摆至体后，拳心朝后；目视左前方。

动作三：身体左转，重心后坐；右腿屈膝，左腿伸直；拧腰晃肩，带动两臂前后弧形摆动；右拳摆至左膝前上方，拳心朝右；左拳摆至体后，拳心朝后；目视左前方。

动作四：身体右转，重心前移；左腿屈膝，右腿伸直；同时，左臂内旋前靠，左拳摆至左膝前上方，拳心朝左；右掌摆至体后，拳心朝后；目视左前方。

动作五至动作八：同动作一至动作四，惟左右相反。

重复一至八动作一遍后，左脚上步，开步站立；同时，两手自然垂于体侧。两掌向身体侧前方举起，与胸同高，掌心向上；目视前方。屈肘，两掌内合下按，自然垂于体侧；目视前方。

（5）猿戏者，攀物自悬，伸缩身体，上下一七，以脚拘物自悬，左右七，手钩却立，按头各七。

①猿提：动作一：接上式。两掌在体前，手指伸直分开，再屈腕撮拢捏紧成"猿钩"。

动作二：两掌上提至胸，两肩上耸，收腹提肛；同时，脚跟提起，头向左转；目随头动，视身体左侧。

动作三：头转正，两肩下沉，松腹落肛，脚跟着地；"猿钩"变掌，掌心向下；目视前方。

动作四：两掌沿体前下按落于体侧；目视前方。

动作五至动作八：同动作一至动作四，惟头向右转。

重复一至八动作一遍。

②猿摘：动作一：接上式。左脚向左后方退步，脚尖点地，右腿屈膝，重心落于右腿；同时，左臂屈肘，左掌成"猿钩"收至左腰侧；右掌向右前方自然摆起，掌心向下。

动作二：身体重心后移；左脚踏实，屈膝下蹲，右脚收至左脚内侧，脚尖点地，成右丁步；同时，右掌向下经腹前向左上方划弧至头左侧，掌心对太阳穴；目先随右掌动，再转头注视右前上方。

动作三：右掌内旋，掌心向下，沿体侧下按至左髋侧；目视右掌。右脚向右前方迈出一大步，左腿蹬伸，身体重心前移；右腿伸直，左脚脚尖点地；同时，右掌经体前向右上方划弧，举至右上侧变"猿钩"，稍高于肩；左掌向前、向上伸举，屈腕撮钩，成采摘势；目视左掌。

动作四：身体重心后移；左掌由"猿钩"变为"握固"；右手变掌，自然回落于体前，虎口朝前。随后，左腿屈膝下蹲，右脚收至左脚内侧，脚尖点地，成右丁步；同时，左臂屈肘收至左耳旁，掌指分开，掌心向上，成托桃状；右掌经体前向左划弧至左肘下捧托；目视左掌。

动作五至动作八：同动作一至动作四，惟左右相反。

重复一至八动作一遍后，左脚向左横开一步，两腿直立；同时，两手自然垂于体侧。两掌向身体侧前方举起，与胸同高，掌心向上；目视前方。屈肘，两掌内合下按，自然垂于体侧；目视前方。

（6）鸟戏者，双立手，翘一足，伸两臂，扬眉鼓力，各二七，坐伸脚，手挽足距各七，缩伸二臂各七也。

①鸟伸：动作一：接上式。两腿微屈下蹲，两掌在腹前相叠。

动作二：两掌向上举至头前上方，掌心向下，指尖向前；身体微前倾，提肩，缩项，挺胸，塌腰；目视前下方。

动作三：两腿微屈下蹲；同时，两掌相叠下按至腹前；目视两掌。

动作四：身体重心右移；右腿蹬直，左腿伸直向后抬起；同时，两掌左右分开，掌成"鸟翅"，向体侧后方摆起，掌心向上；抬头，伸颈，挺胸，塌腰；目视前方。

动作五至动作八：同动作一至动作四，惟左右相反。

重复一至八动作一遍后，左脚下落，两脚开步站立，两手自然垂于体侧；目视前方。

②鸟飞：动作一：右腿伸直独立，左腿屈膝提起，小腿自然下垂，脚尖朝下；同时，两掌成展翅状，在体侧平举向上，稍高于肩，掌心向下；目视前方。

动作二：左脚下落在右脚旁，脚尖着地，两腿微屈；同时，两掌合于腹前，掌心相对；目视前下方。

动作三：右腿伸直独立，左腿屈膝提起，小腿自然下垂，脚尖朝下；同时，两掌经体侧，向上举至头顶上方，掌背相对，指尖向上；目视前方。

动作四：左脚下落在右脚旁，全脚掌着地，两腿微屈；同时，两掌合于腹前，掌心相对；目视前下方。

动作五至动作八：同动作一至动作四，惟左右相反。

重复一至八动作一遍后，两掌向身体侧前方举起，与胸同高，掌心向上；目视前方。屈肘，两掌内合下按，自然垂于体侧；目视前方。

夫五禽戏法，任力为之，以汗出为度，有汗以粉涂身，消谷食，益气力，除百病，能存行之者，必得延年。

6. 易筋经

易筋经也是我国古代的一种健身方法，功法特点之一是动作舒展，通过"拔骨"运动达到"伸筋"的目的；易筋经练习中的呼吸要随着功法的动作自然呼吸，有利于高血压人群心理上的宁静和身体的放松，既可达到易筋易骨、保健养生的目的，又有降低血压的作用。

（二）联合功法

单一传统养生功法作为辅助疗法治疗高血压病即可获得良好功效，多种养生功法组合练习防治高血压效果更佳，主要有八段锦与 24 式简化太极拳、易筋经与杨式太极拳、五禽戏与 42 式太极拳、太极拳站桩功与太极拳。

1. 八段锦与 24 式简化太极拳

八段锦和太极拳功法在运作上有相似的理念，均以放松、动作缓慢为主要特点，将这两种功法做穿插练习，所获得的效果优于做单一的八段锦或做单一的太极拳练习，两者在功法的成效上有互补作用，对高血压康复治疗会有所提升。

2. 易筋经与杨式太极拳

易筋经是佛教传统的养生功法，能使经络发生良性改变。易筋经的文字叙述含有不少动的意味，其中"逢动必旋，逢作必绕"与杨氏太极的"势走弧圆、劲走螺旋"均体现了身体筋骨的舒展。易筋经主修养经络，太极拳则练意，均动作舒缓，适合老年人及高血压人群练习，二者相互撑托，互进互补，会使高血压病的效果更加显著。

3. 五禽戏与 42 式太极拳

五禽戏动作的路线由各种直线、弧线、曲线为基础构成，每个动作都包含伸展开合、虚实起落等矛盾相互转化的过程。在联系时，必须做到转动自如、肢体舒展；这种忽高忽低、忽左忽右的运动过程，对血管与淋巴管能起到良好的机械按摩作用，使之保持应有的弹性；同时也有助于排除血液循环障碍及小血管痉挛，迫使阻塞或狭小的动脉两侧的小血管分支扩张，促进静脉血回流。练习时要求全身肌肉放松，使血管扩张、血压下降，减轻心脏的负担。42 式太极拳练习时可快可慢、可刚可柔，对放松紧张情绪，调节神经及心血管的自律性等都有很好的作用。五禽戏结合 42 式太极拳的可快可慢的特点，适合高血压患者结合自身状况调节练习动作的力度，使高血压病的效果更加显著。

4. 站桩功与太极拳

站桩是采用静止体势运调气血、调和阴阳、疏通经络。站桩是内力的表露，也是太极的入门功法，站桩日久对改善消化系统功能、调节内分泌有明显效果。站桩功的厚实，对太极拳动作的理解、把握和功效有促进作用，进而提高传统养生功法对高血压病的防治效果。

功法既属有氧运动，又将武术与气功糅合，再贯之以气血阴阳、经络理论与哲理，意、气、神、形相结合。融竞技、健身、娱乐、防病治病、延年益寿多种功能于一体，调节机体各系统达到健身降压效果。能够给高血压患者带来最大限度的好处和最低限度的不良影响，对于轻度高血压患者，降压效果较为明显。

二、高血压保健按摩操

推荐一套穴位按摩操，具有补肝肾、平肝阳、舒通肾脉、引火归原，从而降低血压的作用。可以不拘时间和地点进行，每日可进行 2 次，简单方便。具体方法如下：

预备动作：坐在椅子或沙发上，姿势要自然端正，正视前方，两臂自然下垂，双手手掌放于大腿上。膝关节成 90 度角，两足分开与肩同宽，全身肌肉放松，呼吸均匀。

第一节抹前额：取坐位，双手食指弯曲，用食指的侧面，从"印堂穴"两侧由里向外沿眉抹到"太阳穴"为一拍，约三十二拍。

第二节手指梳头：取坐位，双手十指稍分开似梳子，从前发际开始向后梳至枕后发际处，为一拍，整个头部都要梳遍，进行三十二拍。

第三节搓手心：站、坐、卧、走动时均可。双手心互搓，一次为一拍，进行三十二拍，至手掌心发热。

第四节按摩上肢：站、坐位均可。用左手按摩右侧上肢，右手按摩左侧上肢，左右交叉进行一次为一拍，进行三十二拍。

第五节揉胸腹：用手掌心，从胸上部至胸口处，上下来回按摩一趟为一拍，约十六拍；然后揉腹，围绕脐周，右手顺时针方向一周为一拍，左手逆时针方向揉一周为一拍，进行三十二拍。

第六节搓腰：两掌手指并拢，按腰背脊两侧，从上往下搓至尾骨处为一拍，做三十二拍。

第七节按摩下肢：取坐位。双手放在大腿根里外侧，由上往下按摩至足踝处，来回一趟为一拍，左右两腿各做三十二拍。

第八节常按揉太冲、太溪和曲池三个穴位能疏肝平气改善病症。太冲穴可以疏肝理气平肝降逆不让肝气升发太过，太溪穴补肾阴就是给"肝木"浇水，曲池穴可以扑灭火气降压效果最好。每天按揉这 3 个穴位 3~5 分钟，每次不低于 200 下。

三、足疗

按摩涌泉穴取坐位，将一条腿放在另一条腿上，同侧手托住脚踝，对侧手用小鱼际部在涌泉穴（足底中，屈趾时足心凹陷处）做上下推擦，直到脚心发热为止，再换另一条腿。也可坐在床上，两脚心相对，用两手拇指指腹自脚跟往前推至涌泉穴，反复 36 次，推至脚心发热为止。可每日按摩 1~2 次。按摩涌泉穴，动作要缓和、连贯，轻重要适宜。刚开始时速度要慢，时间宜短，待适应后再逐渐加快按摩速度，在按摩脚心的同时，还要多动动脚趾。

拿捏大脚趾：大脚趾是血压反射区所在位置，用手上、下、左、右旋转揉搓即可。在血压突然升高时，立即用手指指甲掐住大脚趾与趾掌关节横纹正中央，约 2 分钟，血压便会下降。

进行足部按摩时应保持室清静、整洁、通风，按摩前用温水洗净足部，全身放松。按摩结束后 30 分钟患者应饮一杯温开水，这样有利于气血的运行，可增强按摩效果。

四、耳穴按摩降血压

中医认为，"耳为宗脉之所聚"，十二经脉皆通于耳，人体某一脏腑和部位发生病变时可通过经络反映到耳郭相应点上。耳背有一"耳背沟"，位于耳郭背面，由上方斜向下方行走的凹沟处。因其有稳定血压的作用，故亦称"降压沟"。

取穴：降压沟、降压点、肝穴、肾穴、分泌穴、肾上腺穴、耳轮部、耳背部。

按摩方法：用白虎下山手法（以双手食指或食指及中指之指腹，从上而下按摩双耳背之降压沟，本法由上而下按摩，形如白虎下山之势而得名。）按摩位于耳背的降压沟 6 分钟，频率为每分钟约 90 次，以红热为度；捻耳轮部 6 分钟，频率为每分钟约 90 次，重点捻耳尖；掌擦耳背部，频率为每分钟约 120 次；其余穴位用耳压法贴王不留行籽治疗，每次轮替选用 3～4 个穴位，左右耳交换治疗。如是轻型高血压患者，贴丸后每天早晚两次按压即可，如是中型或重型患者应适当增加按压次数。还可配足底涌泉穴，掌擦涌泉穴 5 分钟，频率为每分钟约 180 次。

特别提示：高血压患者特别要注意的是按摩耳背下耳根有升压作用。

五、季节更替养生

中医理论中有"天人合一"，即人与自然的统一性，季节更替时天气变化无常，如夏秋交替，冷热更迭，患者容易因气候突变而加重病情，出现头痛、头晕、耳鸣、目眩、心悸等症状。中医重在治未病，如能在气候多变的季节根据患者的个体特点在情志、饮食及运动方面加以调节，则可能起到比服用药物更好的效果。

（一）情志调摄

人顺应四季变化规律，遵循四季养生法则，调摄情志，精神乐观、心境清净。孙思邈在《千金方·养性》中告诫人们"莫忧愁、莫大怒、莫悲恐、莫大惧……莫大笑、勿汲汲于所欲，勿怏怏怀忿恨……若能勿犯者，则得长生也"。诗词歌赋、琴棋书画、花鸟虫鱼，均可益人心智、怡神养性，有助于高血压病的调治。

（二）平衡饮食

高血压患者在季节变换中要少吃酸性食品，多吃能补益脾胃的食物，如瘦肉、禽蛋、大枣、水果、干果等；多吃韭菜、菠菜、荠菜和葱等新鲜蔬菜，能有效降低胆固醇，减少胆固醇在血管壁上的沉积，利于血压的调控；多吃甘温食物，如大枣、花生、玉米、豆浆等。

（三）运动调治

高血压患者在季节变换中应当遵循"动中有静、静中有动、动静结合、以静为主"的原则。坚持户外锻炼，以户外散步、慢跑、太极拳、气功锻炼等节律慢、运动量小、竞争不激烈，且不需要过度低头弯腰的项目为宜，并以自己活动后不觉疲倦为度。建议每天应进行适当的 30 分钟左右的体力活动；而每周则应有 1 次以上的有氧体育锻炼，如步行、慢跑、骑车、游泳、做健美操、跳舞和非比赛性划船等。典型的体力活动计划包括三个阶段：①5～10 分钟的轻度热身活动；②20～30 分钟的耐力活动或有氧运动；③放松阶段，约 5 分钟，逐渐减少用力，使心脑血管系统的反应和身体产热功能逐渐稳定下来。运动的形式和运动量均应根据个人的兴趣、身体状况而定。

（四）顺应季节

在季节变化中，通过顺应四时变化，调整阴阳，使人与自然相和谐，从而达到阴平阳秘，养生保健之功效，使高血压患者在四季更替的过程中泰然自处，血压平稳少波动。春季肝气当令，万物生发，血压易偏高，应多做户外活动，注意戒怒；夏季炎热，暑湿为邪，注意饮食勿过油腻及生冷，勿使大汗伤津；秋季干燥，阴虚之人当注意勿使津伤阴亏；冬季寒冷，肾阳不足之人当注重保护阳气，宜足浴。

参考文献

[1] 朱辟疆. 高血压性肾病诊断治疗及中医研究进展 [J]. 中国中西医结合肾病杂志, 2010, (8): 9 – 12.

[2] 王波, 戴小华. 高血压早期肾损害中医辨证规律探讨 [J]. 安徽中医学院学报, 2011, (6): 7 – 9.

[3] 严萍, 叶盈. 糖尿病高血压早期肾损害的中西医理论探讨 [J]. 中国老年保健医学, 2012, (4): 36 – 38.

[4] 李伟, 周乐. 原发性高血压肾损害的中医证候学调查及相关因素的研究 [J]. 全国中西医结合发展战略研讨会, 2011, 20 (4): 80 – 81.

[5] 张晓岚. 高血压肾损害从瘀毒论治 [J]. 辽宁中医杂志, 2010, 37 (S1): 55 – 56.

[6] 金明柱, 李敬林. "毒损肾络" 对糖尿病肾病形成的病理机制 [J]. 中华中医药学刊, 2011, 29 (11): 2407 – 2409.

[7] 王强, 吕仕超. 基于络病理论浅谈高血压肾损害三期防治 [J]. 新中医, 2013, (12): 7 – 9.

[8] 葛铸锋. 注射用阿魏酸钠治疗高血压性肾病 55 例临床观察 [J]. 中西医结合心血管病杂志, 2015, 3 (30): 50 – 51.

[9] 刘雪辉, 王慧敏. 肾康注射液治疗高血压性肾损害 30 例临床观察 [J]. 河北中医, 2013, 35 (7): 1044 – 1046.

[10] 朱喜英, 梁贤栋, 胡宗仁, 等. 益肾平肝方对高血压早期肾损害患者动态血压、肾功能及血管内皮功能的影响 [J]. 中成药, 2010, 32 (4): 544 – 547.

[11] 梁贤栋, 朱喜英, 胡宗仁, 等. 益肾平肝方对 SHR 早期肾损害组织形态学的影响 [J]. 甘肃中医, 2010, 23 (1): 28 – 29.

[12] 陈青. 滋水清肝饮干预原发性高血压早期肾脏损害临床研究 [J]. 中华中医药学刊, 2010, 28 (6): 1332 – 1334.

[13] 戚彬. 天麻钩藤饮治疗原发性高血压早期肾损害临床研究 [D]. 黑龙江中医药大学硕士学位论文, 2009.

[14] 张英杰, 张宗礼. 半夏白术天麻汤加减治疗高血压肾病经验 2 则 [J]. 河南中医杂志, 2013, (9): 187.

[15] 高红勤, 肖鹏, 郭艳, 等. 中西医结合治疗高血压并蛋白尿 147 例 [J]. 中国中西医结合肾病杂志, 2012, (9): 74 – 75.

[16] 王健平, 胡顺金, 姚淮芳, 等. 补阳还五汤加味对高血压肾损害的治疗作用 [J]. 中医药临床杂志, 2009, (1): 12 – 13.

[17] 任爱英, 蒋黎敏, 刘洋. 中西医结合治疗高血压肾病 60 例 [C]. 吉林省第七届科学技术学术年会, 2012, 26 (10): 667 – 668.

[18] 刘雯, 刘会贞, 陈全振. 化瘀降浊方治疗高血压肾病效果及对 hs-CRP 和 IL-6 的影响 [J]. 中国中西医结合肾病杂志, 2010, (11): 1018 – 1020.

[19] 施志琴, 黄美琴, 麻志恒, 等. 滋肾平肝息风汤治疗高血压肾病 (肝肾阴虚) 疗效观察 [J]. 中国中

医基础医学杂志，2013，(1)：11-12.

[20] 马海燕．连蛭保肾汤联合卡托普利治疗高血压病早期肾损害疗效观察 [J]．中医药临床杂志，2010，(5)：433-434.

[21] 董宏伟，程红，朱其广．中频脉冲穴位刺激对高血压病早期肾损害患者尿微量白蛋白的影响 [J]．湖北中医杂志，2011，(8)：11-12.

[22] 廖新学，王礼春，李欣．高血压基础与临床 [M]．北京：人民军医出版社，2011.

[23] 魏串串，王爽．高血压与眼 [J]．国际眼科纵览，2018，42 (4)：288.

[24] 孙娟，何红．糖尿病视网膜病变危险因素的研究进展 [J]．中华眼底病杂志，2020，36 (12)：986-990.

[25] 张加生，张丽丽，周卫国，等．慢性病患者10年心脑血管疾病发病平均风险评估及其与眼底病变的关系研究 [J]．中国全科医学，2019，22 (19)：2351-2355.

[26] 高颖，韦企平．高血压相关眼病 [J]．国际眼科杂志，2008 (7)：1454-1457.

[27] Langman M. J. S.，Lancashire R. J.，Cheng K. K.，等．全身性高血压和青光眼：共同的发病机制及并发现象 [J]．世界核心医学期刊文摘·眼科学分册，2005 (11)：23.

[28] 王启民．高血压及相关疾病防治新概念：高血压自我防控要点 [M]．北京：人民卫生出版社，2011.

[29] 景录先．高血压防治必读 [M]．北京：中国妇女出版社，2016.

[30] 王清海，陶军．中西医结合高血压研究新进展 [M]．北京：人民卫生出版社，2011.

[31] 李天星，白帆，张曾亮，等．高血压调节体质三级预防方案探析 [J]．天津中医药，2020，37 (6)：613-617.

[32] 蔡晓星，尹艳．高血压零级预防的研究进展 [J]．中国中医药现代远程教育，2020，18 (22)：127-130.

[33] 《中国高血压防治指南》修订委员会．中国高血压防治指南（2018修订版） [M]．北京：中国医药科技出版社，2018.

[34] 胡大一．重视全民高血压预防 [J]．中华高血压杂志，2013，21 (1)：1.

[35] 王辰，王建安．内科学 [M].3版．北京：人民卫生出版社，2015.